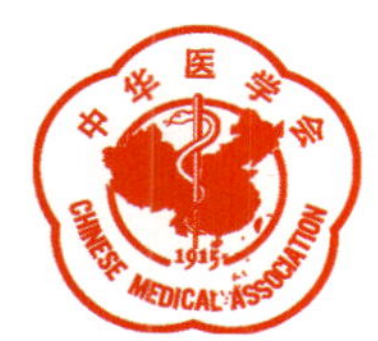

中国医学发展系列研究报告

血液学进展

【2014—2016】

中华医学会　编著

王建祥　黄晓军　吴德沛　主编

中華醫學電子音像出版社
CHINESE MEDICAL MULTIMEDIA PRESS
北　京

图书在版编目（CIP）数据

血液学进展【2014－2016】/王建祥，黄晓军，吴德沛主编．—北京：中华医学电子音像出版社，2018．10

ISBN 978-7-83005-017-7

Ⅰ．①血…　Ⅱ．①王…　②黄…　③吴…　Ⅲ．血液学—研究进展—中国—2014—2016　Ⅳ．①R331．1

中国版本图书馆 CIP 数据核字（2018）第 216789 号

血液学进展【2014－2016】
XUEYEXUE JINZHAN【2014－2016】

主　　编：王建祥　黄晓军　吴德沛
策划编辑：冯晓冬　史仲静
责任编辑：赵文羽
文字编辑：陈晓平
校　　对：龚利霞
责任印刷：李振坤
出版发行：中华医学电子音像出版社
通信地址：北京市东城区东四西大街 42 号中华医学会 121 室
邮　　编：100710
E - mail：cma-cmc@cma.org.cn
购书热线：010-85158550
经　　销：新华书店
印　　刷：廊坊佳艺印务有限公司
开　　本：889 mm×1194 mm　1/16
印　　张：27
字　　数：595 千字
版　　次：2018 年 10 月第 1 版　　2018 年 10 月第 1 次印刷
定　　价：180.00 元

内 容 简 介

本书旨在系统回顾并总结2014—2016年中华医学会血液学分会的现状、学科建设及中国学者在2014—2016年度的研究进展与科学贡献，充分反映了2014—2016年我国血液学学者在学术交流、医师培养、基金项目及学术研究领域的一系列成果，并对相关疾病的研究进展予以阐述。本书由工作在临床、科研一线的血液学专家撰写，汇总了2014—2016年中国血液学学者在国内外期刊及中文核心学术期刊发表的论著，以促进我国血液学的良性发展，可作为血液学及相关专业从业者的临床和科研指导用书，也可供卫生管理人员参考。

中国医学发展系列研究报告

血液学进展【2014—2016】

编委会

主　　编　王建祥　黄晓军　吴德沛

编　　委　（以姓氏笔画为序）

马　军　刘启发　肖志坚　张连生　邵宗鸿　周道斌
胡　豫

主编助理　陈苏宁　施　均　魏　辉

参编人员　（以姓氏笔画为序）

弓晓媛　马　军　王　苓　王　昱　王建祥　王顺清
王雅丹　叶逸山　冯四洲　庄俊玲　刘　佳　刘　晶
刘志红　刘兵城　刘启发　闫　莉　汤宝林　许兰平
孙　萌　孙自敏　贡铁军　李　朴　杨　婷　杨仁池
肖志坚　肖浩文　吴德沛　张　磊　张　薇　张　曦
张玉平　张连生　邵宗鸿　范志平　林　韧　罗　依
周　沙　周道斌　赵东陆　胡　炯　胡　豫　胡建达
侯　健　姜尔烈　莫文健　夏凌辉　秘营昌　徐雅靖
唐晓文　黄　河　黄晓军　黄慧君　梅　恒　常英军
董喜凤　韩　伟　韩　悦　韩明哲　曾东风　廖艳华
魏　辉

序

习近平总书记指出："没有全民健康，就没有全面小康"。医疗卫生事业关系着亿万人民的健康，关系着千家万户的幸福。随着经济社会快速发展和人民生活水平的提高，我国城乡居民的健康需求明显增加，加快医药卫生体制改革、推进健康中国建设已成为国家战略。中华医学会作为党和政府联系广大医学科技工作者的桥梁和纽带，秉承"爱国为民、崇尚学术、弘扬医德、竭诚服务"的百年魂和价值理念，在新的百年将增强使命感和责任感，当好"医改"主力军、健康中国建设的推动者，发挥专业技术优势，紧紧抓住国家实施创新驱动发展战略的重大契机，促进医学科技领域创新发展，为医药卫生事业发展提供有力的科技支撑。

服务于政府、服务于社会、服务于会员是中华医学会的责任所在。我们从加强自身能力建设入手，努力把学会打造成为国家医学科技的高端智库和重要决策咨询机构；实施"品牌学术会议""精品期刊、图书""优秀科技成果评选与推广"三大精品战略，成为医学科技创新和交流的重要平台，推动医学科技创新发展；发挥专科分会的作用，形成相互协同的研究网络，推动医学整合和转化，促进医疗行业协调发展；积极开展医学科普和健康促进活动，扩大科普宣传和医学教育覆盖面，服务于社会大众，惠及人民群众。为了更好地发挥三个服务功能，我们在总结经验的基础上，策划了记录中国医学创新发展和学科建设的系列丛书《中国医学发展系列研究报告》。丛书将充分发挥中华医学会 88 个专科分会专家们的聪明才智、创新精神，科学归纳、系统总结、定期或不定期出版各个学科的重要科研成果、学术研究进展、临床实践经验、学术交流动态、专科组织建设、医学人才培养、医学科学普及等，以期对医学各专业后续发展起到良好的指导和推动作用，促进整个医学科技和卫生事业发展。学会要求相关专科分会以高度的责任感、使命感和饱满的热情认真组织、积极配合、有计划地完成丛书的编写工作。

本着“把论文写在祖国大地上，把科技成果应用在实现现代化的伟大事业中”的崇高使命，《中国医学发展系列研究报告》丛书中的每一位作者，所列举的每一项研究，都是来自“祖国的大地”、来自他们的原创成果。该书及时、准确、全面地反映了中华医学会各专科分会的现状，系统回顾和梳理了各专科医务工作者在一定时间段内取得的工作业绩、学科发展的成绩与进步，内容丰富、资料翔实，是一套实用性强、信息密集的工具书。我相信，《中国医学发展系列研究报告》丛书的出版，让广大医务工作者既可以迅速把握我国医学各专业蓬勃发展的脉搏，又能在阅读学习过程中不断思考，产生新的观念与新的见解，启迪新的研究，收获新的成果。

《中国医学发展系列研究报告》丛书付梓之际，我谨代表中华医学会向全国医务工作者表示深深的敬意！也祝愿《中国医学发展系列研究报告》丛书成为一套医学同道交口称赞、口碑远播的经典丛书。

百年追梦，不忘初心，继续前行。中华医学会愿意与全国千百万医疗界同仁一道，为深化医疗卫生体制改革、推进健康中国建设共同努力！

中华医学会会长

前　言

为推进“健康中国”建设和贯彻实施《健康中国 2030 规划纲要》，更好地发挥中华医学会推进医学科技进步、服务祖国医学事业和人民健康的功能和宗旨，2016 年初，中华医学会建议各专科分会主任委员在任职内主编一本反映本专业学术进展的专著，重点编写本专业学科研究进展状况，积极反映本学科的发展和成长历史。

随着血液学研究蓬勃发展，近些年在国际血液学领域取得了突出成就，尤其在白血病诱导分化治疗、造血干细胞移植技术的临床研究，以及造血干细胞再生医学的基础研究上独树一帜。中华医学会血液学分会自 1980 年成立以来，在学术研究、诊疗标准制定、推广、规范化诊治，以及血液科医师继续教育等方面做了大量的工作。按照中华医学会的要求和血液学分会的发展现状，我们汇集国内各个血液亚专科领域临床和基础研究开展较好的专家团队，经过近 1 年的努力，终于顺利完成本书的编写工作。

本书全面梳理了血液学分会发展历史、组织建设、血液科专科医师从业现状及血液学工作者重要科研成果；科学归纳、系统总结我国血液学研究工作者的学术研究进展和临床实践经验。重点介绍了造血衰竭性疾病的病理机制、急性白血病、慢性粒细胞白血病分子机制及化疗方案的疗效、各种类型淋巴瘤及多发性骨髓瘤诊疗方案、血栓与止血疾病的分子机制与预后评估、造血干细胞移植预处理和并发症及复发等关键技术创新研究。本书内容丰富，实用性和操作性强。各个亚专科领域专家团队精选了 2014—2016 年共计 174 篇文献，并结合国际、国内领域发展概况由专家做了精彩的评述。

本书在让读者详细了解我国血液学发展和研究现状的同时，还可以指导血液科医师的临床诊疗工作，更是血液学基础研究青年医师深入开展科学探索的良师益友。

组织撰写此书工作繁重，受编写水平和时间所限，内容难免有所疏漏，敬请广大读者批评指正。还有许多默默奉献的血液学工作者的研究工作成果未能详尽收录，在此对他们表示歉意。对所有为此书作出贡献的编者致以衷心的感谢！

王建祥

2018 年 9 月

目 录

第一章　中华医学会血液学分会现状

第一节　血液学分会发展历史

中华医学会血液学分会于 1980 年 12 月正式成立。此前血液学工作者的学术活动在内科学会内开展。

一、历史回眸

1949 年前，只是在极少数大城市中有一些专业化的血液临床工作者，专业人员寥寥可数，发表的有关论文不过百余篇，大多限于临床个案报道，不能反映我国血液病的发病情况和特点。

1949 年后，我国血液学逐渐发展。在组织机构方面，一些大的医院先后设置内科血液病专业组和病房。1957 年，中央卫生部与中国人民解放军总后方勤务部卫生部在天津联合组建了输血及血液学研究所，创建了我国第一个基础与临床结合的综合性血液学科学研究单位。1958 年该所隶属于中国医学科学院领导，成为其组成部分。该所在协调全国性血液学科研协作、培训专业骨干及开展临床和基础理论研究等方面发挥了重要作用。1973 年自全国白血病座谈会以后，在全国范围内组成了五个大协作区，各省、市、自治区组织了协作组。个别条件好的省、市成立了地方性血液学科研机构。如 1978 年福建省血液病研究所在福州成立（所长吕联煌教授），1981 年北京医学院血液病研究所成立（所长陆道培院士），1987 年上海血液学研究所成立（所长王振义院士），1988 年江苏省血液研究所在苏州成立（所长阮长耿院士），1989 年武汉协和医院血液病学研究所成立（所长沈迪教授）。

在培养和壮大专业队伍方面，20 世纪 50 年代初期北京协和医院和上海第一医学院先后开办了以血细胞形态学为主的短期学习班，60 年代初期中国医学科学院血液学研究所、北京协和医院、上海第一医学院等单位举办了多种不同类型的进修学习班，这些教研人员和进修人员成为当时血液学队伍中一支重要力量（图 1-1）。实践证明，开办进修学习班对于专业队伍的迅速扩大和人员成长起到了重要的作用。

1959 年 2 月 2 日至 4 月 18 日，受卫生部委托，中国医学科学院血液学研究所和协和医院共同举办了第一期血液学进修班，协作单位包括北京中医研究院、天津中医学院、杭州中医医院等。来自全国 18 个省、市、自治区的 42 名学员和 6 名旁听生参加了学习（图 1-2）。

1959 年至 1963 年，受卫生部委托中国医学科学院血液学研究所和协和医院共同举办了第 1～3 期血液学进修班。

血液病教研组暨進修生全体合影 一九五七年七月

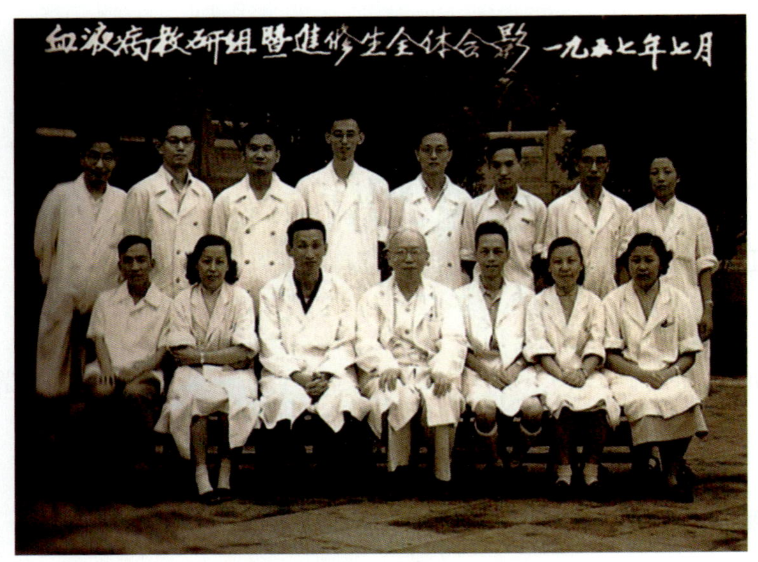

图 1-1 1957 年协和医院血液病教研组人员合影

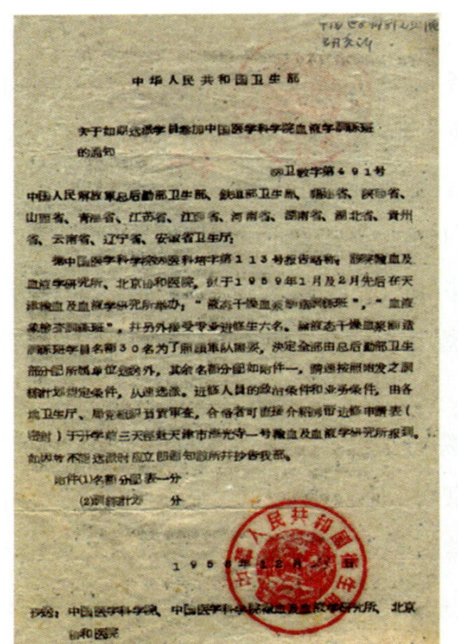

中华人民共和国卫生部

关于[illegible]学员参加中国医学科学院血液学训练班的通知

(59)卫教字第491号

中国人民解放军总后勤部卫生部、铁道部卫生局、[illegible]省、陕西省、山西省、青海省、江苏省、江西省、河南省、湖南省、湖北省、贵州省、云南省、辽宁省、安徽省卫生厅：

据中国医学科学院[illegible]第113号报告略称，[illegible]血及血液学研究所、北京协和医院，拟于1959年1月及2月先后在天津输血及血液学研究所举办："[illegible]"、"血液象检查训练班"，并另外接受专业进修生六名。[illegible]训练班学员名额30名为了照顾军队需要，决定全部由总后勤部卫生部分配所属单位选派外，其余名额分配如附件一，请速按照附发之训练计划规定条件，从速选派。进修人员的政治条件和业务条件，由各地卫生厅、局负责审查，合格者可直接介绍并带进修申请表（附）于开学前三天径赴天津市[illegible]一号输血及血液学研究所报到。如因故不能选派时应立即通知该所并抄告我部。

附件(1)名额分配表一分

(2)训练计划 分

1958年12月[illegible]日

抄送：中国医学科学院、中国医学科学院输血及血液学研究所、北京协和医院

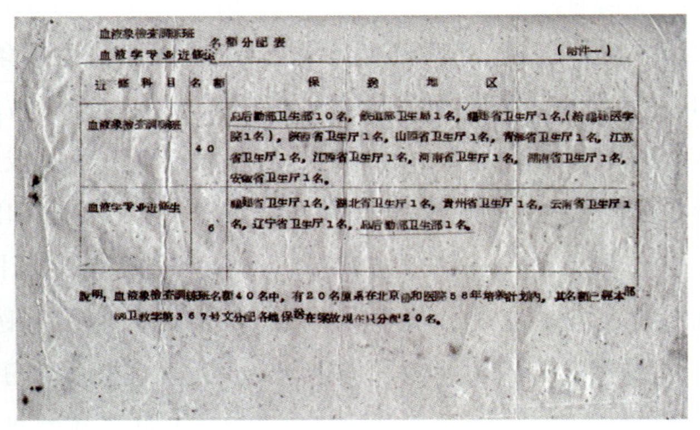

血液象检查训练班
血液学专业进修生 名额分配表

（附件一）

进修科目	名额	保送地区
血液象检查训练班	40	总后勤部卫生部10名，铁道部卫生局1名，[illegible]省卫生厅1名，([illegible]医学院1名)，陕西省卫生厅1名，山西省卫生厅1名，青海省卫生厅1名，江苏省卫生厅1名，江西省卫生厅1名，河南省卫生厅1名，湖南省卫生厅1名，安徽省卫生厅1名。
血液学专业进修生	6	[illegible]省卫生厅1名，湖北省卫生厅1名，贵州省卫生厅1名，云南省卫生厅1名，辽宁省卫生厅1名，总后勤部卫生部1名。

说明：血液象检查训练班名额40名中，有20名原系在北京协和医院58年培养计划内，其名额已经本部(58)卫教字第367号文分配各地保送在案故现在只分配20名。

图 1-2 1959 年，全国血液学第一期进修班在天津举办，成为我国血液病临床诊断研究的开端

第一期血液学进修班教员名单（按讲课顺序）

邓家栋、宋少章、张安、杨天楹、杨崇礼等。

第一期血液学进修班学员名单（42 名）

张学海、张远炎、张义生、陈森孙、许家辉、贾中慧、刘清源、张先璞、姜瑞国、钱刚瑞、

张明葛、陈德昌、庞国元、姚应翔、蒋本荣、唐锦治、赵子义、袁毓贤、陈保泰、关继仁、杨科、成锐方、林明爱、李继勋、高丙春、陈玉心、叶景松、刘乐成、佟泽、梁晋全、李广溥、周子平、何孙豪、迟仲阳、李续武、张仲华、叶根耀、吴瑞青、陈捷先、叶彼得、周志明、高春瑞

第二期血液学进修班教员名单（按讲课顺序）

邓家栋、宋少章、肖星甫、陈文杰、杨天楹、杨崇礼、范启修、兆钟瑶、陈稚勇、孔宪云、朱惠通、王辨明、左大珏、张志宏、张方舆等。

第二期血液学进修班学员名单（51 名）

欧克仁、陈雅堂、原青均、刘文会、薛砺颖、白荣森、刘云亭、王辨明、罗人清、王锦溥、朱震东、陈祥麟、张衡、胡亚美、李灵非、杨光粹、张茂宏、尤娥、戴傅德、刘涤尘、贾绍林、胡级华、周朗、姜梅、李蓉生、罗玲、蒋家树、冯慧英、傅忠兰、席雨人、孙显明、葛民泽、黄铮人、张楚武、杨罗以、楚仁俊、郭绍明、范金明、郭琨、饶用清、方裕谦、诸鹿、赵国瑞、刘荫曾、文之壎、唐佩弦、陈任度、李伯光、赛康浩、钮振、陈捷先（图 1-3）。

中国医学科学院第二期血液学进修班结业合影 1960.3.14.

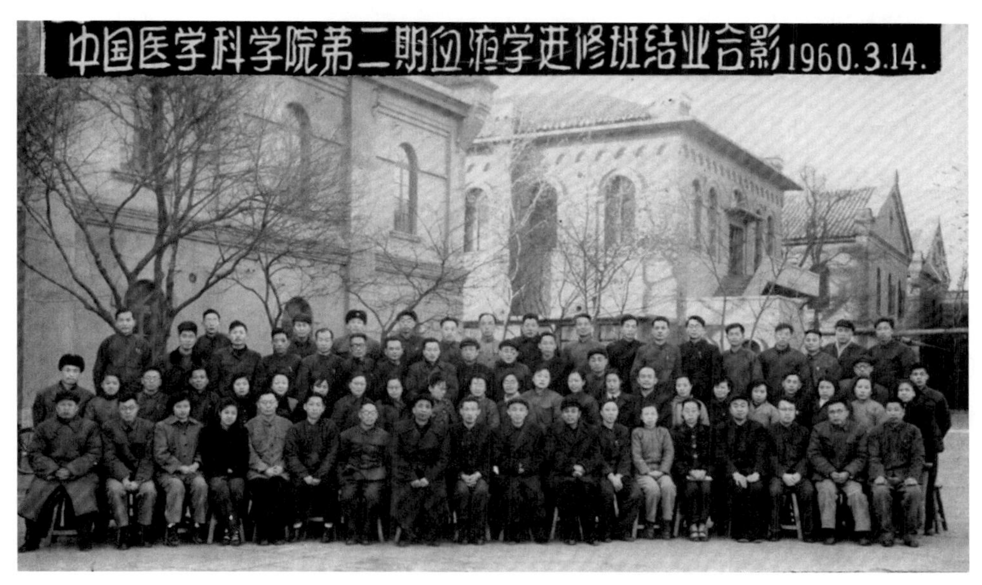

图 1-3　1960 年 1—3 月，全国血液学第二期进修班在天津举办

第三期血液学进修班教员名单（按讲课顺序）

邓家栋、宋少章、肖星甫、陈文杰、杨天楹、杨崇礼、张孝骞、范启修、兆钟瑶、李景德、于一、朱惠通、孔宪云、奇光、凌光鑫、张安、李志山、胡正祥、吴恒兴、徐衡之、吴旻、叶根耀、陈稚勇、梁文熙等。

第三期血液学进修班学员人员名单（31 名）

张志玉、夏云阶、黄汉华、陈帆、曹淑媛、汪月增、刘世芳、张澍、欧阳仁荣、周静平、和即忠、吕联煌、徐功力、何钟培、房浚文、凌柱三、管忠震、陈淑容、李玉英、张春原、

秦恩德、李仕明、李灵非、胡盛惠、严舫、王树桐、陆天鑫、王纬、罗焕添、陈纯道、黄有文（图 1-4）。

中国医学科学院输血及血液学研究所第三期血液学进修班结业摄影留念 1963.7.15

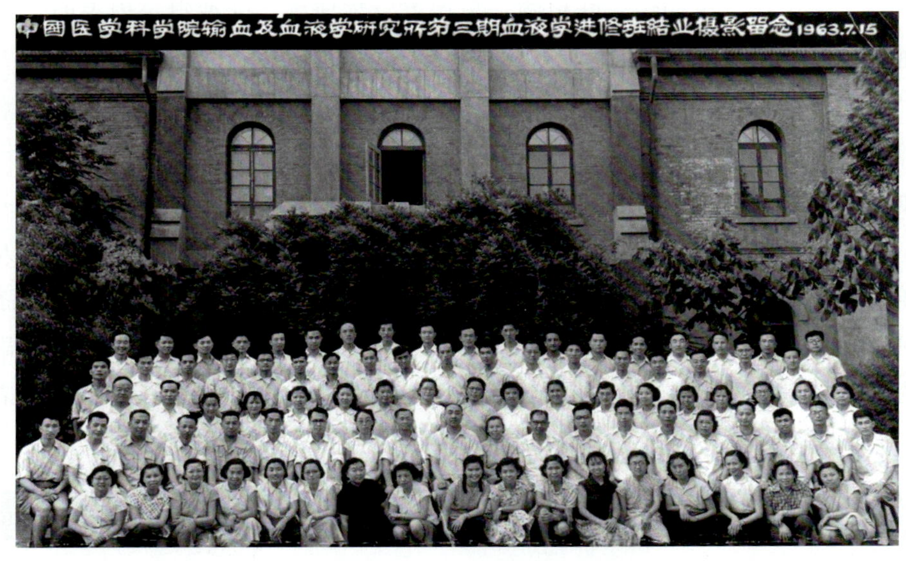

图 1-4　1963 年 4—7 月，全国血液学第三期进修班在天津举办

全国血液学工作座谈会是血液学领域最早的全国性会议。根据卫生部的指示，座谈会由中国医学科学院血液学研究所负责，于 1960 年 4 月 5 日至 9 日在天津召开。大会共收到论文 48 篇，其中 17 篇在会上宣读。会议通过了《关于统一血细胞命名的建议》和出版《输血及血液学杂志》的建议（图 1-5，图 1-6）。会议期间通过调查，全国从事血液学研究的专职人员在 150 人左右，血液病专科病床有 200 张左右。

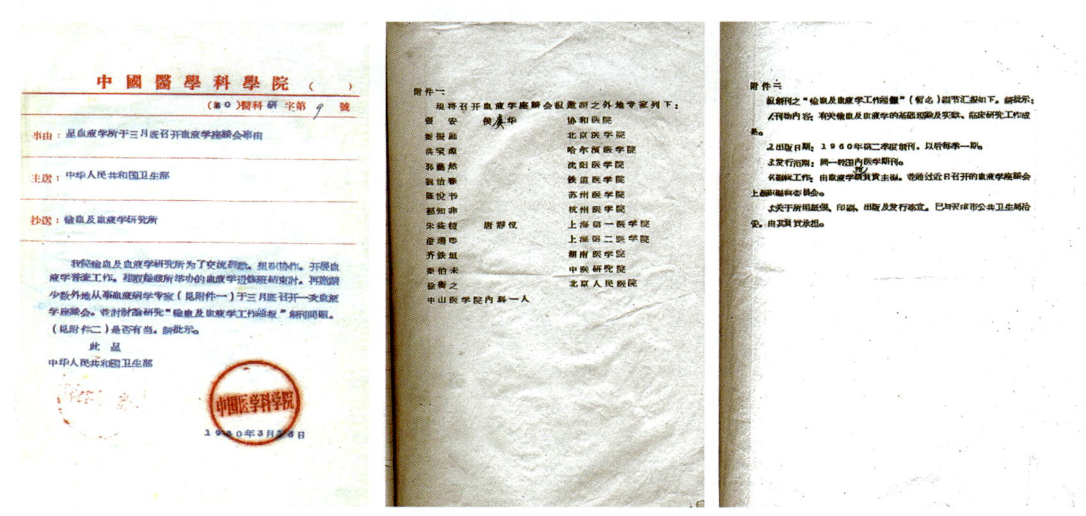

中國醫學科學院（　）

（60）醫科研字第 9 號

事由：呈血液学所于三月底召开血液学座谈会事由

主送：中华人民共和国卫生部

抄送：输血及血液学研究所

我院输血及血液学研究所为了交流经验，组织协作，开展血液学普查工作，拟[illegible]该所举办的血液学进修班结束时，再邀请少数外地从事血液病学专家（见附件一）于三月底召开一次血液学座谈会。并讨论研究"输血及血液学工作通报"创刊问题。（见附件二）是否有当，请批示。

此呈

中华人民共和国卫生部

中国医学科学院

1960年3月[illegible]日

附件一

现将召开血液学座谈会拟邀请之外地专家列下：

张　安　侯[illegible]华　协和医院
秦振庭　北京医学院
洪宝源　哈尔滨医学院
孙鹤然　沈阳医学院
刘怡春　铁道医学院
陈悦书　苏州医学院
郁知非　杭州医学院
朱益栋　唐辞仪　上海第一医学院
[illegible]　上海第二医学院
齐铁垣　湖南医学院
秦伯未　中医研究院
徐衡之　北京人民医院
中山医学院内科一人

附件二

拟创刊之"输血及血液学工作通报"（暂名）细节汇报如下，请批示：

1.刊物内容：有关输血及血液学的基础理论及实验、临床研究工作成果。

2.出版日期：1960年第二季度创刊，以后每季一期。

3.发行范围：同一般国内医学期刊。

4.编辑工作：由血液学所负责主编，并通过近日召开的血液学座谈会上组织编辑委员会。

5.关于所用纸张、印刷、出版及发行事宜，已与天津市公共卫生局洽妥，由其负责承担。

图 1-5　座谈会申请及附件一（拟邀请专家名单）、附件二（拟创刊"输血及血液学通报"汇报）

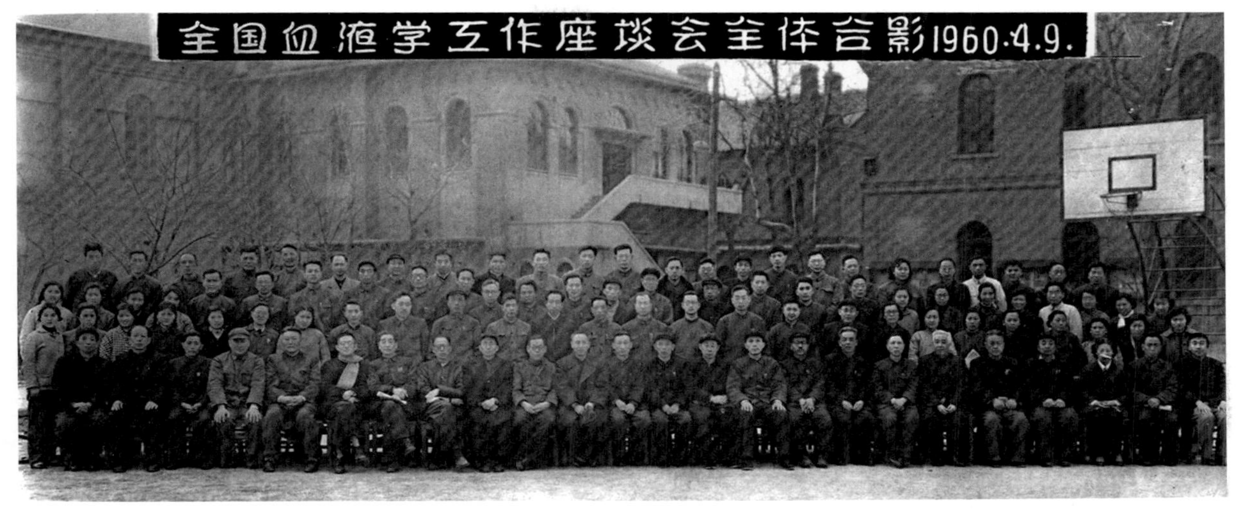

图 1-6　1960 年 4 月 5—9 日，全国血液学工作座谈会在天津召开

座谈会参会人员名单

郁知非、郭霭然、陈悦书、吴良行、张之恬、古枢宾、周令仪、戚仁铎、何机典、张桂如、朱益栋、许月峨、唐静仪、潘瑞彭、喻娴武、齐镇垣、王岑心、庆太平、于维贤、庞宣文、侯虞华、魏怡春、李元龄、王锦傅、乔仰先、秦振庭、王羲明、陈华粹、邵丙杨、蒋本荣、陈翠珍、迟仲阳、徐衡之、陆道培、梁晋全、刘葆增、张本、傅惠兰、孙颐明、戴传德、文之壇、李灵非、赵国瑞、刘云亭、王辨明、陈祥麟、罗人清、郭站明、冯慧英、张衡、葛民泽、郭锟、范金明、黄铮人、诸鹿、朱震东、张茂宏、饶用清、杨光梓、贾绍林，胡级华、张楚武、胡亚美、陈雅堂、席雨人、白荣森、杨罗以、欧克仁、薛砺颖、钮振、原青均（图 1-7）。

1964 年 3 月 23—31 日全国首届血液学学术会议在天津召开（图 1-7）。来自全国 27 个省、市、自治区的 85 名正式代表和 85 名列席代表参加了会议，邓家栋教授做了总结报告。会议共收到论文 432 篇，其中不仅有临床分析与统计资料，并且有质量较好的理论和实验研究论文。部分成绩已经接近和赶上世界先进水平。会议期间拟订了《原发性再生障碍性贫血诊断标准》《再生障碍性贫血疗效标准》《白血病疗效标准》《红血病、红白血病和 Di Guglielmo 综合征诊断标准》及《恶性网状细胞病诊断标准》等几个草案，建议国内试行。这次会议不仅检阅了几年来我国血液学的工作成绩，广泛交流了经验，同时也认真讨论了全国血液学今后奋斗的目标，并把有关研究项目做了必要的组织协调和分工落实。如关于贫血方面的研究由河北、东北、山西等地区重点负责；蚕豆病由广东、四川等地区重点负责；钩虫病引起的缺铁性贫血由福建、四川等地区重点负责；白血病由山东、河北、上海、江苏等地区重点负责；出凝血由北京、河北、湖北等地区重点负责；免疫血液学由河北、上海等地区重点负责；血红蛋白病由浙江等地区重点负责。每个重点课题都有一个中心组织负责协调指导，减少重复。

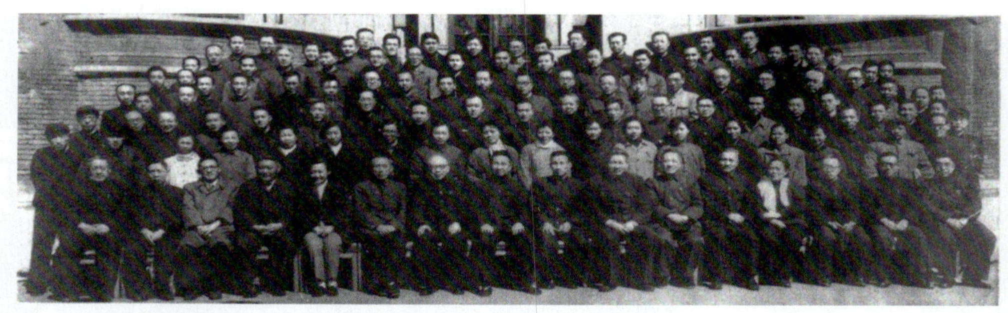

图 1-7　1964 年 3 月 23—31 日，全国首届血液学学术会议在天津召开

1971 年，在苏州举办了有关白血病的第一次学术会议，陈悦书、张桂如、阮长耿等教授负责承办。会议专题报告包括：细胞周期与白血病化疗、白血病的免疫治疗等。会议期间成立了白血病化疗协作组，由杨天楹教授等牵头。1973 年 4 月，由张安、陈文杰、陈悦书、张之南、张桂如等教授以肿瘤防治的名义，组织各地血液学工作者在苏州召开了第一次全国白血病协作会议，起到重新组织各地血液学工作者开展学术活动的作用，同时成立了华北东北、中南西南、西北、华东和北京 5 个地区性协作组，各协作组定期开展学术活动，促进了我国血液学事业的发展，还讨论了急性白血病的联合化疗方案及其依据，使联合化疗在全国普及，提高了急性白血病的疗效。拟订了《急性白血病疗效评定标准》《白血病治疗方案》及《白血病患者登记表格》的统一格式。1978 年首届全国白血病化疗讨论会在苏州举行（图 1-8）。

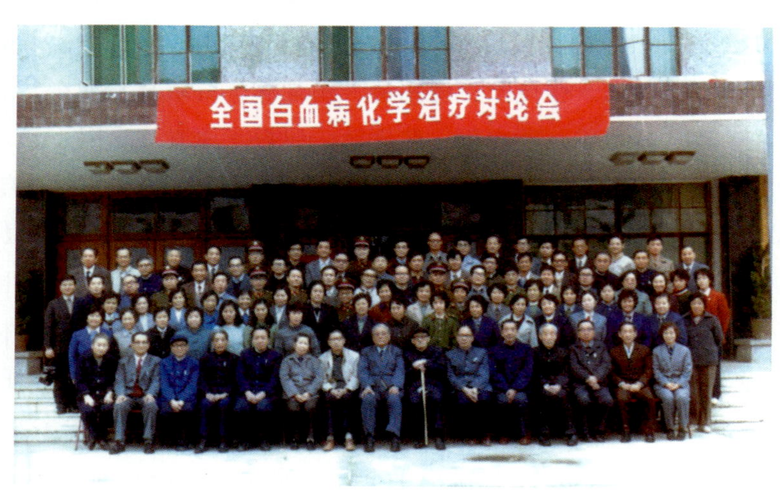

图 1-8　1978 年首届全国白血病化疗讨论会在苏州举行

1978 年 10 月，全国白血病防治研究协作会议在南宁市举行（图 1-9），制定了《全国白血病防治研究的八年规划》，并拟订了《白血病分类》《急性白血病疗效标准草案》《中枢神经系统白血病诊断标准草案》及《关于白血病前期的几点意见》等，供全国血液学工作者进一步讨论。

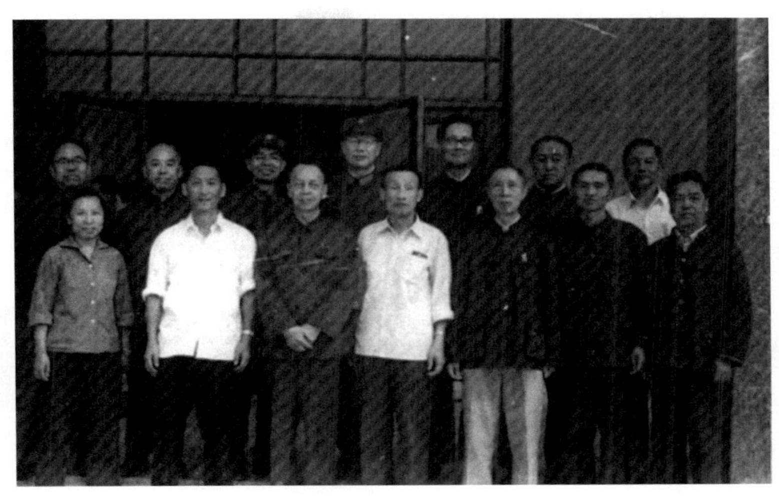

图 1-9　1978 年 10 月，部分专家在南宁市举行的全国白血病防治研究协作会议上留影

1980 年 12 月，在广州召开的中华医学会第一届全国内科学术会议上正式成立中华医学会血液学分会（图 1-10）。到会代表 91 名，列席代表 25 名，收到论文 327 篇，会议宣读 62 篇，选出了血液学分会委员 40 名，邓家栋为主任委员，宋少章、陈悦书、张安、郁知非、杨崇礼为副主任委员。至此，血液学领域的全国性学术活动在分会的领导下进行。血液学分会的成立为团结和组织全国血液学领域的工作者和社会力量、促进血液学临床与基础相关科学技术的繁荣和发展起到了重要的作用。

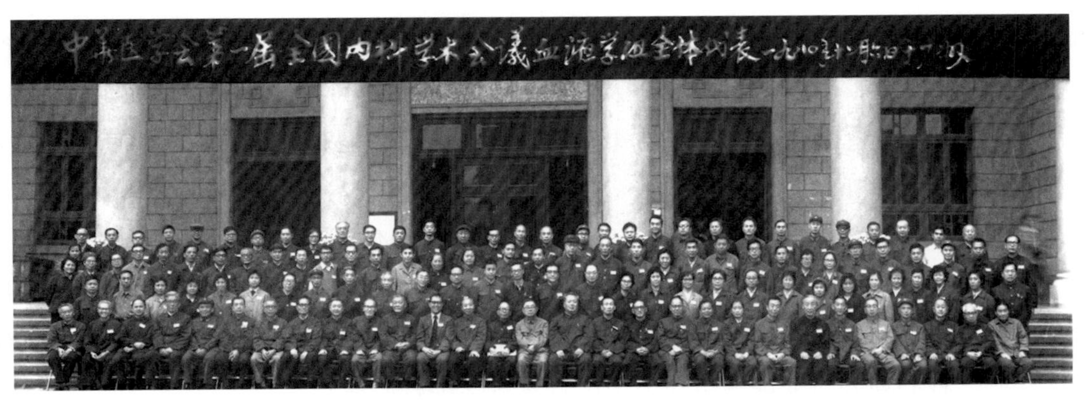

图 1-10　1980 年 12 月，在广州召开的中华医学会第一届全国内科学术会议血液学组代表合影

二、分会会刊《中华血液学杂志》的创编

随着我国输血及血液学临床与科研工作的发展和干部业务学习的需要，受中华医学会委托，由中国医学科学院血液学研究所承办《天津医药杂志》（输血及血液学附刊）（《中华血液学杂志》

的前身)，于 1963 年 2 月出版，该刊为季刊。其主要任务是：反映天津市及国内输血及血液学方面的著述，中医、中药在血液病领域的运用和研究，以及血液病的临床分析、病例报告、经验介绍等。1966 年初停刊，共出版 13 期。1977 年 11 月，经卫生部批准在四川简阳复刊，更名为《输血及血液学》出版，该刊为季刊，共出版 9 期。1980 年更名为《中华血液学杂志》，并于同年 2 月正式出版，为双月刊，杂志编辑部设在中国医学科学院血液学研究所，1981 年编辑部由四川简阳迁回天津，1985 年改为月刊（图 1-11）。

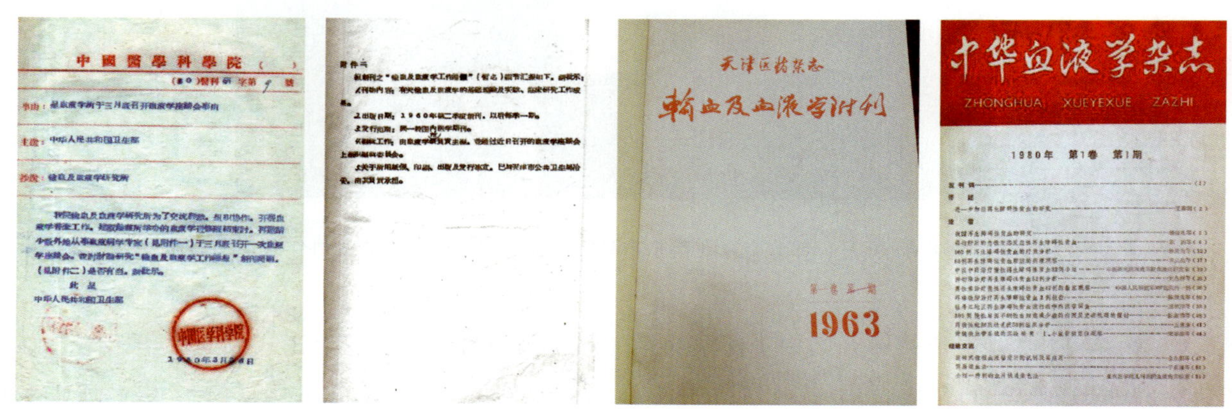

图 1-11 《中华血液学杂志》及其前身《天津医药杂志》(输血及血液学附刊) 的创编

《中华血液学杂志》是由中国科学技术协会主管，中华医学会主办，中国医学科学院血液学研究所承办的中华医学会系列杂志之一。在数十年的办刊历程中，历届血液学分会委员会始终对《中华血液学杂志》发挥着学术导向作用。《中华血液学杂志》编辑委员会紧密配合血液学分会的工作，坚持理论与实践、临床与基础、普及与提高相结合的办刊方针，为我国血液学发展铺路搭桥，已成为我国血液学工作者报道研究成果和进行学术交流的重要平台，在促进国内外学术交流、引导学科发展中发挥着重要的作用。

目前，《中华血液学杂志》已被 *CA*、*Index Medicus/Medline*、*Biological Abstracts*、*Medline Express*、*CBMdisc* 等系统收录多年，2008 年被《中国学术期刊文摘》《中国科学引文数据库》《中国科学引文索引》《中国引文数据库》《中国学术期刊综合评价数据库》等检索系统收录，被中国自然科学核心期刊研究课题组评为中国自然科学类核心期刊。

2009 年 9 月，网上投稿系统开通，实现了在线投稿和审稿。2012 年起与中华医学会联合开通了数字化终端期刊。2012 年 7 月官方网站开通，标志着《中华血液学杂志》迎来了全方位数字化时代。

三、历届全国性学术会议

血液学分会自 1980 年成立以来，举办了 13 届全国性血液学学术会议（第一届全国血液学学术会议于1964年分会成立前举办）。历届全国性血液学学术会议对于互通情报、交流经验、促进我国血液学发展发挥了重要作用。

全国血液学学术会议每4年召开一次，自2002年开始改为2年召开一次（表1-1）。

表1-1　全国血液学学术会议

会议名称	时间	地点
第一届全国血液学学术会议	1964年3月23—31日	天津市
第二届全国血液学学术会议	1984年5月4—7日	河南省洛阳市
第三届全国血液学学术会议	1988年11月1—6日	重庆市
第四届全国血液学学术会议	1992年9月21—25日	天津市
第五届全国血液学学术会议	1996年10月10—14日	安徽省黄山市
第六届全国血液学学术会议	2000年10月9—11日	辽宁省大连市
第七届全国血液学学术会议	2002年11月7—9日	上海市
第八届全国血液学学术会议	2004年11月18—21日	北京市
第九届全国血液学学术会议	2006年10月22—23日	江苏省南京市
第十届全国血液学学术会议	2008年11月1—3日	湖北省武汉市
第十一届全国血液学学术会议	2010年8月26—29日	陕西省西安市
第十二届全国血液学学术会议	2012年9月21—23日	江苏省苏州市
第十三届全国血液学学术会议	2014年9月3—7日	北京市
第十四届全国血液学学术会议	2016年10月27—29日	江苏省苏州市

第二届全国血液学学术会议于1984年5月在河南省洛阳市召开（图1-12），到会全国各地代表308名，收到论文1100篇，其中大会宣读38篇，分组宣读173篇，会议拟订了《原发性血小板减少性紫癜的诊断标准（草案）》《原发性血小板减少性紫癜治疗效果的判断标准（草案）》《白血病前期的诊断标准》和《白血病治疗方案》等，并建议在全国推广执行。改选组成了血液学分会第二届委员会，委员会由35人组成，选出名誉主任委员邓家栋，主任委员陈文杰，副主任委员张安、郁知非、杨崇礼、潘瑞彭。

中華医学会第二届全国血液学学术会议全体代表合影

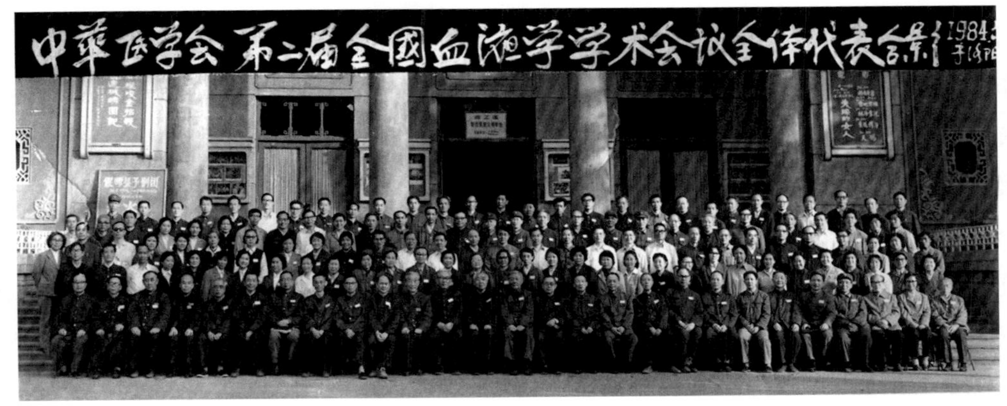

图1-12　第二届全国血液学学术会议于1984年5月在河南省洛阳市召开

会后先后成立了白血病学组、贫血学组、血栓止血学组和血细胞学组，各学组分别在各自专业领域开展学术活动。

第三届全国血液学学术会议于 1988 年 11 月 1—6 日在重庆召开（图 1-13），这次会议是和第二次全国血栓与止血学术会议同时召开的，5 位法国血栓止血方面专家参加了会议。出席代表 570 名，收到论文 1500 多篇，其中 1428 篇选入会议资料汇编，大会专题报告 24 篇，大会宣读论文 21 篇，其中白细胞系统 11 篇，红细胞系统 5 篇，血栓止血 5 篇。在三个方面 26 个专题组宣读和讨论论文共 389 篇。大会改选了学会委员会，共有委员 40 名，陈文杰为主任委员，张之南、王振义为副主任委员。

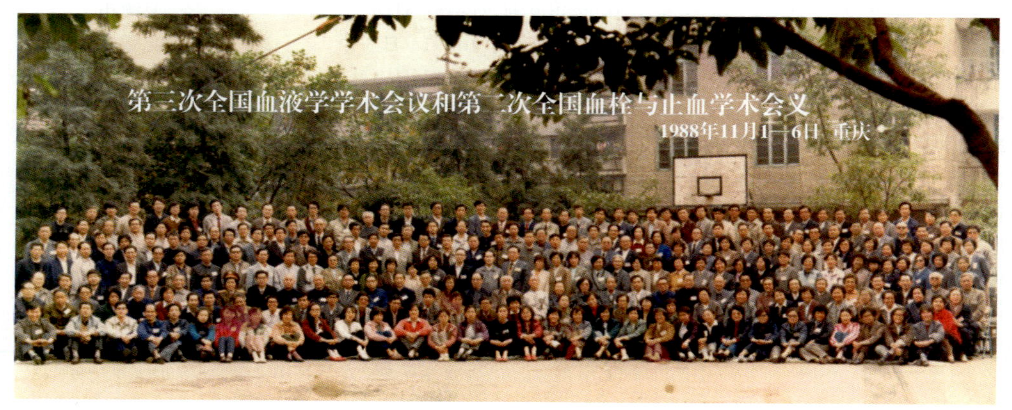

图 1-13　1988 年 11 月 1—6 日，第三届全国血液学学术会议和第二次全国血栓与止血学术会议在重庆召开

第四届全国血液学学术会议于 1992 年 9 月在天津召开，出席代表 678 人，收到论文 1146 篇，其中大会专题报告 13 篇，大会宣读论文 20 篇，分组会宣读论文 423 篇。大会改选了学会委员会，共有委员 40 名，陈文杰为名誉主任委员，杨崇礼、林宝爵、沈迪、胡亚美为名誉顾问，李家增为主任委员，张之南、王振义为副主任委员。

第五届全国血液学学术会议于 1996 年 10 月在安徽省黄山市召开。29 个省市自治区的 740 名血液学工作者出席会议。会议共收到论文 1056 篇，大会交流 16 篇，分组交流 346 篇。会议分红细胞系统疾病、白细胞系统疾病、血栓与止血、造血干细胞移植、造血因子与造血调控及实验血液学六个大组。红细胞系统疾病分为缺铁性贫血、溶血性贫血、再生障碍性贫血、骨髓增生异常综合征四个组；白细胞系统疾病分为白血病、造血系统肿瘤、基础研究三个组；血栓与止血组分为凝血和抗凝系统的基础临床、血小板的基础与临床研究、血栓性疾病三个组。会议选出了第五届全国血液学分会委员组成人员 41 名，王振义为名誉主任委员，张之南为主任委员，唐佩弦、郝玉书、欧阳仁荣为副主任委员。

第六届全国血液学学术会议于 2000 年 10 月在辽宁省大连市召开。会议选出第六届全国血液学分会委员 43 名。张之南为名誉主任委员，李家增、欧阳仁荣为顾问，陆道培为主任委员，郝玉书、唐佩弦、阮长耿为副主任委员。

第七届全国血液学学术会议于 2002 年 11 月在上海召开。全国血液学会议由原来的 4 年召开一次，改为 2 年召开一次。会议未进行委员改选。

第八届全国血液学学术会议于 2004 年 11 月在北京召开。大会收到论文 1000 余篇。参加本次大会的正式代表 800 余人，列席代表 300 余人。本次大会分为教育讲座、大会发言、专题报告三个部分，并就造血干细胞移植、白血病、红细胞疾病、血栓止血、淋巴瘤与多发性骨髓瘤、基础研究等六个主要专业进行了讨论。

第九届全国血液学学术会议于 2006 年 10 月在江苏省南京市召开。出席大会的全国血液学工作者 1300 余人。会议共收到论文 1344 篇。大会邀请了来自美国、英国、法国、加拿大、瑞典、新加坡、日本及我国香港地区的多名血液学专家作学术报告。会议选出了第七届全国血液学分会委员。陆道培为名誉主任委员，郝玉书、欧阳仁荣为顾问，阮长耿为主任委员，沈志祥、王建祥、沈悌、达万明为副主任委员。

第十届全国血液学学术会议于 2008 年 11 月 1—3 日在湖北省武汉市武昌科技会展中心举行。本次会议由中华医学会血液学分会主办，湖北省医学会承办，华中科技大学同济医学院协和医院血液病研究所协办。会议名誉主席为陆道培院士，大会主席为阮长耿院士，执行主席为邹萍教授。会议设置了顾问委员会、学术委员会、继续教育委员会、组织委员会等 4 个组织机构。本次大会参会人员众多，注册代表达 1550 人，出席代表达 2000 人。会议特别邀请了我国血液学领域的老一辈知名专家和学者参会，使本次大会集中了全国血液领域的老、中、青专家。血液学会委员、青年委员及广大血液学工作者积极参会，显示了我国血液学发展盛况空前、学术队伍日渐壮大。会议收到学术交流稿件 1726 篇，其中特邀专题报告 5 篇，论文摘要 1410 篇，论文列题 311 篇，论文汇编第一次以《中华血液学杂志》增刊形式正式出版，与美国血液学年会制作模式接轨。本次大会参会人数及论文稿件数量均创全国血液学学术会议纪录。会议由血液学会各学组主持，安排造血干细胞移植、白血病、实验血液学、血栓与止血、红细胞病及骨髓增生异常综合征（myelodysplastic syndrome，MDS）、淋巴瘤骨髓瘤等专题讨论会 15 场，共有主题报告 25 篇，会议交流 86 篇。专题讨论会以主题发言结合会议交流的形式，重点交流了国内近年在造血干细胞移植、血液肿瘤、血栓与出血性疾病、红细胞疾病临床诊疗中的进展与新观念、新技术，体现了循证血液学发展的成果。

第十一次全国血液学学术会议于 2010 年 8 月 26—29 日在古城西安绿地笔克国际会展中心盛大召开（图 1-14）。会议内容包括：①继续教育：邀请国内外著名专家介绍血液学领域的最新进展。②大会特邀报告：特邀国内外专家做相关领域专题报告。③大会报告，从投稿的论文中择优选出。④专题发言：按红细胞疾病（包括骨髓增生异常综合征），白细胞疾病（白血病、淋巴瘤、多发性骨髓瘤），出血性疾病与易栓症，造血干细胞移植，血液基础研究等 5 个专题中则择优选出。

为了迎接本次盛会，组委会广邀国内外 2000 多名专家学者齐聚西安，专家们通过专题演讲、大会报告、分组讨论及墙报展示等形式，就目前血液学相关基础研究、血液系统疾病诊断与治疗、血液生物技术等方面的进展进行了深入的研讨。国家卫生部部长、中国科学院院士、中华医学会会长陈竺也亲临大会，并做了主题为“自主创新支持医改实现我国血液学跨越式发展”的报告，引发了与会者深刻反响和讨论。

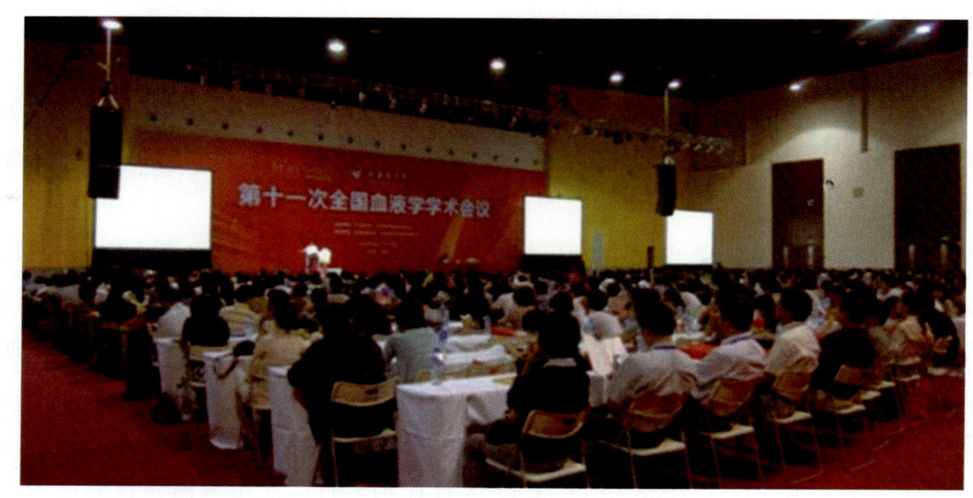

图 1-14　2010 年第十一次全国血液学学术会议在西安召开

中华医学会第十二次全国血液学学术会议于 2012 年 9 月 21—23 日在苏州召开（图 1-15）。大会还邀请了维也纳大学 Ulrich Jäger 教授、罗马大学 Robin Foà 教授、MD 安德森肿瘤中心 Kenneth V. I. Rolston 教授、梅奥诊所 William G. Morice 教授等许多国外学者来讲学，同时举办了 EHA-CSH 联合研讨会。中国科学院和中国工程院王振义院士、陆道培院士、阮长耿院士在大会做了精彩的报告。中华医学会主任委员沈志祥教授做了开幕词和大会总结。

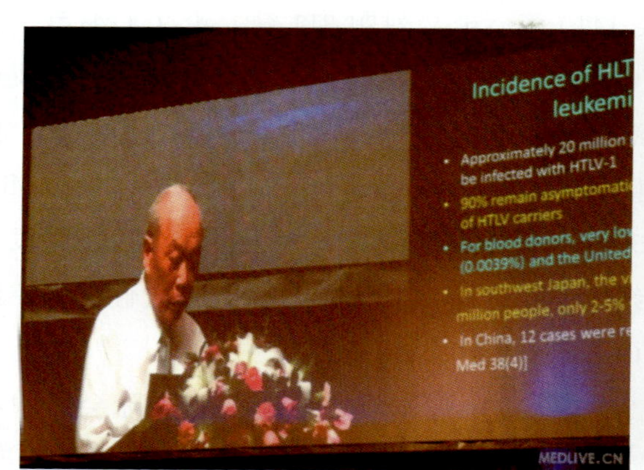

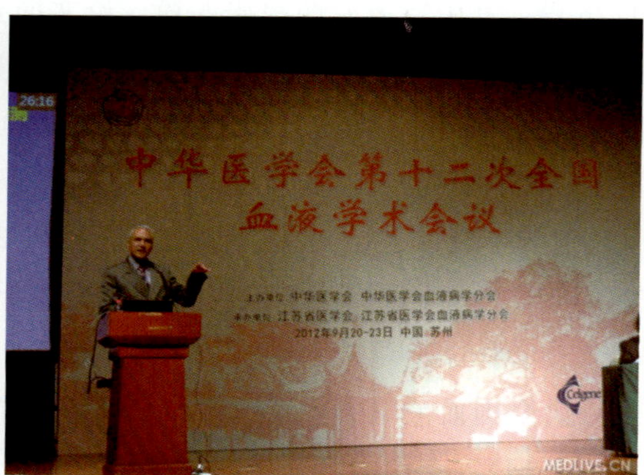

图 1-15　2012 年第十二次全国血液学学术会议在苏州召开

第十三届全国血液学会议暨第 35 届国际血液学会议（35th Congress of ISH）于 2014 年 9 月 3—7 日在北京国家会议中心隆重召开。为了促进国际间同行的交流，本次会议特别邀请几十位国内外知名专家做精彩演讲，主题覆盖血液病各个领域的最新进展。同时本次会议还分别按红细胞疾病（骨髓增生异常综合征），白细胞疾病，白血病、淋巴瘤、多发性骨髓瘤、出血性疾病与易栓症，造血干细胞移植，血液基础研究等 5 个专题进行专题报告。

陆道培院士、阮长耿院士、陈赛娟院士、詹启敏院士在会议开幕式后分别做了“根治急性白血病与 MDS 的方略”“vWD 和 TTP 的研究进展”“抓住机遇，促进转化医学快速发展”“转化医学研究需求与实践”的特邀大会报告。黄晓军教授、王建祥教授也分别做了“t（8；21）的治疗策略：是否需要改变?”“我国 AML 的治疗现状”的大会报告。

第十四届全国血液学会议于 2016 年 10 月 27—29 日在苏州金鸡湖国际会议中心召开（图 1-16）。大会开幕式由刘开彦教授主持，出席开幕式的嘉宾包括：大会名誉主席陈赛娟院士和阮长耿院士；苏州大学副校长陈卫昌教授；苏州大学附属第一医院院长侯建全教授；国家自然科学基金委江虎军处长；中华医学会学术会务部张辉主任；江苏省医学会马敬安副秘书长；中华医学会血液学分会主任委

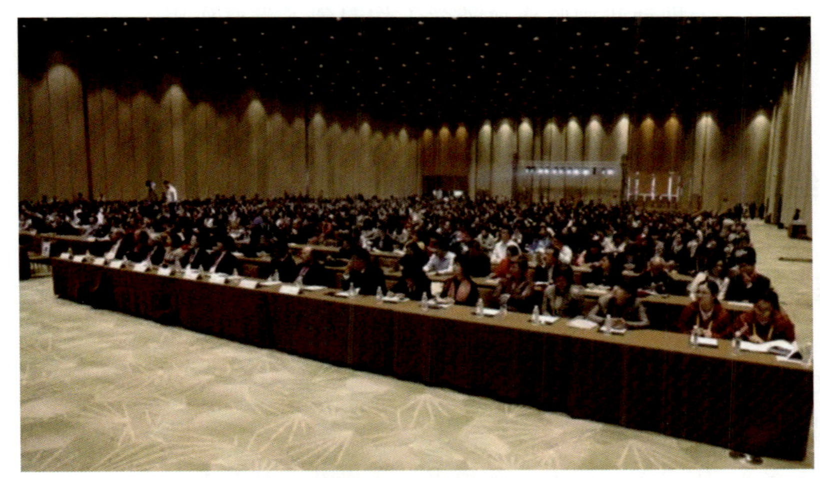

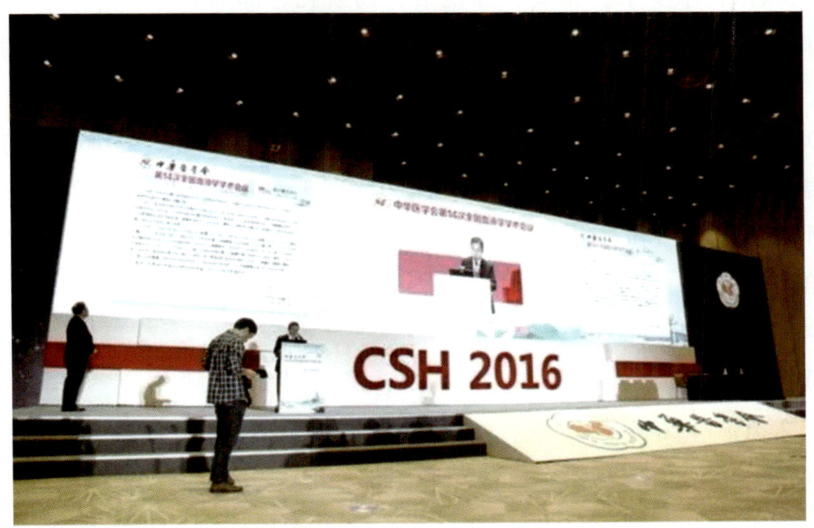

图 1-16　2016 第十四届全国血液学会议在苏州召开

员黄晓军教授；前任主任委员沈志祥教授；候任主任委员王建祥教授，执行主席吴德沛教授。大会共有3500多位医生注册参会，大会共有11个分会场，有330位演讲者进行相关报告。

四、专业学组建设

中华医学会血液学分会于1986年起设专业学组。到目前为止，共设立6个学组，分别为白血病、淋巴瘤学组，红细胞疾病（贫血）学组，血栓与止血学组，造血干细胞移植应用学组，实验诊断学组和感染学组。各学组一般2年召开一次学术会议，进行学术交流，并对一些热点课题进行讨论以取得共识，向全国推广。血液学分会和各学组先后在所召开的学术会议上制定了白血病、淋巴瘤、多发性骨髓瘤、再生障碍性贫血、免疫性血小板减少症等多部诊疗指南或专家共识，组织了多场指南推广解读，为推动我国临床血液学工作起到了重要作用。

（王建祥　刘志红）

第二节　组织结构及常委分工

一、中华医学会血液学分会历届委员会组成

第一届（1980—1984）

主任委员：邓家栋。

副主任委员（5名）：宋少章、张安、陈悦书、杨崇礼、郁知非。

常务委员（10名）：马兰芳、王树桐、王辨明、许国碹、杨天楹、陆道培、陈捷先、梁晋全、潘瑞彭、蔡醒华。

委员（24名）：于维贤、冉家彦、张印秋、周波池、洪宝元、关继仁、丁训杰、王振义、华铮、王祖贻、温瑞、张茂宏、席雨人、李学渊、陈雅棠、张爱诚、林郁华、邓长安、李继勋、陈德昌、陈开、孙志新、张国和、舍英。

秘书：陆道培、李家增。

第二届（1984—1988）

名誉主任委员：邓家栋。

主任委员：陈文杰。

副主任委员（4名）：张安、杨崇礼、潘瑞彭、郁知非。

常务委员（10名）：马兰芳、王树桐、张之南、张茂宏、许国碹、杨天楹、李继勋、陆道培、林宝爵、唐佩弦。

委员（20名）：蔡醒华、胡亚美、喻娴武、梁晋全、冉家彦、齐笑庸、丁训杰、王振义、

林修基、吕联煌、温瑞、席雨人、沈迪、沈泽霜、苏永龄、邓长安、梁文熙、李梅生、孙志新、舍英。

秘书：张之南、李家增。

第三届（1988—1992）

主任委员：陈文杰。

副主任委员（2名）：张之南、王振义。

常务委员（10名）：陆道培、杨崇礼、杨天楹、姚尔固、马兰芳、张茂宏、沈迪、李继勋、林宝爵、唐佩弦。

委员（27名）：胡亚美、李蓉生、陈珊珊、汪月增、喻娴武、李家增、冉家彦、哈森、袁毓贤、易永林、齐笑庸、丁训杰、欧阳仁荣、林修基、王祖贻、吕联煌、戴育成、席雨人、沈泽霜、黄铮人、姚道光、邓长安、黄宗干、黄士智、李梅生、孙志新、舍英。

秘书：李蓉生、李家增。

第四届（1992—1996）

名誉主任委员：陈文杰。

名誉顾问：杨崇礼、林宝爵、沈迪、胡亚美。

主任委员：李家增。

副主任委员（2名）：张之南、王振义。

常务委员（12名）：陆道培、李蓉生、郝玉书、卞寿庚、姚尔固、易永林、阮长耿、席雨人、马兰芳、张茂宏、李继勋、唐佩弦。

委员（25名）：陈珊珊、汪月增、赵新民、杨天楹、王景明、王毓銮、哈森、高鹏远、汪闻裕、丁训杰、欧阳仁荣、孙德本、蔡学杰、吕联煌、戴育成、宋善俊、曹萍、黄铮人、卢玉英、吴谨绪、黄宗干、黄士智、李梅生、孙志新、温丙昭。

秘书：陈珊珊、卞寿庚。

第五届（1996—2000）

主任委员：张之南。

副主任委员（3名）：唐佩弦、郝玉书、欧阳仁荣。

常务委员（9名）：陆道培、李蓉生、李家增、卞寿庚、易永林、阮长耿、吕联煌、席雨人、达万明。

委员（28名）：陈珊珊、楼方定、赵新民、钱林生、王景明、徐世荣、乔振华、哈森、翟玥、张鹏、林果为、沈志祥、林茂芳、蔡学杰、戴育成、徐从高、宋善俊、陈方平、周淑芸、卢玉英、罗宗彝、周雅德、吴谨绪、李卓江、杨绵本、孙秉中、孙志新、温丙昭。

秘书：李蓉生、陈珊珊。

第六届（2000—2006）

名誉主任委员：张之南。

顾问：李家增、欧阳仁荣。

主任委员：陆道培。

副主任委员（3 名）：唐佩弦、郝玉书、阮长耿。

常务委员（11 名）：李蓉生、沈悌、卞寿庚、马军、林果为、沈志祥、宋善俊、卢玉英、达万明、孙秉中、杨绵本。

委员（24 名）：陈珊珊、王景明、王建祥、徐世荣、乔振华、哈森、翟明、王冠军、王健民、林茂芳、蔡学杰、陈元仲、戴育成、徐从高、宋永平、陈方平、黄仁魏、吴谨绪、李卓江、王镜、张翼军、孙志新、温丙昭、姚红霞。

常委兼秘书：沈悌。

秘书：刘开彦。

第七届（2006—2010）

名誉主任委员：陆道培。

主任委员：阮长耿。

副主任委员（4 名）：沈志祥、王建祥、沈悌、达万明。

常务委员（12 名）：任汉云、黄晓军、邵宗鸿、林凤茹、马军、王健民、金洁、宋善俊、陈方平、刘霆、孙秉中、张连生。

委员（35 名）：赵永强、裴雪涛、韩忠朝、邱录贵、卞寿庚、杨林花、肖镇、翟明、方美云、王冠军、周晋、王椿、陈芳源、吴德沛、李建勇、林茂芳、孙自敏、陈元仲、陈国安、徐从高、宋永平、邹萍、罗绍凯、黄仁魏、刘启发、赖永榕、姚红霞、陈幸华、沈晓梅、王季石、张王刚、王镜、冯建明、白晓川、王晓敏。

学术秘书：任汉云（兼）。

工作秘书：吴德沛（兼）、刘开彦。

第八届（2010—2013）

主任委员：沈志祥。

前任主任委员：阮长耿。

候任主任委员：黄晓军。

副主任委员（4 名）：王建祥、王健民、赵永强、邵宗鸿。

常务委员（20 名，以姓氏笔画为序）：于力、马军、方美云、王建祥、王健民、任汉云、刘霆、刘启发、阮长耿、张连生、杨林花、沈志祥、邵宗鸿、陈方平、侯明、胡豫、赵永强、梁英民、黄河、黄晓军

委员（65 名，以姓氏笔画为序）：于力、马军、方美云、王欣、王椿、王季石、王建祥、王冠军、王健民、王晓敏、王景文、付蓉、冯建明、白海、白晓川、任汉云、刘霆、刘开彦、刘启发、刘卓刚、孙自敏、纪春岩、阮长耿、吴广胜、吴德沛、宋永平、张王刚、张连生、李军民、李娟、李艳、李建勇、李骥、杨林花、沈志祥、肖志坚、邱录贵、邵宗鸿、邹萍、

陈元仲、陈方平、陈协群、陈国安、陈幸华、陈虎、周晋、周郁鸿、周剑峰、周道斌、林凤茹、金洁、侯明、侯健、姚红霞、胡豫、胡灯明、胡建达、赵永强、徐开林、梁英民、黄河、黄晓军、韩艳秋、赖永榕、谭获。

第九届（2013—2016）

主任委员：黄晓军。

前任主任委员：沈志祥。

候任主任委员：王建祥。

副主任委员（4 名）：吴德沛、邵宗鸿、胡豫、马军。

常务委员（22 名，以姓氏笔画为序）：于力、马军、方美云、王建祥、王健民、任汉云、刘霆、刘启发、孙自敏、李娟、吴德沛、宋永平、张连生、杨林花、沈志祥、邵宗鸿、金洁、侯明、胡豫、赵永强、梁英民、黄晓军。

秘书长：刘开彦。

委员（66 名，以姓氏笔画为序）：于力、马军、方美云、牛挺、王欣、王椿、王琳、王季石、王建祥、王健民、王景文、付蓉、冯建明、白海、白晓川、任汉云、江明、刘林、刘霆、刘开彦、刘启发、刘卓刚、孙自敏、孙爱宁、吴广胜、吴德沛、宋永平、张梅、张曦、张广森、张连生、张晓辉、李娟、李艳、李薇、李军民、李建勇、李晓林、杨林花、沈志祥、肖扬、肖志坚、邱录贵、邵宗鸿、陈虎、陈国安、周晋、周郁鸿、周剑峰、周道斌、金洁、罗建民、侯明、侯健、胡豫、胡灯明、胡建达、赵永强、赵维莅、徐开林、梁英民、黄河、黄跃、黄晓军、韩艳秋、赖永榕。

第十届（2016—　）

主任委员：王建祥。

前任主任委员：黄晓军。

候任主任委员：吴德沛。

副主任委员（4 名）：邵宗鸿、胡豫、周道斌、刘启发。

常务委员（22 名，以姓氏画划为序）：马军、王建祥、王景文、方美云、任汉云、刘启发、李军民、杨林花、吴德沛、宋永平、张曦、张连生、陈协群、邵宗鸿、周剑峰、周道斌、胡豫、胡建达、侯明、侯健、黄河、黄晓军。

委员兼秘书长：肖志坚。

委员（67 名，以姓氏笔画为序）：马军、王欣、王建祥、王健民、王景文、牛挺、方美云、卢英豪、付蓉、白海、朱尊民、任汉云、刘利、刘林、刘竞、刘霆、刘开彦、刘启发、刘卓刚、江明、孙自敏、孙爱宁、纪春岩、苏雁华、李艳、李娟、李薇、李骥、李文倩、李军民、杨仁池、杨同华、杨林花、肖志坚、吴广胜、吴德沛、沈建平、宋永平、张梅、张曦、张连生、张晓辉、陈虎、陈协群、邵宗鸿、罗建民、金洁、周剑峰、周道斌、郑波、赵永强、赵维莅、赵谢兰、胡豫、胡建达、侯明、侯健、姚红霞、徐开林、黄河、黄晓军、黄瑞滨、梁爱斌、彭志刚、韩艳秋、曾庆曙、谭获。

二、历任主任委员介绍

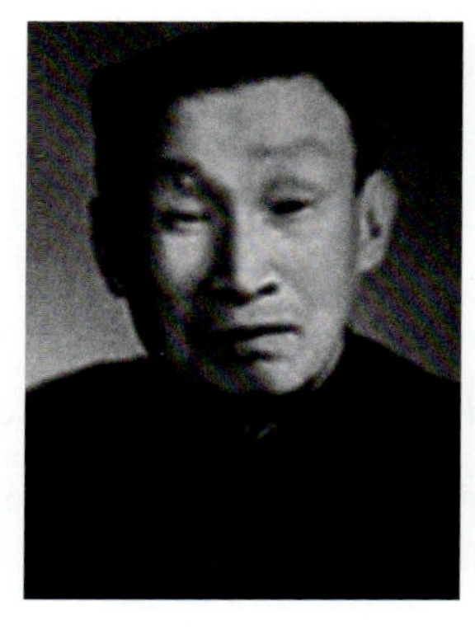

邓家栋

中华医学会血液学分会第一届主任委员，我国著名的医学科学家、医学教育家。

1906 年 2 月出生于广东省蕉岭县。中国共产党党员。1933 年毕业于北平协和医院，获博士学位，留校任内科住院医师、住院总医师、助教。中国医学科学院输血及血液学研究所创始人，也是我国血液学事业的开拓者，20 世纪 30 年代与血液学专家 Forkner 等报道了我国第一例嗜酸细胞白血病。1956 年，负责筹建了我国第一个输血及血液学研究所（后改名为血液学研究所）。他提出了“阵发性睡眠性血红蛋白尿症”这一命名，被国内普遍采用；他根据细胞生物特性，提出了新的血细胞命名，彻底结束了外文直译造成的命名混乱。曾担任党和国家领导人保健医生，中国医学科学院副院长及协和医学院副院长，1985 年退休。曾任中华医学会理事、中华医学会内科学分会主任委员，中华医学会血液学分会第一届主任委员，《中华血液学杂志》第一届编委会总编辑，《中华医学杂志》中、英文版编委，第三届全国人大代表、第六届全国政协委员、九三学社中央委员及中央参议委员。主编了一系列内科学和血液学专著，对开展血液学教学和防治工作起到重要作用，以邓家栋教授命名的《邓家栋临床血液学》于 2001 年 1 月再版。2001 年 8 月被中国医学基金会授予医德风范终身奖。

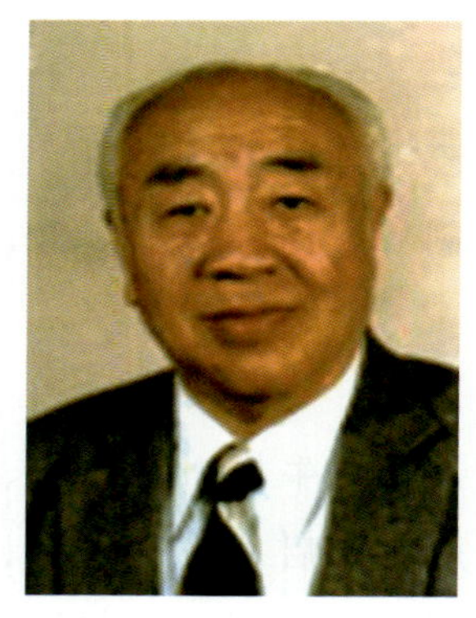

陈文杰

中华医学会血液学分会第二、三届主任委员，我国著名的病理生理和血液学专家。

1925 年 1 月出生于河北省乐亭县。中国共产党党员。1948 年毕业于北京大学医学院医疗专业本科，1958 年于苏联列宁格勒公共卫生学院获副博士学位。曾任中国医学科学院血液学研究所血液病医院院长，南开大学医学院院长，中华医学会血液学学会第二、三届主任委员，中国输血学会名誉理事，联合国世界卫生组织助理总干事兼总部规划委员会主席，《中华血液学杂志》总编辑。主要从事病理卫生和病理诊断研究工作。曾发现我国第一例 Gaucher 病，在我国率先诊断出“地中海贫血”和“非白血性骨髓病”。在血栓和止血研究方面有独特的见解和突出的成就，不仅全面、系统地研究了各类血液病的出血机制，而且还参与研究成功止血药物“十号止血粉”，对我国战备止血做出突出贡献，获国家科委发明四等奖。注意人才培养，为我国培养出第一批病理生理学研究和大批血液学专业人才。

发表学术论文百余篇，著有《血液分子细胞生物学》《造血系统疾病临床病理学》等专著 6 部。

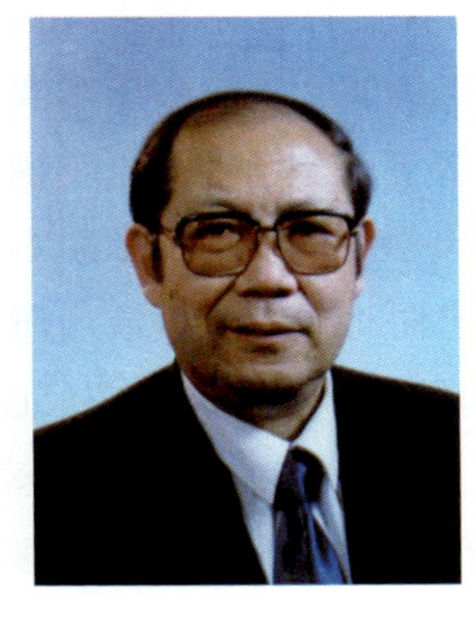

李家增

中华医学会血液学分会第四届主任委员。

1933 年 5 月出生于山东省莱州市。1957 年毕业于原北京医学院医疗专业本科。曾任中国医学科学院、中国协和医科大学血液学研究所血栓与止血研究室主任、副所长，中华医学会理事，中国中西医结合学会理事，中华医学会血液学分会主任委员，《中华血液学杂志》总编辑和多种医学杂志编委，美国血液学会会员，国际血栓与止血学会会员，亚太血栓与止血学会委员。1985 年至 1987 年在美国迈阿密大学医学院任客座教授，回国后主要从事刺激型血小板单抗的作用和机制研究，是国内较早从事血栓与止血研究的人员之一，多次获得国家及省部级奖项，同时十分重视科研与临床应用及生产相结合，在新方法、新技术的引进和普及应用方面做出了重要贡献。发表论文百余篇，主编《现代出血病学》《血液病治疗学》《血栓病学》《血液实验学》《血栓和出血疾病诊断治疗》，参编《邓家栋临床血液学》《血栓与止血》《弥散性血管内凝血》《基础输血学》等。

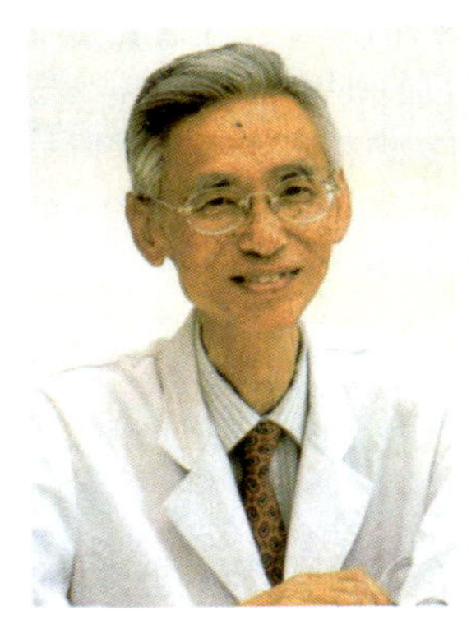

张之南

中华医学会血液学分会第五届主任委员。

1929 年 8 月出生，1954 年毕业于北京协和医学院。1954 年秋至 1956 年冬在上海第二军医大学任内科学助教、内科住院医师。1957 年 2 月调回北京协和医院，任内科住院医师，1961 年任内科主治医师，正式成为血液专业组成员。1979 年为内科副教授，1983 年为内科教授。1983—1993 年任内科血液专业组（血液科前身）组长。

曾任中国医学科学院学术委员会委员，北京协和医学院专家委员会委员、北京协和医院学术委员会委员、副主任委员、资深委员、科研委员会主任委员。曾多次参与国家博士后基金项目评审、卫生部新药评审、国家基本药物审定、全国医学名词审定等工作。曾任中华医学血液病学会学术秘书、副主任、主任委员、名誉主任委员，中华医学会北京分会血液学会主任委员、中国中西医结合学会常务理事、血液学分会副主任委员，世界卫生组织营养性贫血专家咨询委员会委员。

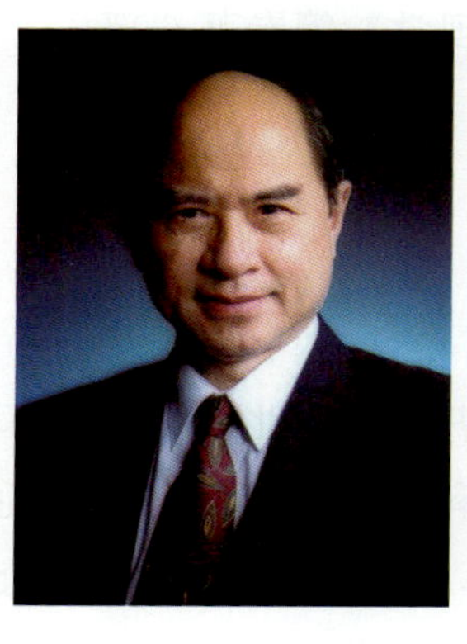

陆道培

中华医学会血液学分会第六届主任委员。

1931年10月出生于浙江省宁波市。农工民主党党员、中国共产党党员。1955年毕业于同济医学院，获学士学位。后分配至原北京中央人民医院（今北京大学人民医院）内科，1957年起主要从事血液病临床和实验研究。于1980年及1986年获世界卫生组织和世界癌联奖学金分赴英国皇家医师进修学院Hammersmith医院及美国哈佛大学医学院Brigham & Women Hospital专修白血病和骨髓移植。1981年起任北京大学血液病研究所所长，1984年7月任北京大学人民医院内科学教授，1985年起任北京大学人民医院内科主任、北京大学血液病国家重点学科带头人（首席专家）、北京市和上海道培医院医学总监。1996年当选为中国工程院（医药卫生学部）院士。在国际上进行了首例异基因骨髓移植治愈无丙种球蛋白血症；率先在临床上证实第三者细胞有利于人类白细胞抗原（human leucocyte antigen，HLA）配型不全相合的造血干细胞移植；发现了硫化砷在急性白血病的治疗作用。已发表论文360余篇，主编《白血病治疗学》等4部专著，参与编写19部著作。2002年当选亚洲血液学会（AHA）副主席。荣获国家科学技术进步二等奖（排名第一）、何梁何利奖和陈嘉庚奖等多项重大奖励。带领的科研团队开展HLA单倍型（半相合）造血干细胞移植，获2007年北京市科技进步一等奖和中华医学科技奖二等奖（排名第一）。1994—2005年担任中华医学会副会长，随后任中华医学会常务理事、我国医学名词审定工作委员会主任、中华医学会血液学分会名誉主任委员、造血干细胞学组名誉主任、中国抗癌协会血液肿瘤专业委员会主任委员，中华造血干细胞合作组（含香港、台湾、澳门，英文CBMT/CSBMT，Chinese Society of BMT）主席。同时担任国内外近10所大学的名誉教授或兼职教授。在国内外多种医学杂志任主编、副主编或编委。

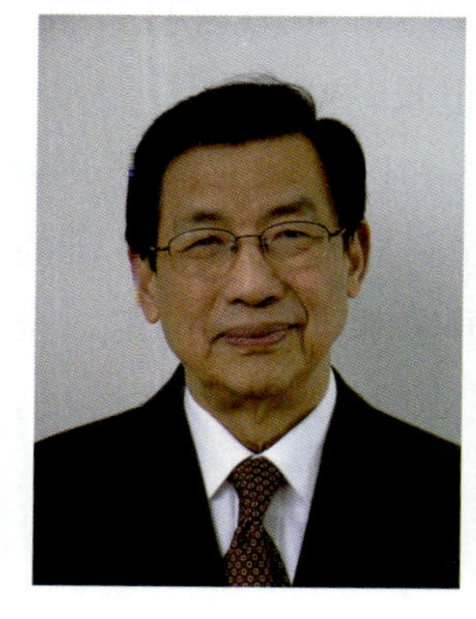

阮长耿

中华医学会血液学分会第七届主任委员。

1939年出生于上海市。1964年毕业于北京大学生物化学专业本科。1965年分配至苏州医学院附属第一医院工作。1979—1981年在法国巴黎第七大学圣路易医院血液病研究所进修，获法国国家博士（血液学）学位。回国后，建立了我国第一个血栓与止血研究室，研制成功国际公认的我国第一组抗人血小板、vW因子等苏州（SZ）系列单抗，在血小板糖蛋白结构与功能的基础与临床研究中提出了新的见解。1986年晋升为苏州大学附属第一医院医学教授，博导。1997年当选为中国工程院院士。现任江苏省血液研究所所长。曾任苏州医学院院长、江苏省科协副主席、卫生部脑血管病防治领导小组成员、国务院学位委员会学组成员、中华医学会血液学分会主任委员、《中华血液学杂志》总编辑、《中华内科杂志》副总编，以及《中华医学杂志》、*J. Thromb & Hemost*、*Thromb. Res*、*Int J Hematol* 等国内外杂志的编委。长期从事血栓与止血研究，先后发表科研论文 500 余篇，其中 70 余篇在国外期刊上发表，主编专著 5 部。先后获得国家发明专利 4 项，美国专利 1 项、国家发明奖 1 项、国家科技进步三等奖 2 项、部级科技进步二等奖 14 项。培养博士研究生 42 名、硕士研究生 37 名。

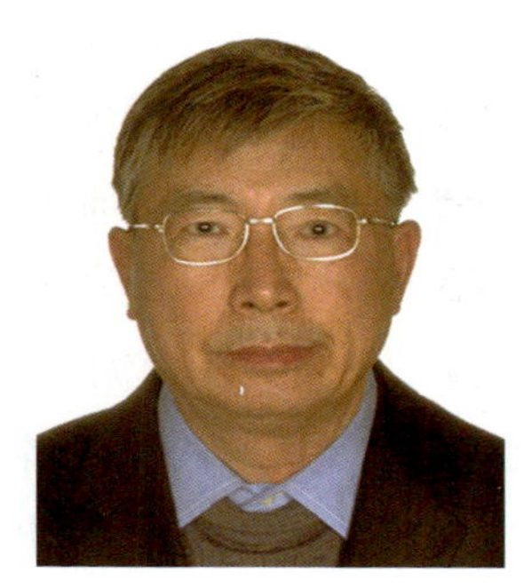

沈志祥

中华医学会血液学分会第八届主任委员。

1946 年 10 月出生。1968 年毕业于上海第二军医大学医疗系，1983 年于上海第二医科大学研究生毕业，获硕士学位。于 1987 年和 1991 年分别赴美国纽约市立大学西奈山医疗中心和法国巴黎血管和血栓研究所学习。并于 1989 年和 1992 年分别破格晋升为副主任医师、副教授和主任医师、教授。现任上海交通大学医学院附属瑞金医院终身教授，内科学教授，主任医师。中华医学会全国血液病学专科委员会第八届主任委员，曾 2 次任中华医学会血液学会上海分会主任委员，博士生导师，上海瑞金医院临床药理基地血液专业主任，《中华医学杂志英文版》《中华医学杂志》第 25 届编辑委员会编辑委员、《中华血液学杂志》副总编辑及《新药与临床》《临床血液学》《肿瘤杂志》《中国实用内科杂志》等杂志编辑委员会编辑委员。享受国务院政府特殊津贴。在 40 多年的医疗实践中，从事内科血液学专业的临床和科学研究工作，尤其对血液系统恶性肿瘤（白血病、淋巴瘤、多发性骨髓瘤等）和止凝血疾病有较深入的研究，并积累了丰富的临床实践经验。作为主要参加者，积极参与了瑞金医院上海血液学研究所主持开展的全反式维 A 酸和三氧化二砷治疗急性早幼粒细胞白血病的临床研究，率先在临床上成功地应用小剂量维 A 酸和亚砷酸治疗急性早幼粒细胞白血病，并应用全反式维 A 酸联合三氧化二砷双诱导治疗急性早幼粒细胞白血病，极大地提高了患者的长期无病生存率，获得成功。这一成果获 2004 年中华医学奖一等奖、2004 年上海医学奖一等奖。2006 年上海市科学技术奖一等奖。以瑞金医院血液科为主体，多次成功组织多中心临床研究，多次获得国家自然科学基金和卫生部等多种奖项。1997 年在 *Blood* 发表的论文在 1999 年和 2002 年均获 SCI 引证次数全国个人第 3 名。近 10 年来，在国内外杂志上发表 150 多篇论文和综述，参加 10 余本专业书籍的编写，并主编《恶性血液病》《淋巴瘤》《简明临床血液学病》《血液病学研究进展》。

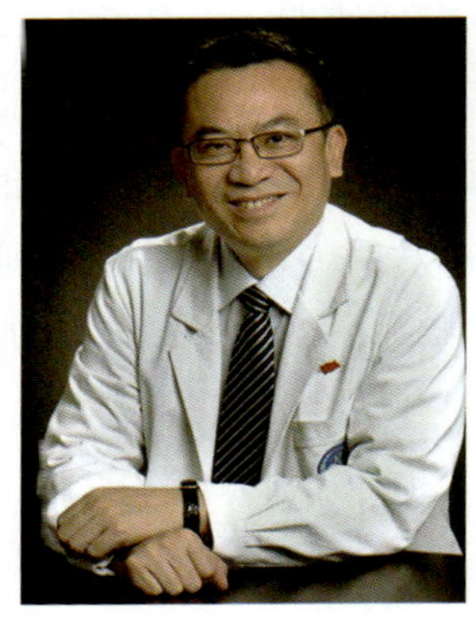

黄晓军

中华医学会血液学分会第九届主任委员。

血液病专家，亚太血液联盟常委会主任、亚太细胞治疗学会主席，第四届中国医师协会血液科医师分会会长，美国血液学会国际常委会委员。入选国家万人计划、国家杰出青年、长江学者，享受国务院政府特殊津贴。担任国家基金委创新群体，教育部、科技部创新团队学术带头人，国家重点学科、卫计委临床重点专科负责人，北京市重点实验室、工程实验室主任。主持国家“863”项目、国家杰出青年基金、国家自然基金重点项目等国家课题；以通信或第一作者发表 SCI 论文 270 余篇，包括 *New Engl J Med*（2 篇 Letter）、*J Clin Oncol*（3 篇）、*Blood*（11 篇）、*Leukemia*（6 篇）、*BBMT* 和 *BMT*（61 篇），入选 2014 年、2015 年中国高被引学者榜单（医学）；排名第一获国家科技进步二等奖 1 项、省部级一等奖 4 项、吴阶平医药创新奖。任《中华血液学杂志》总编辑、*British Journal of Haematology*（影响因子 5.8）副主编，*Journal of Hematology and Oncology*（影响因子 6.2）副主编，*Chin Med J*（Engl）副主编，*Annals of Hematology* 高级编委；*Blood*、*BMT*、*JHO* 及 *Blood Reviews* 的 Editorial Board。牵头制定 10 个血液病相关指南；培养博士后 5 名，博士生 53 名，硕士生 9 名，北京市拔尖人才 2 名，北京市科技新星 1 名，省级突出贡献专家 1 名。带领团队在自创的粒细胞集落刺激因子诱导免疫耐受的基础上，对单倍体移植技术的多个方面进行了创新与改进，形成国际公认的原创非体外去 T 单倍体造血干细胞移植体系——“北京方案”；“北京方案”治疗白血病取得与同胞全合一致的疗效。2016 年，该方案被世界骨髓移植协会推荐作为全球缺乏全相合供体的移植可靠方案；该方案还被写入国际骨髓移植权威教材，并被美国、英国等国骨髓移植相关指南引用。

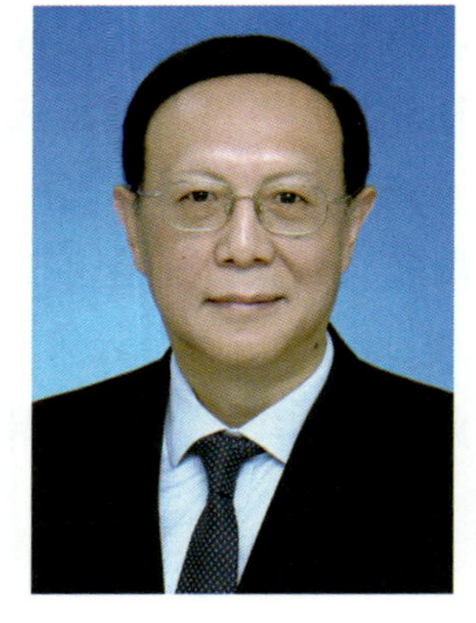

王建祥

中华医学会血液学分会第十届主任委员。

1963 年 6 月出生。1985 年毕业于山东医学院医学系，1991 年于中国协和医科大学研究生院毕业，获得医学硕士学位。1990 年 5 月至 1991 年 4 月在日本熊本大学医学部进修。1994 年 11 月至 1999 年 7 月在美国国立卫生研究院留学深造。现任中国医学科学院血液病医院（血液学研究所）主任医师、博士生导师。目前担任中华血液学分会委员会主任委员、中国医师协会血液科医师分会副会长，*Journal of Hematology & Oncology* 副主编。曾任中国实验血液学学会副主任委员、中国抗癌协会血液肿瘤委员会主任委员、《中华血液学杂志》总编辑。

主要从事白血病的临床与基础研究，阐明 AML1-ETO 调节转录的机制及其在白血病发生中的作用。发现一系列白血病治疗的靶标，进行了靶向治疗研究。建立完善了白血病临床研究体系，开展了一系列临床研究。探索出白血病的一系列预后因素，并进行危险度分层治疗，并探索出有效的治疗方案，显著提高了急性白血病的近远期疗效，相关方案已被我国的相关诊疗指南和临床路径采用。自主研发出具有自主知识产权的抗 CD19 和 CD33 嵌合性抗原受体 T 细胞（CAR-T），并完成技术成果转让，进行了临床试验，取得初步良好效果。

1997 年获得美国国立卫生研究院博士后研究杰出奖，2002 年获得天津市科技进步一等奖，2008 年获吴阶平-杨森医药奖一等奖。作为课题负责人获得国家杰出青年基金，9 项国家自然科学基金资助。以主要作者（第一、通信）在 SCI 杂志如 *PNAS*、*Blood*、*Cancer Res*、*Leukemia* 发表论文 50 余篇。授权专利 3 项。主编《血液病学》《血液病诊疗规范》和《白细胞疾病理论和基础》3 部专著。建立了一支优秀的从事白血病临床及基础研究和应用转化的队伍，培养了数十名血液学高层次人才。迄今已培养博士研究生 39 名，多数已成为单位的业务骨干。

（王建祥　刘志红）

第三节　我国血液学从业人员调查分析

为了了解我国血液内科人员的从业现状，中华医学会血液学分会在 2017 年对我国大陆地区各医疗机构血液内科人力资源的状况进行了一次全国性的调查。本次调查采用线上平台系统和普通问卷相结合的发放方式进行，其中线上问卷通过乐调查（https：//www.lediaocha.com）电子问卷平台进行问卷的制作和原始数据的收集，并通过各省的血液学分会，应用微信二维码和分享链接进行问卷的发放，被调查者通过扫描二维码或点击分享链接进入相应的微信公众号进行问卷数据的填写和提交，我们则通过问卷平台进行原始数据的下载和分析；而普通问卷则同样通过各省血液学分会应用电子邮件的形式发送 Word 版的电子问卷给相应的被调查者，并通过电子邮件回收填写完成的问卷。本次调查共计回收问卷 8324 份，其中乐调查平台问卷 7084 份，Word 版电子问卷 1240 份；而后，我们对这些回收的问卷进行初步评估，对于重复问卷、内容有缺失、填写不完整的问卷，尤其是省份、医院名称、医院所属等级等重要信息缺失的问卷进行了删减，最终有 7104 份有效问卷纳入本次的统计分析，总平均有效问卷率为 85.3%，其中江苏省有效问卷率最高，为 91.2%；而湖南省的有效问卷率最低，为 71.4%（表 1-2）。

表 1-2　全国血液内科从业人员调查问卷回收情况

省份	回收问卷总数	有效问卷总数	有效问卷率
江苏	1621	1478	91.2%
天津	723	659	91.1%
福建	590	536	90.8%

（续　表）

省份	回收问卷总数	有效问卷总数	有效问卷率
北京	814	730	89.7%
广东	517	443	85.7%
浙江	494	420	85.0%
上海	283	239	84.5%
广西	274	230	83.9%
内蒙古	310	256	82.6%
甘肃	68	56	82.4%
河北	444	360	81.1%
湖北	103	83	80.6%
贵州	90	72	80.0%
青海	217	173	79.7%
山东	118	94	79.7%
河南	116	92	79.3%
安徽	130	103	79.2%
西藏	67	53	79.1%
新疆	70	55	78.6%
辽宁	93	73	78.5%
四川	110	86	78.2%
黑龙江	82	64	78.0%
海南	93	72	77.4%
陕西	65	50	76.9%
重庆	103	79	76.7%
宁夏	102	78	76.5%
山西	267	203	76.0%
吉林	91	69	75.8%
云南	98	74	75.5%
江西	59	44	74.6%
湖南	112	80	71.4%
总计	8324	7104	85.3%

针对7104份有效问卷，我们通过分类汇总，对问卷中的每个问题的答案情况进行了数据汇总和计算，同时绘制了图表，并进行了相应的数据分析，具体调查分析结果如下。

一、全国血液内科从业人员工作概况

据统计，参与本次调查的中国大陆地区从业人员共计有7104人，其中血液内科医师2230人，约占31%；护士3877人，约占55%；专业技术人员997人，约占14%（图1-17）。其中，正高职称的血液内科医师总数有382人，约占总数的17.1%；副高职称有520人（23.3%）；中级职称有727人（32.6%），中级以下职称有602人（27.0%）（表1-3）。在中级及以上职称的血液内科医师中，有31.7%的医师主要从事白血病相关诊疗及研究工作，23.4%主要从事淋巴瘤相关诊疗及研究工作，18.9%主要从事多发性骨髓瘤相关诊疗及研究工作，17.2%主要从事红系及再生障碍性贫血相关诊疗及研究工作，8.9%主要从事血栓与止血相关诊疗及研究工作。在医师年龄分布方面，年龄小于35岁者占46.5%，而大于60岁者只占0.5%。在学历方面，博士学历占22.4%，硕士学历占47.3%，本科学历占29.6%，本科以下学历占0.7%。在本科专业方面，有95.0%的医师本科毕业于临床医学专业，而有5.0%的医师本科为生物科学类等其他专业。

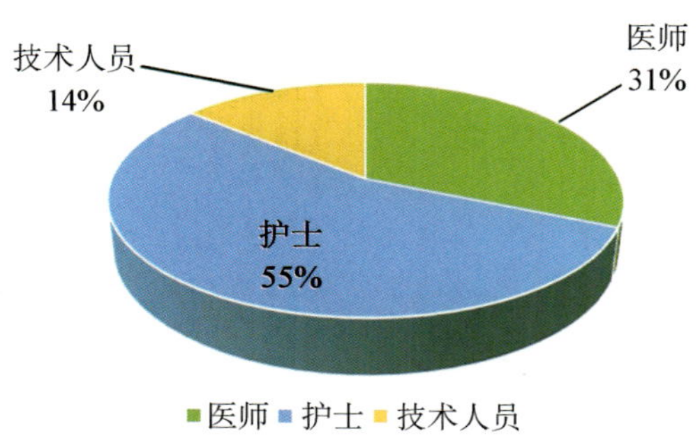

图 1-17　中国大陆地区血液内科从业人员概况

表 1-3　2017年全国血液内科医师从业情况调查参与情况（N=2230）

省份	参与调查人数	血液科医师各职称［人数（%）］			
		主任医师	副主任医师	主治医师	住院医师及研究生
安徽	32	5（15.6）	5（15.6）	15（46.9）	7（21.9）
北京	119	24（20.2）	28（23.5）	31（26.1）	36（30.3）
福建	188	32（17.0）	44（23.4）	50（26.6）	62（33.0）
甘肃	16	3（18.8）	7（43.8）	3（18.8）	3（18.8）
广东	137	17（12.4）	29（21.2）	49（35.8）	42（30.7）
广西	85	13（15.3）	21（24.7）	25（29.4）	26（30.6）
贵州	20	1（5.0）	3（15.0）	6（30.0）	10（50.0）
海南	23	16（69.6）	5（21.7）	1（4.3）	1（4.3）
河北	129	31（24.0）	30（23.3）	45（34.9）	23（17.8）
河南	51	2（3.9）	17（33.3）	25（49.0）	7（13.7）
黑龙江	26	2（7.7）	4（15.4）	12（46.2）	8（30.8）
湖北	33	5（15.2）	4（12.1）	9（27.3）	15（45.5）
湖南	32	3（9.4）	13（40.6）	11（34.4）	5（15.6）
吉林	25	2（8.0）	5（20.0）	12（48.0）	6（24.0）
江苏	383	78（20.4）	69（18.0）	113（29.5）	123（32.1）
江西	14	2（14.3）	1（7.1）	4（28.6）	7（50.0）
辽宁	33	15（45.5）	11（33.3）	6（18.2）	1（3.0）
内蒙古	108	27（25.0）	22（20.4）	33（30.6）	26（24.1）
宁夏	28	5（17.9）	9（32.1）	2（7.1）	12（42.9）
青海	53	7（13.2）	13（24.5）	15（28.3）	18（34.0）
山东	37	6（16.2）	14（37.8）	11（29.7）	7（18.9）
山西	54	9（16.7）	16（29.6）	12（22.2）	17（31.5）
陕西	13	2（15.4）	2（15.4）	4（30.8）	5（38.5）

（续　表）

省份	参与调查人数	血液科医师各职称［人数（%）］			
		主任医师	副主任医师	主治医师	住院医师及研究生
上海	109	12（11.0）	26（23.9）	44（40.4）	27（24.8）
四川	19	3（15.8）	5（26.3）	5（26.3）	6（31.6）
天津	165	13（7.9）	34（20.6）	80（48.5）	38（23.0）
西藏	14	1（7.1）	2（14.3）	4（28.6）	7（50.0）
新疆	16	2（12.5）	3（18.8）	7（43.8）	4（25.0）
云南	22	4（18.2）	5（22.7）	6（27.3）	7（31.8）
浙江	230	38（16.5）	68（29.6）	78（33.9）	46（20.0）
重庆	16	2（12.5）	5（31.3）	9（56.3）	0（0.0）
总人数	2230	382（17.1）	520（23.3）	727（32.6）	602（27.0）

N. 调查医院有效问卷总数

二、各级别医疗机构血液内科科室基本状况

2014—2016 年中国大陆地区血液内科门诊患者总量分别为 1 795 769、1 836 050、2 247 891 人次，住院患者总量分别为 304 736、320 040、366 181 人次，床位总数分别为 7352、8136、8477 张；均呈现逐年上升的趋势（图 1-18，图 1-19，图 1-20）。

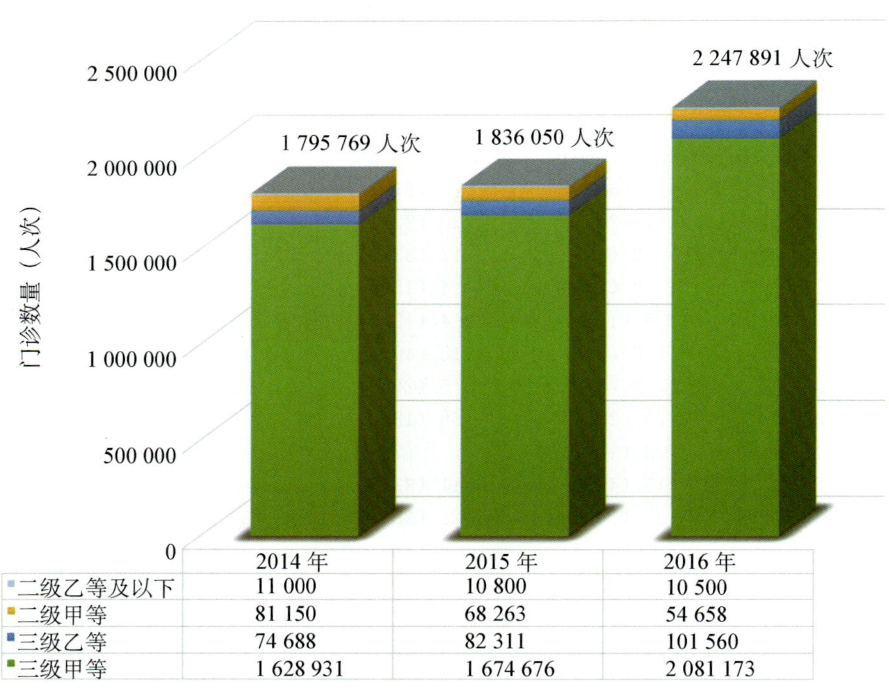

图 1-18　2014—2016 年各级别医疗机构门诊量概况

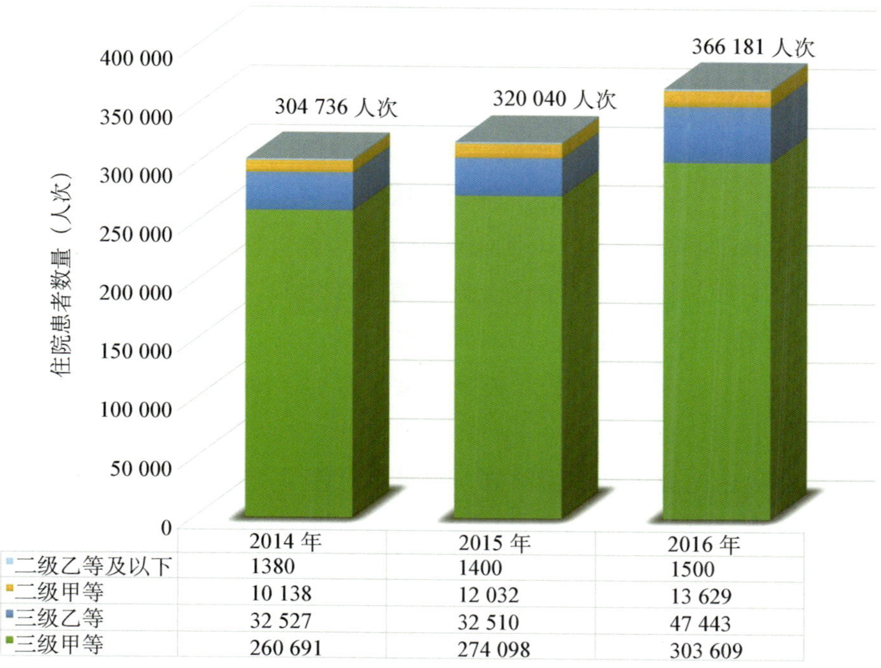

	2014 年	2015 年	2016 年
二级乙等及以下	1380	1400	1500
二级甲等	10 138	12 032	13 629
三级乙等	32 527	32 510	47 443
三级甲等	260 691	274 098	303 609

图 1-19　2014—2016 年各级别医疗机构住院患者数量概况

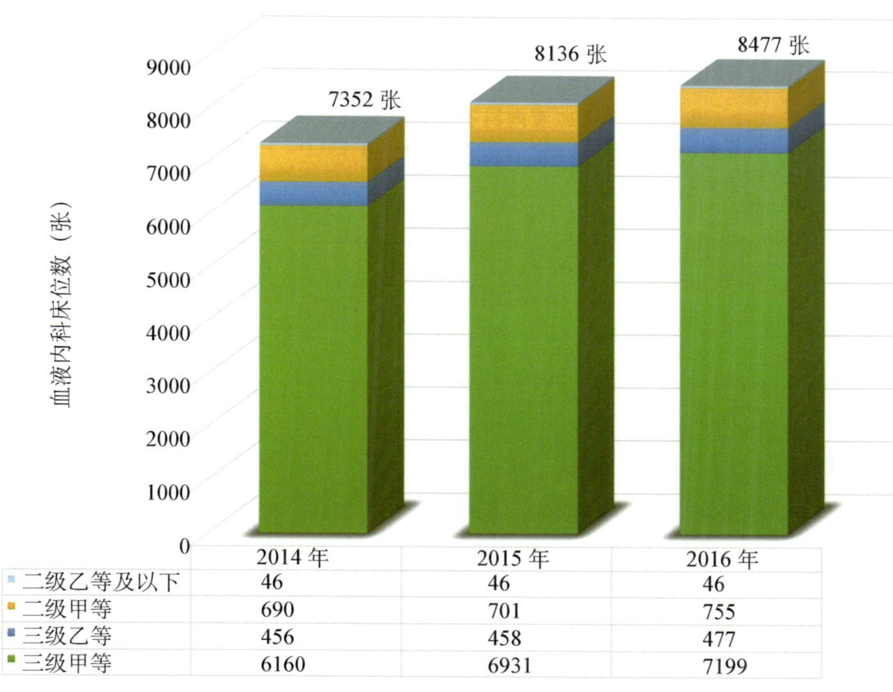

	2014 年	2015 年	2016 年
二级乙等及以下	46	46	46
二级甲等	690	701	755
三级乙等	456	458	477
三级甲等	6160	6931	7199

图 1-20　2014—2016 年各级别医疗机构血液内科床位概况

（一）各级别医疗机构年门诊患者总量和住院患者总量逐年递增

2014—2016 年各级别医疗机构门诊患者总量呈增长态势，年增长率分别为 23.9％和 3.8％，增长幅度以 2016 年为最多，在三级甲等医院，年门诊总量 2016 年较 2015 年增长 24.3％，而 2015 年较 2014 年只增长了 2.8％，这个数据在三级乙等医院分别为 23.3％和 10.2％；在二级甲等医院为 18.8％和 24.8％；而在二级乙等及以下医院则为 1.8％和 2.8％。

各级别医疗机构住院患者总量同样呈现上升趋势，年增长率分别为 14.4％和 5.0％，增长幅度同样以 2016 年为多，在三级甲等医院，2016 年增长 10.7％，而 2015 年只增长了 5.1％，三级乙等医院增长率分别为 45.9％和 0.0％；二级甲等医院为 13.3％和 18.7％；二级乙等及以下医院则为 7.1％和 1.4％。

各级医院血液内科的床位数也呈增长趋势，三级甲等医院 2014 年血液内科床位数为 6160 张，而 2016 则达到了 7199 张，增长了 16.9％；而三级乙等医院、二级甲等医院以及二级乙等以下医院床位数增长相对缓慢，总体增长率分别为 4.6％、9.4％和 0.0％。

（二）在各级别医疗机构血液内科人员离职人数逐年减低

在各级别医疗结构中，三级甲等医院血液科，2015 年医师离职人数为 270 人，2016 年医师离职人数为 61 人，降低了 77.4％，而三级乙等医院以及二级甲等医院这个比例则分别为 17.6％和 66.7％，二级乙等及以下医院医师离职人数无明显变化（表 1-4）。

表 1-4　全国血液内科不同级别医院医师离职情况

医院级别	血液内科医师离职人数		
	2014 年	2015 年	2016 年
三级甲等	153	270	61
三级乙等	11	17	14
二级甲等	13	24	8
二级乙等及以下	0	0	0

护士的离职人数比例较医师少，但整体趋势相一致。三级甲等医院血液科 2015 年护士离职人数为 198 人，2016 年护士离职人数为 56 人，降低了 71.7％，而三级乙等医院以及二级甲等医院这个比例则分别为 81.8％和 71.4％，二级乙等及以下医院护士离职人数无明显变化（表 1-5）。

表 1-5　全国血液内科不同级别医院护士离职情况

医院级别	血液内科护士离职人数		
	2014 年	2015 年	2016 年
三级甲等	142	198	56
三级乙等	9	44	8
二级甲等	5	14	4
二级乙等及以下	0	0	0

技术人员的离职人数整体趋势与医师和护士相一致。三级甲等医院血液科 2015 年技术人员离职人数为 194 人，2016 年技术人员离职人数为 45 人，降低了 76.8%，而三级乙等医院以及二级甲等医院这个比例则分别为 71.4%和 50.0%，二级乙等及以下医院离职人数无明显变化（表 1-6）。

表 1-6　全国血液内科不同级别医院专业技术人员离职情况

医院级别	血液内科专业技术人员离职人数		
	2014 年	2015 年	2016 年
三级甲等	142	194	45
三级乙等	2	7	2
二级甲等	4	8	4
二级乙等及以下	2	1	1

（三）全国血液内科相关检查总量逐年升高

血液内科开展的相关检查基本包括骨髓形态学检查、流式免疫分型相关检查、染色体检测以及基因相关检查；随着国内血液内科的发展，医疗水平的提高，各类检查的总量也逐年上升。

全国三级甲等医院骨髓形态学检查，2014 年为 162 952 例，2015 年为 188 859 例，年增长率为 15.9%；2016 年为 209 267 例，年增长率为 10.8%。三级乙等医院的增长率为 28.3%和 4.4%；二级甲等医院为 6.5%和 9.8%，二级乙等及以下医院为 18.6%和 10.5%（表 1-7）。

表 1-7　全国血液内科不同级别医院骨髓形态学检查开展情况

医院级别	骨髓形态学检查（例）		
	2014 年	2015 年	2016 年
三级甲等	16 2952	188 859	209 267
三级乙等	6680	8570	8945
二级甲等	12 599	13 418	14 730
二级乙等及以下	320	380	420

在三级甲等医院流式免疫分型相关检查，2014 年为 103 248 例，2015 年为 122 037 例，2016 年为 131 580 例，年增长率分别是 18.1%和 7.8%；三级乙等医院的增长率为 9.6%和 31.4%；二级甲等医院为 33.9%和 52.1%，二级乙等及以下医院为 16.6%和 14.3%（表 1-8）。

表 1-8 全国血液内科不同级别医院流式免疫分型开展情况

医院级别	流式免疫分析检查（例）		
	2014 年	2015 年	2016 年
三级甲等	103 248	122 037	131 580
三级乙等	3165	3470	4559
二级甲等	1046	1400	2130
二级乙等及以下	300	350	400

三级甲等医院染色体相关检测，2014 年为 67 906 例，2015 年为 72 551 例，2016 年为 82 657 例，年增长率分别是 6.8%和 13.9%；三级乙等医院的增长率为 23.4%和 79.0%；二级甲等医院为 28.2%，49.8%，二级乙等及以下医院为 16.6%和 14.3%（表 1-9）。

表 1-9 全国血液内科不同级别医院染色体检测开展情况

医院级别	染色体检测（例）		
	2014 年	2015 年	2016 年
三级甲等	67 906	72 551	82 657
三级乙等	1280	1580	2829
二级甲等	995	1276	1912
二级乙等及以下	300	350	400

三级甲等医院基因相关检测，2014 年为 78 490 例，2015 年为 85 463 例，2016 年为 102 360 例，年增长率分别是 8.9%和 19.7%；三级乙等医院的增长率为 28.6%和 39.9%；二级甲等医院为 31.6%和 56.2%，二级乙等及以下医院为 3.4%和 33.3%（表 1-10）。

表 1-10 全国血液内科不同级别医院基因相关检测开展情况

医院级别	基因相关检测（例）		
	2014 年	2015 年	2016 年
三级甲等	78 490	85 463	102 360
三级乙等	1190	1530	2140
二级甲等	977	1286	2009
二级乙等及以下	290	300	400

三、各级别医疗机构血液内科医师状况

本次调查共计回收 2230 份有效医师问卷，整体年龄分布为≤35 岁为 1036 人，占总数的 40.7%；36～45 岁者 754 人，占总数的 43.9%；46～60 岁者 428 人，占总数 15.7%；而年龄>60 岁者仅有 12 人，所占比例比较低。其中重庆省参与调查的年轻医师（≤35 岁）较多，占 75%；而海南省参与调查的医师中老年（46～60 岁）较多，占 60.9%（表 1-11）。

表 1-11　全国血液内科医师从业情况调查参与情况（N=2230）

行政区域	参与调查人数	血液科医师年龄分层［人数（%）］			
		≤35 岁	36～45 岁	46～60 岁	>60 岁
安徽	32	13（40.6）	14（43.8）	5（15.6）	0（0.0）
北京	119	56（47.1）	36（30.3）	27（22.7）	0（0.0）
福建	188	89（47.3）	63（33.5）	33（17.6）	3（1.6）
甘肃	16	6（37.5）	6（37.5）	4（25.0）	0（0.0）
广东	137	73（53.3）	37（27.0）	26（19.0）	1（0.7）
广西	85	44（51.8）	26（30.6）	14（16.5）	1（1.2）
贵州	20	15（75.0）	4（20.0）	1（5.0）	0（0.0）
海南	23	3（13.0）	5（21.7）	14（60.9）	1（4.3）
河北	129	58（45.0）	44（34.1）	26（20.2）	1（0.8）
河南	51	23（45.1）	22（43.1）	6（11.8）	0（0.0）
黑龙江	26	15（57.7）	6（23.1）	5（19.2）	0（0.0）
湖北	33	19（57.6）	8（24.2）	6（18.2）	0（0.0）
湖南	32	11（34.4）	12（37.5）	9（28.1）	0（0.0）
吉林	25	12（48.0）	9（36.0）	4（16.0）	0（0.0）
江苏	383	214（55.9）	96（25.1）	73（19.1）	0（0.0）
江西	14	9（64.3）	3（21.4）	2（14.3）	0（0.0）
辽宁	33	3（9.1）	17（51.5）	13（39.4）	0（0.0）
内蒙古	108	43（39.8）	42（38.9）	23（21.3）	0（0.0）
宁夏	28	14（50.0）	10（35.7）	4（14.3）	0（0.0）
青海	53	25（47.2）	20（37.7）	7（13.2）	1（1.9）
山东	37	14（37.8）	16（43.2）	7（18.9）	0（0.0）
山西	54	23（42.6）	15（27.8）	16（29.6）	0（0.0）
陕西	13	7（53.8）	3（23.1）	3（23.1）	0（0.0）
上海	109	42（38.5）	49（45.0）	16（14.7）	2（1.8）
四川	19	10（52.6）	5（26.3）	4（21.1）	0（0.0）
天津	165	62（37.6）	72（43.6）	31（18.8）	0（0.0）
西藏	14	8（57.1）	4（28.6）	2（14.3）	0（0.0）
新疆	16	6（37.5）	7（43.8）	3（18.8）	0（0.0）
云南	22	11（50.0）	6（27.3）	5（22.7）	0（0.0）
浙江	230	96（41.7）	95（41.3）	37（16.1）	2（0.9）
重庆	16	12（75.0）	2（12.5）	2（12.5）	0（0.0）
总人数	2230	1036（40.7）	754（43.9）	428（15.7）	12（0.0）

N. 调查医院有效问卷总数

我国血液内科医师学历分布在不同级别的医院有差异。博士和硕士主要集中在三级甲等医院，其中博士学位的医师占医师总数的25.7%，而硕士占到48.3%；硕士所占比例在三级乙等医院最高，为52.2%；而本科学历的医师则主要集中在二级甲等、二级乙等及以下医院，所占比分别为65.2%和80%（表1-12）。

表1-12　全国血液内科不同级别医院医师学历情况

医院级别	医师人数	血液内科医师学历情况［人数（%）］			
		博士	硕士	本科	大专及以下
三级甲等	1902	489（25.7）	919（48.3）	484（25.4）	10（0.5）
三级乙等	186	5（2.7）	97（52.2）	83（44.6）	1（0.5）
二级甲等	132	5（3.8）	37（28.0）	86（65.2）	4（3.0）
二级乙等及以下	10	0（0.0）	2（20.0）	8（80.0）	0（0.0）

医师的聘用性质，在不同级别的医院也稍有差异。编内人员所占比例在三级甲等医院、三级乙等医院及二级甲等医院基本一致，分别为73.4%、77.4和71.2%，而二级乙等及以下医院，编内人员所占比例相对较少，为60.0%；而临时聘用人员则仅出现在三级甲等医院、三级乙等医院及二级甲等医院，所占比例分别为1.9%、1.6%和3.8%（表1-13）。

表1-13　全国血液内科不同级别医院医师聘用性质情况

医院级别	医师人数	血液内科医师聘用性质［人数（%）］		
		编内	聘用合同制	临时聘用人员
三级甲等	1902	1397（73.4）	469（24.7）	36（1.9）
三级乙等	186	144（77.4）	39（21.0）	3（1.6）
二级甲等	132	94（71.2）	33（25.0）	5（3.8）
二级乙等及以下	10	6（60.0）	4（40.0）	0（0.0）

教学职称情况分布也与医疗机构的级别有着一定的联系，整体趋势跟学历相一致。教授和副教授主要集中在三级甲等医院，这个比例分别为6.7%和10.3%；而三级乙等医院相对较少，所占比为4.3%和5.4%；二级甲等医院，副教授仅占3.0%（表1-14）。

表1-14　全国血液内科不同级别医院医师教学职称情况

医院级别	医师人数	血液内科医师工作范围［人数（%）］			
		教授	副教授	讲师	无教学职称
三级甲等	1902	127（6.7）	195（10.3）	232（12.2）	1348（70.9）
三级乙等	186	8（4.3）	10（5.4）	7（3.8）	161（86.6）
二级甲等	132	0（0.0）	4（3.0）	12（9.1）	4（3.0）
二级乙等及以下	10	0（0.0）	1（10.0）	8（80.0）	1（10.0）

本科专业情况，大部分医师以临床医学专业为主，这个比例在不同级别的医院分布差异不大，分别占 94.7%、97.8%、94.7%和 100%；而非临床专业主要是生命科学专业以及检验、影像专业，在三级甲等医院分别为 0.4%和 2.5%（表 1-15）。

表 1-15　全国血液内科不同级别医院医师本科专业情况

医院级别	医师人数	血液内科医师本科专业［人数（%）］			
		临床医学专业	生命科学专业	检验、影像专业	其他专业
三级甲等	1902	1802（94.7）	8（0.4）	47（2.5）	45（2.4）
三级乙等	186	182（97.8）	1（0.5）	0（0.0）	3（1.6）
二级甲等	132	125（94.7）	1（0.8）	6（4.5）	4（3.0）
二级乙等及以下	10	10（100.0）	0（0.0）	0（0.0）	0（0.0）

工作年限方面，不同级别医疗机构的差异同样不大。相对来说，工作 10 年以上的医师所占比例较高，在三级甲等医院、三级乙等医院、二级甲等医院、二级乙等及以下医院所占的比例分别为 47.5%、38.7%、56.8%和 50.0%；而工作 3 年以下的比例则分别是 22.0%、21.5%、16.7%和 20.0%（表 1-16）。

表 1-16　全国血液内科不同级别医院医师工作年限情况

医院级别	医师人数	血液内科医师工作年限［人数（%）］			
		3 年以下	4～5 年	6～10 年	10 年以上
三级甲等	1902	419（22.0）	245（12.9）	334（17.6）	904（47.5）
三级乙等	186	40（21.5）	31（16.7）	43（23.1）	72（38.7）
二级甲等	132	22（16.7）	9（6.8）	26（19.7）	75（56.8）
二级乙等及以下	10	2（20.0）	2（20.0）	1（10.0）	5（50.0）

我国不同级别医疗机构血液内科医师的工作强度都比较高，每天工作在 8～10 小时的，三级甲等医院、三级乙等医院、二级甲等医院以及二级乙等及以下医院所占比例分别是 64.8%、64.0%、64.4%和 50.0%；而每天工作 11～14 小时的所占比例分别是 23.5%、23.7%、24.2%及 40.0%（表 1-17）。

表 1-17　全国血液内科不同级别医院医师每天工作时间情况

医院级别	医师人数	血液内科医师每天工作时间［人数（%）］			
		8 小时以内	8～10 小时	11～14 小时	14 小时以上
三级甲等	1902	161（8.5）	1232（64.8）	447（23.5）	62（3.3）
三级乙等	186	15（8.1）	119（64.0）	44（23.7）	8（4.3）
二级甲等	132	9（6.8）	85（64.4）	32（24.2）	6（4.5）
二级乙等及以下	10	1（10.0）	5（50.0）	4（40.0）	0（0.0）

而在较高的工作量下，医师中的大部分对目前的收入状况不满意，这个比例在三级甲等医院、三级乙等医院、二级甲等医院、二级乙等及以下医院所占比例分别是 58.9%，60.8%、56.8%和 20.0%；而其余大部分也只是基本满意；达到满意程度的更少，比例分别只有 4.3%、2.7%、3.8%和 0.0%（表 1-18）。

表 1-18　全国血液内科不同级别医院医师收入满意度情况

医院级别	医师人数	血液内科医师收入满意度［人数（%）］		
		满意	基本满意	不满意
三级甲等	1902	81（4.3）	700（36.8）	1121（58.9）
三级乙等	186	5（2.7）	68（36.6）	113（60.8）
二级甲等	132	5（3.8）	52（39.4）	75（56.8）
二级乙等及以下	10	0（0.0）	8（80.0）	2（20.0）

对于医师的继续教育，三级甲等医院的继续教育频率要比其他医院高，基本每月都会开展相关业务学习，其中每月 5 次以上业务学习的比例为 14.5%，3～5 次业务学习的比例为 49.3%，1～2 次业务学习的比例为 34.2%，在三级甲等医院中，仅有 2.0%的医师没有相关业务学习（表 1-19）。

表 1-19　全国血液内科不同级别医院医师每月业务学习情况

医院级别	医师人数	血液内科医师每月业务学习［人数（%）］			
		无	1～2 次	3～5 次	5 次以上
三级甲等	1902	38（2.0）	651（34.2）	937（49.3）	276（14.5）
三级乙等	186	3（1.6）	97（52.2）	75（40.3）	11（5.9）
二级甲等	132	3（2.3）	65（49.2）	50（37.9）	14（10.6）
二级乙等及以下	10	0（0.0）	10（100.0）	0（0.0）	0（0.0）

除了科室的业务学习，在进修方面，我国血液内科医师在不同级别医疗机构的情况也有很大差异。在三级甲等医院，医师参与进修的比例很高，尤其是去国外进修的比例高达 13.0%，而其他级别的医院，这个比例均在 5%以下（表 1-20）。

表 1-20　全国血液内科不同级别医院医师进修情况

医院级别	医师人数	血液内科医师进修情况［人数（%）］		
		国外进修	国内进修	无进修经历
三级甲等	1902	248（13.0）	732（38.5）	991（52.1）
三级乙等	186	7（3.8）	97（52.2）	84（45.2）
二级甲等	132	1（0.8）	87（65.9）	44（33.3）
二级乙等及以下	10	0（0.0）	6（60.0）	4（40.0）

在三级甲等医院、三级乙等医院及二级甲等医院没有发生纠纷的医生比例分别高达49.3%、52.7%和57.6%；但二级乙等及以下医院的医生没有发生纠纷的比例相对较少，为30.0%；而每年医患纠纷在10次以上基本没有出现（表1-21）。

表1-21　全国血液内科不同级别医院医师医患纠纷情况

医院级别	医师人数	每年医患纠纷次数［人数（%）］			
		从未有过	5次以下	5～10次	10次以上
三级甲等	1902	938（49.3）	917（48.2）	43（2.3）	4（0.2）
三级乙等	186	98（52.7）	81（43.5）	6（3.2）	1（0.5）
二级甲等	132	76（57.6）	52（39.4）	4（3.0）	0（0.0）
二级乙等及以下	10	3（30.0）	6（60.0）	1（10.0）	0（0.0）

在科研方面，同样是三级甲等医院比较占优势。在对我国血液内科医师论文发表情况进行的统计分析发现，三级甲等医院近5年有相关论文发表的医师比例占74.1%；而三级乙等医院以及二级甲等医院这个比例分别只占62.9%和51.5%。同样的，在承担课题方面，也是三级甲等医院占优势，在三级甲等医院，血液内科医师中，有40.9%的医师近5年有承担课题，而在三级乙等医院，这个比例只有23.1%，在二级甲等医院以及二级乙等及以下的医院，这个比例更低，分别只占14.4%和10.0%（表1-22）。

表1-22　全国血液内科不同级别医院医师近5年论文发表与课题承担情况

医院级别	医师人数	血液内科医师论文情况［人数（%）］		血液内科医师课题情况［人数（%）］	
		有发表过	未发表过	有承担课题	未承担课题
三级甲等	1902	1410（74.1）	492（25.9）	777（40.9）	1125（59.1）
三级乙等	186	117（62.9）	69（37.1）	43（23.1）	143（76.9）
二级甲等	132	68（51.5）	64（48.5）	19（14.4）	113（85.6）
二级乙等及以下	10	6（60.0）	4（40.0）	1（10.0）	9（90.0）

在SCI及核心期刊任职方面，三级甲等医院的医师中，有4.9%担任杂志编委，0.1%担任杂志副主编，另有0.1%的医师担任杂志主编；而在三级乙等医院中，这个比例有所降低，有1.6%医师担任编委，而没有医师担任副主编或主编的职位（表1-23）。

表 1-23　全国血液内科不同级别医院医师 SCI 及核心期刊任职情况

医院级别	医师人数	血液内科医师期刊任职［人数（%）］			
		无担任职务	编委	副主编	主编
三级甲等	1902	1804（94.8）	94（4.9）	2（0.1）	2（0.1）
三级乙等	186	183（98.4）	3（1.6）	0（0.0）	0（0.0）
二级甲等	132	130（98.5）	2（1.5）	0（0.0）	0（0.0）
二级乙等及以下	10	10（100.0）	0（0.0）	0（0.0）	0（0.0）

而对于离职意向，三级甲等医院的血液内科医师具有离职意向的相对较少，所占比例为 24.7%；而在三级乙等医院，这个比例有所升高，为 29.0%；在二级甲等医院和二级乙等及以下医院，具有离职意向的医师比例均超过了 30%（表 1-24）。

表 1-24　全国血液内科不同级别医院医师离职意向情况

医院级别	医师人数	血液内科医师离职意向［人数（%）］	
		有离职意向	无离职意向
三级甲等	1902	469（24.7）	1433（75.3）
三级乙等	186	54（29.0）	132（71.0）
二级甲等	132	41（31.1）	91（68.9）
二级乙等及以下	10	3（30.0）	7（70.0）

另外，在三级甲等医院、三级乙等医院、二级甲等医院分别有 2.4%、3.2%和 3.0%的医师具有多点执业的情况，这个比例较为相近（表 1-25）。

表 1-25　全国血液内科不同级别医院医师多点执业情况

医院级别	医师人数	血液内科医师多点执业情况［人数（%）］	
		存在多点执业	不存在多点执业
三级甲等	1902	46（2.4）	1856（97.6）
三级乙等	186	6（3.2）	180（96.8）
二级甲等	132	4（3.0）	128（97.0）
二级乙等及以下	10	0（0.0）	10（100.0）

四、各级别医疗机构血液内科护士状况

本次调查共计回收 3877 份有效的护士问卷，整体的年龄分布≤35 岁为 3130 人，占 80.7%，而 36～45 岁的有 580 人，占总数的 15.0%；45 岁以上的有 167 人，占总数的 4.3%，所占比例较

低。其中北京市参与调查的年轻护士（≤35 岁）较多，占 89.8%；而安徽省参与调查的护士中老年（45 岁以上）的略多，占 14.5%（表 1-26）。

表 1-26　全国血液内科护士从业情况调查参与情况（$N=3877$）

行政区域	参与调查人数	血液内科护士年龄分层［人数（%）］		
		≤35 岁	36～45 岁	45 岁以上
安徽	55	28（50.9）	19（34.5）	8（14.5）
北京	541	486（89.8）	46（8.5）	9（1.7）
福建	305	237（77.7）	54（17.7）	14（4.6）
甘肃	25	18（72.0）	5（20.0）	2（8.0）
广东	251	209（83.3）	38（15.1）	4（1.6）
广西	131	115（87.8）	15（11.5）	1（0.8）
贵州	36	29（80.6）	3（8.3）	4（11.1）
海南	36	28（77.8）	6（16.7）	2（5.6）
河北	210	160（76.2）	42（20.0）	8（3.8）
河南	22	20（90.9）	1（4.5）	1（4.5）
黑龙江	23	19（82.6）	2（8.7）	2（8.7）
湖北	30	23（76.7）	6（20.0）	1（3.3）
湖南	31	23（74.2）	6（19.4）	2（6.5）
吉林	28	20（71.4）	7（25.0）	1（3.6）
江苏	877	718（81.9）	117（13.3）	42（4.8）
江西	14	11（78.6）	2（14.3）	1（7.1）
辽宁	25	21（84.0）	3（12.0）	1（4.0）
内蒙古	120	101（84.2）	13（10.8）	6（5.0）
宁夏	40	31（77.5）	7（17.5）	2（5.0）
青海	100	81（81.0）	14（14.0）	5（5.0）
山东	39	33（84.6）	5（12.8）	1（2.6）
山西	96	73（76.0）	20（20.8）	3（3.1）
陕西	17	13（76.5）	3（17.6）	1（5.9）
上海	101	86（85.1）	10（9.9）	5（5.0）
四川	43	35（81.4）	6（14.0）	2（4.7）
天津	382	276（72.3）	76（19.9）	30（7.9）
西藏	20	17（85.0）	2（10.0）	1（5.0）
新疆	20	16（80.0）	3（15.0）	1（5.0）
云南	36	28（77.8）	7（19.4）	1（2.8）
浙江	175	134（76.6）	38（21.7）	3（1.7）
重庆	48	41（85.4）	4（8.3）	3（6.3）
总人数	3877	3130（80.7）	580（15.0）	167（4.3）

N. 调查医院有效问卷总数

我国血液内科护士学历情况在不同级别的医院的分布情况有差异。硕士及以上学历在护士群体中非常少，调查中仅三级甲等医院、三级乙等医院以及二级甲等医院有少量硕士学位的护士，分别占 0.7%、0.5%、2.5%，本科、大专及以下学历的护士分布在不同等级医院中没有明显的差异（表 1-27）。

表 1-27 全国血液内科不同级别医院护士学历情况

医院级别	参与护士人数	血液内科护士学历情况［人数（%）］		
		硕士及以上	本科	大专及以下
三级甲等	3531	27（0.7）	2336（66.2）	1168（33.1）
三级乙等	211	1（0.5）	125（59.2）	85（40.3）
二级甲等	120	3（2.5）	63（52.5）	54（45.0）
二级乙等及以下	15	0（0.0）	9（60.0）	6（40.0）

在编制情况方面，二级乙等及以下医院，护士在编内的人员所占比例较高，为 66.7%，而在三级甲等医院、三级乙等医院和二级甲等医院，这个比例较为接近，分别占 25.0%、29.9%和 27.5%（表 1-28）。

表 1-28 全国血液内科不同级别医院护士编制情况

医院级别	参与护士人数	血液内科护士编制情况［人数（%）］		
		编内	聘用合同制	临时聘用人员
三级甲等	3531	882（25.0）	2560（72.5）	89（2.5）
三级乙等	211	63（29.9）	142（67.3）	6（2.8）
二级甲等	120	33（27.5）	81（67.5）	6（5.0）
二级乙等及以下	15	10（66.7）	5（33.3）	0（0.0）

不同级别医疗机构血液内科护士的职称比例较为接近，三级甲等医院主任护师、副主任护师、主管护师、护师和护士的比例分别为 0.5%、2.7%、18.2%、44.4%和 34.2%，而其他级别的医疗机构这个比例也较为相近（表 1-29）。

表 1-29 全国血液内科不同级别医院护士职称情况

医院级别	参与护士人数	血液内科护士职称情况［人数（%）］				
		主任护师	副主任护师	主管护师	护师	护士
三级甲等	3531	17（0.5）	97（2.7）	644（18.2）	1567（44.4）	1206（34.2）
三级乙等	211	1（0.5）	12（5.7）	26（12.3）	95（45.0）	77（36.5）
二级甲等	120	1（0.8）	3（2.5）	26（21.7）	46（38.3）	44（36.7）
二级乙等及以下	15	1（6.7）	1（6.7）	3（20.0）	2（13.3）	8（53.3）

在护理性质方面，不同级别的医疗机构也有所差异。在三级甲等医院和三级乙等医院，血液内科护士的护理性质主要以特级护理和一级护理为主，三级甲等医院这个比例分别占 15.4%和 50.0%，而三级乙等医院则占 13.3%和 64.0%。而二级甲等医院医院，这个比例则分别占 5.9%和 45.0%，二级乙等及以下医院分别占 13.3%和 46.7%（表 1-30）。

表 1-30　全国血液内科不同级别医院护士护理情况

医院级别	参与护士人数	血液内科护士护理情况［人数（%）］			
		特级护理	一级护理	二级护理	三级护理
三级甲等	3531	545（15.4）	1765（50.0）	1179（33.4）	42（1.2）
三级乙等	211	28（13.3）	135（64.0）	48（22.7）	0（0.0）
二级甲等	120	6（5.0）	54（45.0）	59（49.2）	1（0.8）
二级乙等及以下	15	2（13.3）	7（46.7）	6（40.0）	0（0.0）

而关于护士的能级情况，三级甲等医院、三级乙等医院和二级甲等医院的比例相近，N4 能级的护士分别占 5.9%、4.3%和 8.3%；而在二级乙等及以下医院这个比例相对较高，达到了 26.7%（表 1-31）。

表 1-31　全国血液内科不同级别医院护士能级情况

医院级别	参与护士人数	血液内科护士能级情况［人数（%）］				
		N0	N1	N2	N3	N4
三级甲等	3531	325（9.2）	1062（30.1）	1275（36.1）	659（18.7）	210（5.9）
三级乙等	211	26（12.3）	60（28.4）	80（37.9）	36（17.1）	9（4.3）
二级甲等	120	14（11.7）	34（28.3）	44（36.7）	18（15.0）	10（8.3）
二级乙等及以下	15	0（0.0）	1（6.7）	7（46.7）	3（20.0）	4（26.7）

在护士的工作量方面，三级甲等医院、三级乙等医院和二级甲等医院护士的工作量要明显高于二级乙等及以下医院，其中，管理 9 张以上床位的护士分别占 44.5%、45.0%和 50.0%，而二级乙等及以下医院只有 13.3%（表 1-32）。

在工作时长方面，三级甲等医院的护士工作时间也要比其他级别医院的护士要长，每天工作 11～14 小时的护士比例占 12.2%；而三级乙等医院、二级甲等医院、二级乙等及以下医院这个比例分别只有 6.2%、5.8%和 6.7%（表 1-33）。

表 1-32　全国血液内科不同级别医院护士床位管理情况

医院级别	参与护士人数	血液内科护士床位管理情况［人数（%）］			
		3 张以下	3 至 5 张	6 至 9 张	9 张以上
三级甲等	3531	210（5.9）	523（14.8）	1225（34.7）	1573（44.5）
三级乙等	211	14（6.6）	28（13.3）	74（35.1）	95（45.0）
二级甲等	120	2（1.7）	21（17.5）	37（30.8）	60（50.0）
二级乙等及以下	15	0（0.0）	5（33.3）	8（53.3）	2（13.3）

表 1-33 全国血液内科不同级别医院护士每日工作时长情况

医院级别	参与护士人数	血液内科护士每日工作时长情况［人数（%）］			
		8 小时以内	8～10 小时	11～14 小时	14 小时以上
三级甲等	3531	777（22.0）	2278（64.5）	431（12.2）	45（1.3）
三级乙等	211	58（27.5）	139（65.9）	13（6.2）	1（0.5）
二级甲等	120	25（20.8）	87（72.5）	7（5.8）	1（0.8）
二级乙等及以下	15	4（26.7）	10（66.7）	1（6.7）	0（0.0）

工作年限方面，在三级甲等医院、三级乙等医院和二级甲等医院比例差异较小，工作年限在 10 年以上的护士比例分别为 28.3%、20.4%和 30.0%；而在二级乙等及以下医院，这个比例有所增高，达到 46.7%（表 1-34）。

表 1-34 全国血液内科不同级别医院护士工作年限情况

医院级别	参与护士人数	血液内科护士工作年限情况［人数（%）］			
		3 年以下	4～5 年	6～10 年	10 年以上
三级甲等	3531	1036（29.3）	679（19.2）	818（23.2）	998（28.3）
三级乙等	211	71（33.6）	46（21.8）	51（24.2）	43（20.4）
二级甲等	120	36（30.0）	18（15.0）	30（25.0）	36（30.0）
二级乙等及以下	15	0（0.0）	5（33.3）	3（20.0）	7（46.7）

而对于收入的满意情况，较医生而言，护士的满意度较高；三级甲等医院、三级乙等医院、二级甲等医院和二级乙等及以下医院对收入表示基本满意的比例分别为 52.6%、54.0%、34.2% 和 46.7%；二级甲等医院的护士对收入的不满意比例较高，为 65.0%（表 1-35）。

表 1-35 全国血液内科不同级别医院护士收入满意度情况

医院级别	参与护士人数	血液内科护士收入满意度情况［人数（%）］		
		满意	基本满意	不满意
三级甲等	3531	329（9.3）	1859（52.6）	1343（38.0）
三级乙等	211	20（9.5）	114（54.0）	77（36.5）
二级甲等	120	1（0.8）	41（34.2）	78（65.0）
二级乙等及以下	15	1（6.7）	7（46.7）	7（46.7）

而护士对于医师的满意度，各级别医疗机构间没有明显的差异；三级甲等医院、三级乙等医院、二级甲等医院和二级乙等及以下医院对医师表示基本满意的比例分别为 60.9%、60.2%、67.5%和 60.0%（表 1-36）。

表 1-36　全国血液内科不同级别医院护士对医师的满意度情况

医院级别	参与护士人数	血液内科护士对医师的满意度情况［人数（%）］		
		满意	基本满意	不满意
三级甲等	3531	1092（30.9）	2152（60.9）	287（8.1）
三级乙等	211	76（36.0）	127（60.2）	8（3.8）
二级甲等	120	23（19.2）	81（67.5）	16（13.3）
二级乙等及以下	15	6（40.0）	9（60.0）	0（0.0）

在三级甲等医院、三级乙等医院及二级甲等医院没有发生纠纷的护士比例分别高达 72.8%、71.1%和 60.8%；而每年医患纠纷在 10 次以上基本没有出现（表 1-37）。

表 1-37　全国血液内科不同级别医院护士每年医患纠纷情况

医院级别	参与护士人数	血液内科护士每年医患纠纷情况［人数（%）］				
		从未有过	5 次以下	5～10 次	11～20 次	20 次以上
三级甲等	3531	2572（72.8）	931（26.4）	23（0.7）	1（0.0）	4（0.1）
三级乙等	211	150（71.1）	57（27.0）	4（1.9）	0（0.0）	0（0.0）
二级甲等	120	73（60.8）	44（36.7）	3（2.5）	0（0.0）	0（0.0）
二级乙等及以下	15	0（0.0）	9（60.0）	6（40.0）	0（0.0）	0（0.0）

在科室学习方面，三级甲等医院、三级乙等医院、二级甲等医院和二级乙等及以下医院差异不大，每月学习 1～2 次的比例分别为 58.6%、56.4%、63.3%和 53.3%；而学习次数在 3～5 次的比例分别为 30.3%、34.6%、31.7%和 40.0%（表 1-38）。

表 1-38　全国血液内科不同级别医院护士每月科室学习情况

医院级别	参与护士人数	血液内科护士每月科室学习情况［人数（%）］			
		无	1～2 次	3～5 次	5 次以上
三级甲等	3531	30（0.8）	2070（58.6）	1069（30.3）	362（10.3）
三级乙等	211	1（0.5）	119（56.4）	73（34.6）	18（8.5）
二级甲等	120	1（0.8）	76（63.3）	38（31.7）	5（4.2）
二级乙等及以下	15	1（6.7）	8（53.3）	6（40.0）	0（0.0）

与医师相比，护士有过进修经历的要少很多，三级甲等医院、三级乙等医院、二级甲等医院和二级乙等及以下医院有过进修经历的护士比例分别只有 19.3%、21.8%、25.8%和 46.7%（表 1-39）。

表 1-39 全国血液内科不同级别医院护士进修情况

医院级别	参与护士人数	血液内科护士进修情况［人数（%）］	
		有进修经历	无进修经历
三级甲等	3531	682（19.3）	2849（80.7）
三级乙等	211	46（21.8）	165（78.2）
二级甲等	120	31（25.8）	89（74.2）
二级乙等及以下	15	7（46.7）	8（53.3）

在承担课题方面，三级甲等医院、三级乙等医院、二级甲等医院和二级乙等及以下医院有承担课题的护士比例分别只有7.4%、5.2%、4.2%、6.7%（表1-40）。

表 1-40 全国血液内科不同级别医院护士课题情况

医院级别	参与护士人数	血液内科护士课题情况［人数（%）］	
		有承担课题	无承担课题
三级甲等	3531	263（7.4）	3268（92.6）
三级乙等	211	11（5.2）	200（94.8）
二级甲等	120	5（4.2）	115（95.8）
二级乙等及以下	15	1（6.7）	14（93.3）

五、各级别医疗机构血液内科技术人员状况

本次调查共计回收997份有效的技术人员问卷，整体的年龄分布≤35岁为580人，占总数的58.2%；36～45岁者251人，占总数的25.2%；45岁以上者186人，占总数的18.7%，所在比例较低。其中云南省参与调查的年轻技术人员（≤35岁）较多，占81.3%；而广西壮族自治区参与调查的护士中老年者（>45岁）较多，占35.7%（表1-41）。

表 1-41 全国血液内科技术人员从业情况调查参与情况（N=997）

行政区域	参与调查人数	血液内科技术人员年龄分层［人数（%）］		
		≤35岁	36～45岁	45岁以上
安徽	16	12（75.0）	3（18.8）	1（6.3）
北京	70	46（65.7）	10（14.3）	14（20.0）
福建	43	26（60.5）	12（27.9）	5（11.6）
甘肃	15	4（26.7）	9（60.0）	2（13.3）
广东	55	32（58.2）	16（29.1）	7（12.7）
广西	14	7（50.0）	2（14.3）	5（35.7）

（续　表）

行政区域	参与调查人数	血液内科技术人员年龄分层［人数（%）］		
		≤35 岁	36～45 岁	45 岁以上
贵州	16	14（87.5）	1（6.3）	1（6.3）
海南	13	8（61.5）	4（30.8）	1（7.7）
河北	21	10（47.6）	6（28.6）	5（23.8）
河南	19	7（36.8）	11（57.9）	1（5.3）
黑龙江	15	5（33.3）	5（33.3）	5（33.3）
湖北	20	14（70.0）	4（20.0）	2（10.0）
湖南	17	4（23.5）	8（47.1）	5（29.4）
吉林	16	12（75.0）	3（18.8）	1（6.3）
江苏	218	120（55.0）	54（24.8）	44（20.2）
江西	16	11（68.8）	3（18.8）	2（12.5）
辽宁	15	11（73.3）	2（13.3）	2（13.3）
内蒙古	28	11（39.3）	9（32.1）	8（28.6）
宁夏	10	5（50.0）	3（30.0）	2（20.0）
青海	20	10（50.0）	5（25.0）	5（25.0）
山东	18	10（55.6）	3（16.7）	5（27.8）
山西	53	33（62.3）	8（15.1）	12（22.6）
陕西	20	8（40.0）	11（55.0）	1（5.0）
上海	29	18（62.1）	10（34.5）	1（3.4）
四川	24	12（50.0）	6（25.0）	6（25.0）
天津	112	55（49.1）	28（25.0）	29（25.9）
西藏	19	7（36.8）	6（31.6）	6（31.6）
新疆	19	15（78.9）	2（10.5）	2（10.5）
云南	16	13（81.3）	2（12.5）	1（6.3）
浙江	15	10（66.7）	3（20.0）	2（13.3）
重庆	15	10（66.7）	2（13.3）	3（20.0）
总人数	997	580（58.2）	251（25.2）	186（18.7）

N．调查医院有效问卷总数

我国血液内科技术人员学历情况在不同级别的医院的分布情况有差异。博士学历的技术人员主要集中在三级甲等医院，占 14.9%，而在三级乙等医院、二级甲等及以下医院所占比例较少，分别只占 1.7%和 2.0%。硕士学位在三级甲等医院、三级乙等医院和二级甲等及以下医院所占比例也有同样的趋势，分别占 31.8%、27.1%和 11.8%（表 1-42）。

表 1-42　全国血液内科不同级别医院技术人员学历情况

医院级别	技术人员人数	血液内科技术人员学历情况［人数（%）］			
		博士	硕士	本科	大专及以下
三级甲等	887	132（14.9）	282（31.8）	406（45.8）	67（7.6）
三级乙等	59	1（1.7）	16（27.1）	38（64.4）	4（6.8）
二级甲等及以下	51	1（2.0）	6（11.8）	39（76.5）	5（9.8）

教学职称在不同级别的医院差异不大，在三级甲等医院、三级乙等医院和二级甲等及以下医院中，教授所占的比例分别为 2.1%、3.4%和 2.0%；而副教授所占的比例分别为 5.7%、10.2%和 2.0%（表 1-43）。

表 1-43　全国血液内科不同级别医院技术人员教学职称情况

医院级别	技术人员人数	血液内科技术人员教学职称情况［人数（%）］			
		教授	副教授	讲师	无教学职称
三级甲等	887	19（2.1）	51（5.7）	60（6.8）	757（85.3）
三级乙等	59	2（3.4）	6（10.2）	50（84.7）	1（1.7）
二级甲等及以下	51	1（2.0）	1（2.0）	47（92.2）	2（3.9）

技术人员的科研职称在不同级别的医院中差异较大，其中研究员和副研究员主要集中在三级甲等医院，这个比例分别为 0.7%和 2.0%；而三级乙等医院和二级甲等及以下医院，本次调查中并没有这两种科研职称的技术人员（表 1-44）。

表 1-44　全国血液内科不同级别医院技术人员科研职称情况

医院级别	技术人员人数	血液内科技术人员科研职称情况［人数（%）］			
		研究员	副研究员	助理研究院	无科研职称
三级甲等	887	6（0.7）	18（2.0）	53（6.0）	810（91.3）
三级乙等	59	0（0.0）	0（0.0）	56（94.9）	2（3.4）
二级甲等及以下	51	0（0.0）	0（0.0）	46（90.2）	5（9.8）

相对于医师而言，技术人员本科的专业较为分化，但主要集中在临床医学和检验、影像专业；这个比例在三级甲等医院、三级乙等医院和二级甲等及以下医院的比例差异不大；临床医学专业分别占 38.6%、30.5%和 45.1%，而检验、影像专业分别占 36.1%、45.8%和 43.1%（表 1-45）。

表 1-45　全国血液内科不同级别医院技术人员本科专业情况

医院级别	技术人员人数	血液内科技术人员本科专业情况［人数（%）］			
		临床医学专业	生命科学专业	检验、影像专业	其他专业
三级甲等	887	342（38.6）	92（10.4）	320（36.1）	133（15.0）
三级乙等	59	18（30.5）	1（1.7）	27（45.8）	13（22.0）
二级甲等及以下	51	23（45.1）	1（2.0）	22（43.1）	5（9.8）

技术人员的工作年限情况较为均衡，在三级甲等医院、三级乙等医院和二级甲等及以下医院，工作年限为 10 年以上的分别占 41.3%、33.9%和 62.7%，而工作 6～10 年的分别占 23.9%、

25.4%和15.7%（表1-46）。

表1-46　全国血液内科不同级别医院技术人员工作年限情况

医院级别	技术人员人数	血液内科技术人员工作年限情况［人数（%）］			
		3年以下	4～5年	6～10年	10年以上
三级甲等	887	204（23.0）	105（11.8）	212（23.9）	366（41.3）
三级乙等	59	14（23.7）	10（16.9）	15（25.4）	20（33.9）
二级甲等及以下	51	4（7.8）	7（13.7）	8（15.7）	32（62.7）

血液内科技术人员的工作时长较医师和护士少，且在不同级别医疗机构的差异不大；在三级甲等医院、三级乙等医院和二级甲等医院及以下医院，每日工作时间在8小时以内者分别占29.9%、27.1%和29.4%；而工作时间在8～10小时者比例分别为61.0%、62.7%和49.0%（表1-47）。

表1-47　全国血液内科不同级别医院技术人员每日工作时长情况

医院级别	技术人员人数	血液内科技术人员每日工作时长情况［人数（%）］			
		8小时以内	8～10小时	11～14小时	14小时以上
三级甲等	887	265（29.9）	541（61.0）	72（8.1）	9（1.0）
三级乙等	59	16（27.1）	37（62.7）	5（8.5）	1（1.7）
二级甲等及以下	51	15（29.4）	25（49.0）	10（19.6）	1（2.0）

对于收入的满意度情况，不同级别的医疗机构具有一定的差异；在三级甲等医院和三级乙等医院，技术人员对收入基本满意的比例较高，分别为54.9%和54.2%；而二级甲等及以下医院的技术人员对收入达到基本满意的比例只有37.3%（表1-48）。

表1-48　全国血液内科不同级别医院技术人员收入满意度情况

医院级别	技术人员人数	血液内科技术人员收入满意度情况［人数（%）］		
		满意	基本满意	不满意
三级甲等	887	90（10.1）	487（54.9）	310（34.9）
三级乙等	59	1（1.7）	32（54.2）	26（44.1）
二级甲等及以下	51	1（2.0）	19（37.3）	31（60.8）

在实验和检测安全方面，三级甲等医院对技术人员的培训较为健全，有85.0%的技术人员参加过职业安全相关的培训；而在三级乙等医院和二级甲等及以下医院，技术人员参加过安全培训的比例则为71.2%和74.5%（表1-49）。

表 1-49　全国血液内科不同级别医院技术人员安全培训情况

医院级别	技术人员人数	血液内科技术人员安全培训情况［人数（%）］	
		有安全培训	没有安全培训
三级甲等	887	754（85.0）	133（15.0）
三级乙等	59	42（71.2）	17（28.8）
二级甲等及以下	51	38（74.5）	13（25.5）

六、总结和展望

在我国，由于医疗资源分布的不均匀，患者往往更倾向于在大型医院就诊，造成大型医院医疗工作者的工作负荷远高于基层医院。而为了应对庞大的患者总数，大型医院往往通过扩张床位，增加人力资源和延长工作时间来作为应对措施。

从本次调查结果中可以看出，在三级甲等医院中年龄小于 35 岁的年轻医师所占的比例为各级别医院中最高。这可能就是由于近年来我国大型医院血液内科门诊患者总量和住院患者总量剧增，导致各医疗机构相应地增加了血液内科门诊和床位的人员配置。

同时，本次调查也显示出，高级人才往往集中于三级甲等医院，同时配套的培训和进修同样也是三级甲等医院比较多，这也导致了三级甲等医院的医师同其他医院的医师相比的业务能力、知识水平的差距也越来越大，这同样是一个值得关注的问题。

（吴德沛）

第四节　中国血液科专科医师培训

专科医师规范化培训是毕业后医学教育的重要组成部分，是在住院医师规范化培训基础上，培养能够独立、规范地从事疾病专科诊疗工作临床医师的可靠途径，主要培训模式是“5＋3＋X”，即在 5 年医学类专业本科教育和进行了 3 年住院医师规范化培训后，再依据各专科培训标准与要求进行 2～4 年的专科医师规范化培训，成为有良好的医疗保健通识素养，扎实的专业素质能力、基本的专科特长和相应科研教学能力的临床医师。

1993 年，原卫生部印发《临床住院医师规范化培训试行办法》，将住院医师培训分为各 2～3 年的两个阶段进行，其中第二阶段即类似于专科医师培训，部分地区和医学院校开展了相关的探索工作，对提高临床医师的技术水平和服务质量发挥了重要作用。2004 年，在财政部的支持下，立项开展了《建立我国专科医师培养和准入制度研究》的课题研究，制定了临床 18 个普通专科（二级学科）、内科下的 16 个亚专科（三级学科）培训标准、基地认定标准等，前者后来融入住院医师规范化培训。2006 年，启动了专科医师培训试点工作，先后在 19 所高校、100 家医院的 1112 个专科基地开展了试点。另外，原卫生部结合专科医师准入选择了骨科等部分专科开展专科医师培训试点。北京、广东、四川等作为试点省，浙江、江苏等地区的部分医院开展了专科医师培训试点工作，上海市也于 2013 年全面推开专科医师培训试点工作。

前期的探索工作不仅促进了住院医师规范化培训制度的建立，也为推出专科医师规范化培训制度试点提供了重要的实践依据。2013 年国家卫生计生委等 7 部门发布了《关于建立住院医师规范化培训制度的指导意见》（国卫科教发〔2013〕56 号），经过 2 年的实践后，国家卫生计生委等 8 部门于 2015 年发布了《关于开展专科医师规范化培训制度试点的指导意见》（国卫科教发〔2015〕97 号），正式确立了“5＋3＋X”的专科医师培养模式，即完成 5 年医学类专业本科教育的毕业生，在培训基地接受 3 年住院医师规范化培训并取得合格证书，拟从事某一专科临床工作的医师或需要进一步整体提升专业水平的医师，或具备中级及以上医学专业技术资格，需要参加专科医师规范化培训的医师，以及医学博士专业学位（指临床医学、口腔医学、中医，下同）研究生。培训年限根据专科特点一般为 2～4 年，考核合格获《专科医师规范化培训合格证书》。

血液系统疾病不像消化、呼吸、循环系统疾病那样发病率高，其专业性强，血液疾病与全身多系统疾病有关联，临床上误诊误治比率很高。毕业生只有在完成临床综合培训，基本掌握各专业常见病、多发病的诊断、鉴别诊断和临床治疗的有关知识和临床技能后，才能顺利进入血液科专科培训。此外，血液系统疾病又与细胞遗传学、免疫学、分子生物学等基础学科有密切联系，诊断依赖于实验室检查，因此，结合我国专科医师培训模式，血液科专科医师培训应定位于亚专科的培训，首先在被培训者基本掌握血液学理论知识、思维模式和相应的临床技能的基础上，再依据自己的兴趣和未来发展取向，通过参加相应病种的临床个体化治疗及综合治疗工作实践，初步成为红细胞疾病、髓系疾病、淋巴系疾病、浆细胞疾病、出凝血疾病、造血干细胞移植和儿童血液病等“专病专治”医师。如果将设想的血液专科医师培训的年限与现行的职称评定年限相比，亚专科培训的时间大概应相当于高年住院医师和主治医师的任职时间。

关于血液科专科医师准入，可参考“专科医师准入制度立法研究”课题组提出的我国专科医师准入模式“PCRR 准入模式”［P：Physician（执业医师）；C：Certification（通过培养和考试取得专科医师资格）；R：Registration（专科医师执业注册）；R：Re-Certification（再确认）］。血液学是一个快速发展中的学科，新的治疗方法、新药不断出现，血液病的治疗观念也在不断地变化，作为一名血液专科医师，必须及时更新知识及观念，才能适应学科发展和疾病诊治的需要。因此，准入模式的“Re-Certification（再确认）”环节，对于血液病专科医师是非常重要而且是必需的。定期的“Re-Certification”将有助于保持血液专科医师队伍的水平。

血液病专科医师培训现今尚处于初始阶段，正在进行全国血液病从业医师的摸底，此外，《中华血液学杂志》自 2016 年下半年开始开辟了“名家谈诊疗”栏目，中华医学会血液学分会也有一名副主任委员专门负责血液科医师继续教育，自 2017 年开始在全国各地开展了“How I Treat”巡讲，并已着手讨论、起草“血液科专科医师规范化培训制度（试行草案）”，力争至 2020 年在全国范围初步建立血液科专科医师规范化培训制度，形成较为完善可行的组织管理体系和培训体系，培养一批高素质的合格血液科专科医师。

（肖志坚）

参考文献

[1] 王辰，齐学进，陈昕煜，等．我国住院医师规范化培训制度的正式建立与政策体系．中华医学杂志，2015，49（14）：1041-1043．

[2] 中华人民共和国国家卫生和计划生育委员会．关于开展专科医师规范化培训制度试点的指导意见．中国实用乡村医生杂志，2016，23（2）：12-14．

[3] 陆君．加强毕业后医学教育建立专科医师培养和准入制度．中华医学科研管理杂志，2006，19(4)：244-247．

第五节　中国血液学工作者获得国家级科研基金与重要科研成果分析

近年来，随着生物技术的持续进步，血液学的发展日新月异。通过不断的努力，血液学工作者对各种血液疾病的认知深入细胞和分子水平，并将部分研究成果成功地运用于临床实践中，为广大患者带来福音。过去的一年中，中国血液学工作者成绩显著，学术成果不断涌现，获得的国家级科研基金及科学技术奖项数量众多。本节就 2016 年中国血液学工作者获得的国家自然科学基金项目及主要国家级科学技术奖励做一归纳总结。

一、中国血液学工作者获得的国家自然科学基金

国家自然科学基金委员会成立于 1986 年 2 月 14 日，通过不断的发展逐渐形成了目前由研究项目、人才项目和环境条件项目三大系列组成的资助格局。自成立以来，自然科学基金在推动我国自然科学基础研究的发展，促进基础学科建设，发现、培养优秀科技人才等方面取得了巨大成绩。国家自然科学基金中标的项目数量、等级可以衡量学科的总体科研水平。血液学涉及内容广泛，与其他学科交叉频繁，血液系统疾病种类繁多，暂无完美的检索方式能够全面精准地覆盖全年血液学相关的国家自然科学基金中标课题，本文依据主要血液系统疾病及治疗手段的分类进行关键词检索，对检索结果予以分析。

（一）骨髓衰竭疾病

骨髓衰竭疾病是一组引起全血细胞减少的血液症候群，包括遗传性和获得性两大类。遗传性

骨髓衰竭因骨髓造血干细胞增殖、分化障碍及造血微环境异常所致，常以骨髓衰竭、癌症倾向及先天畸形为特征，可表现为全血细胞减少，如范科尼贫血（Fanconi anemia，FA）、先天性角化不良（dyskeratosis congenita，DC）等，也可表现为单系血细胞减少，如先天性巨核细胞增生不良性血小板减少（CAMT）、Diamond-Blackfan 贫血（DBA）等；获得性骨髓衰竭主要包含免疫异常引起的再生障碍性贫血（aplastic anemia，AA）、造血干细胞异常引起的阵发性睡眠性血红蛋白尿症（paroxysmal nocturnal hemoglobinuria，PNH）及骨髓增生异常综合征（myelodysplastic syndrome，MDS）、急性造血功能停滞（AHA）、意义未明特发性血细胞减少症（idiopathic cytopenia of undeter-mined significance，ICUS）等疾病。获得性骨髓衰竭疾病的发病率较高，一直以来为研究的热点。2016 年国家自然科学基金中，骨髓衰竭疾病共检索到中标课题 17 项，其中青年基金或小额资助 7 项，主要为针对 AA 和 MDS 的研究。

1. 再生障碍性贫血　再生障碍性贫血（AA）是一种血液中全血细胞减少，骨髓组织被脂肪组织替代、造血祖细胞几乎缺如的临床综合征。AA 的发生由多种机制介导，因此 AA 的发病机制一直是研究者关注的重点。2016 年国家自然科学基金中，共检索到中标课题 7 项，其中涉及不同发生机制的研究有 4 项。施均从造血干细胞向巨核细胞分化功能异常入手研究 AA 的发生；王婷的研究阐释了 AA 中 BATF 高表达对 T 细胞分化及功能的影响；王希楠分析了 *DNMT3A* 基因高甲基化与儿童 AA 发生之间的关系；竺晓凡则对先天性纯红再障发生和治疗中糖皮质激素受体通路的作用及其机制进行了研究。AA 的治疗基于免疫抑制和造血干细胞移植，已有部分研究表明其他治疗方式从不同的途径对 AA 有效。李斯丹的研究探究了成骨细胞龛在 AA 患者移植后的干细胞植入和造血重建中的作用及机制；乔晓红从免疫调控的角度，阐明了 iNKT 细胞在改善 AA 骨髓衰竭中的作用机制；而王金环则从整合素信号/离子通道变化出发，分析了中药补髓生血颗粒在治疗慢性 AA 中的作用及机制。

2. 骨髓增生异常综合征　骨髓增生异常综合征（MDS）是一组获得性异质性克隆性疾病，因克隆性造血干祖细胞发育异常导致无效造血及恶性转化危险性增高。共检索到 MDS 相关的中标课题 9 项。赵晓丽和刘柳分别研究了 *LRRFIP1* 基因和长链非编码 RNA-ANRIL 在 MDS 发病中的作用机制；周永明通过对 MSC、Breg/KIR 机制的研究来解释 MDS“劳毒致病”；王兰的研究关注了组蛋白乙酰转移酶在 MDS 转白血病过程中的作用。

MDS 曾经被称为“白血病前期”“潜袭型白血病”等，其因恶性生物学特征有别于其他造血衰竭疾病。吴凌云和费成明分别研究了 *ROBO1* 基因突变参与的 CDC42/PAK1 和 MSC 介导的 miR-34a/JAG-1/Notch 两条信号通路调控 MDS 细胞恶性生物学行为的分子机制。

此外，含砷中药青黄散在 MDS 治疗中的作用得到了进一步的研究。唐旭东分析在青黄散不同配比的条件下，TRIF 信号通路对治疗 MDS 的作用及机制；周庆兵的研究试图验证青黄散对 MDS 异常基因低甲基化与高甲基化的双向调控作用；而胡晓梅则以 MDS 患者对青黄散治疗反应的预测指标为研究目的，构建了基于基因测序、病证结合的预测指标。

（二）血液系统肿瘤性疾病

血液系统肿瘤性疾病所涵盖的疾病类型广，且临床、细胞及分子学特征各异，其因病因复杂、病死率高、预后不良、易复发耐药等特点一直以来都是研究的热点。根据白血病、骨髓增殖性肿瘤、淋巴瘤、骨髓瘤等关键词进行检索，共检索到中标课题 124 项，其中青年基金或小额资助 65 项。

1. 白血病　白血病是起源于造血干、祖细胞的造血系统恶性肿瘤，近年来针对白血病的研究已经深入细胞及分子层面。在 2016 年国家自然科学基金中，急性髓系白血病（acute myeloid leukemia，AML）共检索到中标课题 23 项，急性淋巴细胞白血病（acute lymphoblastic leukemia，ALL）19 项，慢性髓细胞性白血病（chronic myelogenous leukemia，CML）2 项。

（1）AML：在 AML 相关的研究中，绝大部分针对 AML 的发生及演进机制，共 15 项。周剑峰、张蕊、袁玲俐、李迎辉分别从 SUMO 化修饰、SPRED1 启动子超甲基化、Chk1 磷酸化修饰、组蛋白去甲基化酶 KDM4 等表观遗传的角度分析了 AML 发生发展的机制；熊秀娟、王丽朦、陈艳分别探讨了 IGFBP2 信号通路、P53 通路、JAK-STAT 信号通路在 AML 髓外浸润及发生、发展中的作用；魏辉对 AML 复发起源细胞的鉴定及演变机制进行了研究；徐荣臻探究了新候选癌基因*Np17* 在 AML 中的作用及机制，而马小彤则关注了 Gadd45γ 在 AML 中的抑癌作用；周勇分析了 AML 中由 Stat1 调控的单核巨噬细胞分化稳态的机制；此外，长链非编码 RNA TUG1、翻译起始因子*eIF4A1*、骨髓间充质干细胞、调节性 B 细胞在 AML 中所扮演的不同角色也得到了研究。

检索到的关于 AML 治疗的课题共有 5 项，付学奇、韦四喜、王珏分别研究了酪氨酸激酶 FLT3D835 突变抑制药 SU11652、长链非编码 RNA ANRIL、微泡介导 CRISPR/Cas9 的靶向治疗作用；吴康妮的研究试图证明达沙替尼通过调控转录因子 Eomes/T-bet 来增强 Vγ9Vδ2T 细胞对 AML 细胞的杀伤功能；任思楣着重分析了增强糖异生作用诱导 AML 细胞干性及耐药性的分子机制。

既往的研究结果表明混合谱系白血病（mixed lineage leukemia，MLL）基因重排的 AML 具有对常规化疗不敏感、易复发、预后差等特点，对其发病机制及治疗方案的探索仍是 AML 领域的研究热点之一，王楠和初雅婧分别探讨 Twist-1 及组蛋白 H3K9 三甲基化修饰在 MLL 白血病中的作用机制；黄亮对靶向 CD93 的嵌合抗原受体修饰 T 细胞疗法治疗 MLL 重排的 AML 进行了临床前研究。

（2）ALL：ALL 是指前体 B、T 或成熟 B 淋巴细胞发生克隆性异常增殖所致的恶性疾病。ALL 占儿童急性白血病的 75%～80%，是最常见的儿童恶性肿瘤。糖皮质激素是治疗 ALL 的重要组成药物之一，对激素的反应也是判断预后的重要条件之一。激素耐药增加了治疗的难度，因此对耐药机制及逆转方法的研究众多。2016 年中标课题中涉及糖皮质激素耐药的共有 3 项，彭宏凌对靶向 JAK2 小分子化合物 TG101209 进行了研究，分析其在耐药 T-ALL 中的抗白血病活性及耐药逆转效应；黄礼彬探讨了紫铆因如何通过 FOXO3a 信号通路来逆转耐药；郭霞则对 miRNA17～92 簇在 T-ALL 糖皮质激素耐药中的分子机制做了讨论。

ALL 的部分治疗手段仍处于探索完善中，代汉仁对双靶向 CD19/CD22 嵌合抗原受体治疗急性 B 淋巴细胞白血病进行了应用基础研究；周越菡分析了 LncRNA C1RL-AS1 在氯喹协同地塞米松治疗方案中所发挥的作用及机制；刘健、夏婷分别对小檗碱、人参皂苷 Rh2 的抗白血病作用机制做了探讨。

研究表明，T-ALL 中同时存在着 Notch1 和 PI3K 信号通路的异常激活，这两条通路在 T-ALL 的发生发展中交互作用，促进白血病细胞抗凋亡、生长、增殖及转移。目前这两条通路已经成为 T-ALL 靶向治疗的研究热点，检索到的 2016 年国家自然科学基金中标课题中提及 Notch1 和（或）PI3K 通路的共有 5 项。李小宇、叶琦分别关注了 miRNA-129-5p 和 PPRC1 在 Notch1 介导的 T-ALL 中的作用机制；薛瑶试图将 PI3K/Akt 通路相关 miRNAs 的遗传变异作为儿童 ALL 易感性的潜在生物学标志；王帅探讨了 T-ALL 中 PI3K/mTOR 双重抑制药耐药时 Notch-Myc 通路发挥的作用及机制；糜坚青对 BCR-ABL1 阳性 ALL 中 TKI 耐药时 PI3Kp85 亚基及其调控途径异常做了讨论。此外，涉及 ALL 发生发展机制的研究还有 7 项，汤静燕和曾慧敏分别研究了儿童 TEL/AML1 阳性 ALL 发病中 GNAO1 参与的二次打击和*METTL3* 基因的分子机制；陈红波和王长山均以表观遗传为着眼点做了 ALL 发生的机制分析；而田晨、方拥军、季延红分别从异常骨髓微环境、调节性 T 淋巴细胞和 V（D）J 重组脱靶效应的角度探讨了 ALL 不同的发病机制。

（3）CML：共检索到 CML 相关的中标课题 2 项，刘海龙的研究分析了 c-ABL-PLK1 通路在调控 CML 化疗应答中的机制；刘娜以 E3 泛素连接酶 β-TRCP 为切入点，研究其在伊马替尼耐药中的作用及机制。

2. 骨髓增殖性肿瘤（myeloproliferative neoplasm，MPN）　是一组起源于造血干细胞，以骨髓一系或多系过度增殖为特征的疾病。通常所指的 MPN 主要包括真性红细胞增多症（polycythemia vera，PV）、原发性血小板增多症（essential thrombocythemia，ET）和原发性骨髓纤维化（primary myelofibrosis，PMF）。

搜索到的 MPN 相关的中标课题共 9 项，其中多数为对发病机制的研究。宋启斌、左学兰、高申孟、郑红分别探究了 TMCC2、miR-133a、LncRNA-AC004893、激活突变 PTPN11（Shp2）在 MPN 发生发展中的作用及机制；关明提出了基于 LAMP 纸芯片来即时检测 MPN 分子标志物谱的新技术；付荣凤研究了 JAK1/2 抑制药对伴随不同基因突变 MPN 的造血干/祖细胞的作用；俞文娟对三羧酸循环改变在 PMF 转白中的机制做了探讨。近来 MPN 中出现的基因突变成为研究热点，除了经典的 JAK2 等突变，其他伴随疾病出现的突变也陆续被发现拥有特异性功能及意义，王宏伟的研究讨论了 PDGFRβ 在 CALR 突变 ET 巨核系恶性增殖过程中的作用；李冰分析了 ASXL1 突变对伴有 JAK2V617F 突变的 PMF 干细胞功能的影响。

3. 淋巴瘤　淋巴瘤是一组起源于淋巴造血系统的恶性肿瘤，可分为霍奇金淋巴瘤（Hodgkin lymphoma，HL）和非霍奇金淋巴瘤（non-Hodgkin lymphoma，NHL）。HL 约占淋巴瘤的 10%，预后相对较好；而NHL发病率高，且发病部位不一，临床表现多样，病理分型繁多。检索到的淋巴瘤相关研究主要针对NHL。

（1）HL：共检索到关于HL的中标课题2项，李迅对维吾尔族HL的免疫逃逸与HLA-DPB1亚型相关性进行了研究；袁野分析了长链非编码RNA（LINC00461）/miR-9在HL中的调控作用及机制。

（2）B细胞NHL：在B细胞NHL相关的研究中，弥漫大B细胞淋巴瘤（diffuse large B cell-lymphoma，DLBCL）所占比重最大，共12项。MYC与NDRG2的相互调控、HIF-1α调控的CXCR4、HBsAg及BCR信号通路、神经轴突诱导因子SEMA3F、EZH2-NSD2组蛋白甲基转移酶调控轴在DLBCL发生、增殖及侵袭等过程中的作用机制分别被研究；翟志敏探讨了SENEX基因介导的复发/难治DLBCL免疫逃逸机制；潘嫱对DLBCL进行多组学生物标记物研究，并探索其在精准诊治中的临床价值；冯茹、魏小磊、李新霞分别研究了DLBCL化疗耐药的发生、逆转机制，以及耐药microRNA和蛋白分子的筛选；郝轶探究了病毒感染对DLBCL免疫细胞表型和功能的影响；房良华还讨论了中医“补气托毒”法对ABC-DLBCL的作用机制。

常见的B细胞NHL病理类型还有套细胞淋巴瘤（mantle cell lymphoma，MCL）、滤泡性淋巴瘤（follicular lymphoma，FL）、Burkitt淋巴瘤、小淋巴细胞淋巴瘤/慢性淋巴细胞白血病（chronic lymphocytic leukemia，CLL）等。丁宁和夏冰分别对新型Btk抑制药PLS-123联合用药治疗套细胞淋巴瘤和HDAC3介导的套细胞淋巴瘤耐药做了机制分析；修冰对滤泡性淋巴瘤中T细胞耗竭的机制做了探讨；代兴斌以Aurora激酶A为切入点，研究消癌平协同化疗药物抗Burkitt淋巴瘤的效应；冯茹、吴微、路康分别从不同的信号通路研究三氧化二砷、依他尼酸、HDAC调控慢性淋巴细胞白血病细胞凋亡的机制，梁金花对慢性淋巴细胞白血病中miR-BHRF1-1靶向调控*p53*基因做了分析。此外，钱文斌、张南南、宋玉琴分别对溶瘤痘苗病毒、新型SYK抑制药SKLB-850、BTK抑制药抗B细胞淋巴瘤的作用机制和疗效进行了分析；郁多男对超保守RNA uc.102-106基因簇在B细胞淋巴瘤中的表达调控和作用做了讨论。

（3）T细胞NHL：共检索到关于T细胞NHL的中标课题6项，李晔雄的研究关注了lncRNAs在结外鼻型NK/T细胞淋巴瘤复发转移中的功能机制与预后价值；张群岭分析了OTUD7B基因表达异常与外周T细胞淋巴瘤的疗效及预后的相关性，夏奕则探讨了PD-L1在其中的表达与免疫调节功能；另外，T细胞淋巴瘤的疾病进展、早期诊断和化疗增敏等相关课题也正在研究中。

（4）其他：原发性中枢神经系统淋巴瘤是一种少见的高度恶性NHL，在免疫缺陷的人群中发病率明显高于正常人群，游华对其进行了基因组及转录组多组学的研究，仲悦娇试图分析纳米载药系统介导的磁靶向热化疗的可行性。

4. 多发性骨髓瘤（multiple myeloma，MM）　是恶性浆细胞病中的最常见类型，以单克隆浆细胞恶性增殖并分泌大量单克隆免疫球蛋白、正常多克隆浆细胞增生及多克隆免疫球蛋白分泌受到抑制为特征。近年来，MM的发病率呈上升趋势，针对MM的研究也较多。检索到的2016年中标课题共有39项，从疾病的发生发展机制、靶器官损害，到耐药的发生及逆转、新的治疗策略等多方面均有涉猎。

陈丽娟研究了长链非编码 RNA-MEG3 作为竞争性内源 RNA 的调控网络在 MM 发生发展中的机制；鞠少卿则对另一种长链非编码 RNA PCAT1 在 MM 细胞生长中发挥的作用进行了分析；马泳泳讨论了 SP1/p300 复合物在 MM 发生中的转录调节作用；郑宇欢对 ALCAM 分子调控 MM 干细胞群做了讨论；姚若斯、吴洪坤、张祖斌从表观遗传的角度探讨 MM 浸润转移、细胞自噬等分子机制；其他参与 MM 发生发展的因子还有磷酸酶 PTP-PEST、核仁小分子 RNA-ACA11、细胞外基质蛋白 reelin、芳香烃受体（AhR）、BRD4 蛋白靶向降解嵌合分子、HDACs/MEF2C/Nur77 轴。MM 中的脏器损害表现突出，部分患者可以髓外淀粉样变为首发症状，孔繁聪就骨髓瘤肾损害进行了新的机制研究；宋鸽主要研究了 miR-1-5p 在 MM 相关骨损害中的保护作用。

关于骨髓瘤耐药的研究众多，孙春艳、刘竞、萧小鹃主要分析了细胞自噬与 MM 耐药的关系；靳凤艳、阎骅研究了骨髓低氧微环境及骨髓基质细胞与耐药发生的相关性；邵珊、徐小红从不同的微小 RNA 靶向调节途径入手，研究 MM 细胞黏附介导的耐药进程；*p53* 基因去甲基化、SIRT1 去乙酰化、FOXM1、BUB1B、PSMD10、E3 连接酶 NEDD4-1、lncRNA-18626、NF-κB 所介导的耐药机制也被发现和研究。

MM 的治疗以联合化疗为主，近年来随着研究的深入和耐药的出现，不断有新药和治疗手段涌现。邱录贵对靶向染色体不稳定关键基因的 MM 多维干预策略进行了实验研究；安刚探讨了 MM 诱导的免疫抑制的机制和逆转策略；姜华进行了激活 CD38 分子介导的溶酶体相关细胞死亡通路，治疗 p53 缺失的高危骨髓瘤并克服免疫缺陷的研究；周继豪、朱颖杰分别针对 DNA 去甲基化治疗及靶向组蛋白赖氨酸甲基转移酶在 MM 中的作用机制进行了讨论；姚胜试图寻找中药竹柏中具有抗 MM 作用的天然小分子化合；傅蓉研究了千层纸素抑制 MM 发展的分子机制；另外，新的纳米药物递送系统在 MM 中的作用也得到了研究。

（三）止血与血栓疾病

止血与血栓疾病主要包括由于止血机制异常所致的出血性疾病和以心血管内自发性血栓形成为特征的血栓性疾病。血管壁异常、血小板数量与质量异常、凝血因子缺陷、抗凝及纤溶系统异常等多种机制均会造成本组疾病的发生。2016 年国家自然科学基金中关于血栓与止血疾病的研究主要集中于紫癜性疾病、血友病及弥散性血管内凝血，共 12 项，其中青年基金或小额资助 8 项。

1. 紫癜性疾病　在紫癜性疾病中，免疫性血小板减少症（immune thrombocytopenia，ITP）为主要的研究目标，张晓辉研究了骨髓交感神经 Schwann 细胞损伤介导 nestin＋MSCs 凋亡在 ITP 血小板生成减少中的作用机制；杨仁池关注了 ITP 中 CD72 在 B 细胞中的表达及调控；周海讨论了 FcγR 和 CD20 单核苷酸多态性对 ITP 发病和疗效的影响及机制；研究表明调节性 T 细胞数量及功能的异常在 ITP 的发病中发挥着重要作用，吴擘颋对 ITP 中 Foxp3＋RORγT＋调节性 T 细胞的鉴定和免疫调控功能做了探讨；扈煜、张宇分别分析了达沙替尼、益气滋阴方在 ITP 中的积极作用和机制。

除 ITP 外，还检索到 2 项针对血栓性血小板减少性紫癜（thrombotic thrombocytopenic purpura，TTP）的研究，金圣宇对血管性血友病因子裂解酶半胱氨酸富集区和间隔区的生物学功能进行了研究；马珍妮的研究则针对人外周血来源的过度生长内皮细胞参与的 TTP 基因治疗。

2. 血友病　血友病是一种以凝血因子缺乏为基础的遗传性出血性疾病，而血管性血友病不同于血友病，其发病机制为患者的血管性血友病因子基因突变，造成血管性血友病因子数量减少或质量异常。检索到涉及血友病和血管性血友病的 2016 年中标课题共有 3 项，武文漫对功能获得性突变 Gly701Ala 和 Gly701Thr 制备新型高活性凝血因子Ⅷ的可行性进行了研究，为血友病 A 提供了潜在的治疗手段；王立人试图建立对重症 B 型血友病进行基因修复和治疗的小鼠模型；殷杰主要研究了 vWF D1 区突变导致的血管性血友病的发病机制及治疗策略。

3. 弥散性血管内凝血（disseminated intravascular coagulation，DIC）　是许多疾病的共同特征。一方面由于凝血机制被广泛激活，促发小血管内弥散性凝血；另一方面，由于凝血因子的消耗引起全身性出血倾向。DIC 不是一种特异性疾病，而是许多疾病发展过程中产生凝血功能障碍的最终共同途径。2016 年关于 DIC 的研究较少，共 1 项，汪安友对 ATRA 调控微血管内皮细胞 ADAMTS13 表达的机制及其功能做了研究，探讨其对急性早幼粒细胞白血病中 DIC 发生的调控作用。

（四）造血干细胞移植

造血干细胞移植（hematopoietic stem cell transplantation，HSCT）是经大剂量放化疗或其他免疫抑制预处理来清除体内肿瘤细胞或异常克隆细胞，再将自体或异体造血干细胞移植给受体，从而达到正常造血和免疫重建的一种治疗手段。移植技术自发明以来，一直为研究的热点，HSCT 目前仍是许多血液病唯一的治愈手段。随着对移植技术的不断改良，对移植相关并发症的深入了解，以及新型免疫抑制药、抗感染治疗的进步，移植成活率不断提高，移植相关死亡率不断下降，使得 HSCT 成为临床常规的治疗手段。检索到关于 HSCT 的 2016 年中标课题共有 22 项，青年基金或小额资助 7 项，其中大多数为移植物抗宿主病相关的研究。

1. 移植物抗宿主病与移植物抗白血病效应

（1）移植物抗宿主病（graft versus host disease，GVHD）：是异基因 HSCT 最常见的并发症，是由供者 T 细胞引发的免疫反应，根据 GVHD 发生在移植后 100 天之内或之外，将其分为急性和慢性 2 种类型。急性 GVHD（aGVHD）是供者 T 细胞识别不匹配的宿主多态性组织相容性抗原而发生的免疫应答。姜尔烈研究了 CD11c 表达对抗原呈递细胞功能和 aGVHD 的影响；赵晓甦提出了治疗 aGVHD 的新靶点 microRNA-153；马洁娴分析了组蛋白 H3K4 表观遗传学修饰在减轻 aGVHD 中的作用机制；此外，细胞因子 LYG1、mTOR 抑制药、TIPE2、3-溴丙酮酸在 aGVHD 中的不同作用机制分别得到研究揭示。

慢性 GVHD（cGVHD）是造成晚期非复发死亡的主要原因，疾病特征类似于许多免疫性疾病，关于 cGVHD 的发病机制尚未完全清楚，金华对 B 细胞分泌的 IgG 抗体在 cGVHD 发病中的作用及机制做了研究；王荧、翁建宇、胡蓉分别探讨了 BET 蛋白抑制药、靶向抑制 B 细胞 MSC-EVs、供体 ESCs 源性胸腺上皮祖细胞移植的抗 cGVHD 作用。移植后闭塞性毛细支气管炎为非感染性肺部并发症，常与 cGVHD 相关，因此推测其可能是 cGVHD 在肺部的表现，且移植后感染因素也可能参与了本病的发生，窦颖就讨论了 RSV 感染活化 TLR3/TRIF 信号通路在 HSCT 后闭塞性毛细支气管炎发生发展中的作用机制。

诱导免疫耐受可以有效地预防 GVHD 的发生，徐开林研究了 IL-22R/STAT3 通路调控 Aire 对异基因 HSCT 中枢免疫耐受的作用和机制；许兰平提出了一种新型免疫耐受诱导方法（抗胸腺球蛋白联合移植后环磷酰胺）。黄晓军则从免疫耐受、免疫干预、植入不良、病毒感染等多个角度进行了 HSCT 的应用基础研究。

（2）移植物抗白血病（graft-versus-leukemia，GVL）效应：是指供者淋巴细胞对受者体内的白血病细胞具有的攻击作用。如何有效区分 GVHD 和 GVL，在促进免疫重建的同时防治 GVHD 为 HSCT 中的难题，也是研究者们关注的重点。研究发现，发生过 GVHD 的患者白血病复发的概率要低于未发生过的患者，普遍认为这与 GVL 相关，而有效区别处理 GVHD 与 GVL 将极大地改善移植预后。关于 GVL 的具体机制及分离 GVHD 和 GVL 的方法尚在探索之中。常英军对供者来源调节性 B 细胞在 GVL 中的调控作用做了机制分析；何军对激活性 KIR 受体基因进行研究，分析其在分离 aGVHD 和 GVL 中的作用机制；赵恺则从 KLF2 对 T 细胞迁移的双向调控入手，对其分离 GVHD 和 GVL 的作用做了讨论。

2. 移植后造血、免疫重建及移植后感染并发症　HSCT 后的造血和免疫重建对预防复发、防治移植后感染等相关并发症至关重要。赵翔宇对单倍体相合 HSCT 模式下 NK 功能重建规律及调控机制进行了研究；韩悦对巨核重建在 HSCT 后持续性血小板减少中的调控机制做了讨论；江明研究了减低剂量预处理单倍体高剂量外周血造血干细胞移植情况下的造血及免疫重建。预处理后粒细胞缺乏及免疫功能抑制、黏膜屏障损伤、移植后并发 GVHD、免疫抑制药的使用等多种因素均可以造成 HSCT 后机会性感染的高发，侵袭性曲霉病是一种严重的 HSCT 后感染并发症，也是移植相关死亡的重要原因，孙于谦以中国汉族人群模式识别受体基因多态性为研究对象，分析其在异基因 HSCT 后侵袭性曲霉病发病中的作用和机制。

二、中国血液学工作者取得的重要科研成果

2016 年中国血液学工作者学术活跃度高，成绩斐然，其重大科研成果分别获得了国家科学技术奖、教育部高等学校科学研究优秀成果奖、中华医学科技奖等奖项。

（一）国家科学技术奖

国家科学技术奖包括国家最高科学技术奖、国家自然科学奖、国家技术发明奖、国家科技进步奖及国际科技合作奖五大奖项。由吴德沛、薛永权、陈苏宁、肖志坚等完成的《恶性血液肿瘤

关键诊疗技术的创新和推广应用》项目获得2016年国家科学技术进步奖二等奖。

（二）教育部高等学校科学研究优秀成果奖（科学技术）

黄晓军、常英军、赵翔宇、刘启发等合作完成《单倍体造血干细胞移植的关键技术建立及推广应用》，获得教育部科技进步一等奖；获得教育部科技进步一等奖的还有由赵维莅、王黎、陈赛娟、陈竺等共同完成的《淋巴瘤分子机制与靶向治疗研究和应用》；教育部科技进步二等奖分别授予了王椿、万理萍、姜杰玲、杨隽等完成的《异基因造血干细胞移植挽救性治疗难治性恶性血液病体系的建立》及由徐开林、曾令宇、曹江、陈翀等完成的《造血干细胞移植并发症防治新策略的探索与应用》。

（三）中华医学科技奖

2016年获得中华医学科技一等奖的血液学相关项目为黄晓军团队的《单倍体造血干细胞移植的关键技术建立及推广应用》，姜国胜团队的《白血病细胞及其微环境血管内皮细胞的靶向诱导干预研究》获得中华医学科技三等奖。

（黄慧君　肖志坚）

参考文献

[1] 施均．再生障碍性贫血造血干细胞向巨核细胞分化功能异常及机制研究．81670120．

[2] 王婷．BATF高表达对再生障碍性贫血T细胞分化及功能的影响．81600093．

[3] 王希楠．DNMT3A基因高甲基化在儿童再生障碍性贫血发生中的关联性研究．81600094．

[4] 竺晓凡．糖皮质激素受体通路在先天性纯红再障发生和治疗中的作用及机制研究．81670112．

[5] 李斯丹．成骨细胞龛在再生障碍性贫血患者移植后干细胞植入及造血重建过程中的作用及机制探讨．81641006．

[6] 乔晓红．iNKT细胞通过免疫调控改善再生障碍性贫血骨髓衰竭的机制研究．81670119．

[7] 王金环．基于整合素信号/离子通道变化探讨补髓生血颗粒治疗慢性再生障碍性贫血的作用机制．81673968．

[8] 赵晓丽．LRRFIP1基因经Wnt通路参与骨髓增生异常综合征发病机制的研究．81600096．

[9] 刘柳．长链非编码RNA-ANRIL在骨髓增生异常综合征发病中的作用机制研究．81600097．

[10] 周永明．骨髓增生异常综合征“劳毒致病”的MSC、Breg/KIR机制研究．81673939．

[11] 王兰．组蛋白乙酰转移酶在骨髓增生异常综合征转变为白血病中的作用．81670122．

[12] 吴凌云．ROBO1基因突变通过CDC42/PAK1调控MDS细胞恶性生物学特征的分子机制．81670121．

[13] 费咸明．MSC介导的miR-34a/JAG-1/Notch信号通路调控MDS细胞恶性生物学行为的机制研究．81600095．

[14] 唐旭东．TRIF信号通路在青黄散不同配比治疗骨髓增生异常综合征的作用和机制研究．81673819．

[15] 周庆兵．含砷中药青黄散对骨髓增生异常综合征（MDS）异常基因低甲基化与高甲基化双向调控作用的验证研究．81603490．

[16]　胡晓梅．基于基因测序、病证结合的骨髓增生异常综合征患者对复方青黄散治疗反应的预测指标研究．81673821．
[17]　周剑峰．SUMO化修饰在急性髓系白血病发生发展中的作用及靶向研究．81630006．
[18]　张蕊．SPRED1启动子超甲基化在急性髓系白血病中的预后意义及致病机制．81600117．
[19]　袁玲俐．Chk1磷酸化修饰及表达在FLT3-ITD阳性AML中的作用机制研究．81600140．
[20]　李迎辉．以小分子化合物为探针研究组蛋白去甲基化酶KDM4与AML发生发展的关系．81600085．
[21]　熊秀娟．IGFBP2信号通路介导的AML髓外浸润机制研究．81660030．
[22]　王丽朦朦．CEBPA基因突变致急性髓系白血病发生发展作用的新机制-P53通路研究．81600118．
[23]　陈艳．LNK基因通过JAK-STAT信号通路影响急性髓细胞白血病的发生及其机制研究．81641008．
[24]　魏辉．急性髓系白血病复发起源细胞的鉴定及演变机制．81670159．
[25]　徐荣臻．新的候选癌基因Np17在急性髓系白血病中的作用和机制的研究．81670138．
[26]　马小彤．Gadd45γ在急性髓系白血病中的抑癌作用及相关机制研究．81670158．
[27]　周勇．Stat1调控血液单核巨噬细胞分化稳态的机制与相关疾病研究．81670115．
[28]　张昀源．长链非编码RNA TUG1作为ceRNA参与PU.1促进白血病演进的功能和机制探讨．81601821．
[29]　周虹．翻译起始因子eIF4A1在急性髓系白血病自噬中的作用及分子机制．81600129．
[30]　庞雅坤．急性髓系白血病环境下骨髓间充质干细胞抑制正常造血的机制研究．81600084．
[31]　王洪涛．调节性B细胞在急性髓系白血病中的表达规律和免疫调节作用的研究．81600115．
[32]　付学奇．基于酪氨酸激酶FLT3D835突变抑制剂SU11652的作用机制和在AML靶向治疗中有效性的研究．31670795．
[33]　韦四喜．长链非编码RNA ANRIL在急性髓系白血病靶向治疗中的作用及机制研究．81660027．
[34]　王珏．微泡介导CRISPR/Cas9靶向FLT3-ITD突变：基因突变靶向新策略?．81600125．
[35]　吴康妮．达沙替尼通过调控转录因子Eomes/T-bet增强Vγ9Vδ2T细胞对AML细胞的杀伤功能及机制研究．81600131．
[36]　任思楣．胞内PSF通过调控PC增强糖异生作用诱导髓系白血病细胞干性和耐药性的分子机制．81670161．
[37]　王楠．Twist-1在MLL-AF9急性髓系白血病发生和维持中的作用及作用机制．81600138．
[38]　初雅婧．组蛋白H3K9三甲基化修饰在MLL中的作用及机制研究．81600136．
[39]　黄亮．靶向CD93的嵌合抗原受体修饰T细胞疗法治疗携带MLL重排的急性髓系白血病的临床前研究．81670152．
[40]　彭宏凌．靶向JAK2小分子化合物TG101209对耐药T-ALL的抗白血病活性及耐药逆转效应及机制研究．81670160．
[41]　黄礼彬．紫铆因通过FOXO3a信号通路逆转儿童急淋白血病糖皮质激素耐药的机制研究．81600112．
[42]　郭霞．microRNA17～92簇在急性T淋巴细胞白血病糖皮质激素耐药中的分子机制研究．81600122．
[43]　代汉仁．双靶向CD19/CD22嵌合抗原受体治疗急性B淋巴细胞白血病的应用基础研究．81602711．
[44]　周越菡．LncRNA C1RL-AS1作为ceRNA在氯喹协同地塞米松治疗急性淋巴细胞白血病的作用及机制研究．81660031．
[45]　刘健．MDM2-XIAP反馈环路在小檗碱治疗儿童耐药急性淋巴细胞白血病中的作用及机制．81600133．
[46]　夏婷．人参皂苷Rh2诱导儿童急性淋巴白血病细胞凋亡与自噬的分子机制研究．81600126．

[47] 李小宇. miRNA-129-5p 在 Notch1 介导的 T 细胞急性淋巴细胞白血病作用机制研究. 81670163.
[48] 叶琦. NOTCH1 新型靶基因 PPRC1 在儿童急性 T 淋巴细胞白血病中的功能及机制研究. 81600123.
[49] 薛瑶. PI3K/Akt 通路相关 miRNAs 遗传变异与儿童急性淋巴细胞白血病风险及其作为潜在生物标志物的研究. 81602913.
[50] 王帅. Notch-Myc 通路在 T 细胞型急性淋巴细胞白血病 PI3K/mTOR 双重抑制剂耐药中的作用及机制研究. 81670153.
[51] 縻坚青. PI3Kp85 亚基及其调控途径异常在 BCR-ABL1 阳性急性淋巴细胞白血病 TKI 耐药中的作用研究. 81670147.
[52] 汤静燕. GNAO1 参与 TEL-AML1 阳性白血病二次打击的分子机制研究. 81670136.
[53] 曾慧敏. METTL3 基因在儿童 TEL/AML1 阳性 ALL 发病中的作用机制. 81641007.
[54] 陈红波. PHF6 调控核仁染色质组蛋白表观遗传影响 T-ALL 白血病发生的分子机制研究. 81670141.
[55] 王长山. EzH2 在早期前体 T 细胞急性淋巴细胞性白血病发病中的调控作用及其机制研究. 81660024.
[56] 田晨. 异常骨髓微环境中基质细胞通过 Hedgehog 信号通路对急性 T 淋巴细胞白血病发生发展的作用机制研究. 81670104.
[57] 方拥军. 骨髓浸润性 T 细胞中 FOXC1 H446HG 突变介导 Treg 分化在儿童急性淋巴细胞白血病发生中机制研究. 81670155.
[58] 季延红. V (D) J 重组脱靶效应促进 Ph 染色体阳性急性淋巴细胞白血病发生机制. 81670157.
[59] 刘海龙. c-ABL-PLK1 通路调控慢性髓细胞性白血病化疗应答的机制研究. 31671414.
[60] 刘娜. E3 泛素连接酶 β-TRCP 在慢性髓性白血病伊马替尼耐药中的作用及机制研究. 81600124.
[61] 宋启斌. TMCC2 在骨髓增殖性肿瘤中的功能和机制研究. 81670123.
[62] 左学兰. miR-133a 通过 NF-κB 通路调控炎症反应对骨髓增殖性肿瘤发病机制的研究. 81670125.
[63] 高申孟. LncRNA-AC004893 通过增强 JAK2/STAT 信号通路促进骨髓增殖性肿瘤发生发展的机制研究. 81672087.
[64] 郑红. 激活突变 Ptpn11 (Shp2) 调控小鼠造血干细胞骨髓微环境促进骨髓增殖性肿瘤发生及其机制. 81670097.
[65] 关明. 基于 LAMP 纸芯片即时检测骨髓增殖性肿瘤分子标志物谱的研究. 81672105.
[66] 付荣凤. JAK1/2 抑制剂对骨髓增殖性肿瘤中伴不同基因突变造血干/祖细胞的作用研究. 81600099.
[67] 俞文娟. 三羧酸循环改变在 PMF 转白的机制研究. 81670124.
[68] 王宏伟. PDGFRβ 在 CALR 突变原发性血小板增多症巨核系恶性增殖过程中的作用研究. 81670126.
[69] 李冰. ASXL1 突变对伴有 JAK2V617F 突变的原发性骨髓纤维化干细胞功能影响的研究. 81600098.
[70] 李迅. 维吾尔族霍奇金淋巴瘤 EBV-gp42 介导的免疫逃逸与 HLA-DPB1 亚型相关性研究. 81660035.
[71] 袁野. 长链非编码 RNA (LINC00461) /miR-9 对霍奇金淋巴瘤的调控作用及机制. 81603146.
[72] 陆庭勋. MYC 与 NDRG2 相互调控在弥漫大 B 细胞淋巴瘤中的机制研究及 NDRG2 低表达的预后意义. 81600152.
[73] 徐子真. HIF-1α 调控 CXCR4 在弥漫大 B 细胞淋巴瘤侵袭与进展中的作用及机制研究. 81600151.
[74] 邓丽娟. HBsAg 及 BCR 信号通路在 HBV 相关弥漫大 B 细胞淋巴瘤中的作用机制及干预研究. 81600164.
[75] 饶军. 神经轴突诱导因子 SEMA3F 通过 Hippo 信号通路抑制 DLBCL 增殖及侵袭的机制研究. 81600166.
[76] 潘云. EZH2-NSD2 组蛋白甲基转移酶调控轴在弥漫大 B 细胞淋巴瘤中的作用机制. 81660037.

[77] 翟志敏. SENEX 基因触发的细胞衰老促进复发/难治弥漫大 B 细胞淋巴瘤免疫逃逸. 81670179.
[78] 潘嫱. 弥漫大 B 细胞淋巴瘤多组学生物标记物研究及其在精准诊治中的临床价值探索. 81670184.
[79] 冯茹. CD44 调节 ABC 型弥漫大 B 细胞淋巴瘤 ROS 介导化疗耐药的研究. 81670183.
[80] 魏小磊. xCT 调节弥漫大 B 细胞淋巴瘤氧化还原状态克服阿霉素耐药性的研究. 81600165.
[81] 李新霞. 弥漫大 B 细胞淋巴瘤信号通路相关耐药 microRNA 和蛋白分子的筛选及功能研究. 81660036.
[82] 郝轶. 病毒感染对弥漫大 B 细胞淋巴瘤免疫细胞表型和功能的影响及其临床意义研究. 81600160.
[83] 房良华. 从 TLR2/NF-κB 通路调控炎症反应失衡切入研究“补气托毒”法对 ABC-弥漫大 B 淋巴瘤的效应机制. 81603566.
[84] 丁宁. 新型 Btk 抑制剂 PLS-123 联合用药治疗套细胞淋巴瘤的作用机制研究. 81641011.
[85] 夏冰. HDAC3 在肿瘤微环境介导 MCL 细胞耐药中的作用和机制研究. 81600163.
[86] 修冰. 活化 T 细胞核因子（NFAT）诱导 PD-1/TIM-3 调控淋巴瘤 T 细胞耗竭的机制研究. 81600156.
[87] 代兴斌. 基于 Aurora 激酶 A 研究消癌平注射液协同化疗药物抗 Burkitt 淋巴瘤的效应和机制. 81603456.
[88] 冯茹. 三氧化二砷通过抑制 XPO1/survivin 信号通路诱导 CLL 细胞凋亡的机制研究. 81600132.
[89] 吴微. 依他尼酸诱导慢性淋巴细胞白血病细胞发生死亡的机制研究. 81600162.
[90] 路康. HDAC 通过 STAT3 信号通路对 CLL 细胞凋亡的调控及机制研究. 81600121.
[91] 梁金花. 慢性淋巴细胞白血病中 EB 病毒编码的 miR-BHRF1-1 靶向调控 p53 基因的研究. 81600130.
[92] 钱文斌. 靶向 PD-1/PD-L1 通路的溶瘤痘苗病毒——抗体治疗策略对 B 细胞淋巴瘤的杀伤作用研究. 81670178.
[93] 张南南. 新型 SYK 抑制剂 SKLB-850 抗 B 淋巴瘤活性及作用机制研究. 81600157.
[94] 宋玉琴. B 细胞淋巴瘤 BTK/Stat3 基因突变与 BTK 抑制剂疗效的相关性研究. 81670187.
[95] 郁多男. 超保守 RNA uc. 102-106 基因簇在 B 细胞淋巴瘤中的表达调控和作用研究. 81670186.
[96] 李晔雄. lncRNAs 在结外鼻型 NK/T 细胞淋巴瘤复发转移中的功能机制与预后价值研究. 81670185.
[97] 张群岭. *OTUD7B* 基因表达异常与外周 T 细胞淋巴瘤的疗效和预后的相关性及机制研究. 81670177.
[98] 夏奕. PD-L1 在外周 T 细胞淋巴瘤微环境中的表达及免疫调节功能. 81600153.
[99] 王黎. LncRNA ST20-AS1 激活 NOTCH 通路促进 T 细胞淋巴瘤进展的机制和靶向干预研究. 81670176.
[100] 张耀华. TOX 在早期皮肤 T 细胞淋巴瘤中的诊断价值及分子机制研究. 81602397.
[101] 闫子勋. 环状 RNA 调控 AKT/ERK 通路介导 T 细胞淋巴瘤化疗增敏的机制研究. 81600155.
[102] 游华. 原发性中枢神经系统淋巴瘤基因组及转录组多组学研究. 81670180.
[103] 仲悦娇. Fe3O4@MTX 纳米载药系统介导原发中枢神经系统淋巴瘤磁靶向热化疗的可行性及机制研究. 81600159.
[104] 陈丽娟. 长链非编码 RNA-MEG3 作为 ceRNA 的调控网络在多发性骨髓瘤发生发展中的分子机制研究. 81670199.
[105] 鞠少卿. 长链非编码 RNA PCAT1 通过调控 BLyS/MAPK 信号通路促进多发性骨髓瘤细胞生长的机制研究. 81672099.
[106] 马泳泳. SP1/p300 复合物通过调控 IQGAP1 转录促进多发性骨髓瘤发生发展的机制研究. 81600167.
[107] 郑宇欢. ALCAM 分子调控多发性骨髓瘤肿瘤干细胞群的研究. 81670188.
[108] 姚若斯. 精氨酸甲基转移酶 PRMT7 在多发性骨髓瘤浸润和转移过程中的作用机制研究. 81600173.
[109] 吴洪坤. ATF4/6 介导的 miR-145-HDAC4 表观调控轴在多发性骨髓瘤细胞自噬性死亡中的作用研

究．81600172．
[110] 张祖斌．转录因子 c-Maf 去泛素化酶 USP5 的鉴定及其在多发性骨髓瘤中的功能研究．81600171．
[111] 张鹏．磷酸酶 PTP-PEST 在多发性骨髓瘤发病中作用和机制研究．81600182．
[112] 罗军．核仁小分子 RNA-ACA11 在 t（4；14）MM 发生及进展中的作用研究．81660038．
[113] 路瑾．细胞外基质蛋白 reelin 对多发性骨髓瘤增殖和分化的影响及其机制．81670192．
[114] 乔海石．芳香烃受体（AhR）在多发性骨髓瘤发生发展中的作用机制研究．81600178．
[115] 张晓慧．BRD4 蛋白靶向降解嵌合分子（PROTACs）在多发性骨髓瘤模型中的作用机制研究．81600170．
[116] 王志华．HDACs/MEF2C/Nur77 轴在多发性骨髓瘤发病中的作用及靶向干预研究．81600183．
[117] 孔繁聪．多发性骨髓瘤微泡：骨髓瘤肾损害新机制．81600180．
[118] 宋鸽．外泌体递送的 miR-1-5p 增强间充质干细胞保护骨髓瘤相关骨损伤的作用及机制研究．81600181．
[119] 孙春艳．miR-221/222 通过抑制自噬性死亡和促进 MMSC 的形成和扩增双重机制介导多发性骨髓瘤的耐药．81670197．
[120] 刘竞．mTORC2 通过分子伴侣介导的自噬促进多发性骨髓瘤生长与耐药的机制研究．81670203．
[121] 萧小鹃．石蒜碱抑制 HMGB1 介导的自噬增强多发性骨髓瘤化疗敏感性的作用机制研究．81600184．
[122] 靳凤艳．1q$^+$ 高危和难治/复发多发骨髓瘤 KDM4A-HIF-1β/NF-κB 介导骨髓缺氧微环境和耐药的关系．81670190．
[123] 阎骅．低氧及骨髓基质细胞促多发性骨髓瘤耐药的作用及机制研究．81670198．
[124] 邵珊．miR-217 下调通过增强 PEA15 的表达促进 STAT1 介导的多发性骨髓瘤细胞 CAM-DR 进程．81600169．
[125] 徐小红．MicroRNA-182 靶向调节 PDCD4 在 STAT1 介导的多发性骨髓瘤 CAM-DR 中的作用．81670196．
[126] 王晓宁．*P53* 基因去甲基化对 del（17p）骨髓瘤细胞化疗药物敏感性的影响及其机制研究．81600179．
[127] 刘志强．SIRT1 去乙酰化修饰 GLI2 对非经典 Hedgehog 信号通路和多发性骨髓瘤耐药性调控机制的研究．81670201．
[128] 顾春艳．FOXM1 引发多发性骨髓瘤耐药性研究．81600177．
[129] 杨烨．BUB1B 调控多发性骨髓瘤细胞增殖和耐药作用及机制研究．81670200．
[130] 陈宇．蛋白酶体调节性亚单位 10（PSMD10）参与多发性骨髓瘤对硼替佐米耐药性的形成及其分子机制的实验研究．81670195．
[131] 魏国庆．E3 连接酶 NEDD4-1 在多发性骨髓瘤硼替佐米耐药中的作用及机制研究．81641131．
[132] 庄文卓．骨髓 MSCs 源 exosome lncRNA-18626 在多发性骨髓瘤蛋白酶体抑制剂耐药中的作用及机制．81673448．
[133] 戴云．复发难治多发性骨髓瘤中 NF-κB 介导硼替佐米旁路耐药机制及其精准靶向治疗对策．81670189．
[134] 邱录贵．靶向染色体不稳定关键基因的多发性骨髓瘤多维干预策略实验研究．81630007．
[135] 安刚．破骨细胞及其前体细胞在多发性骨髓瘤诱导的免疫抑制中的作用机制及逆转策略．81670202．
[136] 姜华．激活 CD38 分子介导的溶酶体相关细胞死亡通路治疗 p53 缺失的高危骨髓瘤并克服免疫缺陷的研究．81670193．
[137] 周继豪．DNA 去甲基化治疗对多发性骨髓瘤肿瘤微环境的调控机制研究．81600168．
[138] 朱颖杰．靶向组蛋白赖氨酸甲基转移酶 SMYD2 抑制多发性骨髓瘤细胞生长及消除多发性骨髓瘤干细胞研究．81603133．

[139]　姚胜. 中药竹柏中具有抗多发性骨髓瘤作用的天然小分子化合物的发现与构效关系研究. 81673327.

[140]　傅蓉. 千层纸素改善骨髓微环境抑制多发性骨髓瘤发展的作用及其分子机制的研究. 81603134.

[141]　李春炎. 基于近红外量子点的高效骨靶向纳米药物递送系统用于多发性骨髓瘤的治疗研究. 21671198.

[142]　张波. 同时以肿瘤相关成纤维细胞和骨髓瘤细胞为治疗靶点的多发性骨髓瘤纳米递药研究. 81600175.

[143]　张晓辉. 骨髓交感神经 Schwann 细胞损伤介导 nestin＋MSCs 凋亡在 ITP 血小板生成减少中的作用机制. 81670116.

[144]　杨仁池. CD72 在原发免疫性血小板减少症 B 细胞中的表达及调控研究. 81670118.

[145]　周海. FcγR 和 CD20 单核苷酸多态性影响原发免疫性血小板减少症发病及疗效的机制研究. 81600091.

[146]　吴擘颋. 原发免疫性血小板减少症中 Foxp3＋RORγT＋调节性 T 细胞的鉴定和免疫调控功能研究. 81600090.

[147]　扈煜. 达沙替尼通过 Syk 通路抑制巨噬细胞破坏血小板在免疫性血小板减少症中的作用及机制研究. 81600092.

[148]　张宇. 益气滋阴方调控 CaN/NFAT 信号通路诱导免疫性血小板减少症中调节性 T 细胞生成的机制研究. 81603573.

[149]　金圣宇. 研究血管性血友病因子裂解酶半胱氨酸富集区和间隔区的生物学功能. 81660026.

[150]　马珍妮. 人外周血来源的过度生长内皮细胞参与血栓性血小板减少性紫癜基因治疗的研究. 81600106.

[151]　武文漫. 功能获得性突变 Gly701Ala 和 Gly701Thr 制备新型高活性凝血因子Ⅷ的可行性. 81670130.

[152]　王立人. 利用 CRISPR/Cas 基因编辑技术对于重症 B 型血友病进行基因修复和治疗的小鼠模型研究. 81600149.

[153]　殷杰. VWF D1 区突变导致的血管性血友病发病机制及治疗策略的研究. 81600105.

[154]　汪安友. ATRA 调控微血管内皮细胞 ADAMTS13 表达的机制及其功能研究. 81600107.

[155]　姜尔烈. CD11c 表达对抗原递呈细胞功能和急性移植物抗宿主病的影响. 81670171.

[156]　赵晓甦. 针对新靶点 microRNA-153 治疗急性移植物抗宿主病的分子机制研究. 81670175.

[157]　马洁娴. 组蛋白 H3K4 表观遗传学修饰开闭 JAK/STAT 通路调控淋巴细胞分化以减轻急性 GVHD 的研究. 81600143.

[158]　刘绘绘. 潜在新细胞因子 LYG1 在急性移植物抗宿主病中的作用及机制研究. 81600144.

[159]　谭亚敏. mTOR 抑制剂调控 MDSC 自噬信号通路在急性移植物抗宿主病中的作用研究. 81670169.

[160]　朱锋. TIPE2 纠正 Foxp3＋ Treg 免疫稳态失衡在急性 GVHD 发病机制中的作用研究. 81600145.

[161]　周睿卿. 3-溴丙酮酸通过阻断糖酵解途径对初始 T 淋巴细胞在 aGVHD 中活化增殖的抑制作用及机制研究. 81600147.

[162]　金华. B 细胞分泌的 IgG 抗体在 cGVHD 发病中的作用及机理研究. 81600141.

[163]　王荧. BET 蛋白抑制剂防治慢性移植物抗宿主病的作用研究. 81670164.

[164]　翁建宇. 靶向抑制 B 细胞 MSC-EVs 抗 cGVHD 的实验研究. 81671585.

[165]　胡蓉. 供体 ESCs 源性胸腺上皮祖细胞移植阻止 cGVHD 的发生及相关免疫耐受机理研究. 81660033.

[166]　窦颖. RSV 感染活化 TLR3/TRIF 信号通路在 HSCT 后闭塞性毛细支气管炎发生及发展中的作用机制研究. 81601753.

[167]　徐开林. IL-22R/STAT3 通路调控 Aire 对异基因造血干细胞移植中枢免疫耐受的作用和机制研究. 81671584.

[168]　许兰平. 新型免疫耐受诱导方法（抗胸腺球蛋白联合移植后环磷酰胺）的建立及其机制. 81670167.

[169] 黄晓军．造血干细胞移植的应用基础研究．81621001．

[170] 常英军．供者来源调节性 B 细胞对移植物抗白血病效应的调控作用及其机制．81670168．

[171] 何军．研究激活性 KIR 受体基因在异基因 HSCT 中分离 aGVHD 和 GVL 的不同作用机制．81671549．

[172] 赵恺．KLF2 对 T 细胞迁移的双向调控在 GVHD 与 GVL 分离中的作用及机制．81670170．

[173] 赵翔宇．单倍体相合造血干细胞移植模式下 NK 功能重建规律及调控机制研究．81670166 究．81670132．

[174] 韩悦．骨髓微环境 ROS 作用于巨核重建在 HSCT 后持续性血小板减少中的调控机制研．

[175] 江明．减低剂量预处理单倍体高剂量外周血造血干细胞移植后造血及免疫重建的研究．81660032．

[176] 孙于谦．中国汉族人群模式识别受体基因多态性在异基因造血干细胞移植后侵袭性曲霉病发病中的作用及机制研究．81600103．

第二章　造血衰竭疾病研究进展

第一节　再生障碍性贫血

再生障碍性贫血（aplastic anemia，AA）简称再障，是由多种原因引起的骨髓造血功能减低或衰竭，导致外周血全血细胞减少的综合征，临床上常表现为较严重的贫血、出血和感染。众多研究表明，获得性再障是在遗传易感性和异常免疫状态的基础上，由诸多外界因素诱发，共同致病的结果。异常细胞免疫反应是获得性再障发病机制中的主要环节。近10余年AA临床疗效及预后明显改善，而我国仍是AA的高发区。目前的主流治疗仍是基于抗胸腺细胞球蛋白（ATG）/抗淋巴细胞球蛋白（ALG）与环孢素A（CsA）的免疫抑制治疗（IST）及造血干细胞移植。

一、发病机制

（一）免疫异常

再障患者$CD4^+/CD8^+$ T细胞比例倒置或降低已是不争的事实。吕远飞等也发现，淋巴细胞亚群的变化可作为AA和hypo-MDS鉴别诊断的参考指标。AA患者体内激活的抑制性T淋巴细胞（主要为$CD8^+$ T细胞）数量增多、功能亢进，体外实验中对骨髓细胞的生长具有明显的抑制作用。研究表明，活化的效应T细胞（$CD8^+HLA\text{-}DR^+$）数量在重型再障（SAA）患者体内明显高于正常人，经ATG联合CsA免疫治疗后数量明显下降，且该效应T细胞内穿孔素、颗粒酶、肿瘤坏死因子（tumor necrosis factor，TNF）-β、Fas配体（Fas ligand，FasL）表达亦明显增高，提示其功能处于亢进状态，并有可能通过这几种效应因子对靶细胞造成损伤。SAA患者体内造血负调控因子量明显增多，包括γ干扰素（interferon-γ，IFN-γ）、白介素-2（interleukin-2，IL-2）等。

miRNA在T细胞中的异常表达会导致某些自身免疫性疾病。Sun等对再障患者的骨髓$CD3^+$ T细胞进行了miRNA表达分析，发现41例再障患者存在骨髓单核细胞miR34a过表达及其靶基因二酰基甘油激酶（DGK）ζ低表达，且与疾病的严重程度相关。再障患者的初始T细胞中miR34a的表达水平高于正常对照。Sun等利用$miR34a^{-/-}$小鼠建立了骨髓衰竭模型，进一步研究miR34a和DGKζ在再障中的作用。与野生型C57BL6对照小鼠相比，$miR34a^{-/-}$小鼠的淋巴结T细胞在体外经过T细胞受体刺激后，表现出活化和增殖降低，且DGKζ表达下调、ERK磷酸化降低。向亚致死量照射后的CB6F1受鼠中输注5×10^6个$miR34a^{-/-}$小鼠的淋巴结T细胞，会导致

Lin-Sca1＋$CD117^+$细胞增加、$CD8^+$ T 细胞增殖减少，而输注相同数量的野生型淋巴结细胞则没有这一现象。说明 miR34a/DGKζ 失调可增加再障的 T 细胞活化，miR34a 靶向治疗可能为成为再障患者的新型分子治疗方法。

再障*CD3ζ*基因表达水平增加。Li 等通过 RT-PCR 从 48 名健康对照和 67 例 AA 患者（包括 37 例 SAA 和 30 例 NSAA）的外周血单个核细胞（PBMCs）中鉴定出 CD3ζ3′-UTR 剪接变异体，通过实时定量 PCR 分析*CD3ζ*、*CD28*、*CTLA-4* 和*Cbl-b* 基因表达，通过 PCR-RFLP 分析*CTLA-4* 基因的 SNPrs231775。结果发现，AA 患者*CD3ζ* 和*CD28* 表达明显升高，*CTLA-4* 和*Cbl-b* 表达明显降低，且 NSAA 的*CD3ζ* 表达高于 SAA。64％AA 患者具有相同的基因型 WT（＋）AS（＋）CD3ζ3′-UTR；22％具有 WT（＋）AS（－）CD3ζ3′-UTR 基因型，14％具有 WT（－）AS（＋）CD3ζ3′-UTR 基因型。WT（－）AS（＋）基因型 AA 患者 CD3ζ 表达水平最高。AA 患者*CTLA-4* 基因中 SNPrs231775 的*GG* 基因型（突变型，纯合子）的频率明显更高。在 AA 和 AG 基因型的健康人中发现*CTLA-4* 和*Cbl-b* 基因表达水平呈正相关，而 AA 患者中没有。结论：T 细胞活化异常可能与 AA 中 T 细胞活化的第一和第二信号有关。*CTLA-4* 基因 SNPrs231775 的*GG* 基因型可能与中国人群的 AA 风险相关。CD3ζ3′-UTR 选择性剪接的特征可能是评估 AA 患者，特别是 SAA 患者的 T 细胞活化状态的指标。

T 细胞免疫应答 cDNA7（TIRC7）在 T 细胞活化中发挥重要作用。Zhu 等发现，CsA 组 TIRC7 水平仅在随访期高于 ATG＋CsA（AC）组，而 SAA 组的 TIRC7 水平在治疗阶段和随访期均高于非 SAA 组。治疗前后 Th1、Th17 和 Th22 水平的变化与 TIRC7 相似。因此，TIRC7 可能参与 AA 的发病机制，AC 可能通过调节 TIRC7 的表达来下调 Th1 细胞。

记忆 T 细胞（memory T cell，TM cell）是适应性免疫系统的一个重要组成部分，使宿主更积极更快地免疫应答，从而有效消除特异性抗原，在 T 细胞功能中起关键作用。Zheng 等发现，SAA 患者外周血和骨髓 $CD4^+$ 效应 T 细胞的比例下降，$CD4^+$ 记忆 T 细胞与 $CD8^+$ 记忆 T 细胞的比例（$CD4^+/CD8^+$ TM）也降低。初治 SAA 患者外周血 $CD8^+$ 效应 T 细胞和骨髓 $CD8^+$ 中央记忆 T 细胞均明显升高，且记忆 T 细胞穿孔素和颗粒酶 B 的表达也升高。而 IST 后，记忆 T 细胞的数量和功能可恢复正常。

调节性 T 细胞（regulatory T cell，Treg）作为一类具有免疫调节作用的 T 淋巴细胞亚群，在维持机体内环境稳定、肿瘤免疫监测、诱导免疫耐受及防止 AID 的发生方面起着重要作用。研究发现获得性 AA 中 Th17 细胞免疫应答增强，而 $CD4^+$ CD25hi FoxP3＋ Treg 细胞减低。王文松等发现 AA 患者外周血 $CD4^+$ CD25high、$CD4^+$ $CD25^+$ CD127low 的表达降低，而 $CD4^+$ $CD25^+$ CD127high 的表达升高，且 SAA 患者 $CD4^+$ CD25high、$CD4^+$ $CD25^+$ CD127low 的表达低于 NSAA 组，$CD4^+$ $CD25^+$ CD127high 的表达高于 NSAA 组。IL-35 是主要由调节性 T 细胞分泌的一种调节性细胞因子，在调节免疫稳态中起重要作用。Yu 等发现，AA 血浆中 IL-35 的水平显著降低，且与疾病严重程度密切相关。体外刺激实验进一步证实了 IL-35 的抗炎作用，即通过 AA 患者外周血单核细胞抑制 $CD4^+$ 和 $CD8^+$ T 细胞的增殖，抑制 IFN-γ、TNF-α 和 IL-17 的分泌，促进 TGF-β 的产生。此外，IL-35 可抑制 1 型 T 细胞和 Th17 细胞的分化，但促进 2 型 T 细胞的分化。经 IL-35 治疗后可诱导 GATA3 的表达，而 T-bet 和 RORγt 的表达则被抑制。IL-21 是 $CD4^+$ T 细胞衍生的一种促炎细胞因子，调节 Th17 细胞与 Treg 之间的平衡。Zhang 等发现，初治 AA 患者血浆中 IL-21 水平和 $CD4^+$ T 细胞中 IL-21 mRNA 水平明显升高，且升高的 $CD4^+$ T 细胞伴随 Th17 细胞增加、Treg 减少，与 AA 病情相关。IL-21 在体外可抑制 FoxP3 的表达，诱导 $CD4^+$ T 细胞 IL-17 的表达，可能与 AA 患者骨髓 T 细胞激活有关。因此，IL-21 通过促进 Th17 细胞、激活 BMT 细胞和抑制 Treg 来改变 AA 中的免疫稳态。童春等动态监测 AA 患儿行异基因造血干细胞移植后 1 个月、3 个月、6 个月和 12 个月 $CD3^+$、$CD4^+$、$CD8^+$、$CD4^+/CD8^+$、$CD56^+$、$CD4^-$ CD25 high $+FOXP3^+$ 水平，发现一部分 AA 患儿存在细胞免疫功能异常，且移植后 $CD4^+$ CD25 high $+FOXP3^+$ 水平与急性 GVHD 的发生密切相关，临床可作为预测 GVHD 发生的参考指标。

Th22 细胞是 $CD4^+$ T 细胞的一个新亚型。Lu 等通过流式细胞术检测外周血中 Th22、Th17 和纯 Th17 细胞的百分比，ELISA 检测血浆 IL-22 和 IL-17A 水平，qRT-PCR 检测 Th22 和 Th17 相关分子的 mRNA 水平。结果显示，初治 AA 患者 Th22、纯 Th17、Th17 细胞及血浆 IL-22 的水平显著降低，且 Th22 和纯 Th17 细胞之间呈正相关，Th22 细胞百分比与网织红细胞也呈正相关。此外，AA 患者的 STAT3/STAT5 mRNA 表达水平升高。

Zhang 等发现，AA 中分泌 IL-17 的 $CD4^+$ T 细胞和 $CD4^+$ $CD161^+$ $CCR6^+$ 细胞数量、血浆 IL-17 水平及 $CD4^+$ T 细胞中 Th17 转录因子 RORC 的表达水平并不增加，说明 Th17 免疫应答在 AA 的发病机制中可能不起重要作用。

AA 中 Th1 和 Th2 细胞失衡参与免疫介导的 BM 破坏。Qiao 等发现，AA 小鼠 NKT 细胞数量减低。当用 α-半乳糖神经酰胺（α-GalCer）或其类似物 OCH 处理 AA 小鼠，NKT 细胞扩增能力减低。AA 小鼠中产生 IFN-γ 的 NKT 细胞数量增多，而 OCH 抑制 NKT 细胞产生 IFN-γ、促使其产生 IL-4。此外，经 OCH 处理后的 AA 小鼠集落计数增加，因而 OCH 促进造血细胞生长。

Qi 等对 SAA 患者骨髓 $CD8^+$ T 细胞组蛋白 H3 乙酰化水平及其与 SAA 免疫发病的相关性进行了研究。结果显示，SAA 初治组、恢复组和对照组 $CD8^+$ T 细胞组蛋白 H3 乙酰化百分率分别为（1.21±0.08）、（1.05±0.36）和（1.00±0.41），无明显统计学差异。初治组 $CD8^+$ T 细胞组蛋白乙酰化定量为（176.21±32.22）μg/mg protein，明显高于恢复组（104.29±62.06）μg/mg protein 和对照组（133.94±56.27）μg/mg protein（$P<0.05$）。$CD8^+$ T 细胞组蛋白 H3 乙酰化水平与外周血中性粒细胞、网织红细胞百分比、T 亚群、骨髓红系百分比均呈显著负相关，与外周血血小板计数、血红蛋白、骨髓粒系百分比、骨髓巨核细胞数量均呈一定程度的负相关，与骨髓淋系百分比呈一定程度正相关（相关性的结果）。提示 $CD8^+$ T 细胞组蛋白乙酰化的异常可能参与再生障碍性贫血免疫发病机制。

刘春燕等对 SAA 患者细胞毒性 T 细胞所攻击的靶细胞，以及各系、各阶段骨髓造血细胞的凋亡配体表达进行研究。应用流式细胞术（FCM）检测骨髓 $CD34^+$、$CD14^+$、$CD33^+$、$GlycoA^+$ 细胞凋亡相关因子（Fas）蛋白的表达量；免疫磁珠分选 SAA 患者骨髓中 $CD8^+$ T 细胞和对照骨髓中

去除 $CD3^+$ 细胞的骨髓单个核细胞（靶细胞），并进行共培养，FCM 分析 $CD34^+$、$CD14^+$、$CD33^+$、$GlycoA^+$ 细胞群凋亡率，结果显示，SAA 患者骨髓 $CD34^+$ 细胞 Fas 蛋白的表达量（46.59%±27.60%）明显高于对照骨髓（8.89%±7.28%，$P<0.01$）；SAA 患者骨髓 $CD14^+$、$CD33^+$、$GlycoA^+$ 细胞 Fas 蛋白的表达量（29.29%±9.23%、46.88%±14.30%、15.15%±9.26%）明显低于对照骨髓（51.25%±38.36%、72.06%±39.88%、50.38%±39.88%，均 $P<0.05$）。体外实验中，实验组（SAA 患者骨髓 $CD8^+$ T 细胞与对照骨髓 $CD3^-$ 细胞混合培养组）的 $CD34^+$、$CD33^+$、$CD14^+$ 细胞凋亡率（55.43%±20.50%、38.13%±20.10%、61.87%±21.35%）均明显高于对照组（对照骨髓 $CD8^+$ T 细胞与对照骨髓 $CD3^-$ 细胞混合培养组）（35.02%±13.95%、23.44%±10.33%、37.04%±22.41%，均 $P<0.05$）。提示 SAA 细胞毒性 T 细胞对正常的骨髓造血干/祖细胞、粒系细胞、单核系细胞均具有杀伤作用，而 Fas/Fas 配体系统介导的细胞凋亡在 SAA 免疫发病中发挥了重要作用，同时 $CD34^+$ 细胞 Fas 表达明显增加，可能是 SAA 免疫损伤的主要靶细胞。

（二）干细胞异常

大量研究表明，SAA 是由异常激活的 T 淋巴细胞破坏造血细胞而导致的自身免疫性疾病，然而细胞毒性 T 细胞识别和攻击 $CD34^+$ 细胞的机制尚不清楚。Qi 等对 SAA 患者 $CD34^+$ 细胞的蛋白组学进行研究，磁珠分选 $CD34^+$ 细胞，提取总蛋白并将蛋白质酶解，应用 iTRAQ 试剂标记样品，应用多维液相色谱分离样品并串联质谱 QExactive 进行蛋白质分析，结果共筛选出高可信的差异蛋白 156 个，其中上调蛋白 53 个，下调蛋白 103 个。具体而言，蛋白酶体亚基、组蛋白变体、细胞色素二磷酸寡糖-蛋白糖基转移酶亚基（DAD1）和 ATPase 抑制药、线粒体亚型前体 1（IF1）的异常表达可能与 SAA 免疫反应亢进和 $CD34^+$ 细胞的过度凋亡有关。

再障骨髓造血前体细胞的缺失已扩展到一些功能研究，包括成熟和幼稚细胞，结果发现再障患者中 $CD34^+$ 细胞及造血祖细胞的特定亚群数量是显著降低的。Huang 等发现 AA 患者 $CD34^+$ 细胞的自噬水平明显低于年龄/性别匹配的健康对照组，且重型 AA 的自噬水平低于非重型 AA。随着 AA 病情改善，$CD34^+$ 细胞自噬也有所改善，但即使达到完全长期缓解，自噬水平仍然低于健康人。虽然 $CD34^+$ 细胞自噬水平较低，但细胞对“逆境”的自噬反应较快。$CD34^+$ 细胞自噬受损可能导致细胞分化和增殖减少、凋亡增加。

目前对成骨细胞生长因子 1（FGF1）的研究多集中在其对骨髓间充质干细胞（BMSCs）分化的调控作用和潜在的信号通路。Jiang 等用 Ad-FGF1 转染 BMSCs，发现可使 BMSCs 增殖，且睾丸发育相关基因 1（TDRG1）长链非编码（lnc）RNA 显著上调，说明转染后 BMSCs 转录水平增高。Ad-FGF1 和 TDRG1 siRNA 处理后 BMSCs 增殖能力下降，验证了 TDRG1 对 FGF1 调控 BMSC 分化过程的影响。Ad-FGF1 转染的 BMSCs 的 TDRG1 启动子中乙酰基组氨酸、H3 和 H4 的增加减少，表明 BMSCs 被 Ad-FGF1 转染时，促进了乙酰化过程。因此，FGF1 通过促进 TDRG1 基因启动子 lncRNA 的乙酰化，诱导 AA 患者 BMSCs 增殖。

AA 患者 BM 血管生成存在缺陷。Wu 等通过免疫组化染色分析发现，AA 患者的骨内膜细胞、血管和血管周围细胞均较正常对照明显减少，提示 AA 发病可能与造血干细胞生态位受损有关。

（三）遗传易感性

AA 具有遗传不稳定性，MDS 和 AML 涉及的基因突变在 AA 患者中鲜有发生。有时难以鉴别，特别是低增生、正常染色体核型的 MDS。17.4%的 AA 患者可检测到 MDS 相关基因突变，其中 10.1%的患者有 ASXL1 突变并具有高风险向 MDS 转化的特点。19%的 AA 患者可检测到 MDS 和其他骨髓恶性肿瘤中常见的 32 种体细胞突变，11 种与 MDS 相关，7/12 是 ASXL1 突变。获得性 ASXL1 体细胞突变在 AA 中很常见，并且与骨髓转化和预后相关。Huang 等分析了 134 例汉族 AA 患者的 ASXL1 单核苷酸多态性（SNPs）和生物学特征，结果显示 8.2%患者具有复发结合的*rs62206933*、*rs117901891* 和*rs74638057* 基因型（WT1），这与非重型 AA 的预后密切相关，且向 MDS 转化的风险更大。林晓岚等应用针对 MDS 常见异常的组套探针，对 94 例形态学拟诊为 AA 患者的骨髓标本进行 FISH 检测，结果发现，94 例 AA 患者中 11 例存在遗传学异常，其中 8 号三体 5 例，20q 缺失和 Y 缺失各 1 例；检出具有 MDS 诊断价值的遗传学异常 4 例，包括 5q 缺失 3 例，其中 1 例伴有 20q 缺失；7q 缺失 1 例。Li 等分析了 AA 和 MDS 患者 ID4 基因甲基化，结果发现 MDS 患者 ID4 基因甲基化阳性率和甲基化水平均高于 AA，且低增生 MDS 和 AA、正常核型 MDS 和 AA 组均有统计学差异。因此，ID4 甲基化阳性率和水平的检测可能成为鉴别 AA 和 MDS 的有力指标。

Liu 等在一篇 Meta 分析中指出，HLA-DRB1 * 15 和 HLA-DRB1 * 15：01 多态性可能与亚洲人的 AA 风险增加有关。HLA-DRB1 * 15＋和 HLA-DRB1 * 15：01＋的亚洲 AA 患者对 IST 的疗效要好于 HLA-DRB1 * 15－和 HLA-DRB1 * 15：01－的患者。朱帅等回顾性分析 304 例符合 NSAA 临床特征且具有可分析的染色体核型结果的患儿的临床资料，结果发现其中有 28 例伴染色体核型异常，8 号染色体三体异常 7 例（25.0%），7 号染色体异常 5 例（17.9%），其他染色体异常 16 例（57.1%）。伴有和不伴有染色体异常患儿在治疗反应率［40.9%（9/22）*vs*. 58.6%（119/203），$\chi^2=2.539$，$P=0.111$］、脱离血制品输注率［54.5%（6/11）*vs*. 65.0%（39/60），$\chi^2=6.455$，$P=0.086$］、5 年无进展生存率（49.2%*vs*. 70.8%，$\chi^2=0.849$，$P=0.357$）及 5 年累计生存率（79.1%*vs*. 92.8%，$\chi^2=0.330$，$P=0.556$）方面差异无统计学意义。伴有与不伴有染色体异常的患儿疾病进展率［41.7%（10/24）*vs*. 22.3%（48/215），$\chi^2=4.394$，$P=0.045$］、骨髓增生异常综合征（MDS）或急性髓系白血病（AML）发生率［20.8%（5/24）*vs*. 0.9%（2/215），$\chi^2=30.082$，$P=0$］、5 年 AML 或 MDS 累计发生率（33.4%*vs*. 0.8%，$\chi^2=17.798$，$P=0$）方面差异有统计学意义。提示符合非重症再障（NSAA）临床特征患儿染色体异常发生率 9.2%，伴与不伴染色体异常患儿临床特征及治疗反应相似，但伴有染色体异常的患儿较不伴染色体异常患儿预后差，更容易进展为 MDS 或 AML。

（四）代谢异常

代谢组学主要对参与代谢反应的小分子进行鉴定和定量分析。液相色谱-质谱法（LC-MS）作为代谢组学研究的平台，由于其高通量、软电离和代谢物覆盖率良好而日益普及。Zhong 等使用 LC-MS 分析了 AA 患者的血清代谢物，采用基于微波的方法来找到和校正 LC-MS 峰，使用主成分分析、最小二乘判别分析和液体模拟的最优潜力来鉴别代谢物的差异。最终检测到显著改变的 32 种代谢物，其中 23 种成功鉴定。在 AA 患者中，涉及氨基酸生物合成、氨酰基-tRNA 生物合成和 ATP 结合盒转运蛋白的代谢物均高于正常，而 TCA 周期中涉及的代谢物低于正常。

1α,25-双羟维生素 D3［1,25（OH）$_2$D$_3$］是维生素 D 的生物活性代谢物，其通过与维生素 D 受体（VDR）结合调节免疫应答。既往研究已经确定 1,25（OH）$_2$D$_3$ 和 VDR 参与一些自身免疫性疾病的发病。Yu 等针对 1,25（OH）$_2$D$_3$ 和 VDR 对 AA T 细胞应答的影响进行研究，结果发现 AA 患者血浆 25（OH）D$_3$ 水平和健康对照相，而 VDR mRNA 显著降低。体外实验表明，用 1,25（OH）$_2$D$_3$ 治疗 AA 可抑制淋巴细胞增殖，抑制 IFN-γ、TNF-α 和 IL-17A 的分泌，促进 TGF-β1 的产生。1,25（OH）$_2$D$_3$ 还可抑制 1 型和 Th17 细胞的分化，但诱导 2 型和调节性 T 细胞的分化。有趣的是，在 1,25（OH）$_2$D$_3$ 治疗后，健康对照组 VDR mRNA 升高，但 AA 患者未见升高。总之，VDR 低表达可能是导致 AA 超免疫状态的原因，适当补充维生素 D 可通过增强 VDR 信号转导来纠正部分免疫功能。

二、临床特点

AA 患者并发感染的危险因素较多。陶晓虹等对 208 例 AA 患者医院感染相关因素进行分析，结果显示医院感染 48 例、96 例次，感染率 23.08%、例次感染率 46.15%；其中以上呼吸道感染和肺部感染最为常见，分别占 26.04%和 18.75%；AA 患者中年龄≥60 岁、住院时间≥30 天、有侵入性操作、白细胞计数＜2.0×10^9/L、合并其他疾病、应用抗菌药物及应用激素或者免疫抑制药等感染率明显高于其他感染（$P<0.05$）；经 Logistic 回归分析，患者的年龄、住院时间、侵入性操作、白细胞计数、合并其他疾病、应用抗菌药，以及应用激素或者免疫抑制药是引起 AA 患者医院感染的独立危险因素（$P<0.05$）。

侵袭性真菌病（IFD）是 AA 患者粒细胞缺乏期的主要并发症和死因之一，近年来发生率呈升高趋势。邵英起等回顾性分析了 133 例疑似 AA 合并 IFD 患者，其中确诊 4 例、临床诊断 21 例、拟诊 70 例，分别占 3.0%、15.8%及 52.6%；129 例患者呈单一部位感染，另有 4 例呈多部位感染；病原学检查共检出真菌 46 株，其中假丝酵母菌属 38 株，曲霉菌属 8 株；所有患者均具备 2 项以上真菌感染高危因素，具备≥3 项高危因素者占 94.7%；卡泊芬净中位疗程 11（1～84）天，总有效率 72.4%，治疗有效者中位退热时间 5（1～20）天，确诊、临床诊断、拟诊及未确定患者有效率依次为 50%、61.9%、77.2%及 91.7%；药物相关不良反应发生率低且较轻。说明卡泊芬净抗真菌谱广泛，其疗效佳，药物相互作用少，兼具良好耐受性，尤其为治疗 AA 合并 IFD 的理想药物。潘静等回顾性分析了接受泊沙康唑预防肺部真菌治疗的 20 例患儿，与同期接受氟康唑预防肺部真菌治疗的 25 例患儿进行对比，结果采用泊沙康唑预防肺部侵袭性真菌感染的效果明显优于氟康唑组（$P<0.05$）；提示泊沙康唑能更有效预防高危血液恶性病患儿的肺部侵袭性真菌感染，临床安全性与氟康唑相当，具有较高的安全性。

非结核分枝杆菌（NTM）血液感染（BSI）相对罕见。Bian 等对 10 例 NTMBSI 进行了回顾性分析，结果显示 8 例患者免疫功能低下，其中合并 HIV 感染 1 例，风湿性疾病 2 例，乳腺癌 1 例，MDS 2 例，AA 2 例。

Wu 等在一项回顾性单中心研究中评估了儿童 AA 和儿童难治性血细胞减少（refractory cytopenia of childhood，RCC）的免疫学表现和临床特征。研究对象包括 72 例儿童 RCC 和 123 例儿童 AA，其中 4 例儿童 RCC 同时合并自身免疫性疾病，分别为自身免疫性溶血性贫血、类风湿关节炎、系统性红斑狼疮和过敏性紫癜，诊断 AA 的患儿未合并自身免疫性疾病。与 AA 相比，RCC 患者 $CD3^-CD56^+$ 细胞和 NK 细胞的相对数量均显著减少。Bo 等回顾性分析了 60 例妊娠合并 AA，其中 34 例合并产科并发症，26 例无并发症。主要的母体并发症是早产、妊娠糖尿病、先兆子痫、急性心力衰竭、产后出血和严重产后感染。早产、胎儿生长受限和死胎分别占产前死亡率的 27.3%、5.0%和 6.7%。无并发症的患者血红蛋白和血小板均高于有并发症的患者。因此，妊娠合并 AA 可能会导致多种母亲和胎儿并发症，低血红蛋白和低血小板可能是产科并发症的主要危险因素。

三、治疗

（一）免疫抑制治疗

ATG+ CsA 的免疫抑制治疗已成为治疗 AA、特别是 SAA 的标准方案，常用的为马源 ATG 与兔源 ATG。罗伟等比较了 40 例兔 ATG+CsA 和 38 例兔 ATG 治疗的 SAA 患者的疗效，结果显示，ATG+CsA 组 6 个月的有效率和不良反应发生率分别为 100%和 32.50%；ATG 组有效率和不良反应发生率分别为 94.74%及 44.74%（$P>0.05$）。ATG+CsA 组起效时间为治愈患者（44.9±15.4）天，缓解患者（68.8±15.9）天，明显好转（85.4±17.6）天；ATG 组分别为（59.6±11.5）天、（94.7±17.8）天及（119.8±21.4）天（$P<0.05$）。两组患者随访结果的差异无统计学意义（$P>0.05$）。杨洋等通过定义 IST 后 6 个月内获得血液学反应为应时反应，定义 6～12 个月获得血液学反应为迟发反应，结果显示迟发反应组极重型再障（VSAA）患者比例高于应时反应组（57.8% *vs*. 38.3%，$P=0.013$），外周血网织红细胞（ARC）比例、ARC 计数及 ANC 更低，多因素分析显示治疗前 ARC$<10\times10^9$/L 的患者获得应时反应的机会明显减少（OR $=3.641$，95%CI 1.1718～7.719，$P=0.001$）。6 个月未获血液学反应患者 5 年总生存（OS）率

为76.50%、无事件生存率为29.10%，均显著低于应时反应组患者的97.6%、84.0%（P均<0.001）。提示极重型/重型再障（V/SAA）患者IST获得迟发血液学反应难以预测，比例较小，疗效质量相对较差，难治性V/SAA患者尽早进行挽救治疗。赵莉等回顾性分析了11例应用ATG＋CsA治疗的SAA患儿，结果无效4例，1例为第二次ATG治疗，患儿治疗后10个月因严重感染及出血死亡。4例部分缓解，2例完全缓解，共6例有效，总有效率为54%，观察治疗前与治疗后1～6个月血常规中性粒细胞、血红蛋白及血小板绝对计数，白细胞约3个月后恢复，血小板及血红蛋白较白细胞缓慢，约4个月后可缓慢恢复，5个月时三系均可达治疗有效状态，6个月时三系达平稳状态，治疗前后细胞免疫及体液免疫水平比较有统计学差异。

在中国，猪ATG（pATG）的价格仅为兔ATG（rATG）的1/3，因此对pATG疗效的长期随访研究有助于为SAA治疗提供价值，且一些国内学者报道猪ATG也有较好疗效。Chen等在一项回顾性研究中分析了应用pATG＋CsA治疗的102例SAA患者，中位年龄29岁（12～72岁），中位随访时间59.6个月（0.2～176.8）。总缓解率为74.5%（CR 42.1%，PR 32.4%），复发率为9.9%，死亡率为16.7%。中位生存时间尚未达到的5年生存率为81.8%。7.8%的患者观察到其他血液异常，包括症状性PNH、MDS和AML。多变量分析显示性别、年龄、疾病严重程度、治疗时间和PNH克隆等因素对生存率无显著影响。pATG联合CsA治疗可达到显著的长期疗效和高生存率。Ma等回顾性分析了77例SAA患者，其中45例应用pALG（pALG组），32例应用rATG（rATG组），结果显示，pALG组1年的总反应率（83.78%）明显高于rATG组（66.67%，P＝0.036），pALG组5年OS率（82.22%）也高于rATG组（68.75%，P＝0.32）。两组不良事件发生率相似，无治疗相关死亡，提示pALG的疗效、生存期和安全性与rATG相似甚至优于rATG，这些结果可能有助于指导pALG在SAA免疫抑制治疗中的应用。为了评估老年（≥60岁）SAA患者接受rATG/pALG联合CsA的IST方案的疗效和安全性，李建平等回顾性分析了16例老年SAA患者，结果发现16例患者（男13例，女3例），中位年龄63.5（60～79）岁，其中60～69岁13例，≥70岁3例；SAA患者9例，VSAA患者7例；9例患者接受rATG治疗，7例患者接受pALG治疗，16例患者均顺利完成rATG/pALG治疗，治疗后早期死亡2例（12.5%），均为VSAA患者（2/7，28.6%）；IST后6个月9例（56.3%）患者获得血液学反应，5例无治疗反应，9例应用rATG的患者有2例获得血液学反应，7例应用pALG患者全部获得血液学反应（22.2% *vs.* 100.0%，P＝0.003）。rATG/pALG＋CsA相关不良反应轻微，经对症治疗好转。提示老年SAA接受rATG/pALG联合CsA的IST方案仍可获较好血液学反应；VSAA患者早期死亡率高，治疗风险大；pALG治疗老年SAA疗效可能优于rATG。谢晓恬等比较抗人体T淋巴细胞球蛋白（ATG-F）和兔抗人胸腺细胞免疫球蛋白（R-ATG）治疗儿童AA的效应，结果显示两组总有效率与生存率均无统计学差异。

李星鑫等回顾性分析了264例ATG治疗的SAA患者，发现其中49例（18.6%）ATG治疗后出现血流感染，49例患者中男31例，女18例，中位年龄20（4～62）岁，其中VSAA 38例，SAA 11例，治疗后至发生血流感染的中位时间为13（2～233）天。大肠埃希菌、铜绿假单胞菌和肺炎克雷伯杆菌为最常见的菌种，分别占28.4%、20.9%及14.9%，23例（46.9%）患者合并耐药菌血流感染。VSAA患者ATG治疗后血流感染发生率为28.4%（38/134），显著高于SAA患者的8.5%（11/130）（$P<0.001$）。VSAA（RR=4.77，95%CI 1.97～11.52，$P=0.001$）、ATG治疗前1周仍合并感染（RR=4.76，95%CI 2.05～11.11，$P<0.001$）是患者发生血流感染的危险因素，ATG治疗后血流感染患者与无感染者比较，3个月血液学反应率分别为10.6%及35.6%（$P<0.001$），6个月血液学反应率分别为17.0%及55.6%（$P<0.001$）；5年OS率分别为36.4%（95%CI 21.3%～51.5%）及74.5%（95%CI 68.4%～80.7%）（$P<0.001$）。提示VSAA患者ATG治疗后血流感染发生率高于SAA；VSAA和ATG治疗前合并感染为发生血流感染的危险因素；ATG治疗后合并血流感染患者较无感染者近期疗效及远期预后差。

环孢素A对于AA的疗效已有大量数据证实，包括人和动物模型。宋琳等回顾性分析了125例输血依赖NSAA（TD-NSAA）患者，比较一线采用ATG/ALG联合CsA与CsA联合雄激素治疗的血液学反应及生存情况。结果显示，48例一线接受ATG/ALG联合CsA治疗，77例一线接受CsA联合雄激素治疗，两组早期死亡率分别为2.1%（1/48）及0（0/77）（$P=0.384$）。ATG/ALG联合CsA组患者治疗后3个月总体血液学反应率（70.8% *vs.* 45.5%，$P=0.006$）和良好血液学反应率（27.1% *vs.* 10.4%，$P=0.015$）均高于CsA联合雄激素组；两组治疗后6个月总血液学反应率（75.0% *vs.* 55.8%，$P=0.031$）与良好血液学反应率（41.7% *vs.* 22.1%，$P=0.020$）差异亦有统计学意义，治疗后6个月ATG/ALG联合CsA组脱离血制品输注依赖的中位时间为36.5（0～149）天，明显短于CsA联合雄激素组的98（14～180）天（$P<0.001$）。提示一线采用CsA联合雄激素治疗TD-NSAA血液学反应率和血液学反应质量均不及ATG/ALG联合CsA，两组患者3年生存率无统计学差异。Liu等利用白消安和IFN-γ制造AA小鼠模型，将细胞因子诱导的杀伤细胞（CIK）细胞经培养后单独或联合CsA注射至AA小鼠中：CIK细胞治疗组的存活率为55%，CsA治疗组为60%，而联合组的存活率高达90%。CIK细胞分泌多种细胞因子，包括造血生长因子，可促进小鼠骨髓单核细胞体外扩增。CsA可降低$CD4^+$ T细胞和IFN-γ的水平。CIK细胞联合CsA治疗显示出最佳疗效，可能是由于这些因素对造血和免疫的影响。

（二）骨髓移植

异基因造血干细胞移植（allogeneic hematopoietic stem cell transplantation，allo-HSCT）是目前治疗重型再生障碍性贫血（SAA）的重要手段。宋媛等回顾性分析了71例接受allo-HSCT的SAA患者，结果显示5年OS率为71.51%±5.40%；年龄≤20岁和>20岁患者5年OS分别为88.5%±6.3%、61.9%±7.3%，差异有统计学意义（$P=0.019$）；allo-HSCT前行IST与未行IST患者5年OS率分别为60.2%±6.7%、84.5%±4.3%（$P=0.036$）；同胞全相合供者（MSD）与替代供者（AD）移植患者的5年OS分别为87.4%±4.8%、62.9±6.9%，差异有统计学意义（$P=0.039$）；allo-HSCT后共有35例患者发生重度感染，累计发生率为43.66%。重度感染者5年OS率为48.2%±9.0%，较无重度感染者90.0%±4.7%显著降低（$P=0.001$），并且多因素分析重度感染是移植后长期生存的危险因素（$P=0.008$）。因此，有效防治移植过程中的重度感染至关重要。周健等回顾性分析了接受 allo-HSCT 治疗的 41 例 SAA 患者，其中同胞相合移植 24 例，无关供者移植 17 例，结果显示造血重建率为 92.68%。可评估患者的中性粒细胞和血小板的中位植入时间分别为 16（10～57）天和 20（9～83）天，13 例发生 aGVHD，8 例发生慢性移植物抗宿主病，5 例发生移植物排斥反应，中位随访 27（3～154）个月，预期 3 年 OS 为 75.1%±8.3%。10 例患者死亡，移植相关死亡率为 24.39%。移植后发生Ⅱ～Ⅳ度 aGVHD［$P=0.0\ 18$，OR=27.481（95%CI 2.377～392.636）］和侵袭性真菌病［$P=0.021$，OR=21.364（95%CI 1.732～354.185）］为影响 SAA 患者 allo-HSCT 后 OS 的独立危险因素。周健等发现，无关供者和同胞相合供者 allo-HSCT 在移植后造血重建率、粒系和血小板植入时间、干细胞植活率和移植排斥率方面均无统计学差异。无关供者组的 GVHD 发生率高于同胞相合供者组［42.9%（6/14）*vs*. 10.5%（2/19），$P=0.047$］；无关供者组Ⅱ～Ⅳ度 aGVHD 和 cGVHD 的发生率虽高于同胞相合供者组，但差异无统计学意义［21.4%（3/14）*vs*. 5.3%（1/19），$P=0.288$；35.7%（5/14）*vs*. 5.3%（1/19），$P=0.062$］；两组移植后肺部感染、巨细胞病毒血症、EB 病毒血症和出血性膀胱炎发生率的差异，以及 5 年 OS 和无病生存率（DFS）的差异均无统计学意义。提示无关供者 allo-HSCT 治疗儿童和青少年 SAA 的疗效与同胞相合供者 allo-HSCT 相当，可作为无 HLA 匹配同胞的儿童和青少年 SAA 患者的一线治疗选择。Xue 等总结了 20 例儿童 SAA 患者，其中 13 例接受了 HLA 全相合同胞供体 G-CSF 动员的骨髓和 PBSCs 移植，1 例接受了 HLA 全相合非亲缘供体骨髓移植，6 例接受了 HLA 全相合非亲缘供体 G-CSF 动员的 PBSCs 移植。中位随访时间为 3.08 年（0.83～8.41 年）。中性粒细胞恢复（$>0.5\times10^9/L$）和血小板恢复（$>20\times10^9/L$）的中位时间为分别为 14 天（10～20 天）和 19 天（14～31 天）。随访终点生存率为 95.0%（19/20），初始移植率为 95%（19/20）。1 例患者发生晚期（移植后 1 年或更长时间）移植物衰竭，1 例患者发生Ⅰ级 aGVHD，2 例发生 EB 病毒相关移植后淋巴细胞增生性疾病、经利妥昔单抗治疗后出院，1 例在移植后 2.5 年诊断为甲状腺功能亢进症。

初始免疫抑制治疗无效或发生克隆演变的 SAA 患者可以考虑替代供体移植，其中单倍体供体移植（haplo-HSCT）一直被认为是高风险方案。部分匹配的家族供体移植尽管能让几乎所有患者得到供体，但由于移植物功能衰竭（GF）和难治性 GVHD 高发，很难获得成功。免疫恢复延迟和高感染率也是主要的临床障碍。这些缺点影响着 SAA 单倍体造血干细胞移植（haplo-HSCT）的发展，虽然过去十年已大大改善，但单倍体 HSCT 仍然被认为是 SAA 的三线治疗。Liu 等回顾性总结了 26 例之前治疗无效而进行单倍体 HSCT 的患者。结果显示，1 例发生血小板 GF，1 例在 HSCT 后 5 个月发生继发性 GF。移植 6 个月成功率达 80.77%，所有患者均成功植入。随访期间没有复发或出现继发性克隆性疾病（PNH、MDS 和白血病）。11.54%（3/26）患者发生Ⅲ～Ⅳ级 aGVHD，4.35%（1/23）患者发生严重 cGVHD，仅有 1 例死于 GVHD。感染是最常见的并发症，共 17 例（65.38%）患者感染。3 年 OS 率和无失败生存率（FFS）均为 78.6%±8.8%。单倍体造血干细胞移植技术近来有所改善。Xu 等对 52 例接受了单倍体 HSCT 的 SAA 患儿进行分析，治疗方案使用G-CSF引发的骨髓与G-CSF动员的PBSCs而不体外去除T细胞，调理方案包括白消安/环磷酰胺和ATG。51例患者获得初次移植，1例患者在治疗1天后死于方案相关的毒性反应，3例患者发生继发性移植物衰竭。aGVHD Ⅱ～Ⅳ级和Ⅲ～Ⅳ级的累计发生率分别为39.2%±0.5%和13.7%±0.2%，cGVHD的累计发生率为34.2%±0.5%。3年总生存率和无失败生存率分别为84.5%±5.0%和82.7%±5.2%，存活患者的中位随访时间为744.5天（100～3294天）。美国东部肿瘤协作组评分（ECOG）是整体和无失败生存率的唯一预测因子。该结果表明，新诊断和难治性儿童SAA患者均受益于单倍体HSCT，特别是当患者状况良好时。因此，单倍体HSCT可能是没有HLA匹配同胞供体的儿童SAA患者的替代疗法。卢岳等回顾性分析了50例接受替代供者造血干细胞移植的SAA患者临床资料；其中24例接受haplo-HSCT，26例接受UD-HSCT。中位随访时间9（2～26）个月，总生存（OS）率为91.3%。UD-HSCT组和haplo-HSCT组OS率分别为96.1%和86.0%（P=0.30）。3例（6%）患者原发植入失败。haplo-HSCT组患者Ⅱ～Ⅳ度急性移植物抗宿主病、慢性移植物抗宿主病、CMV血症、EBV血症发生率分别为37.5%、37.5%、78.2%及43.1%，均明显高于UD-HSCT组（3.83%、15.3%、46.1%及16.0%）（P值分别为0.003、0.030、0.005、0.040）。提示haplo-HSCT治疗SAA OS率较高，疗效与UD-HSCT相近。

造血干细胞和间充质干细胞混合移植比单独的造血干细胞移植更有效。Li等为了探索一种安全又常规的混合干细胞腹腔移植方法，将多胎盘混合的细胞单次腹膜内注射到射线与免疫联合诱导的AA小鼠模型中，受鼠在骨髓和外周血中检测到供体细胞植入。结果显示，胎盘混合细胞治疗小鼠的存活时间和外周血血红蛋白均高于对照（P=0.048，P=0.000），但不能减少骨髓衰竭面积（P=0.357）。腹膜内移植多胎盘混合的细胞可以存活并通过血循环移植到宿主体内，延长AA模型小鼠寿命、延缓疾病发展。王玲等回顾性分析了19例行HLA相合无关供者造血干细胞移植（MUD-HSCT）联合脐带间充质干细胞（MSC）治疗的儿童SAA患者临床资料，观察移植后造血重建及移植相关并发症，结果19例患儿移植后均获得迅速造血重建，粒细胞中位植入时间为12（9～21）天，血小板中位植入时间为14（8～24）天，1例患儿于移植后4个月出现继发植入失败；9例患儿发生Ⅰ度急性移植物抗宿主病（aGVHD），1例发生Ⅲ度aGVHD并于移植后6个月发生广泛型慢性移植物抗宿主病。CMV阳性15例，出血性膀胱炎2例。10例患儿移植后出现不同程度、不同部位的感染。中位随访时间为27（8～70）个月，19例患儿截至随访终点均无病存活，其中1例患儿于移植后4个月发生淋巴细胞增殖性疾病，接受利妥昔单抗联合化疗治疗后发生继发性植入失败，后接受以父亲为供者的单倍体造血干细胞移植成功植入。周健等回顾性分析了接受脐血MSC联合无关供者外周血造血干细胞（URD-PBSC）移植的11例SAAⅡ型受者的临床资料，结果移植后，10例受者移植后造血功能获得重建，未发生输注MSC不良反应。中性粒细胞和血小板植入时间中位数分别为14天（10～23天）和19天（11～38天），移植后发生Ⅰ级aGVHD 3例，Ⅲ级aGVHD 1例；1例并发广泛性cGVHD，发生肺部真菌感染4例，巨细胞病毒（CMV）血症8例，1例发展为CMV肺炎，EB病毒血症6例，出血性膀胱炎3例。随访时间中位数为 26 个月（8～74 个月），10 例受者存活，9 例脱离输血，预计 5 年总体存活率为 90.9％±8.7％，无病存活率为 81.8％±11.6％。提示脐血 MSC 联合 URD-PBSC 移植治疗 SAA Ⅱ型是安全、可行的，移植效果良好。宋丽等发现，AA 患儿骨髓 MSC 强表达 CD73、CD105、CD44、CD90，极少表达 CD34、CD45、CD271。AA 患儿 BMMNC 的肿瘤坏死因子 α 诱导蛋白 8-2（TIPE2）mRNA 表达水平为（5.29±1.56），明显低于对照组（8.68±2.00）（P＜0.01），且与细胞因子 IFN-γ、IL-6 表达水平呈负相关（P＜0.05）。提示 AA 患儿骨髓 MSC 增殖能力减低，TIPE2 作为维持免疫系统稳定重要的作用分子，其低表达可能促使炎性因子 IFN-γ、IL-6 的表达升高，进而对机体进行负性调控。

移植后快速的免疫重建可以降低感染、继发性肿瘤及原发病复发的风险。为了探讨 AA 患者移植后免疫功能重建规律，梁敏等对比 AA 与恶性血液病患者 allo-HSCT 后 1 年内免疫功能重建情况，结果发现，移植后 1 个月，AA 组受者外周血 $CD3^+$ T 淋巴细胞、$CD8^+$ T 淋巴细胞及 $CD4^+$ T 淋巴细胞均低于恶性血液病组（P＜0.05）。移植后 2 个月，AA 组 $CD19^+$ B 淋巴细胞低于恶性血液病组（P＝0.01），AA 组受者 CMV、EBV 的感染率高于恶性血液病组（P＜0.05）。提示 AA 患者 allo-HSCT 后受者的免疫功能重建有其独特的规律，移植后 1 个月时的 T 淋巴细胞及移植后 2 个月时的 B 淋巴细胞的重建迟于恶性血液病的患者，且 CMV、EBV 的感染发生率较高。AA 患者移植后须及早发现与治疗 CMV、EBV 感染。

（三）支持治疗

AA 和阵发性睡眠性血红蛋白尿症（PNH）关系密切，文献报道高达 57％～70％的初诊 AA 患者伴发 PNH 克隆，AA 患者 IST 后亦常出现 PNH 克隆。张等回顾分析了 316 例 AA 患者的临床特点及 PNH 克隆大小演变对疗效和生存的影响，结果发现其中 90 例（28.5％）PNH 克隆阳性，有随访资料的 83 例患者完全缓解（CR）36 例（43.4％），部分缓解（PR）28 例（33.7％），有效率为 77.1％；3 年及 5 年 OS 率分别为 79.4％与 76.1％。24 例 IST 后 PNH 克隆转为阳性，PNH 克隆持续阳性者 22 例，PNH 克隆消失者 10 例，三组间有效率、OS、网织红细胞（Ret）绝对值、总胆红素、间接胆红素、LDH 差异均无统计学意义，共 10 例患者进展为 PNH-AA 综合征，中位进展时间 15.6 个月，有效率及 OS 率与其他 46 例患者比较差异无统计学意义。单因素分析显示年龄≥55 岁、合并感染、极重型 AA（VSAA）、中性粒细胞绝对计数（ANC）＜0.5×10^9/L、Ret 绝对值＜0.012×10^{12}/L 为影响患者 OS 的因素（P 分别为 0.026、0.000、0.001、0.000 及 0.010）；而多因素 Cox 回归模型分析显示年龄≥55 岁［RR＝2.871（95％CI 0.998～8.263），P＝0.050］、合并感染［RR＝2.165（95％CI 0.064～0.712），P＝0.012］及 ANC＜0.5×10^9/L［RR＝4.902（95％CI 0.041～1.004），P＝0.050］为影响患者 OS 的独立预后因素。单因素及多因素分析均未发现 PNH 克隆大小与疗效及长期生存的相关性。提示 PNH 克隆的大小及其演变对患者疗效及长期生存无明显影响。

PNH-AA 综合征表现为糖基磷脂酰肌醇缺乏的细胞（GPI-细胞）明显增加，同时合并骨髓衰竭，需要造血细胞因子如粒细胞刺激因子（G-CSF）和干细胞因子（SCF）进行治疗。然而，这些刺激因子对 GPI^- 细胞的影响知之甚少。为了探索刺激因子在 PNH-AA 综合征中的作用，Fu 等通过流式细胞仪检测 GPI^+ 和 GPI^- 造血干细胞（HSC）的 G-CSF 受体（CD114）和 SCF 受体（CD117）表达水平。在体外用 G-CSF 或 SCF 刺激后，FCM 检测 GPI^+ 和 GPI^- HSCs 信号转导因子和转录激活因子 5（STAT5）及磷酸化 P-STAT5 的平均荧光强度（MFI）值。结果显示，PNH-AA 综合征患者 GPI^- HSCs 上 CD114 和 CD117 的表达显著低于 GPI^+ HSC，PNH-AA 综合征患者 GPI^- 和 GPI^+ HSCs 中 STAT5 与正常对照无显著差异。PNH-AA 综合征患者 GPI^- HSCs 中 P-STAT5 显著低于 G-CSF 或 SCF 刺激前和刺激后 PNH-AA 综合征患者和正常对照的 GPI^+ HSC 中的 P-STAT5。PNH-AA 综合征患者 GPI^- HSC 对造血刺激因子的刺激反应不佳，提示这些因子可以安全地用于 PNH-AA 综合征患者。李超等也证实，加用造血生长因子治疗后 AA 治疗总有效率为 95.00%，显著高于对照组（$P<0.05$）；肺部感染治疗的总有效率为 97.75%，显著高于对照组（$P<0.05$）。加用造血生长因子治疗后，$CD4^+$、$CD4^+/CD8^+$ 为（27.19±5.34）%、（0.98±0.13），显著高于对照组；$CD8^+$、PCT、hs-CRP 分别为（41.23±6.17）%、（8.02±3.41）g/L、（74.10±18.45）mg/L，显著低于对照组（$P<0.05$）。提示采用造血生长因子治疗 AA 合并肺感染的疗效确切，对改善患者的 T 淋巴细胞免疫力、加速其康复进程均具有积极意义。

艾曲波帕（eltrombopag）是第一个口服非肽类血小板生成素受体（TPO-R）激动药。2008 年美国 FDA 批准艾曲波帕用于治疗慢性 ITP。艾曲波帕治疗慢性 ITP 的有效率为 59%～85%，已被列为慢性 ITP 患者的二线或三线治疗选择。艾曲波帕也被 FDA 批准治疗 AA。马艳茹等应用艾曲波帕治疗异基因造血干细胞（allo-HSCT）移植后难治性血小板减少，allo-HSCT 至接受艾曲波帕治疗的中位时间为 221（73～917）天，艾曲波帕剂量为 50～75mg/d（口服）。结果显示，5 例（50%）患者获得完全有效（PLT≥50×10^9/L 且脱离血小板输注），用药 30 天累计完全有效率为 35.7%，治疗后达到第 1 次 PLT≥50×10^9/L 的中位时间为 16（10～56）天。随访期间 3 例完全有效患者已分别停药 39 天、342 天、84 天，PLT 均≥100×10^9/L。5 例患者无效。未发生药物相关不良反应。Zhang 等发现，AA 患者血象正常后很长时间血浆 TPO 水平仍然很高，推测 AA 中 TPO 升高可能与 HSPC（造血干细胞和祖细胞）中 MPL（TPO 受体）的下调表达有关。

周康等对比分析了 18 例 IST 联合 rhTPO 每日 1 次（连续组）与 43 例 IST 联合 rhTPO 隔日 1 次（间日组）患者的疗效差异，发现 IST 后 3 个月和 6 个月进行疗效评估，连续组与间日组患者总体血液学反应率无统计学差异（3 个月：50.0% *vs*.51.2%，$P=0.934$；6 个月：77.8% *vs*.69.8%，$P=0.525$），连续组 IST 后 3 个月良好血液学反应率明显高于间日组（38.9% *vs*.9.3%，$P=0.011$）。rhTPO 应用后 4 周和 8 周两组脱离红细胞输注率差异无统计学意义（4 周：22.2% *vs*.18.6%，$P=0.736$；8 周：55.6% *vs*.46.5%，$P=0.519$），而治疗后 8 周脱离血小板输注率连续组明显高于间日组（88.9% *vs*.48.8%，$P=0.003$）。每日连续应用 rhTPO 治疗并不增加不良反应事件的发生。提示每日 1 次较隔日 1 次应用 rhTPO 促进 SAA 造血恢复和减少血小板输注依赖更为有效。

AA 患者常需输注红细胞，但由于骨髓造血功能衰竭铁利用减少，因此高风险发生铁过载。铁过载致活性氧自由基大量产生，不仅加重骨髓造血功能损伤，不利于骨髓造血恢复，更严重影响患者肝、心脏、胰岛等重要脏器的功能，导致患者生存质量明显降低。因而，祛铁治疗对改善伴有铁过载 AA 患者的重要脏器功能、提高生存质量、减轻骨髓造血功能损伤非常重要，相关临床研究也逐渐成为热点。地拉罗司是对铁具有高亲和力的口服祛铁药物，能够促进机体通过胃肠道途径将铁排出，已有研究证实其对地中海贫血、镰状细胞贫血、MDS、AA 等输血依赖性疾病铁过载患者有良好的祛铁疗效及安全性。但是，地拉罗司在中国 AA 患者中祛铁疗效和安全性的研究尚缺如。施均等进行了一项单臂、多中心、前瞻性临床研究，所有患者地拉罗司的起始剂量为 20.0mg/（kg·d），平均剂量为（18.6±3.60）mg/（kg·d）。经 12 个月治疗后，中位血清铁蛋白（SF）水平由基线的 4924（2718～6765）μg/L（64 例）降到 3036（1474～5551）μg/L（23 例），降幅达 38%，SF 降低量的中位数为 651（126～2125）μg/L；23 例完成 12 个月治疗的患者 SF 中位水平由基线的 5271（3420～8278）μg/L 降到 3036（1474～5551）μg/L，降幅达到 42%，SF 降低量的中位数为 1167（580～4806）μg/L。血肌酐增高（40.98%）、胃肠道不适（40.98%）是地拉罗司治疗期间最主要的不良事件，其次为肝脏转氨酶增高（ALT：21.31%；AST：13.11%）、蛋白尿（24.59%）。血肌酐增高呈可逆性、非进行性。对于合并使用环孢素的 38 例患者，12 例（31.8%）连续 2 次肌酐值高于正常值上限（ULN），10 例（26.3%）连续 2 次肌酐值＞1.33 基线值，仅 1 例（2.6%）血清肌酐升高超过 1.33 基线值并超过 ULN。对于 AST 和 ALT，整个研究中都没有患者发生 2 次基线后值＞5×ULN 或＞10×ULN。对于基线 PLT 水平＜50×10^9/L 的患者，地拉罗司治疗期间中位 PLT 未降低。提示地拉罗司治疗伴有铁过载的 AA 患者可获得较好祛铁疗效，药物耐受性良好，无临床不可控的严重不良事件。叶蕾等回顾性分析了行 IST 的 SAA 患者 257 例，研究治疗前影响铁过载的相关因素及铁过载对 IST 疗效影响。结果 257 例患者中位血清铁蛋白（SF）387（6～2004）μg/L，218 例（84.8%）SF 高于正常参考值；36 例（14.0%）SF＞1000 μg/L，诊断为铁过载，其中 SAA 20 例，极重型 AA（VSAA）16 例。单因素分析显示年龄＞14 岁（P＝0.010）、输血量（成人≥4U，P＝0.007；儿童≥0.06 U/kg，P＝0.024）为铁过载的影响因素。多因素分析显示输血量为影响铁过载的预后因素［P＝0.001，OR＝0.218（95%CI 0.092～0.520）］。在 SAA 组患者中，铁过载患者 IST 后 6 个月血液学反应率低于非铁过载患者（55.0% *vs.* 77.5%，P＝0.037），而 VSAA 组差异无统计学意义（P＝0.424）。单因素分析示网织红细胞绝对值（ARC）（P＝0.014）及铁过载（P＝0.037）与 IST 后 6 个月疗效相关；多因素分析示铁过载［P＝0.021，OR＝4.092（95% CI 1.235～13.563）］、ARC≥20×10^9/L，［P＝0.040，OR＝2.743（95% CI 1.049～7.175）］为影响 IST 6 个月血液学反应的预后因素。提示 IST 前 84.8%的 SAA/VSAA 患者 SF 水平升高，14.0%达铁过载水平；年龄＞14 岁及输血量增多（成人≥4 U，儿童≥0.06 U/kg）患者 IST 前更易发生铁过载；治疗前铁过载为影响 SAA 患者 IST 的预后不良因素。

综上所述，AA 是在多种因素共同作用下的自身免疫性疾病。免疫异常反应在再障患者中具有更重要的意义，尤其是T淋巴细胞数量、亚群及功能的异常与再障密切相关。因此，深入研究再障患者的细胞免疫功能，特别是T淋巴细胞免疫功能的异常表现、致病机制及病因，对于正确阐明再障的免疫发病机制具有重要意义。而如何进一步提高再障治疗的有效率及长期生存率，减少复发，加快对新型免疫抑制治疗药物的研发并制定新的方案，均需要继续深入地研究疾病发生发展过程。

（邵宗鸿　张连生　闫　莉）

参考文献

[1] 王文松，钱美华，王曼玲，等．再生障碍性贫血与T细胞亚群及调节性T细胞的相关性分析．中华全科医学，2016，9（14）：1457-1459.

[2] 吕远飞，闫振宇，陈乃耀，等．淋巴细胞亚群在再生障碍性贫血和低增生性骨髓增生异常综合征患者外周血中的表达分析．中国实验血液学杂志，2016，5（24）：1505-1510.

[3] Sun YX，Li H，Feng Q，et al. Dysregulated miR34a/diacylglycerol kinase zeta interaction enhances T-cell activation in acquired aplastic anemia. Oncotarget，2017，8（4）：6142-6154.

[4] Li B，Guo L，Zhang Y，et al. Molecular alterations in the TCR signaling pathway in patients with aplastic anemia. J Hematol Oncol，2016，9：32.

[5] Zhu F，Qiao J，Zhong XM，et al. Antithymocyte globulin combined with cyclosporine A down-regulates T helper 1 cells by modulating T cell immune response cDNA 7 in aplastic anemia. Med Oncol，2015，32（7）：197.

[6] Zheng M，Liu C，Fu R，et al. Abnormal immunomodulatory ability on memory T cells in humans with severe aplastic anemia. Int J Clin Exp Pathol，2015，8（4）：3659-3669.

[7] Yu W，Ge M，Lu S，et al. Anti-inflammatory effects of interleukin-35 in acquired aplastic anemia. Cytokine，2015，76（2）：409-416.

[8] Zhang J，Wu Q，Shi J，et al. Involvement of interleukin-21 in the pathophysiology of aplastic anemia. Eur J Haematol，2015，95（1）：44-51.

[9] 童春，郭智，楼金星，等．再生障碍性贫血患儿异基因造血干细胞移植前后免疫功能监测的意义．中华实用儿科临床杂志，2016，31（3）：199-202.

[10] Lu T，Liu Y，Li P，et al. Decreased circulating Th22 and Th17 cells in patients with aplastic anemia. Clin Chim Acta，2015，450：90-96.

[11] Zhang J，Wu Q，Yao J，et al. Basal level of Th17 immune response is not enhanced in aplastic amemia. Cytokine，2015，74（2）：331-334.

[12] Qiao X，Xie X，Shi W，et al. OCH-mediated shift of Th1 and Th2 cytokines by NKT cells in mice with aplastic anemia. Med Oncol，2015，32（3）：67.

[13] Qi W，Yan L，Liu C，et al. Abnormal histone acetylation of CD8（+）T cells in patients with severe aplastic anemia. Int J Hematol，2016，104（5）：540-547.

[14] 刘春燕，郑萌颖，付蓉，等. 重型再生障碍性贫血细胞毒性 T 细胞免疫攻击靶点的体外实验. 中华医学杂志，2016，96（22）：1728-1732.

[15] Qi W，Fu R，Wang H，et al. Comparative proteomic analysis of CD34（＋）cells in bone marrow between severe aplastic anemia and normal control. Cell Immunol，2016，304-305：9-15.

[16] Huang J，Ge M，Lu S，et al. Impaired autophagy in adult bone marrow CD34$^+$ cells of patients with aplastic anemia：Possible Pathogenic Significance. PLoS One，2016，11（3）：e0149586.

[17] Jiang S，Xia M，Yang J，et al. Novel insights into a treatment for aplastic anemia based on the advanced proliferation of bone marrowderived mesenchymal stem cells induced by fibroblast growth factor 1. Mol Med Rep，2015，12（6）：7877-7882.

[18] Wu L，Mo W，Zhang Y，et al. Impairment of hematopoietic stem cell niches in patients with aplastic anemia. Int J Hematol，2015，102（6）：645-653.

[19] Huang J，Ge M，Lu S，et al. ASXL1 single nucleotide polymorphisms rs62206933，rs117901891，and rs74638057 identify a subgroup of acquired aplastic anemia in Chinese Han patients. Int J Lab Hematol，2015，37（6）：e163-167.

[20] 林晓岚，陈万紫，傅蔷，等. 荧光原位杂交在诊断骨髓形态学拟诊的再生障碍性贫血中的应用. 中华医学遗传学杂志，2016，33（1）：5-8.

[21] Li MY，Xu YY，Kang HY，et al. Quantitative detection of ID4 gene aberrant methylation in the differentiation of myelodysplastic syndrome from aplastic anemia. Chin Med J（Engl），2015，128（15）：2019-2025.

[22] Liu S，Li Q，Zhang Y，et al. Association of human leukocyte antigen DRB1 * 15 and DRB1 * 15：01 polymorphisms with response to immunosuppressive therapy in patients with aplastic anemia：A Meta-Analysis. PLoS One，2016，11（9）：e0162382.

[23] 朱帅，安文彬，万扬，等. 伴染色体异常的非重型再生障碍性贫血患儿临床及预后分析. 中华儿科杂志，2016，54（11）：814-818.

[24] Zhong P，Zhang J，Cui X. Abnormal metabolites related to bone marrow failure in aplastic anemia patients. Genet Mol Res，2015，14（4）：13709-13718.

[25] Yu W，Ge M，Lu S，et al. Decreased expression of vitamin D receptor may contribute to the hyperimmune status of patients with acquired aplastic anemia. Eur J Haematol，2016，96（5）：507-516.

[26] 陶晓虹，董红华. 再生障碍性贫血患者医院感染相关因素分析与预防. 中华医院感染学杂志，2016，26（5）：1020-1021.

[27] 邵英起，于伟，葛美丽，等. 再生障碍性贫血患者侵袭性真菌病卡泊芬净治疗的临床分析. 中华医院感染学杂志，2016，26（22）：5150-5152.

[28] 潘静，凌卓君，王晶晶，等. 泊沙康唑预防高危儿童肺部侵袭性真菌感染的效果与安全性评估. 中华医院感染学杂志，2016，26（14）：3310-3312.

[29] Bian SN，Zhang LF，Zhang YQ，et al. Clinical and laboratory characteristics of patients with nontuberculous mycobacterium bloodstream infection in a tertiary referral hospital in Beijing，China. Chin Med J（Engl），2016，129（18）：2220-2225.

[30] Wu J，Cheng Y，Zhang L. Comparison of immune manifestations between refractory cytopenia of childhood and

aplastic anemia in children: A single-center retrospective study. Leuk Res, 2015, 39 (12): 1347-1352.

[31] Bo L, Mei-Ying L, Yang Z, et al. Aplastic anemia associated with pregnancy: maternal and fetal complications. J Matern Fetal Neonatal Med, 2016, 29 (7): 1120-1124.

[32] 罗伟，冀林华，耿惠，等. 兔抗人胸腺细胞免疫球蛋白联合环孢素 A 治疗重型再生障碍性贫血的疗效观察. 中国实验血液学杂志，2016，24 (6)：1824-1827.

[33] 杨洋，杨文睿，武志洁，等. 重型再生障碍性贫血免疫抑制治疗迟发血液学反应研究. 中华血液学杂志，2016，37 (12)：1038-1043.

[34] 赵莉，严媚，王学梅，等. 儿童重型再生障碍性贫血 11 例抗胸腺细胞球蛋白联合环孢素 A 治疗的疗效及相关影响因素分析. 中华临床医师杂志（电子版），2016，10 (8)：30-34.

[35] Chen M, Liu C, Zhuang J, et al. Long-term follow-up study of porcine anti-human thymocyte immunoglobulin therapy combined with cyclosporine for severe aplastic anemia. Eur J Haematol, 2016, 96 (3): 291-296.

[36] Ma X, Wang J, Zhang W, et al. Comparison of porcine anti-human lymphocyte globulin and rabbit anti-human thymocyte globulin in the treatment of severe aplastic anemia: a retrospective single-center study. Eur J Haematol, 2016, 96 (3): 260-268.

[37] 李建平，杨文睿，李园，等. ATG/ALG 联合环孢素 A 治疗老年重型再生障碍性贫血 16 例疗效及安全性评估. 中华血液学杂志，2016，37 (7)：607-610.

[38] 谢晓恬，何薇，石苇，等. 抗人体 T 淋巴细胞球蛋白和兔抗人胸腺细胞免疫球蛋白治疗儿童再生障碍性贫血的效应对比研究. 中华儿科杂志，2016，54 (4)：294-298.

[39] 李星鑫，王敏，邵英起，等. 免疫抑制治疗后合并血流感染的重型再生障碍性贫血患者临床特征及预后分析. 中华血液学杂志，2016，37 (9)：807-812.

[40] 宋琳，彭广新，武志洁，等. ATG/ALG 联合环孢素 A 与环孢素 A 联合雄激素一线治疗输血依赖非重型再生障碍性贫血的疗效比较：单中心回顾性研究. 中华血液学杂志，2016，37 (11)：946-951.

[41] Liu S, Wang X, Lu Y, et al. The combined use of cytokine-induced killer cells and cyclosporine a for the treatment of aplastic anemia in a mouse model. J Interferon Cytokine Res, 2015, 35 (5): 401-410.

[42] 宋媛，宋宁霞，刘希民，等. 异基因造血干细胞移植治疗重型再生障碍性贫血 71 例临床分析. 中华血液学杂志，2016，37 (2)：151-153.

[43] 周健，张粪莉，符粤文，等. 异基因造血干细胞移植治疗 41 例重型再生障碍性贫血疗效分析. 中华血液学杂志，2016，37 (8)：661-665.

[44] 周健，符粤文，梁利杰，等. 无关供者与同胞相合供者异基因造血干细胞移植治疗儿童和青少年重型再生障碍性贫血疗效比较. 中华内科杂志，2016，55 (12)：927-931.

[45] 周健，张莉，符粤文，等. 异基因造血干细胞移植治疗儿童重型再生障碍性贫血Ⅱ型的疗效. 中华实用儿科临床杂志，2016，31 (15)：1180-1183.

[46] Xue HM, Xu HG, Huang K, et al. Allogeneic hematopoietic stem cell transplantation in children with aplastic anemia. Genet Mol Res, 2015, 14 (2): 5234-5245.

[47] Liu L, Wang X, Jin S, et al. Haploidentical hematopoietic stem cell transplantation for nonresponders to immunosuppressive therapy against acquired severe aplastic anemia. Bone Marrow Transplant, 2016, 51 (3): 424-427.

[48] Xu LP, Zhang XH, Wang FR, et al. Haploidentical transplantation for pediatric patients with acquired severe

aplastic anemia. Bone Marrow Transplant，2017，52（3）：381-387.

[49] 卢岳，吴彤，曹星玉，等. 亲缘半相合与无关供者造血干细胞移植治疗重型再生障碍性贫血的疗效比较. 中华血液学杂志，2016，(1)：35-38.

[50] Li J，Chen H，Lv YB，et al. Intraperitoneal Injection of Multiplacentas Pooled Cells Treatment on a Mouse Model with Aplastic Anemia. Stem Cells Int，2016，2016：3279793.

[51] 王玲，王恒湘，朱玲，等. HLA 相合无关供者造血干细胞移植联合脐带间充质干细胞输注治疗儿童重型再生障碍性贫血 19 例疗效及安全性研究. 中华血液学杂志，2016，37（6）：453-457.

[52] 周健，符粤文，梁利杰，等. 无关供者 PBSC 联合 MSC 移植治疗重型再生障碍性贫血Ⅱ型的效果观察. 中华器官移植杂志，2016，37（4）：193-197.

[53] 宋丽，李府，杨晓梅，等. 肿瘤坏死因子 α 诱导蛋白 8-2 在再生障碍性贫血患儿骨髓中的表达及意义. 中华实用儿科临床杂志，2016，31（24）：1898-1901.

[54] 梁敏，莫文健，毛平，等. 再生障碍性贫血患者异基因造血干细胞移植后免疫功能重建的研究. 中华器官移植杂志，2016，37（4）：198-202.

[55] 张静，李星鑫，施均，等. 伴 PNH 克隆的获得性再生障碍性贫血临床特征及 PNH 克隆演变分析. 中华血液学杂志，2016，37（2）：124-129.

[56] Fu R，Ding SX，Liu YI，et al. Expression and function of hematopoiesis-stimulating factor receptors on the GPI^- and GPI^+ hematopoietic stem cells of patients with paroxysmal nocturnal hemoglobinuria/aplastic anemia syndrome. Exp Ther Med，2016，11（5）：1668-1672.

[57] 李超，杨如玉，杜朝阳，等. 造血生长因子对再生障碍性贫血合并肺部感染患者免疫指标的影响研究. 中华医院感染学杂志，2016，26（14）：3199-3201.

[58] 马艳茹，黄晓军，莫晓冬，等. 艾曲波帕治疗异基因造血干细胞移植后难治性血小板减少的临床研究. 中华血液学杂志，2016，37（12）：1065-1069.

[59] Zhang J，Wu Q，Zheng Y. Persistent elevated bone marrow plasma levels of thrombopoietin in patients with aplastic anemia. Cytokine，2016，85：11-13.

[60] 周康，李洋，李建平，等. 比较不同重组人 TPO 方案联合免疫抑制治疗对重型再生障碍性贫血近期疗效的影响. 中华血液学杂志，2016，37（3）：205-209.

[61] 施均，常红，张莉，等. 地拉罗司对伴有铁过载的再生障碍性贫血患者的祛铁疗效及安全性——一项单臂、多中心、前瞻性临床研究. 中华血液学杂志，2016，1：1-6.

[62] 叶蕾，井丽萍，彭广新，等. 治疗前铁过载对急性重型再生障碍性贫血免疫抑制治疗血液学反应的影响. 中华血液学杂志，2016，37（4）：324-328.

第二节 阵发性睡眠性血红蛋白尿症

阵发性睡眠性血红蛋白尿症（PNH）是一种罕见的造血干细胞 X 染色体上 PIG-A 基因突变导致的骨髓衰竭性疾病，临床主要表现为血管内溶血、血细胞减少和血栓形成。最早于 1882 年由 Strubing 对其临床特点进行了描述，为一种血管内溶血病伴有周期性发作于清晨的暗色尿。20 世纪30年代，美国的Ham和英国的Dacie的研究表明，酸化血浆可使PNH患者的红细胞溶血增加。1956年，Oni发现PNH红细胞中乙酰胆碱酯酶（AChE）缺乏，此后有人发现PNH细胞膜缺失包括碱性磷酸酶与衰变加速因子（DAF、CD55）在内的多种分子蛋白，统称为锚链蛋白(glycosylphosphatidylinositol，GPI-Aps)。在过去的几十年中，人们越来越多地认识到细胞表面缺少通过同样的糖蛋白锚定到细胞膜的蛋白质。1993年，PIGA cDNA被克隆，此基因可恢复缺陷PNH细胞GPI-锚定蛋白的表达，在PNH发病机制中的作用已充分被阐明。然而目前PNH的发病机制除PIG-A基因突变外，“免疫逃逸”机制在PNH发病中的作用得到越来越多的论证。PNH的治疗包括激素在内的传统治疗以及抑制补体的单克隆抗体依库珠单抗、骨髓移植及化疗联合造血刺激因子方案等。本文将从PNH发病机制、诊断分类和临床表现、治疗等方面来论述其研究进展。

一、发病机制

迄今为止，PNH克隆优势扩增的机制尚未完全明了。基因突变是研究较多的PNH发病机制之一。*PIG-A*基因位于X染色体（Xp22.1），由6个外显子组成，全长17kb，cDNA编码区共1455bp，编码484个氨基酸，起始密码子位于2号外显子5′端，终止密码子位于6号外显子3′端，参与GPI锚生物合成的第一步，PIG-A基因突变导致GPI锚合成异常。然而GPI锚能链接细胞表面150多种蛋白（包括补体调节蛋白），而补体调节蛋白CD55和CD59的缺失导致补体异常激活而发生溶血，此外对血小板功能、单核细胞和粒细胞的功能也有很大的影响。

李艳等通过对同期诊断的13例MDS-PNH、17例AA-PNH综合征和14例PNH患者的*PIG-A*基因进行筛查，结果发现7例MDS-PNH患者检测到*PIG-A*基因突变，包括错义突变6例，移码突变1例，4例患者有相同的突变，均为c.356G>A（R119Q）；9例AA-PNH综合征和11例PNH患者均存在c.356G>A（*R119Q*）突变。3组患者的*PIG-A*基因突变均为小克隆突变，以错义突变为主，59%（19/32）的突变发生在2号外显子。得出结论，*PIG-A*基因发生突变可能集中在2号外显子。

杜亚丽等对PNH患者在142例PNH患者中分析了静脉血栓相关基因*PROC*、*THBD*基因的一些位点［PROC c.574-576del（rs199469469）、PROC c.565 C>T（rs146922325）、THBD c.-151G>T（rs1698852）］的表达情况与血栓发生做了相关性分析，并PNH克隆等实验室指标及年龄性别等资料做了相关分析。142例PNH患者，合并血栓者21例（14.8%），中位年龄为35（20～67）岁，非血栓组［40（7～79）岁］，两者无统计学差异；PNH患者组与正常对照组、PNH血栓组与非血栓组之间蛋白C、蛋白S、抗凝血酶Ⅲ、活化蛋白C抵抗、血脂、狼疮抗凝物等常见易栓因素差异均无统计学意义，此外，男女比例、PNH临床分类、HGB、WBC、PLT、LDH水平差异均无统计学意义。血栓组RBC、粒细胞$CD59^-$、红细胞$CD59^-$及嗜水气单胞菌溶素变异体阴性细胞（$Flear^-$）百分率均高于非血栓组，具有统计学意义。PNH患者中，

rs199469469 位点突变 1 例（0.704%）、rs16984852 位点突变 2 例（1.408%）、无一例发生 rs146922325 位点突变，且所有突变者均无血栓形成；正常对照组 3 个位点突变率分别为 2.424%、0.873%和 0.974%，均无统计学意义。以上结果提示，RBC 数量及 PNH 克隆大小是 PNH 患者发生血栓的独立危险因素。

二、诊断分类和临床表现

在我国，PNH 发病率低，PNH 发病率北方多于南方，50%以上发生在 20～40 岁青壮年，个别 10 岁以下及 70 岁以上，男性多于女性。PNH 患者 GPI 锚合成障碍，从而使血细胞膜表面的多种 GPI-Ap 缺失，导致细胞功能变化，其中最重要且了解最清楚的为 CD55 和 CD59，两者的缺失使细胞抵抗补体攻击的能力减弱，致细胞容易被破坏，发生溶血及全血细胞减少。患者溶血的严重程度、血红蛋白尿的程度与其体内发生突变的细胞数量及其细胞膜上 GPI-Aps 的表达量有关。根据 GPI-Aps 的表达和对补体敏感性不同将 PNH 红细胞分为三型：PNH Ⅰ 型细胞能正常表达 GPI-Aps；Ⅱ 型还有一些残余 GPI-Aps 表达，对补体中度敏感（为正常的 3～5 倍）；Ⅲ 型细胞缺失所有 GPI-Aps，对补体高度敏感（为正常的 15～25 倍）。

随着流式细胞技术和生物医学技术的发展，CD55 和 CD59 的检测成为筛查和诊断 PNH 的主要指标。国内关于 PNH 的诊断：中性粒细胞或红细胞表面 CD55、CD59 阴性表达比例＞ 10%为阳性，5%～10%为可疑，其诊断的灵敏度及特异度如何，目前尚缺乏完善的诊断试验评价。陈燕珍等研究采用流行病学诊断试验评价方法，评价外周血淋巴细胞、中性粒细胞、红细胞表面 CD55、CD59 在 PNH 的诊断中的价值。结果发现外周血淋巴细胞（CD55、CD59 阴性）、粒细胞（CD55、CD59 阴性）、红细胞（CD55、CD59 阴性）诊断 PNH 的临界值分别为 3.8%、5.5%、12.7%、12.0%、7.4%、6.4%，而非传统的 10%。由此结果可见，检测粒细胞、红细胞表面的 CD55、CD59 的诊断价值优于淋巴细胞。谢亚荣等通过对 92 例贫血患者的回顾性分析也证实了通过流式细胞术检测 PNH 患者 CD55、CD59 阳性率，中性粒细胞 CD55 阳性率平均约为 58.2%、CD59 阳性率约为 51.24%，红细胞表面其阳性率平均分别为 71.2%和 70.8%，表明中性粒细胞 CD59 阴性细胞对于诊断 PNH 敏感。此外，吴琼等应用流式细胞术检测 CD55、CD59 和传统的 HAM 试验等溶血试验做对比来诊断 PNH 患者，结论也进一步验证前者为诊断 PNH 最敏感高效的检测手段。然而随着检测手段的进一步深化及 FLAER 即对微小克隆更加敏感、清晰、直观的特点，梁悦怡等通过应用流式细胞术检测 PNH、AA、MDS 患者外周血粒细胞表面 CD59 和 FLAER 的缺失情况，来对比两者对于诊断 PNH 的敏感性。结果，在部分 MDS 患者中，CD59 无缺失的患者亦能检测出 FLAER 的缺失，这说明 FLAER 较 CD59 对于诊断 PNH，具有更加敏感的优势，对于微小克隆的诊断更佳。

临床中 AA 和 PNH 关系密切，有文献报道高达 57%～70%的初诊 AA 患者伴发 PNH 克隆，部分 AA 患者免疫抑制治疗（IST）后亦常出现 PNH 克隆。张静等通过回顾性分析 316 例 AA 患者治疗过程中PNH克隆演变情况及其对疗效及预后的影响，结果发现，316例AA患者中90例（28.5%）PNH克隆阳性，24例AA患者免疫抑制治疗后PNH克隆转为阳性，PNH克隆持续阳性者22例，PNH克隆消失者10例；共10例患者AA患者治疗过程中进展为AA-PNH综合征，中位进展时间15.6个月。并且通过对年龄、感染、中性粒细胞绝对计数（ANC）$<0.5\times10^{9}$/L、Ret绝对值$<0.012\times10^{12}$/L等进行单因素及多因素分析，均未发现PNH克隆大小与AA的疗效及长期生存具有相关性。华海应等分析应用FLAER技术诊断的PNH患者的实验室及临床资料，发现经典型PNH 43例，PNH合并骨髓疾病45例，亚临床型PNH 10例，其中70例有疲乏表现，41例以血红蛋白尿为主要表现，6例合并血栓形成（多为常见部位），17例发生肾功能损害，19例合并肝功能损害，肺动脉高压仅2例。经典型PNH更易发生溶血，PNH合并骨髓疾病者造血功能衰竭特征较明显。增高的乳酸脱氢酶（LDH）值与PNH粒细胞克隆数间存在线性关系，且PNH粒细胞克隆数较高者更易发生血栓。

三、治疗

糖皮质激素、免疫抑制治疗、骨髓移植、靶向终末补体级联途径的C5单抗、抗凝、输血、促红、补充造血原料等为治疗PNH的主要手段。然而目前临床工作中，糖皮质激素目前仍是治疗PNH的一种主要药物，但部分PNH患者对肾上腺糖皮质激素反应效果不佳或减量停药后容易复发，也有部分患者应用糖皮质激素治疗过程中出现了严重的诸如高血压、糖尿病、骨质脱钙、严重感染、股骨头坏死等严重不良反应，以至于不得不停药。免疫抑制治疗对骨髓低增生PNH患者疗效较好，对典型血红蛋白尿发作患者疗效欠佳。有人单用CsA或联合G-CSF治疗低增生性PNH或AA-PNH综合征，多数贫血有不同程度改善，粒细胞、血小板上升，部分患者表达正常GPI-Aps的中性粒细胞比例增高，但血红蛋白尿和含铁血黄素尿持续存在。20世纪80年代中期以来，国外陆续报道了骨髓移植（BMT）治疗PNH的疗效，为根治这种难治性、复发性疾病提供了希望。Tian等回顾性分析了骨髓移植治疗PNH的长期疗效，全部为异基因造血干细胞移植，包括半相合和全相合的骨髓移植治疗。具体为此中心先后对2013—2017年期间18例PNH患者给予了骨髓移植治疗，其中10例是半相合异基因骨髓移植，8例全相合的骨髓移植（5例来自同胞供者、3例来自无关供者）。入选标准为：经典PNH即PNH克隆≥5%，且合并骨髓衰竭，此外这些患者存在以下情况中的一种：输血依赖、反复发生的溶血危象及血栓病史。所有的患者均无异常造血或者染色体异常，这些患者均未接受过eculizumab的治疗。应用重组人粒细胞刺激因子（G-CSF）5μg/（kg·d）皮下注射，连续5天，从当天开始从骨髓供者获取骨髓，$CD34^{+}$细胞要达到2×10^{6}/kg。预处理方案包括阿糖胞苷（−10～−9天），美法仑、环磷酰胺和甲基环己亚硝脲预处理，此外阿糖胞苷联合ATG用于HLA半相合或全相合的异基因造血干细胞移植。联合使用CsA+短程氨甲蝶呤（methotrexate，MTX）+霉酚酸酯（mycophenolate mofetil，MMF）等预防移植物抗宿主病（GVHD）。患者严重依赖输血的，且血清铁蛋白超过1000mg/L，给予移植前去铁治疗。结果，1 例患者接受无关供者的 HSCT 移植失败，在经历了第二次亲缘半相合的 HSCT（HRD-HSCT）后，患者在达到血液学缓解后死于巨细胞病毒性肺炎。其他 17 例患者达到了移植物移植成功并完全供者嵌合状态。但是 10 例 HRD-HSCT 患者中，4 例患者出现了Ⅱ～Ⅲ级 aGVHD，在 8 例 HLA 全相合的 HSCT 患者中，5 例出现了Ⅱ级 aGVHD。在所有的 18 例患者中，10 例出现 cGVHD，仅有 1 例接受 HRD-HSCT 的患者出现了广泛的 cGVHD。随访过程中，9 例接受 HRD-HSCT 的患者和所有接受 HLA 全相合的 HSCT 患者均存活且脱离输血。

国外新开发的治疗 PNH 的新型药物补体抑制物-抗 C5 单克隆抗体（eculizumab），2007 年 5 月首次在美国上市，次月获欧盟批准上市，通过与补体蛋白 C5 具有高度亲和力特异性结合，从而抑制其裂解为 C5a 和 C5b，阻止末端补体复合物 C5b-9，从而抑制末端补体介导的血管内溶血，而达到治疗 PNH 的目的。为进一步明确 PNH 化疗机制，评价 PNH 患者骨髓 $CD34^+CD59^+$ 与 $CD34^+CD59^-$ 细胞表面受体功能状态，Fu 等通过流式细胞术、蛋白磷酸化流式细胞分析技术等方法探讨两种克隆 CD114、CD117 表达情况和其胞内信号通路蛋白 STAT5 表达情况，以及体外应用 G-CSF 或 SCF 刺激后 STAT5 磷酸化水平。结果发现 PNH 患者骨髓造血干细胞异常克隆 CD114、CD117 表达明显低于正常克隆，但胞内信号传导蛋白（STAT5）表达正常；PNH 克隆在体外应用 G-CSF、SCF 刺激后，STAT5 磷酸化明显低于正常造血克隆。这提示 PNH 克隆细胞膜 CD114 和 CD117 数量和功能低下，异常克隆对细胞因子反应差的特点，对 PNH 患者联合化疗后加用 G-CSF、SCF 治疗，逐渐用正常克隆代替异常克隆，从而达到治疗 PNH 的目的。

中医学博大精深，对 PNH 有独到的见解。夏芸芸等应用中医理论解释 PNH 发病机制：“虚劳血虚”“湿热黄疸”范畴，“虚”“湿”“瘀”是本病的三大病理因素，并进一步临床辨证分为脾肾亏虚，湿热内蕴，瘀血阻络等证型，以扶正（健脾补肾，益气养血）祛邪（清热利湿、活血化瘀）为主要治则，取得了良好的临床效果。

输血是大多数 PNH 患者必需的治疗，尤其是在溶血发作、血红蛋白急剧下降时尤为重要。然而如何为 PNH 患者选择血液制品？最早有学者提出，PNH 患者 RBC 对补体异常敏感，全血输注会提高补体水平，诱发或加重溶血。目前提倡成分血输注，是选择“洗涤红细胞”还是“不洗涤”的红细胞？现在不主张为 PNH 患者输注洗涤红细胞，以避免将有治本作用的“微泡”洗掉。这说明出于治本需要为 PNH 患者输注未洗涤 RBC 时不必顾虑“诱发溶血”。

PNH 发病机制尚未完全明了，治疗也需要进一步探索，需国内外学者的共同努力，逐渐揭开此疾病的神秘面纱。

（邵宗鸿　董喜凤）

参考文献

[1] 李艳，秦铁军，徐泽锋，等. 伴 PNH 克隆的骨髓增生异常综合征患者临床和实验室特征分析. 中华血液学杂

志，2016，37（4）：313-317.
[2]　杜亚丽、龙章彪，谢海雁，等. 阵发性睡眠性血红蛋白尿症患者血栓易发因素的初步研究. 中华血液学杂志，2016，37（4）：318-323.
[3]　陈燕珍，张耀华，朱萍，等. CD55和CD59在阵发性睡眠性血红蛋白尿诊断中的价值. 中国全科医学，2016，19（B12）：68-71.
[4]　谢亚荣，任方刚，张娜，等. CD55 CD59检测在阵发性睡眠性血红白尿诊断中的意义. 中国药物与临床，2016，16（5）：756-758.
[5]　梁悦怡，谢守军. FLAER多参数检测PNH克隆的意义. 国际检验医学杂志，2016，37（8）：1139-1141.
[6]　张静，李星鑫，施均，等. 伴PNH克隆的获得性再生障碍性贫血临床特征及PNH克隆演变分析. 中华血液学杂志，2016，37（2）：124-129.
[7]　华海应，李锦，王素丽，等. 产气单胞菌溶素前体变异体技术诊断阵发性睡眠性血红蛋白尿症临床特点总结. 中国实用内科杂志，2016，36（5）：389-392.
[8]　Tian H，Liu L，Chen J，et al. Haploidentical hematopoietic stem cell transplant in paroxysmal nocturnal hemoglobinuria. Leuk Lymphoma，2016，57（4）：835-41.
[9]　Fu R，Ding SX，Liu YI，et al. Expression and function of hematopoiesis-stimulating factor receptors on the GPI（－）and GPI（＋）hematopoietic stem cells of patients with paroxysmal nocturnal hemoglobinuria/aplastic anemia syndrome. Exp Ther Med，2016，11（5）：1668-1672.
[10]　夏芸芸，刘宝文. 刘宝文治疗阵发性睡眠性血红蛋白尿临床经验总结. 辽宁中医杂志，2016，43（1）：26-28.

第三节　骨髓增生异常综合征

一、发病机制

骨髓增生异常综合征（myelodysplastic syndrome，MDS）包括一组恶性克隆性造血干细胞疾病，其特征在于血细胞减少，一系或多系骨髓细胞发育异常，无效造血并高风险转化为急性骨髓性白血病（AML）。目前国内外对于MDS发病机制的研究主要聚焦于分子机制、表观遗传学异常及机体免疫耐受，免疫异常等方面。2016年，我国关于MDS发病机制方面的最新研究进展按以下几方面分别阐述。

（一）分子机制及表观遗传学方面

Wu等应用二代测序技术检测304例中国MDS患者复发及预后相关基因突变（包括*ASXL1*，*U2AF1*，*SF3B1*，*SRSF2*和*EZH2*），其中97例患者（31.9%）有5个基因中至少有一个突变，*ASXL1*，*U2AF1*，*SF3B1*，*SRSF2*和*EZH2*突变发生率分别为11.8%，8.6%，8.2%，4.3%和3.6%。合并*U2AF1*，*SRSF2*和*EZH2*突变的患者通常为高危MDS，而MDS伴环状铁粒幼细胞增多时常出现*SF3B1*突变。*ASXL1*突变患者出现复杂染色体核型比例较高，*U2AF1*突变常见于伴+8或$20q^-$的MDS患者。尤其是124例正常核型患者中，48例（38.7%）至少有以上一个基因突变。伴*U2AF1*或*SRSF2*突变患者与无该突变患者相比，其OS显著缩短，多变量分析显示*SRSF2*突变是OS预后不良的独立预后因素。因此提出在中国MDS患者中，表观遗传修饰和剪接基因的突变是常见的，*U2AF1*和*SRSF2*突变可能预示预后不良。

Xu等发现高危MDS患者EZH2表达水平低于低危MDS患者。低水平EZH2表达与高比例原始细胞，短生存率和MDS转白有关。敲减EZH2水平使MDS细胞系衍生的白血病细胞及异种移植模型中的肿瘤生长能力增加，且降低H3K27me3水平。敲减MDS患者EZH2水平导致H3K27me3水平降低，*HOX*基因簇表达增加。表明EZH2的基因组损失通过表观遗传修饰有助于MDS中*HOX*基因簇的过度表达。

Wang等建立SALL4转基因（SALL4B Tg）小鼠模型作为MDS转白模型，研究该模型白血病前体细胞特征，发现Fancl（Fanconi贫血，互补组L）SALL4B Tg在白血病和白血病前体细胞中下调。与报道的Fanconi贫血（FA）小鼠模型类似，DNA损伤攻击后可以在白血病前体SLE4B Tg骨髓细胞中检测到具有径向变化的染色体不稳定性。DNA损伤修复报道分析研究结果支持SALL4在抑制同源重组途径中的作用。但与FA小鼠模型不同的是，在DNA损伤攻击后，SALL4B Tg BM细胞可以存活并生成造血集落。进一步研究阐明SALL4促进细胞存活的机制是通过激活Bcl2。该研究首次发现SALL4对DNA损伤修复有负面影响，并支持SALL4在MDS转白过程中通过抑制DNA损伤修复和促进细胞存活的作用。

Ma等应用8×15K人miRNA微阵列并使用目标扫描5.1软件进行目标预测分析，最终筛选7个miRNA，目标预测分析显示，SLC7A5是这7种miRNAs的常见靶基因。进一步研究SLC7A5基因在SKM-1细胞系中的作用，表明SLC7A5在G_0/G_1期抑制SKM-1细胞增殖，增加细胞凋亡，引起细胞周期停滞。*SLC7A5*基因可能作为MDS中潜在的白血病转化靶基因。

Xu等通过miRNA和mRNA微阵列鉴定MDS患者$CD34^+$细胞中34个差异表达的miRNA和1783个mRNA调节的途径。通过Pearson相关分析和软件预测组合筛选25个失调的miRNA和394个靶向mRNA。通路分析表明，Notch，PI3K/Akt可能受到miRNA-mRNAs的调控。通过通路和miRNA-Gene或GO-Network分析的结合，鉴定miR-195-5p/DLL1/Notch信号通路的miRNAs调控途径。进一步qRT-PCR显示，与正常对照相比，低危MDS患者的miR-195-5p上调，而DLL1下调。荧光素酶检测显示，DLL1是miR-195-5p的直接靶点。miR-195-5p的过度表达导致细胞凋亡增加，抑制Notch信号通路降低细胞生长。因此，miRNA和靶mRNA的表达改变可能对MDS中癌症相关细胞通路有重要的影响。通过miR-195-5p-DLL1轴抑制Notch信号通路有助于低危MDS的过度凋亡。

Kuang发现MDS患者骨髓细胞中miR-378下调，过度表达SKM-1细胞系中miR-378，并通过诱导细胞凋亡和G_0/G_1期细胞周期阻滞而干扰增殖，miR-378对MDS/AML细胞的抑制作用可能部分通过Bcl-w和CDC40介导。此外，miR-378诱导的凋亡与Bax的表达增加和caspase-3、 caspase-8 和 caspase-9 的活化相关。

Yin 等对 MDS 患者和健康对照组中 5 个单核苷酸多态性（SNP，即 NLRP3、IL-1β、IL-18、CARD8 和 NF-κB）进行基因分型，分析不同基因型与患者特征的关系。比较 MDS 患者与对照组，观察到 GG 基因型 IL-1β（rs16944）可能增加 MDS 风险 78/166（48.8%）与 26/96（27.0%）。IL-1β（rs16944）GG 基因型患者复杂核型更为频繁。IL-1β 多态性（rs16944）GG 患者 IPSS 评分高于不含 IL-1β 多态性的患者。该数据显示，IL-1β 多态性（rs16944）GG 在 MDS 中经常发生。IL-1β（rs16944）GG 基因型可能作为新的 MDS 生物学标志和潜在靶标。

Zeng 等分别检测了 20 例低危、20 例高危 MDS 患者和 10 例健康对照骨髓（BM）$CD34^+$ 细胞 TLRs 表达和组蛋白 H3/H4 乙酰化，并通过流式细胞术检测 BM $CD34^+$ 细胞的凋亡，并通过酶联免疫吸附测定和 qRT-PCR 测定其与组蛋白乙酰化的相关性和 TLR2 和 β-arrestin1（β-arr1）的表达。发现低危组 MDS 患者的 TLR1，TLR2 和 TLR6 表达和 H4 乙酰化水平高于高危 MDS 患者或对照组，TLR2 表达和 H4 乙酰化水平与凋亡率升高呈正相关。低危 MDS 与 β-arr1 表达和组蛋白乙酰转移酶 p300 活性增加有关。在体外培养的原代正常和低危 MDS $CD34^+$ 细胞中，TLR2 活化诱导的凋亡是由 β-arr1 的上调介导的，导致 p300 的募集和组蛋白 H4 乙酰化的增加。TLR2 活化后 βarr1 的核积累促进特异性靶基因启动子上的 H4 乙酰化，从而影响 BM $CD34^+$ 细胞中靶基因的转录。TLR2 释放调节和增加 MDS 细胞凋亡的机制可能涉及 p-arr1 介导的 p300 募集，导致组蛋白 H4 乙酰化水平升高。

（二）免疫异常方面

Han 等通过粒细胞巨噬细胞集落刺激因子（GM-CSF）从 MDS 患者的外周血诱导巨噬细胞，并测量巨噬细胞吞噬能力。通过流式细胞术检测巨噬细胞 CD206 和信号调节蛋白 α（SIRPα），ELISA 法测定诱导型一氧化氮合酶（iNOS）。发现与正常对照组相比，MDS 患者单核细胞数量增加。然而，单核细胞表现出诱导巨噬细胞的能力受损，MDS 患者诱导的巨噬细胞数量较少。同时证明了 MDS 患者巨噬细胞的离体吞噬功能受损，重组受体 CD206 和 SIRPα 水平较低。巨噬细胞在 MDS 中分泌的 iNOS 水平升高。单核细胞衍生的巨噬细胞在骨髓增生异常综合征中功能受损。

Li 等发现低危 MDS 中 Th17 细胞数量和功能增高，而在高危 MDS 中则降低。Th17 细胞的上游分子水平 IL-6 和 IL-23 在低危 MDS 中较高，但在高危 MDS 患者中较低。Th17 细胞比例异常与临床参数密切相关，包括核型，骨髓原始细胞百分比，外周中性粒细胞绝对计数和血红蛋白浓度等。此外，BM $CD3^+CD8^+$ 细胞（细胞毒性 T 淋巴细胞，CTL）中穿孔素和颗粒酶 B 的表达率与 IL-17 的水平呈正相关，但与骨髓原始细胞百分比呈负相关，且应用人重组 IL-17 刺激后可显著增加。研究结果表明 Th17 细胞可能通过 IL-17/CTL 途径在 MDS 发病过程中起抗肿瘤作用。

Tao 等检测 MDS 患者 $CD8^+$ T 细胞 T 细胞免疫球蛋白和黏蛋白结构域 3（TIM3）表达，TIM3 是细胞免疫的负调节因子，并且在持续性病毒感染和癌症定位中的 $CD8^+$ T 细胞上高度表达。发现 MDS 患者 $CD8^+$ T 细胞减少，$CD8^+$ T 细胞中 IFN-γ 分泌减少，$CD8^+$ T 细胞 TIM3 表达增加。同时 TIM3^{+}CD8^{+}T 细胞具有穿孔素和颗粒酶 B 的表达减低及 CD95 高表达。表明 TIM3 可能与 CD8^{+}T 细胞缺陷有关。

Dong 等检测 MDS 患者血浆中 IL-15 浓度较健康对照组升高。MDS 患者 CD4^{+}T 细胞和 CD8^{+}T 细胞减少［CD4^{+}T 细胞分别为（16.11±6.56），对照组为（24.11±7.18）］（$P<0.001$），CD8^{+}T 细胞为（13.15±5.67）*vs.*（23.51±6.25）（$P<0.001$）。应用 IL-15 处理 MDS 患者的外周血单核细胞 15 天，随之降低了 CD4^{+}T 细胞（$P<0.001$）和 CD8^{+}T 细胞（$P<0.001$），并相应增加了终末记忆 CD4^{+}T 细胞和 CD8^{+}T 细胞（$P<0.001$）。用 IL-7 治疗增加初始 CD4^{+}T 细胞（$P<0.05$）和 CD8^{+}T 细胞（$P<0.001$）。研究结果表明，高水平的 IL-15 可能参与在 MDS 中 T 细胞表型转化。IL-7 可能是恢复 MDS 患者的免疫效应的治疗药物之一。

研究认为，端粒不稳定性和端粒酶再激活在 MDS 的发病中起重要作用。人类端粒酶反转录酶（hTERT）的异常酶活性及其替代剪接变体解释了许多癌症中端粒酶失调的功能。Dong 等比较 hTERT 和 hTERT 剪接变体的表达差异，以及 MDS 亚组与健康对照组之间未刺激的 T 细胞端粒长度和端粒酶活性。发现 MDS 病例中的端粒长度明显短于对照组（$n=20$，$P<0.001$），并观察所有 MDS 亚型/2，$P=0.004$）和国际预后评分系统（IPSS 亚组：Low ＋ Int-1，$P<0.001$；Int-2 ＋ High，$P=0.004$）。而来自 MDS 患者（$n=20$）的未刺激的 T 细胞具有显著较高的端粒酶活性（$P=0.002$），较高的总 hTERT mRNA 水平（$P=0.001$）和 hTERTα＋β-剪接变异体表达（$P<0.001$）。端粒酶活性与 MDS 总 HTERT 水平呈正相关（$r=0.58$，$P=0.007$）。表明激活后 MDS T 细胞中端粒酶和 hTERT mRNA 减少。

二、诊断

实验技术的更新、发展和新技术的出现为 MDS 的诊断提供了新的方法，其更加精确地评价 MDS 患者的疾病指标，为 MDS 的早期诊断提供帮助，提高了诊断率。

Hu 等进行了全国多中心研究，对比传统的中期细胞遗传学（MC）分析、荧光原位杂交（FISH）与 Affymetrix CytoScan 750 K genechip 平台进行全基因组检测染色体畸变的区别。76 例患者鉴定出染色体增加，最普遍的是＋8（17.9%）。亦可见＋9，＋19p 和＋X。最常见的染色体缺失 5q（21.0%）。一些缺失和获得未被 MC 或 FISH 鉴定，但由 genechip 鉴定。51 例患者经 genechip 检测发现存在 UPD，最普遍的是 UPD 7q（4.94%）和 UPD 17p（4.32%）。此外，56 例患者检测到复杂染色体畸变。得出结论，Affymetrix CytoScan 750 K genechip 在检测与 MDS 相关的隐性染色体畸变时比 MC 和 FISH 更精确。分析中国不同染色体畸变的发病率和分布情况，可以改善 MDS 诊断和治疗的策略。

三、治疗

（一）以地西他滨为主的治疗

Wu 等通过体外试验发现地西他滨（DAC）联合全反式维 A 酸（ATRA）对 SHI-1 细胞系的生长抑制，分化和凋亡具有协同作用；在 K562 细胞系中，ATRA 增强地西他滨对 p16 去甲基化的作用，两种药物联合能激活 RAR-β 的表达（p16 和 RAR-β 是 2 种肿瘤抑制基因）。基于体外试验结果，对 31 例不适于强烈化疗的髓系肿瘤患者使用低剂量地西他滨和 ATRA 治疗，地西他滨 $15mg/m^2$ 连续 5 天，每天 1 小时；口服 ATRA 20 mg/m^2 第 1～28 天，每 28 天为一个周期。6 个周期后单药 ATRA 维持治疗。中位数为 2 个周期（范围 1～6），7 例（22.6%）达到完全缓解（CR），7 例（22.6%）骨髓 CR（mCR）和 4 例（12.9%）部分缓解（PR）。总体缓解率（CR、mCR 和 PR）为 58.1%，最佳反应率（CR 和 mCR）为 45.2%。中位生存期（OS）为 11.0 个月，1 年 OS 率为 41.9%，2 年 OS 率为 26.6%。低剂量地西他滨联合 ATRA 对于不适于强化疗的髓系肿瘤患者提供新的治疗方法。

应用单药地西他滨治疗 MDS，总体反应率及完全缓解率较低。Geng 等研究表明，应用地西他滨联合高三尖杉酯碱（HHT）可协同抑制 SKM-1 和 Kg-1a 细胞系活性，并增强抑制 SKM-1 系集落形成和凋亡诱导的作用。高剂量地西他滨联合 HHT 可显著上调 caspase-3 和 caspase-9，并抑制 SKM-1 细胞系中的 BCL-XL。HHT 与地西他滨联合对 SKM-1 细胞中的低甲基化和 DNMT1，DNMT3A 和 DNMT3B mRNA 表达没有增强作用。地西他滨联合 HHT 可能具有 MDS 治疗的临床潜力。

Wu 等回顾分析了 132 例高危 MDS 患者分别应用地西他滨和 CHG 方案（低剂量阿糖胞苷和高三尖杉酯碱与 G-CSF）的疗效和毒性。两组间完全缓解（CR）率无统计学差异。在不良核型患者中，地西他滨的 CR 率（58.8%）明显高于 CHG（7.7%）（$P=0.007$）。23 例（21.7%）未应用地西他滨的患者中有 5 例患者 CR，而 CHG 失败后，2 例患者中的 1 例患者接受了地西他滨 CR。地西他滨和 CHG 方案都对高危 MDS 有效，且没有交叉耐药。对不良核型的 MDS 患者选择地西他滨效果可能更好。

Ye 等对 30 例高危 MDS 患者，MDS 转 AML 或复发/难治性 AML 患者应用 DAC 序贯低剂量伊达比星/阿糖胞苷的临床研究。DAC 每天给予 20 mg/m^2，连续 3 天。最后一次给予 DAC 24 小时后连续应用伊达比星 3 $mg/(m^2 \cdot d)$，5～7 天；连续服用阿糖胞苷 30 $mg/(m^2 \cdot d)$，7～14 天。整体完全缓解率为 66.67%。对高风险 MDS、AML 患者，与传统化疗相比，地西他滨序贯低剂量伊达比星/阿糖胞苷的抗白血病效应更强。

Huang 等通过流式细胞术免疫表型分析（flow cytometric immunophenotyping，FCI）方法检测 85 例用去甲基化药物（HMA）治疗的 MDS 和 MDS/MPN 患者 $CD34^+$ 骨髓细胞，并进行形态学、细胞遗传学和分子生物评估残留疾病状态。结果发现 HMAs 治疗中位 6 个周期（3～19），40 例（47%）患者出现血液学改善，26 例（63%）显示 BM 和 20 例（39%）细胞遗传学反应。然而，$CD34^+$细胞在 72 例（85%）患者中表现出持续免疫表型异常，5%为不确定，10%为阴性。免疫表型改善患者无进展生存期较好（P=0.031）。在接受造血干细胞移植（HSCT）的患者亚组中，16/19（84%）患有 HSCT 前 FCI 研究的患者正常。发现显示单纯 HMA 治疗消除 MDS 前体细胞困难，导致大多数患者最终治疗失败。HSCT 是部分持续免疫表型异常患者最佳的治疗方法。

Ding 等通过观察了 20 例 MDS 伴血小板减少患者，其中 16 例 RAEB-1 和 4 例 RAEB-2 患者，以及 20 例获得 CR 的 AML 患者和 20 例健康对照，研究地西他滨对巨核细胞成熟的影响，发现 65%MDS 患者对地西他滨有反应，80%的患者血小板计数增加。MDS 组中，应用一个周期地西他滨后平均血小板计数显著增加［（36.85±24.54）*vs.*（84.90±61）；P=0.001］，而在治疗前后，巨核细胞数量无显著差异。此外，体外培养 MDS 患者骨髓单核细胞加入各种浓度的地西他滨（0.0μM，2.0μM，2.5μM，3.0μM），通过流式细胞术检测 CD41 水平。经 2.0μM 地西他滨治疗后，MDS 和正常对照组的 CD41 表达水平最高。即使在低浓度下，DNA-低甲基化剂地西他滨也可能诱导 MDS 患者骨髓巨核细胞的分化和成熟。因此，临床治疗中，反复应用低剂量地西他滨在 MDS 患者可能有治疗作用，并且可能作为巨核细胞分化疾病（如 ITP）的替代治疗。

（二）来那度胺

Lian 等通过 17 项研究，共 2160 例患者的荟萃分析，评价来那度胺治疗低危 MDS 的疗效和安全性。根据红细胞血液学反应（HI-E），细胞遗传学反应（CyR），OS 和 AML 进展评估功效。根据Ⅲ～Ⅳ级不良事件（AE）的发生率评估安全性。分析表明 HI-E 的总体率为 58%，总 CyR 率、完全 CyR 率和部分 CyR 率分别为 44%、21%和 23%。$5q^-$患者 HI-E 和 CyR 比没有 $5q^-$者明显高（P=0.002 和 P=0.001）。出现Ⅲ～Ⅳ级不良反应中性粒细胞减少、血小板减少症、白细胞减少症、贫血、深静脉血栓形成、腹泻、疲劳和皮疹发生率分别为 51%、31%、9 %、7%、3%、3%、2%和 2%。来那度胺明显改善 OS（HR 0.62，95%CI 0.47～0.83，P=0.001），并降低 del（5q）患者 AML 进展的风险（RR 0.61，95%CI 0.41～0.91，P=0.014）。因此，来那度胺可有效安全地用于治疗伴或不伴 $5q^-$的低危 MDS 患者。

（三）联合化疗

Wang 等应用 G-HA 方案治疗 56 例高危 MDS 患者，HHT 1.5mg/m^2，第 1～14 天，静脉内连续输注；Ara-C 7.5mg/（m^2·12h）皮下注射，第 1～14 天；G-CSF 150mg/（m^2·d）皮下注射，第 0～14 天。34 例（61%）达到完全缓解（CR）。中性粒细胞减少的中位时间为 7 天（2～16 天）。记录Ⅰ～Ⅱ级非血液毒性，包括恶心呕吐（5%），肝功能异常（5%）和心功能异常（2%）。没有发现中枢神经系统毒性。前 4 周内的死亡率为 4%。G-HA 方案对于高危 MDS 患者有缓解诱导作用，且对不能进行造血细胞移植（HCT）的患者耐受性良好。

Xiao 等给予 24 例年龄为 18～66 岁的 MDS-RAEB 患者 HAA 方案即高三尖杉酯碱、阿糖胞苷（AraC）和阿柔比星联合化疗。HAA 方案由高三尖杉酯碱（2mg/m^2 肌内注射，每日 2 次，1～3 天），AraC（75mg/m^2 皮下注射，每日 2 次，1～7 天）和阿柔比星（12mg/m^2，第 1～7 天）。总体反应率为 79%，完全缓解率为 58.3%，部分缓解率为 20.7%。中位 OS 为 36.2 个月（95%CI 24.6～47.4 个月），预计 3 年 OS 为 45.8%。HAA 联合化疗可改善高危 MDS 患者预后，特别是那些具有良好和中等细胞遗传学的患者。

Xie 等对 2314 例患者进行了荟萃分析（AML，n＝1754；MDS，n＝560）评价高三尖杉酯碱、阿糖胞苷和 G-CSF（HAG）联合治疗急性骨髓性白血病（AML）和骨髓增生异常综合征（MDS）的总体安全性和疗效。结果发现 AML 患者（53%）的完全缓解率（53%）明显高于 MDS/AML 患者（45%，P＝0.007）。新诊断的 AML 患者的 CR 率（62%）显著高于复发/难治性 AML 患者（50%，P＝0.001）。老年 AML 患者（54%）和所有 AML 患者的 CR 率差异无统计学意义（P＝0.721）。与 AML/MDS 诱导治疗的非 HAG 方案相比，用 HAG 治疗的患者的 CR 率显著高于强化疗治疗组（P＝0.000）。在用 HAG 治疗的患者和用 CAG（阿糖胞苷、阿柔比星、G-CSF）方案治疗的患者之间观察到 CR 率没有显著差异（P＝0.073）。HAG 方案耐受性良好，早期死亡（ED）为 2%，Ⅳ级骨髓抑制为 52%，感染为 50%。与强化疗相比，ED 的报道和骨髓抑制率降低（P＝0.000，P＝0.000）。因此认为 HAG 方案是治疗 AML 和 MDS 的有效和安全的方案，似乎比强化化疗更有效和更好的耐受。

（四）移植相关

Hu 等对 MDS 和 tAML 患者应用不相合人类白细胞抗原（HLA）-造血干细胞微移植（MST）联合化疗，并评估其作用和毒性。MDS（n＝21）患者予不相合 HLA-MST 联合地西他滨和阿糖胞苷，tAML（n＝22）患者予不相合 HLA-MST 联合地西他滨和阿糖胞苷及米托蒽醌。完全缓解患者（CR）也接受 MST 加地西他滨和中剂量阿糖胞苷化疗，无移植物抗宿主病（GVHD）预防。MDS 患者的总体反应率显著高于 tAML 患者（81% *vs*. 50%，P＝0.03），两组 CR 率分别为 52.4%和 36.4%。MDS 和 tAML 组细胞遗传学 CR 率无差异（分别为 85.7%和 70%，P＝0.7）。MDS 患者的 24 个月总生存期显著高于 tAML 患者（84.7%和 34.1%，P＝.003）。MDS 患者中性粒细胞和血小板的平均恢复时间分别为 14 天和 17 天，tAML 患者中位恢复时间分别为 16 天和 19 天。MDS 和 tAML 组治疗相关死亡率分别为 4.8%和 18.2%（P＝0.34）。任何患者均未观察到 GVHD。微移植联合地西他滨和化疗有更高的完全缓解和细胞遗传学完全反应率，并改善疾病无进展生存期，加速造血恢复，避免 GVHD。

Mo 等研究调查了接受同种异体造血干细胞移植（HSCT）的高危 MDS 患者最小残留病（MRD）监测，以及应用 MRD 指导的抢先免疫治疗疗效。MRD 评估包括 PCR 检测 WT1 与和 FCM 检测白血病相关免疫表型。结果发现 HSCT 后，31 例患者为 WT1 阳性，8 例为 FCM 阳性；WT1 阳性或 FCM 阳性患者较阴性患者相比 2 年复发率更高，复发率分别为（18.6% *vs*. 6.1%，

$P=0.040$）（62.5% *vs.* 3.6%，$P<0.001$）。21例患者MRD阳性，MRD的存在与2年复发率相关（27.3% *vs.* 4.5%，$P=0.003$）。在PRAME和MRD双阳性的患者中，尽管进行抢先免疫治疗，但复发率仍为60%。多变量分析证实PRAME和MRD阳性可增加复发率（风险比＝42.8，$P=0.001$）。监测MRD可预测高危MDS后HSCT患者的复发，PRAME和MRD双阳性患者不受益于先期免疫治疗。

（五）其他

Hua等体外应用三氧化二砷（arsenic trioxide，ATO）和雷公藤（TL）联合处理SKM-1细胞系，发现联合治疗可协同抑制SKM-1细胞生长、诱导细胞凋亡、增加ROS水平、上调Bax及caspase3的表达。下调Bcl-2的mRNA表达，ATO和TL联合可协同诱导MDS SKM-1细胞凋亡。Zeng等使用姜黄素（CUR）联合ATO处理SKM-1和KG1a细胞，发现可抑制细胞增殖且细胞凋亡增加，CUR通过下调survivin增加SKM-1和KG1a细胞对于ATO的敏感性。

Liu等在体外应用组蛋白去乙酰化酶抑制药西达苯胺处理SKM-1、MUTZ-1和KG-1细胞系，发现西达苯胺通过下调CDK2，调节p53和p21蛋白表达抑制细胞增殖并延迟G_0/G_1细胞周期进程，并可下调Bcl-2和上调caspase-3和Bax蛋白表达诱导细胞凋亡。Zhao等证明西达苯胺对MDS和AML细胞的活力有显著抑制作用，可能机制在于通过SOCS3上调JAK2/STAT3信号通路下调，为MDS和AML患者应用西达苯胺临床研究提供依据。

四、预后

Zhang等回顾性分析了2080例初治MDS患者，在8.1%的患者（168/2080）中观察到单体核型（MK），染色体5/7的单体是MK的最常见类型。进一步发现MK与老年患者，骨髓母细胞较高，细胞遗传学较差显著相关。且MK（$n=59$）MDS患者与非MK组（$n=491$）相比，存活率显著降低（$P<0.001$），在相对较差细胞遗传学组中，MK组（$n=56$）与非MK组（$n=53$）相比，总生存OS差（$P=0.0025$）。将MK纳入IPSS-R可进一步将MDS患者分为不同的预后组（$P<0.001$）。通过多变量分析，染色体5/7与短OS（HR＝2.709，$P<0.001$）显著相关。8.1% MDS患者出现MK，MK发生率随着细胞遗传学异常数量的增加而增加。染色体5/7单体是中国MDS患者中最常见的MK及独立的OS风险因素。

Li等应用MethoCultTM H4435方法检测365例新诊断MDS患者骨髓样品中的集落形成单位细胞（colony forming unit cell，CFU-C）测定。289（80%）受试者随访数据可用。中位随访22个月（1～85个月）。从具有一种细胞遗传学异常如del（5/5q），＋8，del（7/7q）或del（20q）的每个受试者分离出红细胞和髓系集落。发现爆裂型红细胞集落生成单位（erythrocytic burst-forming unit，BFU-E）、红细胞集落生成单位（erythrocytic colony-forming unit，CFU-E）和CFU-G/M的数量均显著低于正常人。CFU-G/M高比率与不良细胞遗传学相关。在多变量分析中，CFU-G/M＞0.6 在极高危组中是 IPSS-R 调整后 OS 的独立风险因素（HR 3.339，95%CI 1.434～7.778，P＝0.005），数据表明体外红细胞和髓系前体细胞的增殖和分化异常与 MDS 无效造血相关，可能有助于预测高危 MDS 患者预后。

Wu 等应用 PCR 检测用地西他滨治疗的 98 例 MDS 患者骨髓单个核细胞中人平衡核苷转运蛋白 1（hENT1），hENT2，脱氧胞苷激酶（deoxycytidine kinase，DCK）和胞苷脱氨酶（cytidine deaminase，CDA）基因的表达水平，根据基因表达水平分析用地西他滨治疗的患者的反应和总生存期。通过 shRNA 在 SKM-1 细胞系中进行 hENT1 敲减，并研究其对 LINE1 的去甲基化能力的影响。hENT1 的高表达似乎预示了对地西他滨的良好反应和延长高风险 MDS 患者生存期。hENT1 表达敲除能减弱地西他滨去甲基化作用。

（邵宗鸿　张　薇）

参考文献

[1] Wu L，Song L，Xu L，et al. Genetic landscape of recurrent ASXL1，U2AF1，SF3B1，SRSF2，and EZH2 mutations in 304 Chinese patients with myelodysplastic syndromes. Tumour Biol，2016，37（4）：4633-4640.

[2] Xu F，Liu L，Chang CK，et al. Genomic loss of EZH2 leads to epigenetic modifications and overexpression of the HOX gene clusters in myelodysplastic syndrome. Oncotarget，2016，7（7）：8119-8130.

[3] Wang F，Gao C，Lu J，et al. Leukemic survival factor SALL4 contributes to defective DNA damage repair. Oncogene，2016，35（47）：6087-6095.

[4] Ma Y，Song J，Chen B，et al. SLC7A5 act as a potential leukemic transformation target gene in myelodysplastic syndrome. Oncotarget，2016，7（6）：6566-6575.

[5] Xu F，Zhu Y，He Q，et al. Identification of microRNA-regulated pathways using an integration of microRNA-mRNA microarray and bioinformatics analysis in CD34^{+} cells of myelodysplastic syndromes. Sci Rep，2016，6：32232.

[6] Kuang X，Wei C，Zhang T，et al. miR-378 inhibits cell growth and enhances apoptosis in human myelodysplastic syndromes. Int J Oncol，2016，49（5）：1921-1930.

[7] Yin C，He N，Li P，et al. Polymorphisms of Interlukin-1β rs16944 confer susceptibility to myelodysplastic syndromes. Life Sci，2016，165：109-112.

[8] Zeng Q，Shu J，Hu Q，et al. Apoptosis in human myelodysplastic syndrome CD34^{+} cells is modulated by the upregulation of TLRs and histone H4 acetylation via a β-arrestin 1 dependent mechanism. Exp Cell Res，2016，340（1）：22-31.

[9] Han Y，Wang H，Shao Z. Monocyte-derived macrophages are impaired in myelodysplastic syndrome. J Immunol Res，2016，2016：5479013.

[10] Li J，Yue L，Wang H，et al. Th17 cells exhibit antitumor effects in MDS possibly through augmenting functions of CD8^{+} T cells. J Immunol Res，2016，2016：9404705.

[11] Tao J，Li L，Wang Y，et al. Increased TIM3^{+}CD8^{+} T cells in myelodysplastic syndrome patients displayed less perforin and granzyme B secretion and higher CD95 expression. Leuk Res，2016，51：49-55.

[12] Dong W, Ding T, Wu L, et al. Effect of IL-7 and IL-15 on T cell phenotype in myelodysplastic syndromes. Oncotarget, 2016, 7 (19): 27479-27488.

[13] Dong W, Wu L, Sun H, et al. MDS shows a higher expression of hTERT and alternative splice variants in unactivated T-cells. Oncotarget, 2016, 7 (44): 71904-71914.

[14] Hu Q, Chu Y, Song Q, et al. The prevalence of chromosomal aberrations associated with myelodysplastic syndromes in China. Ann Hematol, 2016, 95 (8): 1241-1248.

[15] Wu W, Lin Y, Xiang L, et al. Low-dose decitabine plus all-trans retinoic acid in patients with myeloid neoplasms ineligible for intensive chemotherapy. Ann Hematol, 2016, 95 (7): 1051-1057.

[16] Geng S, Yao H, Weng J, et al. Effects of the combination of decitabine and homoharringtonine in SKM-1 and Kg-1a cells. Leuk Res, 2016, 44: 17-24.

[17] Wu L, Li X, Chang C, et al. Efficacy and toxicity of decitabine versus CHG regimen (low-dose cytarabine, homoharringtonine and granulocyte colony-stimulating factor) in patients with higher risk myelodysplastic syndrome: a retrospective study. Leuk Lymphoma, 2016, 57 (6): 1367-1374.

[18] Ye XN, Zhou XP, Wei JY, et al. Epigenetic priming with decitabine followed by low-dose idarubicin/cytarabine has an increased anti-leukemic effect compared to traditional chemotherapy in high-risk myeloid neoplasms. Leuk Lymphoma, 2016, 57 (6): 1311-1318.

[19] Huang L, Garcia-Manero G, Jabbour E, et al. Persistence of immunophenotypically aberrant $CD34^+$ myeloid progenitors is frequent in bone marrow of patients with myelodysplastic syndromes and myelodysplastic/myeloproliferative neoplasms treated with hypomethylating agents. J Clin Pathol, 2016, 69 (11): jclinpath-2016-203715.

[20] Ding K, Fu R, Liu H, et al. Effects of decitabine on megakaryocyte maturation in patients with myelodysplastic syndromes. Oncol Lett, 2016, 11 (4): 2347-2352.

[21] Lian XY, Zhang ZH, Deng ZQ, et al. Efficacy and safety of lenalidomide for treatment of low-/intermediate-1-risk myelodysplastic syndromes with or without 5q Deletion: a systematic review and meta-analysis. PLoS One, 2016, 11 (11): e0165948.

[22] Wang FX, Zhang WG, He AL, et al. Effect of granulocyte colony-stimulating factor priming combined with low-dose cytarabine and homoharringtonine in higher risk myelodysplastic syndrome patients. Leuk Res, 2016, 48: 57-61.

[23] Xiao F, Li Y, Xu W, et al. Efficacy and safety of homoharringtonine plus cytarabine and aclarubicin for patients with myelodysplastic syndrome-RAEB. Oncol Lett, 2016, 11 (1): 355-359.

[24] Xie M, Jiang Q, Li L, et al. HAG (homoharringtonine, cytarabine, g-CSF) regimen for the treatment of acute myeloid leukemia and myelodysplastic syndrome: A Meta-Analysis with 2314 Participants. PLoS One, 2016, 11 (10): e0164238.

[25] Hu KX, Sun QY, Guo M, et al. A study of human leukocyte antigen mismatched cellular therapy (stem cell microtransplantation) in high-risk myelodysplastic syndrome or transformed acute myelogenous leukemia. Stem Cells Transl Med, 2016, 5 (4): 524-529.

[26] Mo XD, Qin YZ, Zhang XH, et al. Minimal residual disease monitoring and preemptive immunotherapy in myelodysplastic syndrome after allogeneic hematopoietic stem cell transplantation. Ann Hematol, 2016, 95 (8): 1233-1240.

[27] Hua HY，Gao HQ，Sun AN，et al. Arsenic trioxide and triptolide synergistically induce apoptosis in the SKM1 human myelodysplastic syndrome cell line. Mol Med Rep，2016，14（5）：4180-4186.

[28] Zeng Y，Weng G，Fan J，et al. Curcumin reduces the expression of survivin，leading to enhancement of arsenic trioxide-induced apoptosis in myelodysplastic syndrome and leukemia stem-like cells. Oncol Rep，2016，36（3）：1233-1242.

[29] Liu Z，Ding K，Li L，et al. A novel histone deacetylase inhibitor Chidamide induces G_0/G_1 arrest and apoptosis in myelodysplastic syndromes. Biomed Pharmacother，2016，83：1032-1037.

[30] Zhao S，Guo J，Zhao Y，et al. Chidamide，a novel histone deacetylase inhibitor，inhibits the viability of MDS and AML cells by suppressing JAK2/STAT3 signaling. Am J Transl Res，2016，8（7）：3169-3178.

[31] Zhang T，Xu Y，Pan J，et al. Monosomal karyotype of chromosome 5/7 was an independent poor prognostic factor for Chinese myelodysplastic syndrome patients. Cancer Genet，2016，209（9）：423-429.

[32] Li B，Liu J，Qu S，et al. Colony-forming unit cell（CFU-C）assays at diagnosis：CFU-G/M cluster predicts overall survival in myelodysplastic syndrome patients independently of IPSS-R. Oncotarget，2016，7（42）：68023-68032.

[33] Wu L，Shi W，Li X，et al. High expression of the human equilibrative nucleoside transporter 1 gene predicts a good response to decitabine in patients with myelodysplastic syndrome. J Transl Med，2016，14：66.

第三章　白血病研究进展

第一节　急性髓系白血病

一、临床研究

（一）发病机制

急性髓系白血病（acute myeloid leukemia，AML）是髓系造血干/祖细胞恶性疾病，其发病机制可能是多种遗传因素及环境共同作用的结果。随着对家族性急性白血病的认识，遗传因素在AML发生过程中的作用越来越引起重视，最主要的进展就包括基因多态性与急性髓系白血病发病风险的研究。本年度我国血液学工作者对急性髓系白血病发病因素的研究中，重点关注了基因多态性与AML发病的关系，同时有学者研究环境因素与AML发病的关系。

Feng等通过将164例急性白血病患者和285例健康对照进行对比，发现*ABCB1 G2677T*和*C3435T*位点为TT基因型或T等位基因与野生型相比较，急性白血病患病风险增加，而*ABCB1 C1236T*多态性与白血病易感性无关。提示*ABCB1 G2677T*和*C3435T*多态性可能会影响急性白血病的易感性。Cao等通过对中国545例白血病患者和1034例无肿瘤人群进行病例对照研究，探讨了16个单核苷酸多态性和急性白血病发病之间的相关性，这16个单核苷酸多态性被GWASs研究证实为欧洲人群新的急性白血病易感位点。结果显示，GWAS报道的*rs2191566*，*rs9290663*，*rs11155133*，*rs2239633*，*rs10821936*，*rs2242041*的风险等位基因，也可增加中国人群罹患白血病的风险。与GWAS报道不同的是，*rs10873876*的T等位基因可减少中国人群罹患白血病的风险。Xu等报道了RUNX1 intron 5.2增强子上的*rs2249650*和*rs2268276*基因多态性与急性髓系白血病易感性相关，而许晶等研究则显示*WT1*基因*rs16754*多态性与急性髓系白血病发病风险无关。环境因素对急性髓系白血病发病影响主要集中在放射暴露和白血病发病关系的研究上。Wei等的研究指出，单独PTCA或PTCA联合冠状动脉造影会导致相关的白血病发病风险升高。而Su等的研究表明，父母职业性超低频电磁场暴露与儿童白血病发病之间显著相关。

（二）治疗选择

1. 初诊成年AML（非急性早幼粒细胞白血病）患者的治疗　蒽环类药物联合阿糖胞苷组成的“3+7方案”是成人急性髓系白血病标准诱导化疗方案，但遗憾的是其诱导缓解率只有60%左右。探讨如何提高成人急性髓系白血病患者的疗效是近年来研究的热点。在本年度，我国血液学工作者主要探讨了化疗强度对 AML 疗效的影响，从研究结果来看，按照国际上通行的诱导治疗方案进行化疗是可行的，也能取得更好的疗效。同时也研究了近年上市的新药如地西他滨和索拉菲尼在 AML 治疗中的应用。最后，结合我们的国情，还积极探索性研究了中药在 AML 治疗中的作用。

（1）提高化疗剂量：最新报道指出，提高化疗剂量不仅可以提高完全缓解率，还可能延长患者总体生存。中国学者在这方面也做了很多探索。Zhou 等比较了 12 mg/m^2 或 8 mg/m^{2}IDA 的诱导治疗方案对成人急性髓系白血病患者的疗效。结果发现高剂量 IDA 组和低剂量 IDA 组的完全缓解率分别为 80%和 75%，两组患者在输注红细胞数量、粒细胞缺少时间或感染率方面没有统计学差异。平均随访 13 个月后，高剂量 IDA 组患者具有更长的 OS（54.0 个月 *vs*. 26.7 个月，$P=$0.021）和 DFS（54.0 个月 *vs*. 18.3 个月，$P=0.031$），且这种改善在细胞遗传中等风险患者中更为显著（OS 54.0 个月 *vs*. 29.5 个月，$P=0.009$，DFS 54.0 个月 *vs*. 15.3 个月，$P=0.014$）。曹欣欣等也对 60 mg/m^2 柔红霉素联合标准剂量阿糖胞苷方案的疗效和安全性进行了探讨。结果显示 116 例患者中，DA 方案诱导治疗 1 个疗程后 CR 78 例（67.2%），≤2 个疗程 CR 共 94 例（81.0%）。第 1 个疗程诱导治疗中仅 3 例（2.6%）发生早期死亡。在中位随访 24（1～46）个月后，中位 DFS 时间为 25 个月，中位 OS 时间未到达。Cox 多因素分析显示，遗传学危险分层及是否接受大于 1 个疗程大剂量阿糖胞苷巩固治疗是影响 OS 的独立预后因素，提示高剂量 IDA 和 DA 方案是成人初治急性髓系白血病患者诱导治疗安全有效的治疗方案。巩固治疗中，Gong 等也发现接受大剂量 Ara-c 组成人 t（8；21）急性髓系白血病患者（≥2 g/m^2）的 5 年 OS 优于其他剂量阿糖胞苷组。

（2）联合用药：早期，中国医学科学院血液病医院的学者曾就 DA/IA 联合 HHT 方案用于治疗急性髓系白血病进行了大量探索，肯定了 HHT 与 DA/IA 联合用药方案的有效性和安全性。2016 年，秦铁军等也报道了 HAD/HAI 诱导方案用于初治急性髓系白血病患者的治疗效果。发现 143 例患者中 112 例 1 个疗程达到 CR。仅 1 例患者在诱导化疗期早期死亡。中位随访 24 个月，中位生存时间为 30 个月，所有患者的 5 年 OS 率为 40.0%，5 年 RFS 率为 37.0%。HAD/HAI 方案诱导化疗对初治急性髓系白血病患者可望获得满意的长期生存率。Tu 等比较了 CKI（复方 Kushen 注射液联合 DA 或 hyper-CVAD）和标准诱导化疗（DA 或 hyper-CVAD 方案）治疗成人急性白血病的临床有效性和安全性。167 例急性白血病患者随机分配至试验组（接受 CKI 和 DA 或 hyper-CVAD 方案）或对照组（接受 DA 或 hyper-CVAD 方案）治疗。结果显示，治疗组完全缓解、整体反应、生活质量较对照组提高，差异有统计学意义（$P<0.05$）。对照组有更多的Ⅲ/Ⅳ级血液学及非血液学毒性（$P<0.05$）。联合 CKI 可能通过增加免疫功能提高标准诱导化疗的疗效和安全性。

（3）去甲基化药物：甲基化是急性髓系白血病常见的表观遗传学调控方式，针对甲基化过程的靶向药物为急性髓系白血病患者提供新的治疗选择。有研究指出，7q-常伴有 FZD9 甲基化，可以从去甲基化药物治疗中获益。但也有研究指出，地西他滨治疗并不能改善急性髓系白血病患者总生存。因此，国内学者就去甲基化药物在急性髓系白血病中的应用进行了探讨。Ye等分析了DAC联合低剂量的IA在高风险的髓系肿瘤中的疗效。研究共纳入30例高危MDS、由MDS或演变而来的急性髓系白血病及复发/难治性急性髓系白血病患者。具体方案为DAC 20 mg/（m^2·d），连续3天，最后一组DAC输毕24小时后给予IA方案化疗。结果表明，DAC联合低剂量的IA方案总体缓解率为66.67%，具有明显的抗肿瘤效果。Wu等通过体外实验证实了地西他滨联合ATRA有较好的抗肿瘤效应。因此他们给予31例无法接受强化疗的髓系肿瘤患者使用低剂量地西他滨联合ATRA方案治疗［地西他滨15mg/（m^2·d），连续5天；ATRA 20mg/m^2，连续28天，除了第1周期从第4～28天；地西他滨共使用6个周期］，发现总体缓解率为58.1%，1年OS率为41.9%，2年OS率为26.6%。主要不良反应是可耐受的血液毒性。因此研究者认为，联合去甲基化药物的方案可能成为髓系肿瘤患者很有前途的治疗方法。

（4）靶向药物：靶向酪氨酸激酶的抑制药索拉非尼参与竞争ATP位点而抑制FLT3激酶活性，从而被逐渐广泛应用于FLT3-ITD阳性的初诊或难治复发成人急性髓系白血病。贾晋松等对索拉非尼单药治疗14例FLT3-ITD突变阳性急性髓系白血病患者的疗效及安全性进行了分析，其中78.6%（11/14）的患者治疗前存在严重合并症。结果显示治疗总反应率为57.1%（8/14），10例难治复发患者中3例达到CR，2例达到PR，5例NR。显示索拉非尼单药治疗方案可作为老年或伴有严重合并症、暂时不适宜行强化疗和难治复发FLT3-ITD突变阳性急性髓系白血病患者的一个治疗选择。张钰等发现索拉非尼作为难治复发性FLT3突变阳性急性髓系白血病挽救性治疗策略，移植前后应用均能降低移植后患者的复发率，提高生存率。艾昊等发现索拉非尼联合CHAG是FLT3-ITD突变阳性急性髓系白血病患者有效的诱导治疗方案。顾斌等也总结了索拉非尼治疗伴FLT3-ITD突变急性髓系白血病患者的疗效，发现索拉非尼联合allo-HSCT治疗能获得更好的长期生存。

2. 初诊老年AML（非急性早幼粒细胞白血病）患者的治疗　老年急性髓系白血病患者多同时存在预后不良的相关因素和化疗耐受性差的临床特点，对这些患者选用强化疗还是减低强度化疗方案仍有争议。在本年度，我国血液学工作者主要是研究了不同强度化疗对老年AML疗效的影响。总体上我们可以看出，在患者可以耐受的情况下，强烈化疗的疗效优于低强度的化疗，而低强度的化疗优于支持治疗。当然，新药地西他滨在老年AML治疗中的地位值得探讨。

近年来，国际上就老年人给予强化疗方案的可行性进行了研究，有报道指出，90mg/m^2DNR联合阿糖胞苷的方案能使体能状态较好的老年患者获益。但由于国人体质的差异，中国老年患者能否耐受强化剂量甚至是标准剂量化疗还有待进一步研究。Chen等回顾性分析了接受标准剂量或低强度诱导方案的ECOG PS≤2分老年急性髓系白血病患者的治疗效果。248例中144例老年急性髓系白血病患者接受了标准剂量IA方案，42例接受DA方案，62例接受CAG方案治疗。结果显示IA组患者的CR率明显高于DA组或CAG组（49.3%，35.7%，32.3%，$P=0.046$），且长期存活率优于DA组或CAG组。早期诱导死亡率和2年复发率在3组中没有差异。提示与标准剂量DA或低强度CAG方案相比，标准剂量IA方案可以改善体能状态较好急性髓系白血病老年患者的预后。对于不能接受强烈化疗的急性髓系白血病老年患者，也有学者探讨了减低剂量化疗的疗效及可行性。郭振兴等分析预激方案对70岁以上老年急性髓系白血病患者的疗效，结果显示，19例患者中位年龄75（70～84）岁，诱导化疗2个疗程后完全缓解率为（7/15）46.6%，总有效率（11/15）73%。预激方案组和最佳支持治疗组的中位生存时间分别为11个月和2个月，差异有统计学意义，提示预激方案适合70岁以上老年急性髓系白血病患者。近年来，去甲基化药物的使用也为老年急性髓系白血病患者提供了新的选择。秦铁军等发现地西他滨10天方案治疗初治老年急性髓系白血病的疗效确切，耐受性良好，是高龄或伴有合并症不适合传统诱导治疗急性髓系白血病患者的治疗选项。Jing等更是率先探讨了地西他滨（DAC）（20mg/m^2×5 d）联合单倍体淋巴细胞输注在急性髓系白血病老年患者的诱导治疗中的作用。共入组了29名急性髓系白血病老年患者（中位数年龄：64岁，范围57～77岁），总CR率为72.4%，2年生存率和无病生存分别为59.6%和36.9%，且有良好的耐受性。这些结果表明，地西他滨的化疗联合单倍体淋巴细胞输注方案安全有效，可能成为急性髓系白血病老年患者的一线诱导治疗方案。

3. 难治复发AML（非急性早幼粒细胞白血病）患者的治疗　难治复发急性髓系白血病患者再次完全缓解率一般不超过30%，1年的总生存率低于20%，预后极差。选择合适的再诱导化疗方案是血液科医师面临的棘手问题，国内学者就此方面进行了大量的探索。在本年度，我国学者结合我国的国情，探讨了多种化疗方案治疗复发难治AML的疗效。但到目前为止，包括国际上的研究也没有找到一个更为安全有效的可用于复发难治AML的治疗方案。我国学者本年度的工作主要包括预激方案及包含HHT方案在难治复发急性髓系白血病患者中应用。

（1）预激方案：1995年日本学者Yamada等首先应用CAG预激治疗方案，通过G-CSF促使G_0期白血病细胞进入S期，以加强化疗药物细胞毒作用，在难治复发性急性髓系白血病治疗上取得的较好的疗效。但由于CAG方案缓解率相对较低，FLAG方案骨髓抑制重、费用较高等问题，临床上急需探索更加有效安全的预激方案。Ma等回顾性比较新的预激方案（CHAG、CHTG、CHMG或CTMG）和传统的CAG和CHG方案对难治性急性髓系白血病和中高危MDS的治疗疗效，试图寻找具有协同增效、剂量增强的新的预激疗法。结果显示，采用新方案治疗的AML和MDS患者完全和部分缓解率（RRs）显著高于常规治疗（68.2% *vs*. 13.6%，55.6% *vs*. 19.4%，$P<0.05$）。然而，但新方案并没有显著改善患者的3年OS，骨髓抑制更重。段明辉等研究发现CLAG方案对难治复发急性髓系白血病疗效肯定，33例患者1疗程CR率78.8%，难治组CR率低于复发组（64.7% *vs*. 93.8%，$P=0.041$）。中位随访142天，中位无事件生存期为230天，中位总生存期为419天。

（2）高三尖杉酯碱应用：范翠华等发现HAA方案作为复发难治性急性髓系白血病挽救方案具有较高的缓解率及长期生存率，64例患者总CR率为70.1%，中位随访61个月，3年OS和RFS分别为46.8%和42.8%。按染色体核型分组预后良好/中等组和预后不良组患者的CR率分别为76.4%和33.3%，3年OS分别为53.7%和10.0%，尤其适合染色体核型分组低中危患者。

（3）其他治疗方案：Wei 等将较少用于髓系白血病治疗的烷化剂环磷酰胺与米托蒽醌和阿糖胞苷联合用于治疗初诊诱导失败或复发急性髓系白血病患者。结果发现，91 例患者，完全缓解率为 74.7%（68/91）。总体生存率和无病生存率分别为 72.1%和 59.7%，5 年总体生存率和无病生存率分别为 36.7 和 43.0%。只有 1 例患者在接受诱导治疗期间死亡。研究指出，在初诊诱导失败或复发的患者中，MAC 是一种非常有效且耐受性良好的治疗方案。

4. 急性早幼粒细胞白血病的治疗　我国学者在急性早幼粒细胞白血病（acute promyelocytic leukemia，APL）治疗中曾经做出了卓越的贡献。本年度，我国学者的研究主要还是坚持研究具有中国特色的两个药物，即砷剂和高三尖杉酯碱。

APL 治疗近年的进展主要集中在砷剂的应用。砷剂对急性早幼粒细胞白血病的治疗效果已获得广泛的认可，但因为其具有潜在的毒性和致癌性，其长期安全问题亟待研究。Zhu 等报道了 265 例接受砷剂和维 A 酸治疗的初诊急性早幼粒细胞白血病患者的长期预后和毒副作用。研究发现，中位随访时间 83 个月，患者预估的 12 年 EFS、OS 和 DFS 分别为 80.9%、87.4%和 89.1%。停止输注砷剂 6 个月内患者血浆、尿液中 TA 含量降至正常水平，而头发、指甲中的 TA 含量在 6 个月后降至正常。患者发生轻度肝功能不全和脂肪肝的比例较年龄性别配对的健康对照组增高（15.2% *vs.* 1.8%，42.9% *vs.* 17.9%，$P<0.001$）。有 1 例患者发生了乳腺癌，但认为和砷剂的应用可能无关。暂未发现如心血管事件、慢性肾功能不全、肝硬化、糖尿病、长 Q-T 间期、神经功能障碍等慢性砷剂毒性反应发生率升高。因此，研究者认为急性早幼粒细胞白血病接受 ATO 治疗是安全有效的。Zhu 等也对入组 APL07 临床试验的初诊急性早幼粒细胞白血病患者的长期随访结果进行了报道。231 例患者中 114 例接受口服三氧化二砷治疗，117 例接受砷剂静脉输注。结果显示，中位随访 61 个月，9 例患者复发，14 例患者死亡，2 例患者在病情完全缓解后发生第二肿瘤，分别为急性髓系白血病 M2 和 M4。口服三氧化二砷治疗和砷剂输注组患者预估的 7 年 CIRs、EFS 和 OS 分别为（4.69% *vs.* 5.25%，$P=0.98$；93.70% *vs.* 89.37%，$P=0.37$；95.37% *vs.* 90.92%，$P=0.31$），结果无明显差异。高危组和非高危组患者预估的 7 年 CIRs、EFS 和 OS 也无明显差异（2.44% *vs.* 5.04%，$P=0.55$；91.20% *vs.* 91.49%，$P=0.74$；93.48% *vs.* 92.96%，$P=0.82$）。因此，研究者认为口服和静脉注射砷剂具有类似的长期功效。Ge 等报道了砷剂对 17 例急性早幼粒细胞白血病合并银屑病的患者治疗效果，结果显示，83%和 85.7%的患者分别在诱导治疗和缓解后治疗中银屑病的症状得到改善。同时，高三尖杉酯碱治疗急性早幼粒细胞白血病也得到一定的关注。王迎等通过前瞻性随机对照实验探讨了高三尖杉酯碱在初诊中低危急性早幼粒细胞白血病患者中治疗价值。此研究将 96 例初诊中低危急性早幼粒细胞白血病患者随机接受 HHT 组（HHT 联合 ATRA）、DNR 组（DNR 联合 ATRA）和 HHT＋DNR 组（DNR、HHT 联合 ATRA）方案治疗。结果显示三组患者的 3 年 OS 分别为 95.0%、100.0%、91.0%，3 年 EFS 分别为 93.0%、90.0%、85.0%，差异均无统计学意义，三组患者不良事件发生率的差异也无统计学意义。提示 HHT 联合 ATRA 为基础的治疗方案疗效和耐受性与以蒽环类药物为基础方案类似，可以作为急性早幼粒细胞白血病的治疗选择之一。

（三）预后因素

急性髓系白血病是一种高度异质性的疾病，对患者进行预后因素分析对指导分层和个体化治疗起着至关重要的作用。影响急性髓系白血病预后的因素很多，除了传统的细胞遗传学改变，近年来国内学者发现了许多新的重要预后因素，主要包括以下几个方面。

1. 急性髓系白血病相关基因突变情况 Cheng 等的研究提示，低解旋酶样转录因子表达与 M4/M5 亚型（$P<0.0001$）和复杂的细胞遗传学异常（≥3 染色体异常 $P=0.02$；≥5 染色体异常 $P=0.004$）正相关，但与 *CEBPA* 双突变（$P=0.012$）负相关。此外，细胞遗传学分组等风险组急性髓系白血病患者中，低解旋酶样转录因子低表达与较差的 OS（$P=0.005$）和 EFS（$P=0.006$）有关。提示解旋酶样转录因子下调与患者的复杂核型发生和预后不良有关。Sun 等通过分析 81 例*DNMT3A* 突变阳性的细胞遗传正常的急性髓系白血病患者的生存情况探讨了*DNMT3A* 突变持续阳性对预后的影响，结果发现，59.3%（48/81）的患者在达到完全缓解后*DNMT3A* 突变仍阳性。在随访最后阶段，仍有 40 例患者保持 CR，其中 8 例（8/81，9.9%）*DNMT3A* 突变持续阳性。对*NPM1*、*FLT3-ITD* 及*DNMT3A* 突变顺序的分析显示，*DNMT3A* 可能是白血病细胞最早发生的突变。81 例*DNMT3A* 突变的 CN-AML 患者 2 年 OS 为 39.0%。初次 CR 后*DNMT3A* 突变转阴（$n=33$）和持续阳性的患者（$n=48$）的 2 年 OS（38.2% *vs*. 41.6%）和 2 年无病生存（28.5% *vs*. 34.3%），无明显差异。研究提示，*DNMT3A* 突变是白血病发生的早期事件，*DNMT3A* 突变在 CN-AML 缓解患者中可以长期存在，暂未发现其持续阳性与预后相关。Zhou、Shi、Fu、Fu、Qian 和何雪峰等分别研究发现 *DLX4 transcript variant 1*（*BP1*）、*ATP1B1*、*RUNX1*、*MAP7*、*TIGAR* 和*EVI1* 等基因高表达的初诊急性髓系白血病（非 APL）患者有明显的较短的生存时间，是初诊急性髓系白血病患者预后的独立危险因素。而 Zhou 等发现*BMI1P1* 低表达的急性髓系白血病患者（非 APL）的无白血病生存期、总生存率明显低于高表达患者。Gao 等报道*HOXA9* 基因高表达与 MLL-PTD 和 EZH2 突变密切相关，预示着急性髓系白血病不良预后。Zhu 等发现高 EZH2（zeste homolog 2）表达可促进急性髓系白血病髓外浸润。

2. 基因多态性 Zhang 等研究显示*DNMT3A* 多态性可能是急性髓系白血病患者预后的潜在预测标记，可以改善急性髓系白血病的预后分层，其中*rs11695471*（OS 较差），*rs2289195*（有利于 OS 和 DFS），*rs2276598*（有利于 DFS）与疾病预后显著相关（$P<0.05$）。他的团队还发现 *DCK rs4643786* CT 基因型完全缓解率、整体生存率、无复发生存率显著高于野生型 TT 纯合子，也作为急性髓系白血病预后的独立预测指标。许晶等研究也发现*WT1 rs16754* 多态性与急性髓系白血病预后有关，A 等位基因是急性髓系白血病患者的独立预后因素，GA/AA 型患者的死亡风险高于 GG 型患者。

3. miRNA miRNA 被报道在肿瘤发生中起重要作用。Si 和 Wang 等研究指出高 miRNA-99a 和低 miRNA-215 水平的急性髓系白血病患者总体生存时间明显缩短，是急性髓系白血病患者预后独立的危险因素。

4. 甲基化水平　Li 和 Gao 等分别发现 CTNNA1、CHFR 高甲基化水平是急性髓系白血病患者预后独立的危险因素。

5. 免疫生物标志物　Jin 等通过 RT-PCR and GeneScan 的方法对 30 例初诊急性髓系白血病和 12 例正常人的 γδ T cells 进行了分析，发现在急性髓系白血病患者 γδ T cells 的 TRDV 亚科成员分布和克隆性较正常人有显著的改变。复发患者 TRDV5 和 TRDV6 的寡克隆扩增频率明显高于非复发病例。而 TRDV4 和 TRDV8 的寡克隆是完全缓解的独立保护因素。提示 TRDV γδT 细胞克隆改变可能是急性髓系白血病预后的潜在的免疫生物标志物。

6. 其他指标　Cao 等发现在小儿急性髓系白血病中，ENST00000435695 是最受上调的 lncRNA，而 ENST00000415964 是最受下调的 lncRNA。但需要进一步研究来确定这些长非编码 RNA 表达是否可以作为儿童急性髓系白血病诊断生物标志物。Feng 和 Geng 等研究发现初诊时的高 absolute monocyte count 和 D-dimer≥1μg/ml 是急性髓系白血病患者预后独立的危险因素。对于急性早幼粒细胞白血病，Zeng 等研究指出外周血 $CD34^+$（≤10 × 10^6/L）比例较高的患者拥有更多的不良预后因素，如更高的白细胞数、PML/RARa 复杂易位、化疗相关性急性早幼粒细胞白血病、复杂核型、CD56/CD34 抗原阳性、FLT3-ITD 突变阳性、骨髓纤维化和骨髓坏死。$CD34^+$ 数目＞10 × 10^6/L 是预后不良的独立预后因素。

二、基础研究

（一）发病机制

急性髓系白血病的发生主要与两类基因功能障碍有关，导致细胞增殖信号的失控和凋亡途径的抑制，以及促进细胞分化的基因功能缺失。2016 年关于基因功能与急性髓系白血病发病机制的进展主要有以下几个方面。

p53 抑癌基因缺失在急性髓系白血病发病中的作用如下。

p53 是人体内非常关键的抑癌基因。研究证实 Tp53 的错义突变会促进肿瘤发生和进展，但目前仍不清楚其相关的抑癌基因缺失是否同样会促进肿瘤发生与进展。Liu 等揭示了一种 p53 缺失促肿瘤发展的新机制，他的团队发现在小鼠模型中杂合缺失染色体 11B3（对应人染色体 17p13.1）也可以促进肿瘤，包括血液系统恶性肿瘤的发生。

（1）1B3 这段区域缺失可以造成包括 Eif5a 和 Alox15b（也称为 Alox8）等一些基因的联合缺失，与 Tp53 缺失产生协同作用，增强 Tp53 促进肿瘤的生成。Yang 等发现 *DNMT3A* 的缺失可与 FIT3 内部串联复制产生协同作用，以一种剂量依赖的方式促进血液系统恶性肿瘤的发生，并导致小鼠和人体造血组织增强子 DNA 甲基化减少。Zheng 等研究指出 *DNMT3B* 的缺失会增加细胞的干性、上调促癌基因表达同时下调促进细胞分化基因的表达，加速 MLL-AF9 白血病的进展，为 *DNMT3B* 在白血病发展中的作用提供了新的见解。

（2）*PBX3* 在急性髓系白血病发病中的作用：Li 等通过研究造血细胞的基因表达谱显示是 *PBX3/MEIS1* 过度表达，而不是 *HOXA9/MEIS1*、*HOXA9/PBX3* 或 *HOXA9* 过表达，重现了 MLL 重排介导的核心转录组，尤其是内源性 *HOX* 基因的上调。干扰 MEIS1 与 PBX3 的结合可抑制 PBX3/MEIS1 介导的细胞转化和 *HOX* 基因的上调。提示 PBX3/MEIS1 相互作用可成为细胞转化和白血病起源的驱动因素，显示 PBX3/MEIS1 轴可能在 MLL 重排和 HOX 过表达急性髓系白血病激活的核心转录程序的调控中起关键作用。因此，靶向 MEIS1/PBX3 交互作用可能是治疗这些急性髓系白血病亚型的一种有希望的治疗策略。Pan 等研究发现人 NUP98-IQCG 融合蛋白能够通过调节 HOX/PBX3 通路，诱导小鼠急性粒细胞性白血病的发生。

（3）其他：Chen 等报道指出 Rac1 的激活可以通过增强白血病细胞的归巢，促进白血病的发展。Li 等研究发现 DDX41 胚系突变可能与家族遗传骨髓增生异常/急性髓系白血病发生有关。

（二）耐药机制

急性髓系白血病耐药是多基因、多途径共同作用的结果，也是影响白血病患者预后和长期生存的重要因素。逆转急性髓系白血病耐药是提高和改善患者预后和长期生存的重要途径之一。国内学者对急性髓系白血病耐药机制进行了深入研究，主要包括以下方面。

1. 凋亡耐受　BET（bromodomain and extraterminal domain），如 BRD4，是治疗血液系统恶性肿瘤非常重要的靶点。Xu 等研究发现 BET-bromodomain 抑制药通过可以促进 BAX/bak 依赖性线粒体细胞凋亡途径的激活发挥肿瘤杀伤作用。而抑制细胞凋亡的突变（例如，BCL2 过表达及 BIM 失活）可能会降低 BET 抑制药的活性，并诱发耐药性发生。ABT-199 单药靶向急性髓系白血病的治疗在前期临床实验中均取得令人鼓舞的疗效。但是，部分患者疗效并不持久，早期发生耐药。Zhao 等对 ABT-199 耐药机制进行了探讨，结果发现，Mcl-1 与 ABT-199 耐药有关，而 CHK1 inhibitor，LY2603618 可通过下调 Mcl-1 表达，促进细胞凋亡，提高 ABT-199 疗效。

2. DNA 修复增强　Wang 等发现，INPP4B 可通过增强 ATM 依赖的 DNA 修复途径介导急性髓系白血病患者化疗耐药，化疗联合抑制 INPP4B 或 DNA 修复途径的治疗方案是 INPP4B 高表达急性髓系白血病患者的一个有希望的策略。

3. 肿瘤代谢改变　Huang 等对 sorafenib 耐药的 FIT3/ITD 突变细胞的代谢特征进行了研究，发现小鼠和人类 sorafenib 抵抗 FIT3/ITD 突变细胞系均出现线粒体呼吸链活性明显下降和糖酵解增强。这些耐药细胞出现已糖激酶 2 等糖酵解酶的高表达。sorafenib 抵抗 FIT3/ITD 突变细胞对糖酵解抑制药（包括 2-脱氧葡萄糖和 3-溴化丙酯）敏感，并提示糖酵解抑制可以克服 sorafenib 耐药性。Song 等也发现糖酵解的增加和氧化磷酸化效率减低是导致急性髓系白血病化疗耐药的重要机制。因此，靶向糖酵解可能成为逆转急性髓系白血病化疗耐药的可行策略。

4. 细胞表面转运蛋白　转运蛋白介导的多药耐药可使细胞药物摄取减少外排增多。Gao 等发现 lncRNA Nuclear paraspeckle assembly transcript 1（NEAT1）高表达可以通过抑制 ABCG2（转运蛋白）介导急性髓系白血病的多药耐药。

5. 砷剂耐药　砷剂耐药也是治疗急性早幼粒细胞白血病亟待解决的问题。Liu 等通过对复发难治的急性早幼粒细胞白血病患者 PML-RARA 基因突变进行分析，探讨亚砷酸耐药的机制和影响因素。他们在国际上首次发现 5 个新的 PML 突变位点：A216V、S214L、A216T、L217F、S220G，并提出砷剂耐药时 PML 突变存在一个“突变热点区”（S214-S220）。此研究完善了对急性早幼粒细胞白血病患者砷剂耐药机制的认识，也为下一步克服耐药的研究提供靶点。Chen 等发现耐化疗药物的白血病细胞是否对三氧化二砷也交叉耐药由 MRP1、MRP2 和 ASNA1 共同决定，且 MRP1、MRP2 和 ASNA1 的表达水平与细胞对三氧化二砷的敏感性呈负相关。

（三）免疫治疗

肿瘤免疫治疗由于其卓越的疗效和创新性，有望成为肿瘤治疗领域的一场革新。原癌基因信号传导及转录激活子 3（signal transducer and activator of transcription-3，STAT3）持续激活不仅在急性髓系白血病的发生、发展中发挥了重要作用，还在许多环节参与肿瘤免疫逃逸的调节。靶向抑制 STAT3 通路，逆转肿瘤免疫耐受，是肿瘤免疫治疗领域的重点。Zhang 等将 STAT3 转录活性具有竞争性抑制作用的 STAT3dODN 与免疫刺激分子 CpG 寡核苷酸联系在一起，形成 CpG-STAT3dODN。体内外实验证实 CpG-STAT3dODN 不仅可以准确地将 STAT3dODN 投递至髓系肿瘤细胞中，还可以阻断 STAT3 及下游通路，部分恢复免疫功能，逆转肿瘤免疫逃避，同时通过 CD8/CD4 T 细胞介导的免疫反应，消除白血病干细胞/祖细胞。这项研究显示了 CpG-STAT3dODN 的治疗潜力，也为急性髓系白血病的治疗提供了新的思路。Shen 等指出 VSV-murine IFNβ（mIFNβ）nis 对急性髓系白血病 C1498 肿瘤有治疗作用，并且呈剂量依赖的方式。VSV-mIFNβ-NIS 联合 anti-PD-L1 抗体（Ab）治疗在细胞和小鼠中的抗肿瘤活性均优于病毒或 anti-PD-L1 抗体单独治疗方案。总的来说，他们的研究表明，oncolytic 病毒疗法结合免疫检查点 blockade 治疗是一种很有前途的治疗方法。Kong 等通过将急性髓系白血病患者外周血 T 细胞 TIGIT 表达情况与急性髓系白血病患者临床结局进行相关性分析，并检测 siRNA 沉默 TIGIT 后细胞因子及凋亡等免疫反应的调节改变，探讨 TIGIT 对于急性髓系白血病患者的临床效果及 TIGIT 在白血病发展中的作用。结果发现 TIGIT 高表达与疾病原发耐药及异基因造血干细胞移植后复发相关。$TIGIT^{+}CD8^{+}$ T 细胞显现出衰竭表型，表现为细胞因子分泌不足，容易凋亡。重要的是，这些功能的缺陷可以在 TIGIT 敲减后恢复。他们的研究表明，阻断 TIGIT 恢复 T 细胞功能和抗肿瘤免疫，可能是一种新的、有效的白血病治疗方法。

（四）靶向治疗研究

过去 40 年，急性髓系白血病新药的研究进展缓慢，然而二代测序技术的发展为新药研究带来了新的机遇。国内学者也做了大量研究，寻找到了重要的急性髓系白血病潜在治疗靶点，为急性髓系白血病新药开发提供了理论依据。

Wu 等报道了一种高效的 FIT3 激酶抑制药。目前 FDA 新批准的或者正在进行临床研究的一些 FLT3 激酶的小分子抑制药，如 PKC412 和 AC220（quizartinib），具有明显的骨髓抑制作用。这种副作用被认为与其对 c-kit 激酶的抑制有关。Wu 等在前期研究发现 BTK 激酶抑制药 ibrutinib（pci-32765）可选择性抑制 FLT3 激酶，但是对 c-kit 激酶无抑制作用。因此他们对 ibrutinib 进行了改进，增强其对 FLT3 激酶的选择性抑制作用，进而发现了一种高效的、不良反应少的 FLT3 激酶抑制药 CHMFL-FLT3-165，为 FLT3-ITD 突变阳性的急性髓系白血病患者提供了潜在新型治疗药物。Zhao 等研究表明，TET2 的催化活性是抑制造血干细胞/祖细胞髓系恶性转化的重要组成部分。Tet2 haploinsufficiency（$Tet2^{+/-}$）就足以导致老鼠发生 CMML-like 骨髓恶性肿瘤。因此，在 HSC/HPCs 中增加剩余的 WT TET2 酶活性以克服 TET2 的不足，可以为杂合子的 TET2 突变提供一种有效的治疗策略。Zhang 等的研究结果提示，在白血病细胞系中 EZH2 可能通过 Wnt 信号通路抑制 ATO 诱导的细胞凋亡，可能是在接受 ATO 治疗的急性髓系白血病患者中潜在的治疗靶点。Man、Qin、Zou、Zhe、Fang 等分别发现 Id1、PDK1、NPM1-mA、HIF-1α、B7H1 等都可能成为急性髓系白血病的潜在治疗靶点。

1. 靶向代谢调节　肿瘤细胞的物质代谢过程与正常细胞有明显的差异，肿瘤细胞的代谢异常不仅是恶性肿瘤发生发展的重要机制，更是极具潜力的治疗靶点。Chen 等发现急性髓系白血病细胞可以上调果糖转运体谷氨酸，加强果糖代谢，从而代偿葡萄糖缺乏。值得注意的是，上调谷氨酸编码基因*SLC2A5* 或果糖代谢的急性髓系白血病患者预后较差，而下调果糖摄取可增强抗肿瘤药物如阿糖胞苷的治疗效果。除了增加果糖利用率，肿瘤细胞可通过增加的糖酵解作用产生 ATP。Tp53-induced glycolysis and apoptosis regulator（TIGAR）可抑制有氧糖酵解，保护肿瘤细胞免于 ROS 相关的细胞凋亡。Qian 等研究发现，下调 TIGAR 可以抑制人类白血病细胞的增殖，并增强其对 glycolysis inhibitor 的敏感性。联合使用 TIGAR 与糖酵解抑制药 2-dg 可促进白血病细胞凋亡。Zhang 等通过代谢组学研究发现尿苷缺乏对雷公藤红素诱导的急性早幼粒细胞白血病细胞线粒体相关凋亡有重要作用力。因此，靶向肿瘤代谢的治疗可能是急性髓系白血病患者未来临床应用的新疗法。

2. 靶向转录后调节　Su 等发现 miRNA-23a、miRNA-27a 和 miRNA-24 协同调节 JAK1/Stat3 级联反应，可能成为人类急性红细胞白血病的新型治疗靶点。Sun 等 miRNA-424&27a 的过度表达，增强了急性髓系白血病细胞的 TRAIL 敏感性。Xiao 等发现 miRNA-223 通过靶向 FBXW7 抑制急性髓系白血病细胞增殖和促进细胞凋亡。Liu 等发现 miRNA-181a 通过 ATM 途径促进儿童急性髓系白血病细胞增殖。Chen 等长非编码 RNA Colon cancer-associated transcript-1（CCAT1）作为一种竞争性内源性 RNA 可以调节急性髓系白血病细胞生长和分化，对 CCAT1 表达的处理可以作为急性髓系白血病治疗的潜在策略。Wang 等筛选了具有结构多样性的新型化学化合物库，并发现了一种新的合成小化合物 LG-362B，不仅可以改善急性早幼粒细胞白血病细胞和急性早幼粒细胞白血病小鼠的分化停滞，体内外实验证实其还可以克服 ATRA 耐药。LG-362B 可能成为 ATRA 耐药的复发性急性早幼粒细胞白血病潜在的治疗选择。Wang 等发现 Oxalicumone A——一种天然的抗癌类黄酮类化合物，可以通过内质网应激途径诱导白血病细胞凋亡，进而诱导 t（8；21）

异位的 kasumil 细胞系和原发性急性髓系白血病细胞的分化，延长急性髓系白血病患病 NOD/SCID 小鼠的生存时间。Liu 等发现丙戊酸可以通过介导细胞凋亡来提高阿糖胞苷的抗白血病作用。Li、Fu 和 Gao 等发现 EM23、Alisertib、Hispidulin 可诱导人类髓系白血病细胞凋亡。Lou、Wang、Yu 发现 retinoic acid-induced gene G、白头翁皂素 A、Vibsanin 可抑制了急性髓系白血病组胞增殖。同时 Ji、Xu 和 Cheng 等发现 Micheliolide、Akt kinase inhibitor a-674563、wye-687 均具有抗白血病活性，以上药物均可能成为治疗急性髓系白血病潜在的有效治疗药物。

（魏　辉　王建祥）

参考文献

[1] Feng R, Zhang HX, Zhang HG, et al. Role of ABCB1 C1236T, G2677T, and C3435T genetic polymorphisms in the development of acute leukemia in a Chinese population. Genet Mol Res, 2016, 15 (3). doi: 10. 4238/gmr. 15038546.

[2] Cao S, Yang G, Zhang J, et al. Replication analysis confirms the association of several variants with acute myeloid leukemia in Chinese population. J Cancer Res Clin Oncol, 2016, 142 (1): 149-155.

[3] Xu X, Ren X, Wang H, et al. Identification and functional analysis of acute myeloid leukemia susceptibility associated single nucleotide polymorphisms at non-protein coding regions of RUNX1. Leuk Lymphoma, 2016, 57 (6): 1442-1449.

[4] 许晶，李莉，李娟，等. *WT1* 基因 rs16754 多态性与急性髓系白血病患者临床特征及预后关系的研究. 中华血液学杂志，2016，37 (10)：898-902.

[5] Wei KC, Lin HY, Hung SK, et al. Leukemia Risk After Cardiac Fluoroscopic Interventions Stratified by Procedure Number, Exposure Latent Time, andSex: A Nationwide Population-Based Case-Control Study. Medicine (Baltimore), 2016, 95 (10): e2953.

[6] Su L, Fei Y, Wei X, et al. Associations of parental occupational exposure to extremely low-frequency magnetic fields with childhood leukemia risk. Leuk Lymphoma, 2016, 57 (12): 2855-2862.

[7] Zhou L, Liu X, Liu H, et al. A comparative study of idarubicin 12 mg/m^2 and 8 mg/m^2 combined with cytarabine as the first induction regimen for adult acute myeloid leukemia patients. Onco Targets Ther, 2016, 29 (9): 985-991.

[8] 曹欣欣，王书杰，段明辉，等. 60 mg/ (m^2 · d) 柔红霉素联合标准剂量阿糖胞苷诱导治疗≤65 岁初治急性髓系白血病患者的疗效和安全性分析. 中华血液学杂志，2016，37 (10)：892-897.

[9] Gong D, Li W, Hu LD, et al. Comparison of Clinical Efficacy of Cytarabine with Different Regimens in Postremission Consolidation Therapy for Adult t (8; 21) AML Patients: A Multicenter Retrospective Study in China. Acta Haematol, 2016, 136 (4): 201-209.

[10] 秦铁军，徐泽锋，张悦，等. 高三尖杉酯碱、阿糖胞苷、柔红霉素或去甲氧柔红霉素 (HAD/HAI) 诱导治疗初治急性髓系白血病的长期疗效分析. 中华血液学杂志，2016，37 (2)：94-99.

[11] Tu H，Lei B，Meng S，et al. Efficacy of Compound Kushen Injection in Combination with Induction Chemotherapy for Treating Adult Patients Newly Diagnosed with Acute Leukemia. Evid Based Complement Alternat Med，2016：3121402.

[12] Ye XN，Zhou XP，Wei JY，et al. pigenetic priming with decitabine followed by low-dose idarubicin/cytarabine has an increased anti-leukemic effect compared to traditional chemotherapy in high-risk myeloid neoplasms. Leuk Lymphoma，2016，57（6）：1311-1318.

[13] Wu W，Lin Y，Xiang L，et al. Low-dose decitabine plus all-trans retinoic acid in patients with myeloid neoplasms ineligible for intensive chemotherapy. Ann Hematol，2016，95（7）：1051-1057.

[14] 贾晋松，主鸿鹄，付海霞，等. 索拉非尼单药治疗 FLT3-ITD 突变阳性急性髓系白血病 14 例疗效及安全性分析. 中华血液学杂志，2016，7（12）：1022-1026.

[15] 张钰，宣丽，范志平，等. 索拉非尼作为挽救性治疗在难治复发性 FLT3 突变阳性急性髓系白血病中的临床应用研究. 中华血液学杂志，2016，37（4）：292-296.

[16] 艾昊，魏旭东，张龚莉，等. 索拉非尼联合 CHAG 方案诱导治疗 10 例 FLT3-ITD 突变阳性急性髓系白血病患者疗效观察. 中华血液学杂志，2016，37（5）：419-421.

[17] 顾斌，陈广华，沈宏杰，等. 索拉非尼治疗伴 FLT3-ITD 突变急性髓系白血病 42 例临床分析. 中华内科杂志，2016，55（04）：293-297.

[18] Chen Y，Yang T，Zheng X，et al. The outcome and prognostic factors of 248 elderly patients with acute myeloid leukemia treated with standard-dose or low-intensity induction therapy. Medicine（Baltimore），2016，95（30）：e4182.

[19] 郭振兴，刘莉，任秀红，等. 预激方案治疗 70 岁以上老年急性髓系白血病（非 APL）患者的临床分析. 中国实验血液学杂志，2016，24（6）：1705-1709.

[20] 秦铁军，徐泽锋，张悦，等. 地西他滨 10 天方案治疗初治老年急性髓系白血病的疗效及安全性初步探讨. 中华血液学杂志，2016，37（11）：993-995.

[21] Jing Y，Jin X，WangL，et al. Decitabine-based chemotherapy followed by haploidentical lymphocyte infusion improves the effectiveness in elderly patients with acute myeloid leukemia. Oncotarget，2017，8（32）：53654-53663.

[22] Ma X，Wang J，Xu Y，et al. Dose-enhanced combinedpriming regimens for refractory acute myeloid leukemia and middle-and-high-risk myelodysplastic syndrome：a single-center，retrospective cohort study. Onco Targets Ther，2016，20（9）：3661-3669.

[23] 段明辉，张岩，张梅，等. CLAG 方案治疗 33 例难治复发急性髓系白血病的疗效及安全性. 中华血液学杂志，2016，37（7）：571-575.

[24] 范翠华，俞文娟，麦文渊，等. HAA 方案治疗复发难治性急性髓系白血病 64 例疗效观察. 中华血液学杂志，2016，37（2）：100-104.

[25] Wei S，Mi Y，Wei H，et al. Cyclophosphamide combined with mitoxantrone and cytarabineis an effective salvage regimen for patients with acute myeloid leukemia who experienced primary induction failure or relapse. Mol Clin Oncol，2016，4（2）：285-289.

[26] Zhu H，Hu J，Chen L，et al. The 12-year follow-up of survival，chronic adverse effects，and retention of arsenic

in patients with acute promyelocytic leukemia. Blood，2016，128（11）：1525-1528.

[27] Zhu HH，Wu DP，Jin J，et al. Long-term survival of acute promyelocytic leukaemia patients treated with arsenic and retinoic acid. Br JHaematol，2016，174（5）：820-822.

[28] Ge F，Zhang Y，Cao F，et al. Arsenic trioxide-based therapy is suitable for patients with psoriasis-associated acute promyelocytic leukemia-A retrospective clinical study. Hematology，2016，21（5）：287-294.

[29] 王迎，刘兵城，魏辉，等. 高三尖杉酯碱在初诊中低危急性早幼粒细胞白血病中应用的前瞻性随机对照研究. 中华血液学杂志，2016，37（3）：183-188.

[30] Cheng CK，Chan NP，Wan TS，et al. Helicase-like transcription factor is a RUNX1 target whose downregulation promotes genomic instability and correlates with complex cytogenetic features in acute myeloid leukemia. Haematologica，2016，101（4）：448-457.

[31] Sun Y，Shen H，Xu T，et al. Persistent DNMT3A mutation burden in DNMT3A mutated adult cytogenetically normal acute myeloid leukemia patients in long-term remission. Leuk Res，2016，49：102-107.

[32] Zhou JD，Yang J，Guo H，et al. BP1 overexpression is associated with adverse prognosis in de novo acute myeloid leukemia. Leuk Lymphoma，2016，57（4）：828-834.

[33] Shi JL，Fu L，Ang Q，et al. Overexpression of ATP1B1 predicts an adverse prognosis in cytogenetically normal acute myeloid leukemia. Oncotarget，2016，19；7（3）：2585-2595.

[34] Fu L，Fu H，Tian L，et al. High expression of RUNX1 is associated with poorer outcomes in cytogenetically normal acute myeloid leukemia. Oncotarget，2016，7（13）：15828-15839.

[35] Fu L，Fu H，Zhou L，et al. High expression of MAP7 predicts adverse prognosis in young patients with cytogenetically normal acute myeloid leukemia. Sci Rep，2016，6：34546.

[36] Qian S，Li J，Hong M，et al. TIGAR cooperated with glycolysis to inhibit the apoptosis of leukemia cells and associated with poor prognosis in patients with cytogenetically normal acute myeloid leukemia. J Hematol Oncol，2016，9（1）：128.

[37] 何雪峰，王琴荣，岑建农，等. 447 例急性髓系白血病患者 EVI1 基因表达、临床和细胞遗传学特征研究. 中华血液学杂志，2016，37（11）：936-941.

[38] Zhou LY，Zhai LL，Yin JY，et al. Pseudogene BMI1P1 expression as a novel predictor for acute myeloid leukemia development and prognosis. Oncotarget，2016，7（30）：47376-47386.

[39] Gao L，Sun J，Liu F，et al. Higher expression levels of the HOXA9 gene，closely associated with MLL-PTD and EZH2 mutations，predict inferior outcome in acute myeloid leukemia. Onco Targets Ther，2016，9：711-722.

[40] Zhu Q，Zhang L，Li X，et al. Higher EZH2 expression is associated with extramedullary infiltration in acute myeloid leukemia. Tumour Biol，2016，37（8）：11409-11420.

[41] Zhang DY，Yuan XQ，Yan H，et al. Association between DCK 35708 T>C variation and clinical outcomes of acute myeloid leukemia in South Chinese patients. Pharmacogenomics，2016，17（14）：1519-1531.

[42] 许晶，李莉，李娟，等. WT1 基因 rs16754 多态性与急性髓系白血病患者临床特征及预后关系的研究. 中华血液学杂志，2016，37（10）：898-902.

[43] Si X，Zhang X，Hao X，et al. Upregulation of miR-99a is associated with poor prognosis of acute myeloid leukemia and promotes myeloid leukemia cell expansion. Oncotarget，2016，7（47）：78095-78109.

[44] Wang YX, Zhang TJ, Yang DQ, et al. Reduced miR-215 expression predicts poor prognosis in patients with acute myeloid leukemia. Jpn J Clin Oncol, 2016, 46 (4): 350-356.

[45] Li M, Gao L, Li Z, et al. CTNNA1hypermethylation, a frequent event in acute myeloid leukemia, is independently associated with an adverse outcome. Oncotarget, 2016, 7 (21): 31454-31465.

[46] Gao L, Liu F, Zhang H, et al. CHFRhypermethylation, a frequent event in acute myeloid leukemia, is independently associated with an adverse outcome. Genes Chromosomes Cancer, 2016, 55 (2): 158-168.

[47] Jin Z, Luo Q, Lu S, et al. Oligoclonal expansion of TCR Vδ T cells may be a potentialimmune biomarker for clinical outcome of acute myeloid leukemia. J Hematol Oncol, 2016, 9 (1): 126.

[48] Cao L, Xiao PF, Tao YF, et al. Microarray profiling of bone marrow long non-coding RNA expression in Chinese pediatric acute myeloid leukemia patients. Oncol Rep, 2016, 35 (2): 757-770.

[49] Feng J, Zhang W, Wu J, et al. Effect of initial absolute monocyte count on survival outcome of patients with de novo non-M3 acute myeloid leukemia. Leuk Lymphoma, 2016, 57 (11): 2548-2554.

[50] Geng Y, Jian C, Yang S, et al. The Prognostic Value of D-Dimer in De Novo Acute Myeloid Leukemia. Am J Med Sci, 2016, 352 (2): 129-133.

[51] Zeng H, Yin LD, Li P, et al. The level of peripheral blood circulating $CD34^+$ cells is higher in acute promyelocytic leukemia patients with adverse prognostic factors. Hematology, 2016, 21 (9): 513-519.

[52] LiuY, Chen C, Xu Z, et al. Deletions linked to TP53 loss drive cancer through p53-independent mechanisms. Nature, 2016, 531 (7595): 471-475.

[53] Yang L, Rodriguez, Mayle A, et al. DNMT3A Loss Drives Enhancer Hypomethylation in FLT3-ITD-Associated Leukemias. Cancer Cell, 2016, 29 (6): 922-934.

[54] Zheng Y, Zhang H, Wang Y, et al. Loss ofDnmt3b accelerates MLL-AF9 leukemia progression. Leukemia, 2016, 30 (12): 2373-2384.

[55] Li Z, Chen P, Su R, et al. PBX3 and MEIS1 Cooperate in Hematopoietic Cells to Drive Acute Myeloid Leukemias Characterized by a Core Transcriptome of the MLL-Rearranged Disease. Cancer Res, 2016, 76 (3): 619-629.

[56] Pan MM, Zhang QY, Wang YY, et al. Human NUP98-IQCG fusion protein induces acute myelomonocytic leukemia in mice bydysregulating the Hox/Pbx3 pathway. Leukemia, 2016, 30 (7): 1590-1593.

[57] Chen S, Li H, Li S, et al. Rac1 GTPase Promotes Interaction of Hematopoietic Stem/Progenitor Cell with Niche and Participates in Leukemia Initiation and Maintenance in Mouse. Stem Cells, 2016, 34 (7): 1730-1741.

[58] Li R, Sobreira N, Witmer PD, et al. Two novel germline DDX41 mutations in a family with inherited myelodysplasia/acute myeloid leukemia. Haematologica, 2016, 101 (6): e228-231.

[59] Xu Z, Sharp PP, Yao Y, et al. BET inhibition represses miR17-92 to drive BIM-initiated apoptosis of normal and transformed hematopoietic cells. Leukemia, 2016, 30 (7): 1531-1541.

[60] Zhao J, Niu X, Li X, et al. Inhibition of CHK1 enhances cell death induced by theBcl-2-selective inhibitor ABT-199 in acute myeloid leukemia cells. Oncotarget, 2016, 7 (23): 34785-34799.

[61] Wang P, Ma D, Wang J, et al. INPP4B-mediated DNA repair pathway confers resistance to chemotherapy in acute myeloid leukemia. Tumour Biol, 2016, 37 (9): 12513-12523.

[62] Huang A, Ju HQ, LiuK, et al. Metabolic alterations and drug sensitivity of tyrosine kinase inhibitor resistant leu-

kemia cells with a FLT3/ITD mutation. Cancer Lett，2016，377 (2)：149-157.

[63] Song K，Li M，Xu X，et al. Resistance to chemotherapy is associated with altered glucose metabolism in acute myeloid leukemia. Oncol Lett，2016，12 (1)：334-342.

[64] Gao C，Zhang J，Wang Q，et al. Overexpression of lncRNA NEAT1 mitigates multidrug resistance by inhibiting ABCG2 in leukemia. Oncol Lett，2016，12 (2)：1051-1057.

[65] Liu J，Zhu HH，Jiang H，et al. Varying responses of PML-RARA with different genetic mutations to arsenic trioxide. Blood，2016，127 (2)：243-250.

[66] Chen J，Cheng J，Yi J，et al. Differential expression and response to arsenic stress of MRPs and ASAN1 determine sensitivity of classical multidrug-resistant leukemia cells to arsenic trioxide. Leuk Res，2016，50：116-122.

[67] Zhang Q，Hossain DM，Duttagupta P，et al. Serum-resistant CpG-STAT3 decoy for targeting survival and immune checkpoint signaling in acute myeloid leukemia. Blood，2016，127 (13)：1687-1700.

[68] Shen W，Patnaik MM，Ruiz A，et al. Immunoviro therapy with vesicular stomatitis virus and PD-L1 blockade enhances therapeutic outcome in murine acute myeloid leukemia. Blood，2016，127 (11)：1449-1458.

[69] Kong Y，Zhu L，Schell TD，et al. T-Cell Immunoglobulin and ITIM Domain (TIGIT) Associates with $CD8^+$ T-Cell Exhaustion and Poor Clinical Outcome in AML Patients. Clin Cancer Res，2016，22 (12)：3057-3066.

[70] Wu H，Wang A，Qi Z，et al. Discovery of a highly potent FLT3 kinase inhibitor for FLT3-ITD-positive AML. Leukemia，2016，30 (10)：2112-2116.

[71] Zhao Z，Chen S，Zhu X，et al. The catalytic activity of TET2 is essential for its myeloid malignancy-suppressive function in hematopoietic stem/progenitor cells. Leukemia，2016，30 (8)：1784-1788.

[72] Zhang H，Gu H，Li L，et al. EZH2 mediates ATO-induced apoptosis in acute myeloid leukemia cell lines through the Wnt signaling pathway. Tumour Biol，2016，37 (5)：5919-5923.

[73] Man N，Sun XJ，Tan Y，et al. Differential role of Id1 in MLL-AF9-driven leukemia based on cell of origin. Blood，2016，127 (19)：2322-2326.

[74] Qin L，Tian Y，Yu Z，et al. Targeting PDK1 with dichloroacetophenone to inhibit acute myeloid leukemia (AML) cell growth. Oncotarget，2016，7 (2)：1395-1407.

[75] Zou Q，Tan S，Yang Z，et al. The human nucleophosmin 1 mutation A inhibits myeloid differentiation of leukemia cells by modulating miR-10b. Oncotarget，2016，7 (44)：71477-71490.

[76] Zhe N，Chen S，Zhou Z，et al. HIF-1α inhibition by 2-methoxyestradiol induces cell death via activation of the mitochondrial apoptotic pathway in acute myeloid leukemia. Cancer Biol Ther，2016，17 (6)：625-634.

[77] Fang X，Chen C，Xia F，et al. CD274 promotes cell cycle entry of leukemia-initiating cells through JNK/Cyclin D2 signaling. J Hematol Oncol，2016，9 (1)：124.

[78] Chen WL，Wang YY，Zhao A，et al. Enhanced fructose utilization mediated by SLC2A5 is a unique metabolic feature of acute myeloid leukemia with therapeutic potential. Cancer Cell，2016，30 (5)：779-791.

[79] Qian S，Li J，Hong M，et al. TIGAR cooperated with glycolysis to inhibit the apoptosis of leukemia cells and associated with poor prognosis in patients with cytogenetically normal acute myeloid leukemia. J Hematol Oncol，2016，9 (1)：128.

[80] Zhang X，Yang J，Chen M，et al. Metabolomics profiles delineate uridine deficiency contributes to mitochondri-

a-mediated apoptosis induced by celastrol in human acute promyelocytic leukemia cells. Oncotarget, 2016, 7 (29): 46557-46572.

[81] Su R, Dong L, Zou D, et al. microRNA-23a, -27a and-24 synergistically regulate JAK1/Stat3 cascade and serve as novel therapeutic targets in human acute erythroid leukemia. Oncogene, 2016, 35 (46): 6001-6014.

[82] Sun YP, Lu F, Han XY, et al. MiR-424 and miR-27a increase TRAIL sensitivity of acute myeloid leukemia by targeting PLAG1. Oncotarget, 2016, 7 (18): 25276-25290.

[83] Xiao Y, Su C, Deng T. miR-223 decreases cell proliferation and enhances cell apoptosis in acute myeloid leukemia via targeting FBXW7. Oncol Lett, 2016, 12 (5): 3531-3536.

[84] Liu X, Liao W, Peng H, et al. miR-181a promotes G1/S transition and cell proliferation in pediatric acute myeloid leukemia by targeting ATM. J Cancer Res Clin Oncol, 2016, 142 (1): 77-87.

[85] Chen L, Wang W, Cao L, et al. Long non-coding RNA CCAT1 acts as a competing endogenous RNA to regulate cell growth and differentiation in acute myeloid leukemia. Mol Cells, 2016, 39 (4): 330-336.

[86] Wang X, Lin Q, Lv F, et al. LG-362B targets PML-RARα and blocks ATRA resistance of acute promyelocytic leukemia. Leukemia, 2016, 30 (7): 1465-1474.

[87] Wang J, Wang QL, Nong XH, et al. Oxalicumone A, a new dihydrothiophene-condensed sulfur chromone induces apoptosis in leukemia cells through endoplasmic reticulum stress pathway. Eur J Pharmacol, 2016, 783: 47-55.

[88] Liu N, Wang C, Wang L, et al. Valproic acid enhances the antileukemic effect of cytarabine by triggering cell apoptosis. Int J Mol Med, 2016, 37 (6): 1686-1696.

[89] Li H, Li M, Wang G, et al. EM23, A natural sesquiterpene lactone from elephantopus mollis, induces apoptosis in human myeloid leukemia cells through thioredoxin-and reactive oxygen species-mediated signaling pathways. Front Pharmacol, 2016, 29 (7): 77.

[90] Fu Y, Zhang Y, Gao M, et al. Alisertib induces apoptosis and autophagy through targeting the AKT/mTOR/AMPK/p38 pathway in leukemic cells. Mol Med Rep, 2016, 14 (1): 394-398.

[91] Gao H, Liu Y, Li K, et al. Hispidulin induces mitochondrial apoptosis in acute myeloid leukemia cells by targeting extracellular matrix metalloproteinase inducer. Am J Transl Res, 2016, 8 (2): 1115-1132.

[92] Lou YJ, Pan XR, Jia PM, et al. RIG-G inhibits the proliferation of NB4 cells and propels ATRA-induced differentiation of APL cells. Leuk Res, 2016, 40: 83-89.

[93] Wang T, Gong F, Zhang R, et al. Pulsatilla saponin A induces differentiation in acute myeloid leukemia in vitro. Hematology, 2016, 21 (3): 182-186.

[94] Yu ZY, Xiao H, Wang LM, et al. Natural product vibsanin a induces differentiation of myeloid leukemia cells through PKC activation. Cancer Res, 2016, 76 (9): 2698-2709.

[95] Ji Q, Ding YH, Sun Y, et al. Antineoplastic effects and mechanisms of micheliolide in acute myelogenous leukemia stem cells. Oncotarget, 2016, 7 (40): 65012-65023.

[96] Xu L, Zhang Y, Gao M, et al. Concurrent targeting Akt and sphingosine kinase 1 by A-674563 in acute myeloid leukemia cells. Biochem Biophys Res Commun, 2016, 472 (4): 662-668.

[97] Cheng F, Wang L, Shen Y, et al. Preclinical evaluation of WYE-687, a mTOR kinase inhibitor, as a potential anti-acute myeloid leukemia agent. Biochem Biophys Res Commun, 2016, 470 (2): 324-330.

第二节 急性淋巴细胞白血病

一、基础研究

(一) 急性 T 淋巴细胞白血病

急性 T 淋巴细胞白血病（T cell acute lymphoblastic leukemia，T-ALL）细胞借助一个特定的信号通路，维持能量代谢过程，促进恶性细胞分裂。Zhong 等的研究揭示这一关键通路很大程度上依赖于氧化固醇结合蛋白相关蛋白 4（ORP4L）。该研究发现，T-ALL 细胞 ORP4L 蛋白表达异常。ORP4L 蛋白与恶性细胞表面膜蛋白结合，传递信号进入胞内，促进内质网释放钙离子，增强线粒体的能量代谢，促进并维持白血病细胞的增殖及活力。这一关键蛋白有望成为阻止癌细胞生长、扩散的新靶点，它参与的信号通路有望为白血病治疗提供新的思路。

近年来的研究揭示 miRNA-149＊作为一种典型的多功能 miRNA，通过调控癌基因、抑癌基因或者肿瘤发生途径中重要分子的表达，分别扮演癌基因或者抑癌基因的角色。Fan 等研究发现 miRNA-149＊在 T-ALL 中的作用，该研究分别检测了 T-ALL、急性 B 淋巴细胞白血病（B cell acute lymphoblastic leukemia，B-ALL）、急性髓系白血病（acute myelocytic leukemia，AML）及健康人群的 miRNA-149＊水平，发现 T-ALL 患者的 miRNA-149＊表达水平远远高于其他类型白血病患者或健康人群。miRNA-149＊模拟物可促进 T-ALL 细胞增殖，减少凋亡，该作用的实现需要通过 JunB 这一 miRNA-149＊靶点来实现。该研究揭示 miRNA-149＊在 T-ALL 中扮演癌基因的角色。

黄芩作为清热类中药广泛应用于临床，近年来国内外研究发现，黄芩中黄酮成分黄芩素（baicalein）具有抗肿瘤作用，但其在 T-ALL 中的作用尚不明确。Liu 等使用 Jurkat 细胞建立 T-ALL 体外模型，采用浓度递增的黄芩素治疗，结果发现黄芩素可以抑制细胞增殖，促进细胞凋亡，其作用具有时间和剂量依赖性。同时还发现，黄芩素可下调 β-连环蛋白（β-catenin）及其下游信号通路（c-Myc，cyclin D1，Axin2）的 mRNA 及蛋白质水平，该作用具有剂量依赖性。该研究揭示黄芩素有可能作为 T-ALL 治疗的药物选择。

(二) 急性 B 淋巴细胞白血病

C1 型尼曼-匹克病（Nieman-Pick disease type C1，NPC1）蛋白是胆固醇在人体细胞内代谢不可或缺的搬运工。既往研究表明 NPC1 功能异常会导致胆固醇在溶酶体中的异常堆积，从而可能导致患者肝、肾、脾甚至脑部的脂类过量积累，造成这些器官发生病变，并可能致死，即尼曼-皮克病。NPC1 功能异常也会导致化疗药物柔红霉素在细胞内的堆积，造成化疗药物耐药。Naren 等

的研究发现了 Ph^+ ALL 中伊马替尼耐药的一种新机制。该研究发现在无 *bcr/abl* 基因突变的伊马替尼耐药 Ph^+ ALL 细胞系 SUP-B15/RI 中，NPC1 表达水平明显升高。采用 NPC1 功能抑制药（U18666A）可以阻断胆固醇的转运通路，造成 NPC1 表达水平升高，细胞内伊马替尼浓度降低，对伊马替尼的耐药性增加。该研究同时还发现无突变的复发 Ph^+ ALL 患者体内的 NPC1 表达水平也高于伊马替尼敏感的 Ph^+ ALL 患者。由此可见，NPC1 蛋白参与 Ph^+ ALL 耐药的发生。

二、治疗

（一）药物治疗

1. Ph 阳性（Ph^+）急性淋巴细胞白血病的治疗

（1）儿童 Ph^+ ALL 的治疗现状：Gao 等对我国儿童 Ph^+ ALL 的诊治现状进行了一项回顾性研究。该研究纳入的患儿来自我国六大儿童白血病诊疗中心。在 4439 例儿童 ALL 患者中共确诊 179 例儿童 Ph^+ ALL，中位年龄为 7.5 岁，其中男性患儿 118 例（65.9%），女性患儿 61 例（34.1%）；疾病诊断时间为 2005—2012 年，随访至 2014 年 9 月 30 日。127 例（70.9%）患儿在诱导化疗结束后达完全缓解（CR）。在整个治疗过程中，40.2%（72/179）的患儿放弃治疗。在完成治疗的 93 例患儿中，45 例患儿复发。所有患儿 3 年的无事件生存（EFS）率为 31.1%±4.0%。在 127 例诱导化疗后获得 CR 的患儿中，87 例患儿只接受了化疗治疗，22 例患儿接受了异基因造血干细胞移植（联合或不联合伊马替尼），18 例患儿接受了化疗联合伊马替尼的治疗，3 组患者 3 年 EFS 分别为 28.3%±6.4%、61.8%±10.7%、63.2%±12.5%（$P=0.002$）。异基因造血干细胞移植组与伊马替尼治疗组之间的 EFS 无统计学差异（$P=0.92$）。鉴于异基因造血干细胞移植的不良反应及较高的相关死亡率，在伊马替尼治疗时代，异基因造血干细胞移植治疗儿童 Ph^+ ALL 的地位受到了挑战。

（2）成人 Ph^+ ALL 的治疗现状：万玉玲等探讨了真实世界中伊马替尼（IM）联合化疗治疗 Ph^+ ALL 的疗效及相关预后因素。该研究共纳入 209 例治疗中包含 IM 的 Ph^+ ALL 患者（主要为成人患者）。初诊时白细胞$\geq 100\times10^9$/L 是 OS 的不良预后因素（$P=0.043$）。未接受造血干细胞移植（HSCT）、诱导治疗 4 周内未达 CR 和治疗过程中未达到分子生物学完全缓解（CMR）是 OS（P 分别为<0.001、0.009 和<0.001）和无复发生存（RFS）（P 均<0.001）的不良预后因素。接受异基因 HSCT 和自体 HSCT 的患者，其 OS 和 RFS 的差异均无统计学意义（P 均>0.05）。首次诱导治疗时联用 IM 的患者较未联用者显示出更高的 5 年 RFS（37.0% *vs.* 24.0%，$P=0.005$）。在治疗过程中持续规律服用酪氨酸激酶抑制药（TKI）的患者生存情况最佳，其次为骨髓抑制期间断停用 TKI 的患者，不规律服用 TKI 的患者生存情况最差，3 组 5 年 OS 分别为 46.0%、28.0%、17.0%（$P=0.004$），5 年 RFS 分别为 38.0%、28.0%、17.0%（$P<0.001$）。TKI 联合化疗获得 CMR，序贯以 HSCT 可改善 Ph^+ ALL 患者预后，持续规律地联用 TKI 有助于

Ph^+ ALL 患者疗效的提高。

（3）不适合移植的患者的治疗：Kuang 等报道了该中心对于不适合异基因造血干细胞移植（allo-HSCT）的 Ph^+ ALL 患者使用持续伊马替尼联合干扰素-α 维持治疗的临床研究结果。维持治疗共持续 5 年，具体用法：伊马替尼 400 mg，每日 1 次；干扰素-α 300 万 U，每周 2～3 次，同时使用长春新碱联合地塞米松的化疗（第 1 年每月 1 次，第 2 年每 2 月 1 次，第 3 年每 3 月 1 次）。该研究共入组 41 例患者，中位随访时间为 32 个月，3 年 DFS 及 OS 分别为 42.7%±8.6% 和 57.9%±8.4%。结果表明持续伊马替尼、干扰素-α 维持治疗联合低剂量化疗可以改善不适合进行 allo-HSCT 的成人 Ph^+ ALL 患者的生存，甚至有治愈的可能。6 个月和 9 个月时 *BCR/ABL* 融合基因持续阴性有助于筛选适合伊马替尼/干扰素-α 维持治疗的患者。

（4）ABL 激酶域突变及治疗选择：蔡文治等回顾性分析了 2010 年 2 月至 2014 年 8 月检出 ABL 激酶区突变 Ph^+ ALL 患者初诊阶段的临床、分子遗传学特征、突变分布及预后，并比较 allo-HSCT 联合不同类型 TKI 的疗效。88 例 Ph^+ ALL 患者于维持治疗阶段行 ABL 激酶区突变监测，42 例患者检出突变，中位突变时间为 8 个月。突变组患者中位发病年龄为 40 岁，较非突变组（32.5 岁）大（$P=0.023$）；染色体复杂核型发生率高于非突变组（$P=0.043$），其中以累及 7 号、5 号染色体及 Ph^+ 更常见。42 例突变患者共检出 18 个突变位点、21 种突变类型，其中 T315I 突变比例最高，其余依次为 E255K/V、Y253H/F、E459K。突变患者诱导治疗完全缓解率与非突变组相比差异无统计学意义，但主要分子生物学反应率显著低于非突变组（$P=0.015$）。突变患者 2 年及 5 年 OS 分别为 45.4%、35.0%，明显低于非突变组患者（67.8%、63.3%）（$P=0.047$）。存在 T315I、E255K/V 突变的患者中位 OS 时间分别为 19 个月和 10 个月，较其他类型突变者短（$P=0.024$）。42 例突变患者中 14 例行 allo-HSCT 并于移植前即检出突变，其中位 OS 时间为 29 个月，长于非移植（巩固化疗联合 TKI 治疗）患者的 17 个月（$P=0.034$）。移植患者中 14 例突变检出者更换使用尼洛替尼或达沙替尼治疗，但中位 OS 时间与未更换者差异无统计学意义（$P=0.862$）。综上所述，ABL 激酶区突变与初诊发病年龄较高及基因组不稳定性紧密相关。突变类型呈现多样性和复杂性，其中以 *T315I* 和 *E255K/V* 突变更常见，且较其他类型突变者预后更差。allo-HSCT 能够改善突变患者预后，但复发耐药阶段更换使用二代 TKI 不能明显改善突变患者生存。

2. Ph 阴性（Ph^-）急性淋巴细胞白血病的治疗

（1）氯法拉滨：氯法拉滨是第二代嘌呤核苷类似物，2004 年被 FDA 批准用于治疗儿童复发难治性 ALL，国外报道有效率为 26%～30%。Lu 等报道了氯法拉滨治疗儿童复发难治性 ALL（R/R ALL）的一项多中心Ⅱ期临床研究结果。该研究共入组 44 例儿童 R/R ALL，43 例可进行疗效分析，中位年龄 13 岁。氯法拉滨用法为 $52mg/m^2$，每次输注＞2 h，连续使用 5 天为 1 个疗程。经 2 周期诱导治疗后，效果不明显的患者停止用药，效果明显的患者最多可接受 11 周期的巩固治疗。最终，总缓解率 44.2%（2 例 CR，17 例 CRi），中位缓解维持时间 14.6 周，中位总生存时间为 40.6 周。年龄小的患者（＜14 岁）及 B-ALL 的反应更佳。最常见的Ⅲ级以上非血液学毒性为肝损伤及皮疹。该临床研究显示了氯法拉滨单药治疗复发难治性儿童 ALL 的有效性及安全性。

（2）门冬酰胺酶：成人 ALL 的诱导缓解率虽高，但是远期疗效仍不理想。受儿童 ALL 成功经验的启发，目前许多成人 ALL 治疗方案中通过增加非骨髓抑制性药物（如门冬酰胺酶）的用量以提高疗效。既往最常用的门冬酰胺酶制剂为天然未修饰的酶，包括来源于大肠埃希菌（E. coli）和欧文杆菌（Erwinia）的左旋门冬酰胺酶（L-asparaginase，L-asp）。培门冬酶（polyethylene glycol conjugated asparaginase，PEG-Asp）是一种聚乙二醇化学偶联修饰后门冬酰胺酶制剂，与 L-asp 相比，它具有半衰期长、低免疫原性的特点。FDA 已批准 PEG-Asp 为治疗儿童 ALL 的一线药物。目前，关于 PEG-Asp 治疗成人 ALL 疗效及安全性临床资料报道尚少。Liu 等回顾性分析该中心 122 例初诊成人标危 ALL 患者的临床资料，比较两种门冬酰胺酶制剂的疗效及不良反应，为成人 ALL 治疗中门冬酰胺酶的选择提供参考。该研究中 L-asp 组患者 50 例，PEG-Asp 组患者 72 例，两组患者的 5 年 EFS 及 OS 无统计学差异。L-asp 组患者中出现 9 例过敏反应，PEG-Asp 组患者无过敏反应发生，两者具有明显的统计学差异（$P<0.001$）。而其他的不良反应两组患者无统计学差异。认为 PEG-Asp 可作为成人 ALL 治疗一线门冬酰胺酶的选择，具有良好的有效性及安全性。

（二）CART 细胞治疗

1. 临床研究情况　嵌合抗原受体 T 细胞（chimeric antigen receptor T-cell，CART）免疫疗法是目前最具有前景的 ALL 治疗方式之一。CART 细胞技术已经发展出 3 代。第一代 CAR 在胞内只有 1 个 T 细胞 CD3ζ 受体的信号区，在临床试验中表现出了有限的功效，这可能是由于移植 T 细胞激活诱导的细胞死亡或者缺乏长期的 T 细胞扩增。第二代的 CAR 利用第一代的 CAR 作为一种支柱，增加了一个额外的共刺激信号域以优化 T 细胞的激活。第二代靶向 CD19 的 CART 细胞包括了 CD3ζ 和 CD28 信号，与一代 CD19-CART 相比，回输到患者体内中的 CART 细胞持久性和扩增性均增强，显示了强大的治疗效果。目前，用于临床治疗研究的主要为第二代 CART 细胞技术。第三代 CART 的特点是在 CD28 之后又加入了共刺激分子蛋白 OX40 或 4-1BB（即 CD137），这两种共刺激分子蛋白可以进一步活化 T 细胞，延长生存期。临床前研究表明，第三代 CART 细胞比第二代 CART 细胞具有更强的抗肿瘤效力，但目前尚缺乏临床数据支持。为了评估第三代 CART 细胞技术在治疗复发难治性急性淋巴细胞白血病（R/R ALL）患者的有效性及安全性，Tang 等启动了一项采用三代 CART 细胞治疗 R/R ALL 的非随机、开放标签的Ⅰ期临床研究（NCT02186860）。该研究计划入组 5 例患者，目前正在招募患者，但尚无临床研究结果报道。

2. 细胞因子释放综合征　细胞因子释放综合征（cytokine release syndrome，CRS）是 CART 细胞治疗过程中常见且严重的不良反应，中枢神经系统常常受累，表现为不同程度的 CRS 脑病。CRS 脑病的发病机制目前仍未完全阐明。Hu 等报道了 1 例 CRAT19 细胞治疗后出现严重 CRS 脑病患者的诊治经过，并对 CRS 脑病的机制进行了探讨。该患者为 BCR-ABL p210（＋）的复发难治性 ALL，既往曾合并中枢神经系统白血病（CNSL），在入组 CART 细胞治疗前，已行多次腰椎穿次及鞘内注射治疗，CNSL 病情稳定。该患者在 CART19 细胞回输 6 小时后出现发热伴寒战。3 天后，患者出现头痛、恶心、右侧肢体麻痹，以及同侧视野缺损、视物模糊等神经系统症状。增强头颅 MRI 提示脑水肿，腰穿颅压＞400mmH_2O，脑脊液中的白细胞主要为 $CD3^+$ T 细胞，没有 $CD19^+$ B 细胞，由此排除了 CNSL 所致中枢神经系统症状的可能。qPCR 的方法检测脑脊液中与血液中 CAR 的含量分别为 3 032 265 及 988 747 拷贝/μg DNA。脑脊液中的细胞因子水平（IFN-γ 及 IL-6）也明显高于血清水平。以上数据提示该患者的 CRS 脑病与全身 CRS 综合征是两个相对独立的过程，CRS 脑病的发生是由通过血-脑屏障（BBB）进入中枢的 CART 细胞介导。该患者接受了 3mg/kg 甲泼尼龙的治疗，中枢症状很快得以缓解，最终取得了骨髓缓解。

三、预后因素

（一）B-ALL 的预后因素

1. 基因表达异常或突变的影响

（1）*IKZF1* 基因：人类的*IKZF1* 基因定位于 7p12，该基因编码的蛋白 Ikaros 是一个重要的造血转录调控因子，对于维持淋巴细胞的发育至关重要。刘晓明等应用多重连接探针扩增（MLPA）技术回顾性研究 2008 年 4 月至 2013 年 4 月中国医学科学院血液病医院儿童血液病诊疗中心初诊并接受中国儿童白血病组织 ALL-2008 方案治疗的无重现性染色体异常 B-ALL 患儿的*IKZF1* 缺失情况。结果发现 96 例患儿中共有 19 例（20％）患儿发生了*IKZF1* 缺失，其中*IKZF1* 基因 8 个外显子全部缺失者 3 例，单纯 1 号外显子缺失者 10 例，4～7 号外显子缺失者 4 例，2～7 号外显子缺失者 1 例，1～6 号外显子缺失者 1 例。*IKZF1* 缺失组患儿初诊时白细胞水平≥50×10^9/L 者明显高于*IKZF1* 正常组（42％*vs*. 13％，*P*＝0. 004）。Kaplan-Meier 分析显示*IKZF1* 缺失组的 DFS、EFS 及 OS［（0. 67±0. 13），（0. 67±0. 13），（0. 79±0. 09）］明显低于*IKZF1* 正常组［（0. 93±0. 04），（0. 90±0. 04），（0. 96±0. 02）］（*P*＜0. 05）。Cox 多元回归分析显示在排除了年龄、性别、初始白细胞、初诊时脑脊液状态、甲泼尼松试验反应情况后，*IKZF1* 缺失仍严重影响患儿的 DFS、EFS 及 OS（*P*＜0. 05）。因此，*IKZF1* 缺失为无重现性染色体异常 B-ALL 患儿的独立不良预后因素。Yao 等对 2007—2012 年收治的 165 例初诊成人 common B-ALL 患者的*IKZF* 缺失情况进行了研究。该研究发现，在获得 CR 的患者中，*IKZF* 缺失患者的 5 年累积复发率更高（55％ *vs*. 25％，*P*＝0. 004），5 年的无白血病生存差（33％ *vs*. 59％，*P*＝0. 012），总生存差（48％ *vs*. 75％，*P*＝0. 002）。多因素分析显示，*IKZF1* 缺失是复发（RR＝2. 7，*P*＝0. 002）、治疗失败（RR＝2. 1，*P*＝0. 007）、死亡（RR＝2. 8，*P*＝0. 002）的危险因素。*IKZF1* 缺失对预后的不良影响，在 BCR/ABL1 阴性患者较阳性患者更为明显、接受化疗患者较造血干细胞移植患者更为明显。由此推论，异基因造血干细胞移植有可能克服*IKZF1* 缺失的不良影响，但这一结论需要进一步的临床随机对照试验来证实。以上研究显示，无论是在儿童 ALL 还是成人 ALL，IKZF1 缺失均是不良预后因素。

（2）*CRLF2* 基因：*CRLF2* 基因编码细胞因子受体样因子（cytokine receptor-like factor，CRLF）2，为Ⅰ型细胞因子受体。CRLF2 的亚基能够与白细胞介素-7 受体 α（IL-7RA）亚基形成异源二聚体，为胸腺基质淋巴细胞生成素（TSLP）的功能性受体，与 TSLP 配体结合，进而激活下游信号通路，调节淋巴细胞的增殖与存活，影响 ALL 的发生与进展。已有文献报道，*CRLF2* 高表达的发生率约为 15%，其中 50%与*CRLF2* 基因重排相关。在儿童 ALL 患者中，*CRLF2* 高表达与不良预后相关，而在成人 ALL 中的预后意义目前尚无定论。Ge 等对 100 例（B-ALL 65 例，T-ALL 35 例）无*CRLF2* 基因重排成人 ALL 患者的*CRLF2* 表达水平进行了研究，发现*CRLF2* 高表达与成人 ALL 不良预后相关。在 B-ALL 患者中，*CRLF2* 高表达与低表达患者的 OS 分别为 13 和 33 个月（$P=0.017$），在 T-ALL 中则分别为 11 和 32 个月（$P=0.014$）。该研究还发现，*IKZF1* 基因编码蛋白 Ikaros 可直接结合至 CRLF2 的启动子，影响*CRLF2* 基因的转录。因此，*IKZF1* 基因的缺失，可导致*CRLF2* 的高表达，进而影响 ALL 的发生。

（3）*CDKN2* 基因：为了进一步研究*CDKN2* 基因与酪氨酸激酶抑制药（TKI）耐药的关系，Xu 等采用间期染色体原位荧光杂交（fluorescence in situ hybridization，FISH）的方法研究了 135 例 Ph^+ 急性淋巴细胞白血病（Ph^+ ALL）患者*CDKN2* 基因缺失与临床特征的关系。结果表明*CDKN2* 基因缺失（44/135）的患者与非缺失的患者在性别、年龄、诱导化疗后完全缓解率（CR）方面没有差异。*CDKN2* 基因缺失患者起病时白细胞更高（$P=0.012$）、肝脾大发生率更高（$P=0.006$）、CD20 表达率更高（$P=0.001$）。即使接受了异基因造血干细胞移植，*CDKN2* 基因缺失患者的完全分子学反应率也更低、累计复发率更高、OS 及 DFS 更短（$P<0.05$）。44 例*CDKN2* 基因缺失的患者中，有 18 例患者使用达沙替尼治疗，26 例患者使用伊马替尼治疗，这两组的 OS（$P=0.508$）及 DFS（$P=0.555$）无统计学差异。该研究表明*CDKN2* 基因缺失在 Ph^+ ALL 中较常见，提示预后不佳，即使采用 2 代 TKI 药物治疗仍不能改善预后。

（4）*DNM2* 基因发动蛋白（DNM2）：是一种三磷酸鸟苷酶（GTPase），对于细胞内囊泡形成以及运输、胞质分裂、受体胞吞等细胞功能的发挥至关重要。*DNM2* 突变在早期前体 T 细胞急性淋巴细胞白血病（ETP-ALL）中十分常见，但在其他类型 ALL 中*DNM2* 的表达情况尚不明确。Ge 等研究了成人 B-ALL 以及 T-ALL 中*DNM2* 的 mRNA 水平，发现与正常对照组相比，DNM2 的表达水平在 B 和 T-ALL 中均明显升高。*DNM2* 高水平表达与一些临床及实验室特征、不良预后、白血病细胞增殖相关。该研究同时发现 Ikaros 可直接结合至*DNM2* 的启动子部位，从而抑制了*DNM2* 的表达。因此*IKZF1* 的缺失可导致*DNM2* 的高表达。而酪蛋白激酶 2（CK2）抑制药可以增加 Ikaros 的功能，进而抑制*DNM2* 的表达。*DNM2* 表达的下调又可以进一步抑制白血病细胞的增殖。*DNM2* 高水平表达可能与 Ikaros 功能下调相关，对 B-ALL 的发生具有重要的作用。

2. B 祖细胞　既往曾有研究证实在化疗后或造血干细胞移植后的骨髓恢复期，造血 B 祖细胞（hematogones，HGs）的数量将明显增加，但其对疾病的预后意义目前研究较少。Wang 等通过流式细胞术的方法对 279 例儿童 B-ALL 患者的巩固化疗期间（开始治疗后 3～6 个月）的 B 祖细胞水平进行了分析。该研究发现，年龄＜2 岁的患者，B 祖细胞水平与年龄呈负相关；年龄＞2 岁的患者，这种相关性就不明显了。低危组患者的 B 祖细胞水平明显高于中高危组患者（*P*＜0.01），具有良好预后融合基因患者（TEL-AML1）的 B 祖细胞水平高于具有不良预后融合基因（*BCR-ABL1* 和 *MLL-AF4*）的患者（*P*＜0.001）。B 祖细胞水平＞1％的患者具有更好的预后，＞1％以及＜1％患者 EFS 分别为 93.7％以及 71.6％（*P*＜0.01）。多因素分析显示，B 祖细胞水平是 EFS 的独立影响因素，水平越高，化疗反应越好，预后越佳。

（二）T-ALL 的预后因素

基因表达异常或突变的影响如下所述。

1. *PHF6* 基因　T 细胞祖细胞（T-cell progenitors）在转化过程中出现多种基因的异常改变，这些异常基因协同作用导致 T-ALL 的发生。PHF6（plant homeodomain finger 6）是一种 X 连锁的肿瘤抑制基因，该基因位于染色体 Xq26.3，编码一种有 2 个 PHD 样锌指结构域的蛋白，具有转录调控作用。该基因突变常见于 T-ALL，但其预后意义尚不明确。Li 等对 59 例成人 T-ALL 患者的基因突变情况进行了研究，发现 27.1％（16/59）的患者合并*PHF6* 突变，其中 6 例为移码突变。*PHF6* 突变与高龄、低血红蛋白水平、CD13 高表达、肝脾大相关。*PHF6* 突变组与野生组的 EFS 分别为 2.5 及 11.5 个月（*P*＝0.057），OS 分别为 13.0 及 18.0 个月（*P*＝0.024）。*PHF6* 突变常同时合并*NOTCH1* 突变，同时合并这两种突变患者的 EFS 较短（2 个月 *vs*.12 个月，*P*＝0.027），但 OS 无统计学差异，提示*PHF6* 突变与*NOTCH1* 突变可能具有协同作用，意味着不良预后。

2. IL-7R　IL-7 及受体（IL-7R）在正常 T 细胞发育和稳态中至关重要。肖丽婵等对 144 例成人 ALL 患者的 IL-7R 的外显子进行扩增、克隆和测序，研究 IL-7R 的突变率、发生位点、突变类型及与临床的相关性。结果发现 IL-7R 突变在成人 T-ALL 和 B-ALL 中的发生率分别为 7.3％和 1.1％，分别位于 exon 6 和 exon 5。此外，IL-7R 突变患者临床预后较差。同时，本研究还观察到 IL-7R 突变与 NOTCH1 和（或）PHF6 突变共存，但这几种突变是否具有协同作用有待更深入研究。

（三）其他预后因素

1. SNP 阵列分析　染色体核型异常对于 ALL 危险度分组至关重要，然而，大约 30％的儿童 ALL 及 50％的成人 ALL 通过传统的细胞遗传学检测方法并不能检出具有临床预后意义的染色体异常。Wang 等采用染色体核型分析、染色体原位荧光杂交（FISH）、全基因组单核苷酸多态性（SNP）阵列分析检测了 60 例初诊 ALL 患者。细胞遗传学和（或）FISH 的检测方法发现了 33 例 B-ALL 的重现性遗传学异常，包括 t（9；22）、超二倍体、KMT2A 异位、ETV6-RUNX1、21 号染色体内部扩增、近单倍体或低二倍体及 t（8；22）。SNP 阵列分析在 21 例 B-ALL 以及 2 例

T-ALL 患者中发现了其他具有预后意义或对治疗有指导意义的遗传学异常，包括*IKZF1* 缺失、21 号染色体内部扩增（1 例患者染色体核型检查正常）、低二倍体（2 例患者染色体核型检查正常），以及伴有以下融合基因的患者各 1 例（*ETV6-NTRK3*、*CRLF2-P2RY8*、*NUP214-ABL1*、*SET-NUP214*）。伴有*IKZF1* 缺失的患者，9 例为合并 t（9；22）的 B-ALL，1 例为合并 t（4；11）的 B-ALL，5 例正常核型的 B-ALL 及 3 例伴有非重现性染色体异常的 B-ALL。将 SNP 阵列分析与染色体核型及 FISH 结合起来，可将具有预后意义的遗传学异常的检出率从 56%提升至 75%，对 ALL 患者的危险度分组具有十分重要的意义。推荐 SNP 阵列分析作为初诊 ALL 患者的常规检测。

2. 血清 NSE 水平　神经元特异性烯醇化酶（neuronspecificenolase，NSE）是烯醇化酶基因超家族成员之一，是糖酵解的关键酶，主要存在于神经元和神经内分泌细胞胞质中。既往 NSE 主要被认为是神经元损伤的标志酶，其水平变化能够反映神经元损伤程度及疾病的预后。近年来，NSE 的研究领域逐渐扩大，发现其在肿瘤性疾病中也具有一定的预后意义。Liu 等报道了血清 NSE 水平与 ALL 临床特征以及预后的关系。该研究选取 70 例 ALL 患者及 42 例健康人群作为对照，采用电化学发光法检测血清 NSE 水平。发现 ALL 患者血清平均 NSE 水平为 25.01ng/ml，正常对照组为 7.187ng/ml，差异有统计学意义（$P<0.001$）。ALL 患者血清 NSE 水平与免疫表型（T 细胞型＞B 细胞型）、危险度分组（高危组＞标危组）、LDH 水平相关（$P<0.05$），而与年龄、性别及是否存在*BCR/ABL1* 融合基因无关。此外，NSE 水平也与治疗反应相关，缓解期患者的 NSE 水平低于未缓解期患者，患者疾病复发后，NSE 水平也会较前升高。采用 ROC 曲线计算得出 NSE 水平的 cut-off 值为 15.2ng/ml，以此临界值可将 ALL 患者分为高 NSE 水平与低 NSE 水平 2 组。生存分析发现，高水平组患者 5 年无进展生存（PFS）及总生存（OS）均较低水平患者差（$P<0.05$）。多因素分析发现血清 NSE 水平是 ALL 患者的独立预后因素，将来也可能成为 ALL 治疗的靶标。

3. 儿童 ALL 复发因素研究　复发是儿童 ALL 治疗失败的主要原因，CCLG-2008 方案作为中国儿童 ALL 协作组 ALL 治疗方案已经有近 8 年的历史。袁静等回顾性分析该中心 2008 年 12 月 1 日至 2012 年 12 月 31 日采用 CCLG-2008 方案化疗的初诊儿童 ALL 358 例，随访至 2015 年 9 月 1 日，分析复发情况及相关影响因素。随访期间共有 79 例患儿复发，复发率 22.1%，高危组、中危组、标危组的复发率分别为 41.3%、17.6%、13.3%，极早期、早期和晚期复发率分别为 31.6%、36.7% 和 31.6%。Cox 回归统计显示，初诊白细胞计数＞100×10^9/L、第 15 天骨髓 M3（骨髓涂片中原始＋ 幼稚细胞比例≥25%）、第 12 周微小残留病灶（MRD）＞10^{-4} 的患儿复发率高，其相对危险度及 95%置信区间分别为 3.17（1.58 ～ 6.36）、1.87（1.07 ～ 3.30）、1.90（1.12 ～ 3.20），差异有统计学意义（$P<0.05$）。

4. 诱导化疗第 14 天骨髓原始细胞比例的预后意义　贾晋松等回顾分析 166 例初治成人 Ph^- ALL 患者的临床资料，通过 ROC 曲线确定影响诱导治疗 4 周达 CR 的第 14 天（D14）骨髓原始细胞比例。166 例患者中，男性 94 例，女 72 例，中位年龄 32（18～64）岁。诱导治疗 4 周 CR

率为74.7%，总CR率为93.3%。存活者中位随访32（2～175）个月，5年DFS和OS分别为45.6%和47.2%。D14骨髓原始细胞≥0.075组与＜0.075组相比，4周CR率（42.7% *vs.* 85.9%，*P*＜0.001）和总CR率（75.9% *vs.* 95.6%，*P*＝0.010）均显著降低，5年DFS（29.6% *vs.* 49.8%，*P*＝0.006）和OS（32.6% *vs.* 52.4%，*P*＝0.010）均显著降低。多因素分析显示，发病时高白细胞计数、存在中枢神经系统白血病、D14骨髓原始细胞≥0.075、诱导治疗4周未达CR、CR后接受化疗而非移植是影响DFS和OS的不利因素。由此可见，成人Ph^- ALL患者诱导化疗D14骨髓原始细胞比例较高是影响获得CR和总体预后的不利因素。

5. 青少年ALL的预后因素研究　刘凯奇等回顾性分析了中国医学科学院血液病医院1999年9月至2013年9月收治的94例初治青少年（年龄14～18岁）ALL患者的资料。94例青少年ALL患者中，3例放弃治疗，91例治疗的患者中，CR率为96.7%（88/91），第1个疗程CR率为91.2%（83/91）。中位随访时间18个月，6年预期DFS为45.4%±6.0%，6年预期OS为47.6%±6.7%。标危组患者6年预期DFS为65.3%±7.4%，6年预期OS为65.7%±8.1%。急性B淋巴细胞白血病（白细胞≥30×10^9/L）、急性T淋巴细胞白血病（白细胞≥100×10^9/L）、Ph染色体阳性、MLL阳性、染色体核型亚二倍体是青少年ALL的高危因素。

四、微小残留病监测及影响

（一）流式细胞术

1. CD73　Wang等采用流式细胞的方法分别检测了B-ALL微小残留病（MRD）阳性及阴性患者的CD73表达情况，同时检测了18例健康人群骨髓中的B祖细胞及成熟B细胞的CD73表达情况作为对照。结果发现，MRD阳性患者CD73平均水平是MRD阴性患者的6倍，41.82% MRD阳性患者的CD73高表达，以CD73为基础的MRD检测敏感度可达10^{-4}。由于CD73的表达水平随着B细胞成熟度增加，为了减少成熟B细胞的干扰，在检测CD73表达时最好同时检测CD34、CD10及CD20。该研究推荐CD73作为B-ALL流式残留病监测的一个标志。

2. 流式MRD的预后价值　Zhang等分析了成人Ph染色体阴性急性淋巴细胞白血病在获得首次完全缓解（CR1）时微小残留病（MRD）水平对预后的价值。该研究对2007—2012年收治的97例ALL患者进行了回顾性分析。根据缓解后治疗的选择（单纯化疗或异基因造血干细胞移植）将患者分为2组。MRD采用四色流式细胞仪进行检测，使用受试者工作特征曲线（ROC）进行分析时，将0.02%及0.2%作为危险度分组的临界值。所有患者的3年总生存（OS）率及无白血病生存（LFS）率分别为46.2%及40.5%。首次获得缓解时的MRD水平与生存成明显的负相关。化疗组患者，依据CR1时MRD水平划分为低、中、高3组，3组患者的3年OS分别为70.0%、25.2%及0（*P*＝0.003）。移植组患者，相应3组患者的3年OS分别为81.8%、64.3%及27.3%（*P*＝0.005）。多因素分析显示，CR1时高水平的MRD是OS及LFS的独立预后因素。与化疗相比，造血干细胞移植可以改善 CR1 时中等水平（$P=0.005$）以及高水平（$P=0.022$）MRD 患者的预后，而对于低水平（$P=0.851$）MRD 的患者并无影响。该研究结果显示，首次获得缓解时的 CR1 水平对于成人 ALL 具有重要的预后价值，中、高 MRD 水平的患者可从异基因造血干细胞移植中获益。

（二）深度测序法

1. IGH 深度测序　急性 B 淋巴细胞白血病（B-ALL）是最常见的儿童恶性肿瘤之一，化疗是其最主要的治疗方式。虽然大多数患儿化疗反应率较高，但许多患者最终仍会复发。MRD 持续阳性是复发的高危因素。在疾病的发展及治疗过程中白血病细胞的克隆演变可能具有十分重要的临床意义。为了进一步提高 MRD 监测的敏感度，明确克隆演变对该疾病的意义，Wu 等对 51 例 B-ALL 患儿的初诊及治疗后标本的免疫球蛋白重链（IGH）组分进行高通量测序（HTS），在 92.2%的初诊标本中确定了白血病 IGH 克隆，并发现几乎 1/2 的患者都具有多个克隆。大约 1/3 白血病克隆的 IGH 互补决定区 3（CDR3）具有正确的开放阅读框，提示白血病细胞起源于细胞发育的较早阶段。该研究还证实了 HTS 在 MRD 监测上具有更高的敏感性，并探讨了使用外周血监测 MRD 及 IGH 克隆演变的临床价值。除此以外，该研究还发现，由于 IGH 可变区基因的替代，白血病克隆存在持续广泛的 IGH 克隆演变，在化疗的选择压力下，可出现动力频率的改变及新的 IGH 克隆。

2. *ETV6-RUNX1* 基因断裂点的检测　由 t（12；21）（p13；q22）形成的*ETV6/RUNX1* 融合基因是儿童 ALL 中最常见的染色体易位。伴有该染色体异位的儿童 ALL 预后较好，虽然常出现晚期复发，但 5 年无事件生存（EFS）率仍可达 80%～97%。虽然目前可采用染色体核型分析、染色体原位荧光杂交（FISH）及定量 PCR 的方法检测 t（12；21）（p13；q22）或*ETV6/RUNX1* 融合基因的存在，但每种检测方法都存在各自的局限性。Jin Y 等建立了一种采用二代测序方法检测*ETV6-RUNX1* 基因断裂点的方法。该检测方法具有敏感性高、特异性强、标本用量少等优点，同时还发现 26 例*ETV6-RUNX1* 阳性的 ALL 患者中有 5 例患者为复杂异位；这 5 例患者中，有 4 例患者在治疗中或治疗后即出现疾病的复发，而 21 例非复杂易位的患者则处于持续缓解状态（$P<0.0001$），提示复杂易位有可能是*ETV6-RUNX1* 阳性 ALL 患者复发的高危因素。

（弓晓媛　秘营昌　王建祥）

参考文献

［1］ Zhong W, Yi Q, Xu B, et al. ORP4L is essential for T-cell acute lymphoblastic leukemia cell survival. Nat Commun, 2016, 7: 12702.

［2］ Fan SJ, Li HB, Cui G, et al. miRNA-149 * promotes cell proliferation and suppresses apoptosis by mediating

JunB in T-cell acute lymphoblastic leukemia. Leuk Res，2016，41：62-70.

[3] Liu X，Liu S，Chen J. Baicalein suppresses the proliferation of acute T-lymphoblastic leukemia Jurkat cells by inhibiting the Wnt/β-catenin signaling. Ann Hematol，2016，95（11）：1787-1793.

[4] Naren D，Wu J，Gong Y. Niemann-Pick disease type C1（NPC1）is involved in resistance against imatinib in the imatinib-resistant Ph⁺ acute lymphoblastic leukemia cell line SUP-B15/RI. Leuk Res，2016，42：59-67.

[5] Gao YJ，Guo Y，Hu SY，et al. Philadelphia chromosome-positive acute lymphoblastic leukemia in China：a retrospective study from the Chinese Childhood Cancer Group. Leuk Lymphoma，2016，57（11）：2696-2698.

[6] 万玉玲，王迎，刘兵城，等. 真实世界中伊马替尼在 BCR-ABL 阳性急性淋巴细胞白血病中的应用. 中华血液学杂志，2016，37（10）：886-891.

[7] Kuang P，Liu T，Pan L，et al. Sustaining integrating imatinib and interferon-α into maintenance therapy improves survival of patients with Philadelphia positive acute lymphoblastic leukemia ineligible for allogeneic stem cell transplantation. Leuk Lymphoma，2016，57（10）：2321-2329.

[8] 蔡文治，刘彬，徐杨，等. Ph⁺急性淋巴细胞白血病 ABL 激酶区突变患者的临床、分子遗传学特征和治疗选择. 中华血液学杂志，2016，37（2）：105-109.

[9] Lu A，Fang Y，Du X，et al. Efficacy，safety and pharmacokinetics of clofarabine in Chinese pediatric patients with refractory or relapsed acute lymphoblastic leukemia：a phase Ⅱ，multi-center study. Blood Cancer J，2016，6：e400.

[10] Liu WJ，Wang H，Wang WD. Use of PEG-asparaginase in newly diagnosed adults with standard-risk acute lymphoblastic leukemia compared with E. coli-asparaginase：a retrospective single-center study. Sci Rep，2016，6：39463.

[11] Tang XY，Sun Y，Zhang A et al. Third-generation CD28/4-1BB chimeric antigen receptor T cells for chemotherapy relapsed or refractory acute lymphoblastic leukaemia：a non-randomised，open-label phase Ⅰ trial protocol. BMJ Open，2016，6（12）：e013904.

[12] Hu Y，Sun J，Wu Z，et al. Predominant cerebral cytokine release syndrome in CD19-directed chimeric antigen receptor-modified T cell therapy. J Hematol Oncol，2016，9（1）：70.

[13] 刘晓明，张丽，邹尧，等. IKZF1 缺失在无重现性染色体异常 B 细胞型急性淋巴细胞性白血病中的意义. 中华儿科杂志，2016，54（2）：126-130.

[14] Yao QM，Liu KY，Gale RP，et al. Prognostic impact of IKZF1 deletion in adults with common B-cell acute lymphoblastic leukemia. BMC Cancer，2016，16：269.

[15] Ge Z，Gu Y，Zhao G，et al. High CRLF2 expression associates with IKZF1 dysfunction in adult acute lymphoblastic leukemia without CRLF2 rearrangement. Oncotarget，2016，7（31）：49722-49732.

[16] Xu N，Li YL，Li X，et al. Correlation between deletion of the CDKN2 gene and tyrosine kinase inhibitor resistance in adult Philadelphia chromosome-positive acute lymphoblastic leukemia. J Hematol Oncol，2016，9：40.

[17] Ge Z，Gu Y，Han Q，et al. Targeting High Dynamin-2（DNM2）Expression by Restoring Ikaros Function in Acute Lymphoblastic Leukemia. Sci Rep，2016，6：38004.

[18] Wang Y，Peng L，Dai Q，et al. Clinical value to quantitate hematogones in Chinese childhood acute lymphoblastic leukemia by flow cytometry analysis. Int J Lab Hematol，2016，38（3）：246-255.

[19] Li M，Xiao L，Xu J，et al. Co-existence of PHF6 and NOTCH1 mutations in adult T-cell acute lymphoblastic leukemia. Oncol Lett，2016，12（1）：16-22.

[20] 肖丽婵，李敏，葛峥，等. IL-7R 在成人急性淋巴细胞白血病中的突变及其临床意义. 中国实验血液学杂志，2016，24（4）：1014-1018.

[21] Wang Y，Miller S，Roulston D，et al. Genome-wide single-nucleotide polymorphism array analysis improves prognostication of acute lymphoblastic leukemia/lymphoma. J Mol Diagn，2016，18（4）：595-603.

[22] Liu CC，Wang H，Wang JH，et al. Serum neuron-specific enolase levels are upregulated in patients with acute lymphoblastic leukemia and are predictive of prognosis. Oncotarget，2016，7（34）：55181-55190.

[23] 袁静，胡绍燕，柴忆欢，等. CCLG-2008 方案治疗儿童急性淋巴细胞性白血病复发因素分析. 临床儿科杂志，2016，5：326-331.

[24] 贾晋松，杨申淼，王婧，等. 成人 Ph-急性淋巴细胞白血病诱导治疗第 14 天骨髓原始细胞比例的预后意义. 中华血液学杂志，2016，37（6）：497-501.

[25] 刘凯奇，赵邢力，魏辉，等. 青少年急性淋巴细胞白血病单中心临床研究. 中华内科杂志，2016，55（2）：102-106.

[26] Wang W，Gao L，Li Y，et al. The application of CD73 in minimal residual disease monitoring using flow cytometry in B-cellacute lymphoblastic leukemia. Leuk Lymphoma，2016，57（5）：1174-1181.

[27] Zhang M，Fu H，Lai X，et al. Minimal Residual Disease at First Achievement of Complete Remission Predicts Outcome in Adult Patients with Philadelphia Chromosome-Negative Acute Lymphoblastic Leukemia. PLoS One，2016，11（10）：e0163599.

[28] Wu J，Jia S，Wang C，et al. Minimal residual disease detection and evolved IGH clones analysis in acute B lymphoblastic leukemia using IGH deep sequencing. Front Immunol，2016，7：403.

[29] Jin Y，Wang X，Hu S，et al. Determination of ETV6-RUNX1 genomic breakpoint by next-generation sequencing. Cancer Med，2016，5（2）：337-351.

第三节　慢性粒细胞白血病

一、基础研究

BCR-ABL 在慢性粒细胞白血病（chronic myelogenous leukemia，CML）发病及疾病进展中的地位相对明确，BCR-ABL 与其他分子信号通路相互作用、其他分子信号在 CML 疾病进展、TKI 耐药、CML 白血病干细胞与 TKI 耐药和疾病复发的一直是研究热点。2016 年中国学者 CML 基础研究成果总结如下。

（一）miRNAs 在 CML 发病及 TKI 耐药中的研究

miRNAs 为转录后的调控分子，它通过与靶基因 mRNAs 的 3′端结合调节基因表达。

Wang 等研究发现*miR-17-92* 基因群转录的成熟 miRNAs 具有致癌活性，在 CML 患者中过度表达。BCR-ABL 的酪氨酸激酶活性可以影响这个 miRNA 簇功能。*miR-17-92* 基因群调控的靶基因共同表达模式在 CML 与正常人群存在差异，与 CML 组相比，参与新陈代谢过程的基因更有可能在正常组中被共同表达，提示代谢失调可能与 CML 病理有关。

通过分析 CML 细胞 miRNAs 和相关基因网络，发现 V-myb 同源致癌基因及 miR-155 在异常调控网络中形成反馈环路。提示调控异常调节的基因网络可能作为 CML 治疗的新策略。基因调控网络研究有助于进一步理解 CML 发病机制和可能的治疗途径。

SOCS3 蛋白为信号转导及转录激活蛋白（signal transducer and activator of transcription，STAT）诱导的 STAT 抑制药，属于细胞因子信号传送阻抑物（suppressor of cytokine signaling，SOCS）家族成员，对 JAK-STAT 信号通路起负反馈调节作用。SOCS3 异常表达与骨髓增殖肿瘤有关，SOCS3 的过度表达可能抑制 K562 细胞的生长，促进 miR-124-3p 表达，反之亦然。在 30 例 CML 患者骨髓单个核细胞中发现 miR-124-3p 和 SOCS3 的表达呈正相关。SOCS3 的肿瘤抑制作用被 miR-124-3p 抑制药部分中和。B4GALT1 是 miR-124-3p 的下游分子，其表达受 SOCS3/ miR-124-3p 调控。动物体内实验显示，SOCS3 的过度表达抑制 K562 细胞的生长及 B4GALT 表达。SOCS3/ miR-124-3p / B4GALT1 通路在 CML 的发病机制中起着重要的作用。

在阿霉素耐药 K562/ADM 细胞中，miR-146a 表达显著地降低，miR-146a 的过度表达可以恢复 K562/ADM 对阿霉素（adriamycin，ADM）的敏感性。miR-146a 的下降与 CXCR4 表达的增加有关，提示 CXCR4 为 miR-146a 的下游靶点。天然化合物 physcion 通过上调 miR-146a 增强 ADM 对 K562/ADM 细胞的抗增殖效应。miR-146a 介导 CML 细胞对 ADM 耐药，physcion 通过上调 miR-146a 诱导细胞凋亡改善白血病细胞对 ADM 的敏感性。

基础研究结果显示多种 miRNA 参与 CML 发生及细胞耐药，如何在众多 miRNAs 及相关调控分子寻找致病关键和可能的治疗靶点尚须深入的基础研究。

（二）CML 白血病干细胞的调控

白血病干细胞（LSCs）被认为是对 TKI 耐药性和 CML 复发的根源之一，根除 CML-LSCs 可能是治疗 CML 的一种策略。CML 白血病干细胞（CML-LSC）调控是目前研究热点，研究 CML-LSC 调控机制为 CML 治疗提供有效靶点。

1. 钙调蛋白依赖性蛋白激酶　钙调蛋白依赖性蛋白激酶（calmodulin-dependent protein kinase Ⅱγ，CaMKⅡγ）通过多种癌症信号通路调节白血病细胞的增殖，是盐酸小檗胺（berbamine）清除 CML 急变细胞和 CML-LSC 作用中关键性的靶点。在 CML 模型小鼠，CaMKⅡγ 基因缺失通过选择性地损害白血病干细胞的自我更新，从而抑制小鼠 CML 的进展，CaMKⅡγ 的过度表达则会产生相反作用。p27Kip1 是维持 LSC 休眠状态的关键性调节分子，CaMKⅡγ 可磷酸化并减少 p27Kip1 细胞核内定位唤醒休眠的 LSCs，促进 LSCs 的自我更新进入细胞周期。CaMKⅡγ 可能成为 CML 治疗的有效靶点。

2. 蛋白质精氨酸甲基转移酶5　蛋白质精氨酸甲基转移酶5（protein arginine methyltrasferase 5，PRMT5）与CML细胞中BCR-ABL之间的存在正反馈循环，在人类CML-LSCs中PRMT5过度表达。采用shRNA抑制PRMT5或用小分子抑制药PJ-68阻断PRMT5甲基转移酶活性，可降低细胞的存活及白血病细胞在动物体内连续的植入能力，抑制CML患者LSCs中的长期培养起始细胞（LTC-ICs）。PRMT5敲除或PJ-68治疗显著延长CML模型小鼠的生存期，并损伤移植小鼠模型中CML-LSCs的体内自我更新能力，PJ-68还抑制了人类CML $CD34^+$细胞在免疫缺陷小鼠中的植入。进一步研究发现PRMT5的抑制可阻断CML $CD34^+$细胞中的Wnt/β-蛋白通路。提示对组蛋白的表观遗传学甲基化修饰是LSCs自我更新的调节机制，PRMT5可能成为颇具潜力的清除CML-LSC治疗靶点。

3. 组蛋白脱乙酰酶抑制药　组蛋白脱乙酰酶抑制药（histone deacetylase inhibitor，HDACis）可以消除CML中的静态LSCs，但机制不详。与正常的造血干细胞相比，来自CML患者的LSCs中γ-Catenin表达更高。在人类的CML $CD34^+$骨髓细胞中，沉默γ-Catenin表达可消除LSCs，这表明在CML LSCs的生存中需要γ-Catenin 。在体外培养体系中，药物抑制γ-Catenin明显抑制CML $CD34^+$细胞、BCR-ABL驱动的CML小鼠体内的LSCs的生存和自我更新。γ-Catenin抑制降低了人类CML $CD34^+$细胞在NOG小鼠中的长期移植成活率。在人类主要的$CD34^+$细胞中，沉默γ-Catenin不会改变β-Catenin ，提示CML-LSCs的生存和自我更新调控中，γ-Catenin发挥独立调控作用，通过HDACi抑制γ-Catenin可能清除CML-LSCs。

（三）其他分子信号调控

BCR/ABL融合蛋白直接参与CML的形成，BCR-ABL1蛋白定位于胞质，与大量的信号通路蛋白相互作用，结合或活化多种信号分子发挥致白血病作用，目前仍不断发现新的基因及其编码分子参与CML的形成和疾病的进展，尤其是TKI耐药或进展期患者治疗方案有限，治疗效果差，寻找精准的分子机制有助于开拓新的治疗策略。

1. FZD7　既往研究显示骨髓间充质干细胞（bone marrow mesenchymal stem cells，BMSCs）与CML细胞的伊马替尼耐药相关。Liu等研究发现BMSCs提高CML细胞FZD7表达，活化Wnt/β-Catenin信号通路。CML来源的BMSCs促进CML细胞的增殖，增加K562细胞FZD7表达和对伊马替尼耐药。干扰FZD7表达显著抑制与BMSCs共培养的CML细胞的增殖，提高伊马替尼敏感性。FZD7基因通过Wnt信号通路，在BMSCs介导的CML细胞保护中发挥重要作用。

2. Yes相关的蛋白质（YAP）　YAP蛋白是Hippo通路的重要组成部分，它被认为是一种参与各种恶性肿瘤进展的蛋白。YAP在CML细胞中过度表达。利用si-RNA抑制YAP或使用维替泊芬（verteporfin，VP）抑制YAP的作用抑制CML细胞增殖，诱导细胞的凋亡，并且减少了YAP目标基因c-myc和生成素（survivin）的表达。此外，VP提高了伊马替尼（imatinib mesylate，IM）在体外的白血病细胞抑制作用，并抑制了小鼠体内白血病的发生。提示YAP可能在CML细胞的增殖和白血病中扮演重要角色，抑制YAP为CML治疗提供了一种新的策略。

3. RalA　小分子 GTPas，为 Ras 下游信号分子，在 BCR/ABL 诱发的白血病中起着重要的作用。RalA GTPase 活性在 CR/ABL⁺ 细胞系和 CML 患者原代细胞中普遍较高。RalA 的过度表达导致 CML 恶性转化进展，并导致伊马替尼耐药。RalA 致使 CML 移植小鼠出现伊马替尼耐药，并降低 CML 移植小鼠的生存。通过 siRNA 或 miR-181a 抑制 RalA 表达，削弱了 K562 细胞的恶性表型。RBC8 是一种 Ral 选择性抑制药，增强伊马替尼对 K562、KCL22 和 BaF3-P210 细胞的抑制作用。磷酸化蛋白分析显示，RalA 抑制了多种磷酸化信号蛋白，包括 SAPK、JNK、SRC、VEGFR2、P38 MAPK、c-Kit、JunB 和角化蛋白。其中，P38 MAPK 和 SAPK/JNK 是 Ras 下游信号激酶。上述结果提示 *RalA GTPase* 可能作为致癌基因，激活了 CML 中的 Ras 相关信号通路。

4. BCL11A　为转录因子，在多种血液肿瘤和实体瘤中表达异常，BCL11A 在 CML 急变患者中表达显著高于正常供者和慢性期患者。BCL11A 表达水平与骨髓原始细胞比例正相关，且在急淋变患者表达显著高于急髓变者。体外诱导 K562 细胞分化伴随 BCL11A 表达水平的降低。过表达 BCL11A 阻断 K562 细胞的分化。提示 BCL11A 可能参与了慢性期转化为急变期的过程。

（四）TKI 耐药研究

尽管 TKI 治疗使绝大多数 CML 患者获得长期生存，但仍有部分患者因原发或继发耐药导致治疗失败。耐药机制包括 *BCR-ABL* 基因扩增或过度表达、ABL 激酶突变、非 BCR-ABL 依赖的途径。非 BCR-ABL 依赖的途径的 TKI 耐药收到愈来愈多的关注。

1. 血红素加氧酶 1（HO-1）　Cao 等研究发现 HO-1 通过 mTOR 通路促进细胞自噬介导伊马替尼耐药。在耐药 CML 细胞中，HO-1 表达异常升高，自噬相关蛋白 LC-3 Ⅰ/LC-Ⅱ 表达增高，因此推测 HO-1 与自噬相关。在伊马替尼敏感的 K562 细胞中过表达 HO-1 后出现伊马替尼耐药和明显自噬。在伊马替尼耐药的 K562R 中沉默 HO-1 表达后，自噬受抑制，细胞对伊马替尼敏感性增加。HO-1 诱导的细胞自噬通过自噬负调控途径 mTOR 通路调节。伊马替尼耐药患者原代细胞 HO-1 表达抑制后，细胞对伊马替尼敏感性显著增强。因此 HO-1 通过自噬调节介导 CML 细胞的耐药，作为治疗靶点。

2. STAT3/p-STAT3/RPS27a　Phospho-STAT3 在伊马替尼耐药 CML 患者细胞过表达，BCR-ABL 通过活化 STAT3 促进细胞增殖，抑制细胞凋亡和分化。在白血病细胞中，核糖体蛋白 S27a（RPS27a）可促进细胞增殖，调节细胞周期，抑制细胞凋亡。与 CP 期患者相比，AP/BP 患者骨髓细胞 STAT3 和 RPS27a 显著增加，STAT3 和 RPS27a 高表达具有正相关关系。相比 K562 细胞，伊马替尼耐药 K562/G01 细胞 STAT3 和 RPS27a 显著高表达。RPS27a 通过其启动子区域 633～625 和 486～478 核苷酸结合 p-STAT3，进一步活化 RPS27a，降低伊马替尼诱导的细胞凋亡。p-STAT3 抑制药 WP1066 或敲除 RPS27a 可抵消过表达 STAT3 导致促进细胞增殖、抑制凋亡等细胞学效应。显示 RPS27a 通过活化 STAT3 导致 CML 细胞的伊马替尼耐药，靶向 STAT3/p-STAT3/RPS27a 途径联合 TKI 可能是 TKI 耐药患者有效的治疗策略。

3. 神经酰胺　与正常供者骨髓细胞相比，急变期 CML（BP-CML）患者骨髓 CD34⁺ 细胞的神经酰胺水平显著降低。神经酰胺水平低下的 BP-CML $CD34^+$ 细胞比正常神经酰胺水平的 BP-CML $CD34^+$ 细胞针对 TKI 耐药更为显著。与正常的骨髓 $CD34^+$ 细胞相比，神经酰胺水平低下的 BP-CML $CD34^+$ 细胞鞘磷脂合成酶 1 和 2 的 mRNA 和蛋白质水平均较低，这表明这两种神经酰胺合成酶可能是神经酰胺转录翻译受抑制的根源。提高细胞神经酰胺水平可诱导多个 CML 细胞系和 BP-CML CD34 祖细胞的凋亡。TKIs 与神经酰胺类似物作用于 BP-CML CD34 干/祖细胞中具有协同效果。该研究证明神经酰胺水平的降低与 BP-CML CD34 祖细胞的耐药性有关。调节神经酰胺的新陈代谢和 TKI 的联合应用可能成为 BP-CML 患者治疗选择。

二、临床研究

（一）二代 TKI 在 CML 的临床应用

伊马替尼显著改善了 CML 各期患者的预后，但仍有部分患者对于伊马替尼耐药或不耐受。全球多中心数据显示，第二代 TKI 达沙替尼或尼洛替尼作为二线治疗，可以挽救伊马替尼治疗失败的各期 CML 患者，作为三线治疗，能够控制部分对 2 种 TKI 耐药的慢性期患者。BCR-ABL 激酶结构域突变差异导致不同种类 TKI 的敏感性差异显著。第二代 TKI 的选择应基于 BCR-ABL 的突变类型已广为国内外 CML 专家所公认。目前，国内仅有少数有关第二代 TKI 治疗 CML 的报道。

Jiang 等报道了在 BCR-ABL 突变检测指导下达沙替尼作为二线或三线 TKI 治疗伊马替尼耐药的各期 CML 患者的结果（除外具有对达沙替尼高度耐药突变类型的患者）。达沙替尼可以有效治疗伊马替尼耐药或伊马替尼与尼洛替尼均耐药的 CML 各期患者，CP 和 AP 患者疗效持久。达沙替尼作为二线和三线 TKI 的治疗反应相似。达沙替尼治疗失败时，发生新突变的可能性显著增高。提示达沙替尼是伊马替尼或尼洛替尼治疗失败患者有效的挽救治疗手段，治疗前 BCR-ABL 突变筛查及治疗中突变监测非常重要。

Lyu 等评估该中心第二代 TKI 在治疗 CML 中的有效性。纳入 97 例患者，97.9%达到完全血液反应（CHR），63.9%的主要细胞遗传学反应（MCyR），60.0%完全的细胞遗传反应（CCyR）和 44.3%的主要分子反应（MMR）率。5 年总体生存率（OS）、5 年无事件生存率（EFS）、5 年无进展生存率（PFS）分别为 64.6%±9.3%、46.2%±8.2%、57.4%±8.7%。无论是细胞遗传学反应、分子学反应，还是远期生存，慢性期患者显著优于进展期患者（$P<0.05$）。一线接受 TKI 患者 MCyR、CCyR 和 MMR 均明显优于二线 TKI 治疗患者（$P<0.05$）。

（二）国产仿制药物的临床应用

伊马替尼在 CML 治疗获得巨大成功，但长期使用原研药物对个人和社会造成严重经济负担，仿制药物的应用显著减少治疗费用，使越来越多中国患者有能力接受一线伊马替尼治疗。仿制药与原研药是否存在疗效和安全性差距引起广泛关注。Shi 等前瞻性分析该中心国产和原研伊马替尼对于CML-CP患者的有效性和安全性。治疗3个月时，国产药组和原研药组的完全血液学反应率、三要细胞遗传学反应率、国际标准化*BCR-ABL*融合基因转录本水平（BCR-ABL^{IS}）≤10%的比例均无统计学意义。在6个月、12个月和18个月时可评估病例中，两组治疗反应率相似（*P*均>0.1）。中位追踪随访期约为1年，国产药组和原研药组各有2例患者疾病进展至加速期或急变期。两组血液学和非血液学不良反应发生率相似。

黄琴等回顾性分析单中心2014年1—11月初诊的50例国产甲磺酸伊马替尼400 mg/d治疗的CML-CP患者资料，分析治疗1年内细胞遗传学、分子生物学反应及安全性。治疗3个月时，52.0%（26/50）的患者达到完全血液学反应（CHR），至少达到次要细胞遗传学反应（mCyR）和bcr-ablIS≤10%的患者比例分别为84.0%（42/50）和42.0%（21/50）；治疗6个月时，至少达到部分细胞遗传学反应（PCyR）和bcr-ablIS≤10%的患者比例分别为73.5%（36/49）和59.2%（29/49）；治疗12个月时，达到完全细胞遗传学反应（CCyR）、bcr-ablIS≤1%和bcr-ablIS≤0.1%患者的比例分别为60.9%（28/46）、63.1%（29/46）和45.7%（21/46）。Ⅲ级中性粒细胞减少、血小板减少及贫血的发生率分别为34%（17/50）、40%（20/50）和30%（15/50），无Ⅳ级血液学不良反应发生。常见的非血液学不良反应依次为水肿［84%（42/50）］、恶心［46%（40/50）］、肌肉酸痛［20%（10/50）］、皮疹［16%（8/50）］、肝损害［8%（4/50）］。提示国产伊马替尼治疗初诊CML-CP患者具有一定的疗效，安全性良好。

国产达沙替尼上市并应用于临床治疗，国产达沙替尼与原研药物疗效和安全性是否一致缺乏相关研究。Kong等采用随机、平行、交叉、自身对照设计进行试验，针对12例对伊马替尼或尼洛替尼耐药或不耐受的CML-CP患者，探讨国产达沙替尼的药动学特征及与原研达沙替尼制剂的生物等效性比较。结果显示国产达沙替尼的药动学特征及与原研达沙替尼相似，2种制剂具有生物等效性。

（三）老年CML患者TKI使用

任薇如等回顾性分析该院2005年1月至2016年1月对发病年龄≥60岁的CML患者采用TKI治疗的情况。33例患者的一线治疗方案选择伊马替尼治疗，2例患者一线治疗方案选择第二代TKI尼洛替尼治疗，其余17例患者接受伊马替尼治疗前经过干扰素治疗。25例患者诊断为CML时存在伴随疾病，所有52例患者查尔森合并症指数（CCI）评分均≤2分。血液学、细胞遗传学和分子学反应及安全性评估显示，慢性期中国老年患者对TKI反应良好，安全性可耐受，轻微的伴随疾病不影响疾病治疗。

（四）TKI治疗中的早期转换

慢性髓性白血病慢性期患者（CML-CP），3个月BCR-ABL1转录本水平高于10%患者后期完全细胞遗传学反应、主要分子学反应、深度分子学反应及长期生存均存在显著劣势，及时更换治疗方案能否获益存在争议。Yue等回顾性分析495例一线伊马替尼治疗的患者，伊马替尼治疗3

个月 BCR-ABL1 ＞10％的 117 例（23.6％）患者，其中 46 例根据 ELN-2013 建议定义为警告反应的患者，26 例患者继续进行伊马替尼治疗，20 例患者早期转到尼罗替尼治疗。结果显示与伊马替尼组相比，尼罗替尼组在 6 个月时显示明显更高比例患者达到 BCR-ABL1 ＜1％，4 年更高的 MR3.0 和 MR4.0 的累积发生率。提示早期更换尼洛替尼治疗能获得更快更深的分子学反应。

（五）中国 CML 患者治疗依从性现状和依从性的重要意义

大量临床研究证实，依从性显著影响 TKI 治疗效果。依从性包括服药和治疗反应监测等多个方面。中国患者 TKI 治疗监测情况如何？

Jiang 等采用问卷调查，分析中国患者的 TKI 治疗的分子监测模式，并确定与监测模式相关的变量。接受 TKI 治疗中国 CML 患者，每 3 个月、6 个月进行一次分子检查的患者比例分别为 31％、34％，并不符合指南推荐的标准。多变量分析结果提示老年、经济负担和医师不遵守指南建议与低监测频率有关。

Li 等分析河南省 513 例 CML 患者伊马替尼治疗依从性及其对 12 个月时细胞遗传学反应的影响。单因素分析示，Sokal 评分、年收入、受教育程度、诊断至开始治疗时间、依从性均与 12 个月时完全细胞遗传学缓解（CCyR）率显著相关（*P* 值均＜0.05），多因素分析示：受教育程度低（B＝0.457，*P*＝0.018）、年收入低（B＝0.267，*P*＝0.035）及治疗依从性差（B＝0.587，*P*＝0.026）是伊马替尼治疗中影响患者 12 个月时 CCyR 率的独立危险因素。证实依从性好的 CML-CP 患者接受伊马替尼治疗 12 个月时获得较好的遗传学反应；低学历、低收入及依从性差是影响患者 12 个月时 CCyR 率的独立危险因素。

（六）停药相关研究

大量的临床试验证实，TKI 治疗的 CML 患者中维持深度分子学反应 2 年以上者，在科学指导下部分可获得持久安全的无治疗生存（TFR）。但在停药方面缺乏中国患者数据。Li 等报道了单中心 CML 患者中 TKIs 停止治疗的临床观察，以及 CML-LSCs 和复发之间的可能联系。22 例获得持续完全分子学反应（CMR）患者终止 TKI 治疗，10 例患者出现分子学复发，停止 TKI 治疗后维持 CMR 的平均时间为 12.73 个月。采用流式细胞检测发现 TKI 治疗获得 CMR 患者依然无法清除 LSC。LSCs 的数量在复发者和非复发者之间没有差别。

（七）TKI 治疗后继发肿瘤

TKIs 为 CML 患者带来长期生存，长期治疗患者第二种恶性肿瘤（SMs）发生情况日益受到关注。Yin 等回顾性分析 223 例伊马替尼治疗 CML 患者的 SMs 的频率和特点，并与国家中央癌症登记处的预期数据相比较，评估 CML 患者 SMs 可能的风险因素。中位随访 64 个月，7 例患者（3.14％）发生了 6 种不同的 SMs，SMs 的风险高于预期（*P*＝0.018）。但伊马替尼等 TKI 暴露的时间长短和 TKIs 的累计剂量与 SMs 发生无明显相关性。

三、新药研发

以伊马替尼为代表的TKI治疗CML获得革命性进展，但仍有相当部分患者因耐药或不耐受无法自现有TKI获益，BCR-ABL突变介导的伊马替尼耐药已经成为治疗CML的主要挑战；即使疗效满意的患者，长期治疗的不良反应降低生活质量，长期治疗的经济负担成为TKI治疗障碍，研发低毒高效的治疗方法依然是研究人员关注的热点。

1. Rakicidin A　为来自小单胞菌属的天然细胞毒药物，早期研究显示，Rakicidin A在低氧骨髓环境作用于TKI耐药的LSC可诱导细胞凋亡。Sang等进一步合成4-甲基化的Rakicidin A（1a），体外实验显示相比Rakicidin A，Rakicidin A（1a）的效力高于伊马替尼约100倍，对伊马替尼耐药的K562细胞杀伤效力提高2.8倍。表达BCR-ABL（T315I）的ba/f3细胞对Rakicidin A（1a）对耐药性明显低于伯舒替尼、达沙替尼、尼罗替尼和普纳替尼，对正常造血细胞的影响较小。初步结果表明，Rakicidin A（1a）下调了的caspase-3和PARP，发挥对K562细胞抑制活性。

2. 次黄芩苷　为天然提取生物活性黄酮类分子，抑制K562细胞、伊马替尼耐药的K562r细胞及CML原代细胞生长，诱导细胞G_0/G_1期停滞。GATA-1为锌指转录因子，在白血病进展中发挥重要作用。促进*GATA1*基因表达，促进其与甲基乙基甲酮（methyl ethyl ketone，MEK）和P21启动子的结合，抑制MEK/细胞外信号激酶通路，抑制包括CDK2、CDK4、cyclin A和cyclin D1在内的细胞周期检查点蛋白表达，提高P21蛋白表达。体内研究显示，在NOD/SCID小鼠CML模型中，次黄芩苷抑制小鼠体内CML细胞生长，延长CML小鼠的生存期。次黄芩苷对于伊马替尼耐药细胞的作用为伊马替尼耐药患者治疗带来期望。

3. SBF-1　为合成甾体糖苷小分子物质，体外作用于K562及伊马替尼耐药的K562G细胞，诱导细胞凋亡，对细胞周期无显著影响。SBF-1抑制PI3K/Akt通路分子PI3K和Akt的活化，抑制其下游mTOR和Bcl-2活化。SBF-1诱导BCR-ABL蛋白降解，呈现时间和剂量依赖性。Elgehama等进一步研究发现SBF-1结合于BCR-ABL和PTP1B分子，破坏BCR-ABL和PTP1B相互作用。SBF-1通过泛素化经溶酶体途径降解BCR-ABL蛋白。本研究首次提示针对CML，尤其是伊马替尼耐药患者的治疗，破坏BCR-ABL与PTP1B的相互作用可能成为有效方式，SBF-1可能成为CML治疗的有效候选分子。

4. BIIB021　为口服热休克蛋白Hsp90抑制药，对多种肿瘤细胞具有活性，BIIB021通过线粒体途径显著抑制细胞生长并诱导细胞凋亡，诱导BCR-ABL蛋白的降解。同时发现BIIB021诱导细胞自噬反应（自噬小体生成），增加微管蛋白轻链3（LC3）Ⅰ型向Ⅱ型转变，降低p62（SQSTM1）蛋白水平。进一步研究发现Akt-mTOR-Ulk1信号通路参与BIIB021⁻启动的自噬。阻断自噬可增强BIIB021诱导的细胞死亡和凋亡，显示BIIB021诱导CML细胞凋亡和死亡过程中同时诱导对细胞具有保护作用的自噬反应，抑制自噬进一步增强BIIB021对CML细胞杀伤。He等分析BIIB021作用于CML细胞的分子作用机制，显示其对伊马替尼敏感及耐药细胞的抗白血病作用。

5. AKI603　是一种新型的Aurora激酶A（AurA）小分子抑制药，在白血病细胞中通过诱导细胞周期阻滞和多倍体积累发挥抗增殖活性。在BCR-ABL野生型和T315I突变细胞中，AKI603（AurA抑制药）诱发的白血病细胞衰老，衰老的诱导与增强活性氧（ROS）水平有关。此外，在BALB/c裸鼠KBM5-T315I异种移植模型中证实了AKI603的抗肿瘤效果。提示小分子AurA抑制药AKI603可能克服BCR-ABL-T315I突变引起的TKI耐药。

6. Cantharidin（CTD）　是从传统的中国药物斑蝥中分离的活性化合物，对各种类型的癌细胞表现出抗癌特性。CTD显著抑制伊马替尼敏感及伊马替尼耐药的CML细胞的生长，细胞周期阻滞并诱导DNA损伤。CTD在转录水平上抑制了BCR-ABL，降低BCR-ABL蛋白质的表达，并抑制了它的下游信号转导。CTD的细胞毒作用在BCR-ABL敲除的K562细胞更为显著。提示CTD可能通过耗尽BCR-ABL克服了伊马替尼耐药。

7. NiPT　为一种新型的蛋白酶体脱泛素酶抑制药，在不影响20S蛋白酶的情况下，通过靶向19S的蛋白酶-相关的泛素酶（UCHL5和USP14）抑制泛素蛋白酶体系统。Lan等研究发现，在伊马替尼耐药和敏感的CML细胞中，NiPT诱导泛素蛋白酶体系统抑制诱导caspase活化，降解BCR-ABL蛋白，诱导细胞凋亡，并且抑制耐药细胞系BCR-ABL-T315I在裸鼠体内异种移植。显示NiPT可以通过BCR-ABL-依赖型和BCR-ABL非依赖的机制克服伊马替尼的耐药。

8. Celecoxib　一种环氧化酶2（cycloxygenase-2，COX-2）抑制药，对实体肿瘤具有抗肿瘤效应。Lu等发现Celecoxib通过抑制溶酶体的功能抑制了CML细胞系和患者原代的自噬作用，首次证明Celecoxib是一种自噬抑制药。Celecoxib在KBM5和伊马替尼耐药的KBM5-t315i CML细胞系中都引起显著的细胞毒性作用。进一步研究发现，在伊马替尼耐药CML细胞中，Celecoxib可增强伊马替尼的细胞毒性，提示Celecoxib和伊马替尼的联合使用可能成为很有前景的治疗策略，尤其是针对伊马替尼耐药的CML患者。

9. SH2-U-box　构建嵌合体泛素连接酶SH2-U-box，源自适配器蛋白Grb2的SH2功能域结合活化的BCR-ABL蛋白，U-box作为E3泛素连接酶功能域，针对野生型和*T315I*突变的BCR-ABL进行泛素化并降解。SH2-U-box显著抑制野生型及含*T315I*突变的BCR-ABL＋CML细胞的增殖，并诱导细胞凋亡，同时BCR-ABL依赖的信号通路受抑制。SH2-U-box与伊马替尼作用于K562细胞具有协同效应。SH2-U-box可显著抑制K562及伊马替尼耐药的K562R在SCID小鼠体内生长，抑制CML患者原代细胞生长。通过降解野生型和*T315I*突变的BCR-ABL蛋白，嵌合体泛素连接酶可望作为一种潜在方法治疗伊马替尼敏感或耐药的CML。

10. Bisindolylmaleimide Ⅸ　抑制DNA拓扑异构酶，产生DNA断裂，激活Atm-p53和Atm-Chk2途径，并诱导细胞周期阻滞和细胞死亡。在BCR-ABL的细胞，Bisindolylmaleimide Ⅸ显示增强的DNA损伤和细胞周期阻滞效应，在TKI耐药BCR-ABL-T315I阳性的细胞也显示出增强的细胞毒性。Bisindolylmaleimide Ⅸ可显著延长BCR-ABL或BCR-ABL-T315I诱发的白血病小鼠的生存。Bisindolylmaleimide Ⅸ激活BCR-ABL-依赖性的基因毒性应激反应，抑制BCR-ABL激活的致癌基因信号通路发挥抗白血病作用。

11. Diosgenin　从豆科植物和甘薯中分离出来的一种甾体皂素，已被证实对包括 CML 在内的多种肿瘤具有强大的抗癌作用。Diosgenin 通过 mTOR 信号传导途径诱导产生 ROS，不仅对 CML 细胞产生细胞毒性作用，而且还会引发细胞自噬。自噬功能作为一种细胞保护机制来克服肿瘤细胞中 Diosgenin 的细胞毒性，抑制自噬作用可增强 Diosgenin 的抗 CML 活性。

（刘兵城　王建祥）

参考文献

[1] Wang F，Meng F，Wang L. Co-expression pattern analysis of miR-17-92 target genes in chronic myelogenous leukemia. Front Genet，2016，7（9）：167.

[2] Wang K，Xu Z，Wang N，et al. Analysis of microRNA and gene networks in human chronic myelogenous leukemia. Mol Med Rep，2016，13（1）：453-460.

[3] Liu YX，Wang L，Liu WJ，et al. MiR-124-3p/B4GALT1 axis plays an important role in SOCS3-regulated growth and chemo-sensitivity of CML. J Hematol Oncol，2016，9（1）：69.

[4] Liu W，He J，Yang Y，et al. Upregulating miR-146a by physcion reverses multidrug resistance in human chronic myelogenous leukemia K562/ADM cells. Am J Cancer Res，2016，6（11）：2547-2560.

[5] Gu Y，Zheng W，Zhang J，et al. Aberrant activation of CaMKⅡ γaccelerates chronic myeloid leukemia blast crisis. Leukemia，2016，30（6）：1282-1289.

[6] Jin Y，Zhou J，Xu F，et al. Targeting methyltransferase PRMT5 eliminates leukemia stem cells in chronic myelogenous leukemia. J Clin Invest，2016，126（10）：3961-3980.

[7] Jin Y，Yao Y，Chen L，et al. Depletion of γ catenin by histone deacetylase inhibition confers elimination of stem cells in combination with imatinib. Theranostics，2016，6（11）：1947-1962.

[8] Liu N，Zang S，Liu Y，et al. FZD7 regulates BMSCs-mediated protection of CML cells . Oncotarget，2016，7（5）：6175-6187.

[9] Li H，Huang Z，Gao M，et al. Inhibition of YAP suppresses CML cell proliferation and enhances efficacy of imatinib in vitro and in vivo . J Exp Clin Cancer Res，2016，35（1）：134.

[10] Gu C，Feng M，Yin Z，et al. RalA，a GTPase targeted by miR-181a，promotes transformation and progression by activating the Ras-related signaling pathway in chronic myelogenous leukemia . Oncotarget，2016，7（15）：20561-20573.

[11] Yin J，Zhang F，Tao H，et al. BCL11A expression in acute phase chronic myeloid leukemia. Leuk Res，2016，47：88-92.

[12] Cao L，Wang J，Ma D，et al. Heme oxygenase-1 contributes to imatinib resistance by promoting autophagy in chronic myeloid leukemia through disrupting the mTOR signaling pathway. Biomed Pharmacother，2016，78：30-38.

[13] Wang H，Xie B，Kong Y，et al. Overexpression of RPS27a contributes to enhanced chemoresistance of CML cells to imatinib by the transactivated STAT3. Oncotarget，2016，7 (14)：18638-18650.

[14] Wang J，Hu J，Jin Z，The sensitivity of chronic myeloid leukemia CD34 cells to Bcr-Abl tyrosine kinase inhibitors is modulated by ceramide levels. Leuk Res，2016，47：32-40.

[15] Jiang Q，Qin Y，Lai Y，et al. Dasatinib treatment based on BCR-ABL mutation detection in imatinib-resistant patients with chronic myeloid leukemia . Zhonghua Xue Ye Xue Za Zhi，2016，37 (1)：7-13.

[16] Lyu SJ，Zhu HL，Li XL，et al. Clinical efficacy of second-generation tyrosine kinase inhibitor in treating chronic myeloid leukemia. Sichuan Da Xue Xue Bao Yi Xue Ban，2016，47 (2)：287-291.

[17] Shi HX，Qin YZ，Lai YY，et al. A comparison of efficacy and safety between Chinese generic imatinib versus branded imatinib in patients with newly-diagnosed chronic myeloid leukemia in the chronic phase：a single-center prospective cohort study. Zhong Hua Nei Ke Za Zhi，2016，55 (12)：922-926.

[18] 黄琴，刘虹，李燕，等. 国产甲磺酸伊马替尼治疗慢性粒细胞白血病慢性期患者早期效果. 肿瘤研究与临床，2016，28 (12)：811-814.

[19] Kong J，Chen N，Fu HX，et al. Pharmacokinetics of generic dasatinib in the management of chronic myeloid leukemia in the choronie phase Zhonghua Xue Ye Xue Za Zhi，2016，37 (11)：957-960.

[20] 任薇如，吕素娟，任娜娜，等. 酪氨酸激酶抑制剂治疗慢性期老年人慢性粒细胞白血病的疗效及安全性分析 . 国际输血及血液学杂志，2016 ，39 (6) ：471-475.

[21] Yue Y，Gui X，He X，et al. Deep molecular responses achieved in chronic myeloid leukemia in chronic phase patients with BCR-ABL1 ＞ 10％ at 3 months who are early switched to nilotinib. Hematology，2016，21 (4)：213-217.

[22] Jiang Q，Gale RP. Molecular monitoring of tyrosine kinase inhibitor therapy of chronic myeloid leukemia in China. J Cancer Res Clin Oncol，2016，142 (7)：1549-1555.

[23] Li Z，Zhang Y，Zhou J，et al. Compliance to imatinib therapy in patients with chronic myeloid leukemia in Henan province and its influence on cytogenetic response at 12 months. Zhonghua Xue Ye Xue Za Zhi，2016，37 (7)：581-584.

[24] Li Q，Zhong Z，Zeng C，et al. A clinical observation of Chinese chronic myelogenous leukemia patients after discontinuation of tyrosine kinase inhibitors. Oncotarget，2016，7 (36)：58234-58243.

[25] Yin XF，Wang JH，Li X，et al. Incidence of second malignancies of chronic myeloid leukemia during treatment with tyrosine kinase inhibitors. Clin Lymphoma Myeloma Leuk，2016，16 (10)：577-581.

[26] Sang F，Ding Y，Wang J，et al. Structure-activity relationship study of rakicidins：overcoming chronic myeloid leukemia resistance to imatinib with 4-methylester-rakicidin A . J Med Chem，2016，59 (3)：1184-1196.

[27] Li H，Hui H，Xu J，et al. Wogonoside induces growth inhibition and cell cycle arrest via promoting the expression and binding activity of GATA-1 in chronic myelogenous leukemia cells. Arch Toxicol，2016，90 (6)：1507-1522.

[28] Elgehama A，Chen W，Pang J，et al. Blockade of the interaction between Bcr-Abl and PTB1B by small molecule SBF-1 to overcome imatinib-resistance of chronic myeloid leukemia cells. Cancer Lett，2016，372 (1)：82-88.

[29] He W，Ye X，Huang X，et al. Hsp90 inhibitor，BIIB021，induces apoptosis and autophagy by regulating mTOR-Ulk1 pathway in imatinib-sensitive and -resistant chronic myeloid leukemia cells. Int J Oncol，2016，48

(4)：1710-1720.

[30] Wang LX，Wang JD，Chen JJ，et al. Aurora a kinase inhibitor AKI603 induces cellular senescence in chronic myeloid leukemia cells harboring T315I mutation. Sci Rep，2016，6：35533.

[31] Sun X，Cai X，Yang J，et al. Cantharidin Overcomes Imatinib Resistance by Depleting BCR-ABL in Chronic Myeloid Leukemia. Mol Cells，2016，39 (12)：869-876.

[32] Zhao C，Chen X，Zhang P，et al. Nickel pyrithione induces apoptosis in chronic myeloid leukemia cells resistant to imatinib via both Bcr/Abl-dependent and Bcr/Abl-independent mechanisms . J Hematol Oncol，2016，9 (1)：129.

[33] Lu Y，Liu LL，Liu SS，et al. Celecoxib suppresses autophagy and enhances cytotoxicity of imatinib in imatinib-resistant chronic myeloid leukemia cells. J Transl Med，2016，14：270.

[34] Ru Y，Wang Q，Liu X，et al. The chimeric ubiquitin ligase SH2-U-box inhibits the growth of imatinib-sensitive and resistant CML by targeting the native and T315I-mutant BCR-ABL. Sci Rep，2016，6：28352.

[35] Zhang X，Jia D，Ao J，et al. Identification of Bisindolylmaleimide Ⅸ as a potential agent to treat drug-resistant BCR-ABL positive leukemia . Oncotarget，2016，7 (43)：69945-69960.

[36] Jiang S，Fan J，Wang Q，et al. Diosgenin induces ROS-dependent autophagy and cytotoxicity via mTOR signaling pathway in chronic myeloid leukemia cells. Phytomedicine，2016，23 (3)：243-252.

第四章　淋巴瘤研究进展

第一节　慢性淋巴细胞白血病

复发/难治性慢性淋巴细胞白血病（chronic lymphocytic leukemia，CLL）的治疗结果目前非常令人失望，而来那度胺作为单一药物或与各种化疗免疫治疗方案组合对复发/难治性 CLL 有效。但是，目前使用的临床经验仍然有限。由于不同研究存在相当大的差异，Liang 等进行了系统评价和荟萃分析来描述复发/难治性 CLL 患者的来那度胺总体应答率（overall response rate，ORR）。来那度胺加抗 CD20 单克隆抗体（mAb）和来那度胺单药治疗的 ORR 合并 ORR 为 42.23%（95%CI 32.49%～52.61%），分别为 60.01%（95%CI 53.86%～65.86%）和 24.38%（95%CI 16.15%～35.06%）。来那度胺加利妥昔单抗（L + R）组与来那度胺加奥法木单抗（L + O）组之间无显著性差异，合并 ORR 为 66.38%（95%CI 57.96%～73.87%）和 57.40%（95%CI 46.46%～67.65%）。当与抗 CD20 单克隆抗体联合给药时，来那度胺的剂量不是联合治疗中 ORR 的关键因素。L + anti-CD20 mAbs 组高危细胞遗传学患者的 ORR 为 56.74%（95%CI 45.53%～67.30%）。与没有接受相同治疗方案的高风险细胞遗传学患者相比，没有观察到显著差异，相对风险（RR）为 0.87（95%CI 0.68～1.11）。我们的发现证明来那度胺加抗 CD20 单抗可能是复发/难治性 CLL 患者的有效治疗方案，尤其是那些具有高风险细胞遗传因子的患者。

Hong 等发现循环的 CLL 细胞似乎不通过过度利用有氧糖酵解进行代谢。然而，与基质微环境中 CLL 细胞的经常接触导致增加的有氧糖酵解和细胞的整体糖酵解能力，其促进细胞存活和增殖。Tp53 诱导的糖酵解和凋亡调节剂（TIGAR）直接参与糖酵解控制中的细胞代谢。TIGAR 抑制糖酵解并保护细胞免受细胞内活性氧（reactive oxygen species，ROS）相关的细胞凋亡。研究通过定量 PCR 研究 102 例新诊断的 CLL 患者的 TIGAR mRNA 表达。还研究了 TIGAR 表达与其临床特征和预后之间的关系，以及原发性 CLL 细胞中 TIGAR 表达与细胞凋亡之间的相关性。研究数据显示，TIGAR 过表达与 CLL 细胞自发性凋亡的保护作用有关，与晚期 Binet 阶段、未突变的免疫球蛋白重链可变区（immunoglobulin heavy chain variable region，IgHV）状态、$CD38^+$，β_2-微球蛋白和 p53 畸变有很强的相关性。TIGAR 的高表达与无治疗存活时间较短有关（中位数：3 个月 *vs*. 51 个月，$P=0.0108$），总生存更差（中位数：74 个月 *vs*. 未达到，$P=0.0242$）氟达拉滨为基础的化疗。TIGAR 在化疗耐药患者中的表达显著高于化疗敏感患者［平均值：(0.3859±0.1710) *vs*. (0.0974±0.0291)，$P=0.0290$］。综上所述，我们的研究结果显示高 TIGAR 表达与 CLL 患者更差的临床预后密切相关，并描述了 CLL 中生物能特征如何被治疗性利用。

Wu 等了解到免疫抑制是 CLL 患者的普遍临床特征，许多患者表现出对感染的易感性增加以及抗肿瘤免疫应答失败增加。然而，目前还不清楚 CLL 中这种免疫抑制表型的确切机制。为了进一步明确这一特定现象，分析了一个大队列中 CLL 患者样本的 T 细胞谱，并观察到 CD4/CD8 比值倒置的患者对首次治疗和总体存活的时间较短。与年龄匹配的健康供体相比，这些观察结果与 CLL 患者 $CD8^+$ T 细胞中免疫检查点受体 PD-1 的较高表达一致。研究还发现 $CD8^+$ T 细胞中 PD-1 表达的增加与 *PD-1* 基因 PDCD1 的远端上游基因座中的 DNA 甲基化水平降低相对应。使用荧光素酶报告基因检测的进一步分析表明，鉴定的 PDCD1 远端上游区域充当 PDCD1 转录的增强子，并且该区域在通过抗 CD3/抗 CD28 抗体和 IL-2 激活初始 $CD8^+$ T 细胞期间变得去甲基化。最后，进行了全基因组 DNA 甲基化分析，比较来自 CLL 患者的 $CD8^+$ T 细胞与健康供体，并鉴定出具有已知免疫调节功能的其他差异甲基化基因，包括 CCR6 和 KLRG1。总之，研究结果揭示了发生在 CLL 患者 $CD8^+$ T 细胞内的表观遗传重编程，并强调了 CLL 中免疫抑制如何实现的潜在机制。

Wu 等了解到癌基因和（或）肿瘤抑制因子的异常表达在神经胶质瘤的发病机制中起基本作用。B 细胞 CLL/淋巴瘤 3（BCL3）先前被发现是人类癌症中推定的原癌基因，诱导受体 DcR1 以 p50/Bcl3 依赖性方式诱导并减弱替莫唑胺在成胶质细胞瘤细胞中的功效。然而，其在神经胶质瘤中的表达状态，临床意义和生物学功能仍然大部分未知。在本研究中，与正常脑组织相比，BCL3 的水平在胶质瘤中过表达。此外，与正常人星形胶质细胞系相比，在胶质瘤细胞中通过免疫印迹证实了 BCL3 蛋白的高表达。BCL3 的阳性表达与神经胶质瘤患者的不良预后特征和总生存率降低相关。BCL3 沉默导致细胞增殖明显减少，G_1 期细胞周期停滞和 U251 细胞凋亡增加。相比之下，U87 细胞中的 BCL3 过表达显著促进增殖能力和细胞周期进程并诱导细胞凋亡。体内研究显示，在小鼠异种移植模型中，BCL3 敲减抑制 U251 细胞的肿瘤生长。机制上，BCL3 在胶质瘤细胞中正向调节 STAT3，p-STAT3 和 STAT3 途径的下游靶标（包括 BCL2、MCL-1 和细胞周期蛋白 D1）的丰度。此外，在胶质瘤标本中观察到 BCL3 和 STAT3 表达之间呈正相关。还证实 STAT3 敲除取消了 BCL3 在胶质瘤中的致癌作用。总之，研究建议 BCL3 通过调节增殖，细胞周期进程和细胞凋亡作为神经胶质瘤的致癌基因，其致癌作用是由 STAT3 信号通路介导的。

Pang 等研究旨在探讨 Treg/Th17 细胞与 CLL 预后的关系。本研究共纳入了 50 例 CLL 患者和 20 例健康对照者。用流式细胞术检测外周血中的调节性 T 细胞（Treg）和分泌 IL-17（Th17）的细胞亚群。用 ELISA 测定血清 IL-10 和 IL-17 的水平，用定量实时 PCR 评估 Foxp3 和 RORγt 的表达。结果显示 CLL 患者外周血 Treg 和 Th17 细胞比例显著高于对照组。CLL 患者的血清 IL-10 和 IL-17 水平，以及 Foxp3 和 RORγt 的表达显著增加。Treg/Th17 和 IL-10/IL-17 的比率在 CLL 患者中显著升高。与治疗前比较，缓解期 CLL 患者 Treg/Th17 和 IL-10/IL-17 比值下降。与非缓解组相比，缓解组 Treg 细胞明显减少，而 Th17 细胞显著增加导致 Treg/Th17 比值下降。此外，缓解组血清 IL-10 水平显著下降，而血清 IL-17 水平显著升高，导致 IL-10/IL-17 比率下降。

相关分析显示，CLL 患者 Treg 和 Th17 细胞计数与 CD38 和 ZAP-70 表达显著相关。此外，IL-10/IL-17 比率也与 CLL 预后因素显著相关。得出结论，CLL 中 Treg/Th17 和 IL-10/IL-17 比值的改变会随着疾病进展而加重，这可能被用作疾病预后的指标。

Yi 等了解到 CLL 是一种异质性疾病，其细胞遗传学异常仍被认为是预后因素的金标准。然而，每个细胞遗传学组内仍存在异质性，特别是伴有细胞遗传学畸变的患者。本研究通过荧光原位杂交，使用一组 DNA 探针检测细胞遗传畸变，包括在 13q14 处的 RB1/D13S25、在 11q22 处的 ATM、在 17p13 处的 TP53、在 14q32 处的 CEP12 和 IGH 易位。综合应用细胞遗传学畸变数量和肿瘤内遗传异质性的综合方法分析伴随畸变患者的预后。研究发现在常规的低危或中危组［即 del 13q，三体性 12 和（或）t（14q32）］内，这 3 种畸变的异质性不利于发病到第一次治疗的时间、无进展生存期和总体生存。然而，在常规高危组（即 del11q 或 del17p）内，与具有主要不利克隆的患者相比，具有较小不利克隆的患者具有意想不到的生存优势。一个新的细胞遗传学预测系统，整合的细胞遗传学畸变和肿瘤内基因亚克隆的数量比传统系统更精确。因此，应综合考虑细胞遗传学畸变的数量和肿瘤内基因亚克隆的大小来确定 CLL 的预后。

Fu 等了解到 CLL 主要起源于由细胞增殖和凋亡率失调引起的异常 B 细胞的积聚。CLL 细胞中凋亡相关基因的畸变导致 CLL 细胞对传统治疗药物的细胞凋亡缺陷。已显示来自 Plumbago zeylinica 的天然化合物 Plumbagin（白花丹素，5-羟基-2-甲基-1，4-萘醌）在肿瘤细胞中显示促细胞凋亡活性。在本研究中，报道了 plumbagin 与氟达拉滨相比较低的剂量有效抑制 CLL 细胞活力，并以剂量依赖性方式抑制细胞增殖。此外，plumbagin 促进 MEC-1 细胞在 S 期的积累，并阻断 HG3 细胞从 G_0/G_1 到 S 期的细胞周期转变。分子学上，白花丹素通过减少 Bcl-2 增加 Bax 蛋白水平诱导 CLL 细胞凋亡。这些结果表明，白花丹素可能被认为是 CLL 疗法的潜在抗癌剂。

Wang 等通过探讨低强度异基因造血干细胞移植（RIC allo-HSCT）治疗超高风险 CLL p53 缺失患者的有效性和安全性，以加深对 allo-HSCT 治疗 CLL 的认识。在这项回顾性研究中，2012 年 7 月至 2014 年 1 月期间共有 4 例超高风险 CLL 患者在我们中心缺失 p53。RIC 方案用于评估造血重建，移植相关死亡率（transplant-related mortality，TRM），总生存率（OS），无进展生存期（progression-free survival，PFS）。登记了 4 例中位年龄为 56 岁（49～61 岁）的患者，其中男性 3 例，女性 1 例。中位单核细胞（monocyte，MNC）和 $CD34^+$ 细胞的受试者体重分别为 6.54（2.85～14.7）$\times10^8$/kg（受体体重）和 5.81（2.85～7.79）$\times10^6$/kg。中性粒细胞恢复的中位时间为 11 天（9～12 天），并且血小板恢复的中位时间为 5.5 天（0～11 天）。3 例患者（75%）在移植后第 28 天达到全供体嵌合状态，1 例（25%）获得供体和受体的混合嵌合体。在中位时间为 26.5 个月（21～39 个月）的随访期间，2 例（50%）患者发生急性移植物抗宿主病（aGVHD）Ⅰ级和 2 例（50%）患者发生 CMV 感染。1 例患者患有带状疱疹病毒和 EB 病毒感染。4 例患者未发现与移植相关的死亡率。1 例部分缓解状态的患者在移植后 5 个月进展，其余 3 例在 allo-HSCT 后持续缓解。结果表明 RIC allo-HSCT 显示持久缓解，良好的耐受性和可接受的毒性，这对于治疗具有 p53 缺失的超高风险 CLL 患者可能是更好的选择，并且值得在未来进行广泛研究和应用。

Zhao 等通过单个核苷酸多态性基因芯片技术分析单个 CLL 患者 29 年随访期间的变化，在选定的时间点进行转录组和全基因组测序。确定早期细胞克隆中的染色体改变 $13q14^-$，$6q^-$ 和 $12q^+$，治疗后消除克隆群体，随后出现包含 12 三体和 10 号染色体拷贝中性异质性丢失的克隆，其标志着死亡时主要人群占优势。连续单细胞 RNA 测序揭示了在疾病加速时具有高 FOS、JUN 和 KLF4 的表达模式，其解决了以下疗法，但在复发和死亡后再次发生。转录组进化表明随着时间的推移，表达会发生复杂的变化。总之，CLL 可以在无痛阶段逐渐发展，并在治疗后发生快速变化。

Li 等了解到细胞受体信号通路在 CLL 的发病机制中发挥重要作用，并且已被确定为 CLL 的新颖且有效的治疗靶标，特别关注其激酶因子 BTK。以前的研究集中在结合 BTK 抑制药和其他化疗药物以改善 CLL 患者的预后。对 BTK 抑制药机制的进一步研究将促进对 CLL 发病机制的理解。目前的研究调查了依鲁替尼和 Wnt 信号通路之间的关联，另外集中于它的一个调节因子 Metadherin（MTDH），它已被鉴定为在 CLL 中过表达并被认为是 Wnt 途径的启动子。目前研究中的实验在 MEC-1 CLL 细胞系中进行。结果表明，依鲁替尼治疗后，MTDH、β-连环蛋白和淋巴增强因子-1 受到抑制。结果表明，在 CLL 中，依鲁替尼可能在 Wnt 信号传导中具有抑制作用。

Liu 等了解到 CLL 有以下特征：体内累积成熟的 CD5/CD19/CD23 三倍阳性 B 细胞，目前无法治愈。CLL 细胞在体外细胞培养条件下发生自发性凋亡，但其潜在机制尚不清楚。推测 CLL 细胞对自发凋亡的敏感性可能与转录因子 STAT3 和（或）NF-κB 的组成型活性有关。现在显示新鲜 CLL 细胞对自发凋亡的敏感性在 48 小时细胞培养期间不同患者中高度可变，并且与体内组成型活化的 STAT3 和 NF-κB（$P<0.001$），呈负相关。激活的 STAT3 和 NF-κB 都维持抗凋亡蛋白 Mcl-1/Bcl-xL 和自分泌 IL-6 产生的水平。CLL 细胞对体外自发性细胞凋亡具有较高的敏感性，显示出最大的化疗敏感性（$P<0.001$），临床表现为完全缓解（CR）（$P<0.001$），更长的淋巴细胞倍增时间（$P<0.01$）第一次治疗（$P<0.01$）和无进展存活（$P<0.05$）。研究的数据表明，CLL 细胞对体外自发性凋亡的敏感性由组成型活化的 STAT3 和 NF-κB 共同调节，并且反映了体内化疗反应性和临床结果。

Wu 等了解到在包括 CLL 在内的数种癌症中已鉴定出淋巴增强子结合因子-1（lymphoid enhancer-binding factor 1，LEF1）的异常活化。作为 Wnt/β-连环蛋白途径的关键转录因子，LEF1 有助于调控参与肿瘤细胞死亡机制的重要基因。在本研究中，通过实时 RT-PCR 确定 CLL（$n=197$）和单克隆 B 细胞淋巴细胞增多症（MBL）（$n=6$）患者中的 LEF1 基因表达水平。与正常 B 细胞相比，MBL 和 CLL 患者中的 LEF1 显著上调。低 LEF1 表达的 CLL 患者的无治疗生存期（TFS）时间和总生存期（OS）时间明显长于高 LEF1 水平的 CLL 患者。此外，Wnt 抑制药依他尼酸（ethacrynic acid，EA）诱导原代 CLL 细胞中的细胞凋亡和坏死。EA 还增强了氟达拉滨和环磷酰胺对体外 CLL 细胞的细胞毒性。最后，通过抑制 LEF1 募集到 DNA 启动子并恢复 CLL 细胞中的 CYLD 表达来证实 EA 的功能。研究结果首次表明，LEF1 高表达与 CLL 患者生存率低有关。与其他化疗药物联合使用，EA 可能成为治疗 CLL 的有效药物。

Wu 等了解到ζ链相关蛋白激酶 70 kD（ZAP-70）在 CLL 中的表达与更具侵袭性的疾病相关，并且可以帮助区分表达突变或未突变的 IgHV 基因病例的 CLL。然而，通过流式细胞术分析标准化 ZAP-70 表达已证明不令人满意。关键在于 ZAP-70 以连续的表达模式弱表达，而不是明确区分阳性和阴性 CLL 细胞，这意味着由此产生的判断是主观的。因此，这项研究旨在使用几何平均荧光强度（geo MFI）指数方法评估 ZAP-70 表达的可靠性和可重复性，该方法基于流式细胞术在一系列 402 例 CLL 患者中的 256 通道分辨率并比较 ZAP-70 与其他生物和临床预后因素。根据 IgHV 突变状态，能够确认测试集中 geo MFI 指数的最佳截止点为 3.5。在包括 CLL 的主要临床和生物预后标志物在内的多变量分析中，当应用 geo MFI 指数方法时，ZAP-70 表达的预后影响似乎具有更强的区分能力。此外，研究发现 ZAP-70 阳性患者根据 geo MFI 指数法的首次治疗或总生存时间较短（$P=0.0002$，$P=0.0491$）。这是第一份报告显示 ZAP-70 表达可以通过一种新方法-geo MFI 指数进行评估，这可能是一种有用的预后方法，因为它更可靠，更不主观，因此与 CLL 预测的改善和预测临床过程。

韩慧杰等探讨在 CLL 治疗中应用利妥昔单克隆抗体联合氟达拉滨和环磷酰胺治疗的临床效果及安全性。从 2010 年 3 月至 2014 年 3 月收治的 CLL 患者中选取 40 例，经随机数字表法，分为观察组 20 例和对照组 20 例，对照组给予 CHOP（环磷酰胺、多柔比星，长春新碱和泼尼松）化疗方案治疗，观察组给予利妥昔单克隆抗体联合氟达拉滨和环磷酰胺治疗，观察两组患者治疗效果、外周血象指标的变化、症状、体征消失时间及不良反应。结果显示，观察组缓解率为 90.00%，同对照组 70.00%比较，明显提高（$P<0.05$）；两组患者治疗前外周血象相关指标无明显差异（$P>0.05$），治疗后均有明显改善，但观察组白细胞数及淋巴细胞绝对数与对照组比较，明显较低（$P<0.05$）；观察组的 MRD 阳性率显著较对照组低（$P<0.05$）；观察组患者症状与体征消失时间同对照组比较，明显较短（$P<0.05$）；观察组患者不良反应发生率与对照组比较，明显较低（$P<0.05$）。利妥昔单克隆抗体联合氟达拉滨和环磷酰胺治疗 CLL 患者缓解率较高，可有效改善患者临床症状及体征，且不良反应率较低。

Miao 等了解到 CD200（以前称为 OX-2），是一种Ⅰ型糖蛋白，可在多种细胞类型上表达。已显示 CD200 在 CLL 中过度表达。尽管以前的研究已经证实了 CD200 在区分 CLL 和其他 B 细胞慢性淋巴增生性疾病特别是套细胞淋巴瘤方面的诊断价值，但 CD200 是否对 CLL 具有预后意义还有待确定。本研究使用流式细胞术评估了 307 例连续未治疗的患有 CLL 的患者中 CD200 的平均荧光强度（mean fluorescence intension，MFI）。使用 CD200 MFI 临界值为 189.5，这些案例可以分为两组。CD200 MFI 较低（<189.5）的患者治疗时间（TTT）明显短于 CD200 MFI 较高（≥189.5）的患者（中位 TTT：2 个月 *vs.* 28 个月，$P=0.0008$）。然而，CD200 MFI 对总生存率的影响不显著（CD200 MFI<189.5：未定义 *vs.* CD200MFI≥189.5：未定义，$P=0.2379$）。在亚组分析中，CD200 MFI 在具有良好特征的患者（如 Binet 阶段 A 疾病）、突变的 IgHV 状态、正常 TP53 或负 CD38 表达中保留其预后价值。总之，研究确定 CD200 MFI 是 CLL 潜在的预后因素。

Dong 等了解到 CLL 涉及无功能淋巴细胞的进行性累积，且治愈率低。目前迫切需要确定该疾病的分子机制，以改善CLL的早期诊断和治疗。在这项研究中，使用miRNA和mRNA表达谱鉴定了CLL样品和年龄匹配的对照之间差异表达的基因。结合5种算法预测差异表达（DE）miRNA靶标。通过重叠DE mRNA和DE miRNA靶标获得常见基因，然后进行网络和模块分析。预测总共239个miRNA靶标，并获得357个DE mRNA。在相交的miRNA靶标和DE mRNA上，获得33个共同基因。蛋白质-蛋白质相互作用网络和模块分析确定了几个可能与CLL发展有关的关键基因和模块。这些DE mRNA在造血细胞谱系（$P=0.000\ 258$），促分裂原活化蛋白激酶信号传导通路（$P=0.0025$）和白细胞跨内皮迁移通路（$P=0.0026$）中显著富集。因此，对CLL中的DE mRNA和DE miRNA的整合进行了生物学分析，确定了基因表达模式，并筛选出了可能与CLL相关的几个重要基因。

Fu等了解到CLL主要起因于由细胞增殖和凋亡失调引起的异常B细胞的积聚。增殖相关基因在CLL细胞中的异常诱导细胞停滞在G_0/G_1期，或者小部分显示快速细胞生长，这进一步使CLL的发病复杂化。作为E3泛素连接酶的光形态建成调控因子1（constitutively photomorphogenie 1，COP1）参与哺乳动物细胞的许多生物学过程，但其在CLL进展中的作用仍不清楚。本研究分析了来自23例CLL患者和3例健康供体的外周血单核细胞（PBMC）中COP1的表达。在CLL患者中观察到的COP1上调表达与CLL临床阶段和ZAP-70表达正相关，但del（13q14）和del（$17q^-$）不正确。COP1的过度表达显著促进了细胞集落的形成和增殖，特别是通过抑制FoxO1和p21促进了S期细胞的积累。此外，COP1的过度表达加速HG3细胞的致瘤性并促进异种移植物生长。因此，本研究显示COP1在CLL细胞增殖和致瘤性中起重要作用，并且可能是慢性淋巴细胞白血病过程的有用指标。

Liu等了解到IL-6通过其膜结合（CD126）和可溶性受体（sCD126）促进肿瘤生长和信号转导。本研究旨在研究CLL细胞中CD126的表达水平是否可以预测体外和体内治疗反应。使用流式细胞术在新鲜分离的CLL B细胞（$n=58$）上测定膜结合的CD126表达水平。将这些CLL细胞用苯丁酸氮芥或氟达拉滨（含或不含抗CD126抗体tocilizumab）处理24小时，并评估IL-6介导的STAT3转录活性和细胞周期改变。结果显示，在所有病例中均发现CD126表面表达，并且与体内组成型STAT3活性的水平正相关。CLL细胞对苯丁酸氮芥或氟达拉滨体外处理的耐药性和CLL患者体内治疗反应差，与CD126表达水平呈显著正相关。用抗-CD126抗体tocilizumab阻断IL-6信号传导对STAT3介导的存活和生长信号具有深远的影响：降低Mcl-1和Bcl-xL，有利于凋亡谱；并且随着细胞周期蛋白E和CDK2表达的增加而降低p27，导致细胞周期从G_0～G_1转移。这些托珠单抗介导的变化诱导了耐药性CLL细胞的化学增敏作用，在具有更高CD126表达的细胞中观察到最大的影响（$P<0.001$）。结论：具有较高CD126表达的CLL细胞通过IL6-CD126-STAT3轴在体内和体外对治疗更具抗性。使用tocilizumab阻断CD126使CLL细胞对化疗敏感。

Fu等调查了CacyBP/SIP CLL细胞增殖和凋亡中的功能。来自中国23个CLL患者和3个健康供体的PBMC中通过蛋白质印迹法测量CacyBP/SIP表达水平。进行相关性分析以评估CacyBP/SIP表达与临床阶段，染色体异常和zeta链相关蛋白激酶70（ZAP-70）表达之间的关联。

使用慢病毒系统沉默了 MEC-1 细胞中的 CacyBP/SIP 表达，并分析了细胞活力、细胞周期和致瘤性。细胞凋亡也在 MEC-1 细胞中 CacyBP/SIP 表达上调之后进行分析。结果发现 CLL 患者 CacyBP/SIP 表达下调与 CLL 临床分期呈负相关，但与患者性别、年龄、del（13q14）或 del（$17q^-$）存在或 ZAP-70 表达无关。CacyBP/SIP 沉默显著增强细胞增殖和致瘤性。CacyBP/SIP 沉默通过上调 β-连环蛋白、细胞周期蛋白 D1 和细胞周期蛋白 E 及 p21 的下调来促进细胞在 S 期中的积聚。此外，CacyBP/SIP 过表达通过激活前胱天蛋白酶-3 促进 CLL 细胞凋亡。结论：CacyBP/SIP 是 CLL 疾病过程的有用指标，在维持细胞增殖和凋亡平衡方面起着重要作用。

Liang 等了解到在诊断时，在一些 CLL 患者的血液中检测到 EB 病毒（EBV）-DNA。这对 CLL 的发展或进展是否重要是有争议的。研究在 243 例新诊断的 CLL 连续受试者中询问血液 EBV-DNA 拷贝数与生物学和临床变量之间的关联。通过实时定量 PCR（RQ-PCR）对 EBV-DNA 拷贝进行定量。所有受试者都有先前 EBV 感染的血清学证据。然而，只有 24 例受试者（10%）在诊断时具有 EBV-DNA 阳性测试。与 EBV-DNA 阴性受试者相比，诊断 EBV-DNA 阳性受试者的血红蛋白浓度和血小板水平较低，胸苷激酶-1 和血清铁蛋白水平较高，未突变的 *IGHV* 基因和 Richter 转化风险较高。在诊断时 EBV-DNA 阳性受试者中每个簇指定的百分比 $CD20^-$、$CD148^-$ 和 $ZAP70^-$ 阳性细胞和 MFI 也增加。EBV-DNA 检测阳性与较短的治疗时间间隔（HR 1.85，95%CI 1.13～3.03，$P=0.014$）和更差的生存率（HR 2.77，95%CI 1.18～6.49，$P=0.019$）。EBV 拷贝的减少与治疗反应显著相关。在治疗期间诊断和顺序测试 EBV 拷贝的阳性血液 EBV-DNA 测试与生物学和临床变量、治疗时间、治疗反应和存活显著相关。如果验证，这些数据可能会添加到 CLL 预后评分系统。

Li 等了解到 CXCR4 是趋化因子和趋化因子受体对在肿瘤发生中起关键作用。C-X-C 趋化因子受体 4 型（CXCR4）的过度表达是许多血液学恶性肿瘤的标志，包括急性髓性白血病、慢性淋巴细胞白血病和非霍奇金淋巴瘤，并且通常与不良预后相关。最近，一种高度有效的 CXCR4 竞争性拮抗药 WZ811 已被发现可抑制多种癌症中侵袭性癌细胞。然而，WZ811 对慢性淋巴细胞白血病细胞的作用尚未确定。此研究分别测定 WZ811 对慢性淋巴细胞白血病细胞 TF-1 和 UT-7 细胞体外增殖、克隆形成和细胞迁移的影响。在 WZ811 处理中观察到细胞活力、集落形成、迁移和细胞周期停滞的存活减少，以及体外对多西他赛的更高敏感性。在用人白血病细胞开发的小鼠异种移植模型中，WZ811 表现出肿瘤生长抑制。总的来说，我们已经证明 WZ811 对 CXCR4 的抑制具有治疗人类血液恶性肿瘤的潜力。这项研究表明 WZ811 可能是治疗慢性淋巴细胞白血病的一种新方法。

付春玲等探讨 CLL 细胞在不同接种部位和不同细胞浓度下皮下接种 CLL 建立免疫缺陷小鼠（BALB/c）模型的最佳条件。首先，用慢病毒系统分别建立绿色荧光蛋白（GFP）的两种 CLL 细胞系（MEC-1-GFP 和 HG3-GFP），然后接种 MEC-1-GFP 细胞（5×10^7/ml）进入前肢、后肢和腹部以观察肿瘤发生。其次，将具有相同密度（5×10^7/ml）的 MEC-1-GFP 和 HG3-GFP 细胞接种到前肢中以比较肿瘤形成的时间和速率。最后，将 MEC-1-GFP 细胞（1×10^7/ml）和 HG3-

GFP 细胞（5×10^7/ml）接种于前肢，比较不同接种密度下肿瘤形成的时间和速率。观察 5 周后，收集外周血并用 EDTA 和红细胞溶素处理，然后通过流式细胞术检测 GFP 阳性细胞。同时，处死荷瘤小鼠，分离肿瘤并切成片，进行组织病理学检查。最终 MEC-1-GFP 和 HG3-GFP 细胞系成功建立，并且在用 5×10^7/ml 接种 MEC-1-GFP 细胞后，异种移植物肿瘤在小鼠的前肢、后肢和腹部形成，特别是在前肢有更高的致瘤率。此外，接种相同密度的 MEC-1-GFP 和 HG3-GFP 细胞（5×10^7/ml）也导致前肢异种移植，5 周后致瘤率达到 80％。此外，分别以 1×10^7/ml 和 5×10^7/ml 接种 MEC-1-GFP 和 HG3-GFP 细胞也有效地导致前肢异种移植肿瘤。流式细胞术显示外周血中不存在 MEC-1-GFP 和 HG3-GFP 细胞，而组织病理学检查表明 CLL 细胞向腹腔转移。通过皮下注射 MEC-1-GFP 和 HG3-GFP 细胞成功建立了 BALB/c 裸鼠模型。该模型是探索致病机制的有用工具。

（马　军　贡铁军　刘　晶）

参考文献

［1］ Liang L，Zhao M，Zhu YC，et al. Efficacy of lenalidomide in relapsed/refractory chronic lymphocytic leukemia patient：a systematic review and meta-analysis. Ann Hematol，2016，95（9）：1473-1482.

［2］ Hong M，Xia Y，Zhu Y，et al. TP53-induced glycolysis and apoptosis regulator protects from spontaneous apoptosis and predicts poor prognosis in chronic lymphocytic leukemia. Leuk Res，2016，50：72-77.

［3］ Wu J，Xu X，Lee EJ，et al. Phenotypic alteration of $CD8^+$ T cells in chronic lymphocytic leukemia is associated with epigenetic reprogramming. Oncotarget，2016，7（26）：40558-40570.

［4］ Wu J，Li L，Jiang G，et al. B-cell CLL/lymphoma 3 promotes glioma cell proliferation and inhibits apoptosis through the oncogenic STAT3 pathway. Int J Oncol，2016，49（6）：2471-2479.

［5］ Pang N，Zhang R，Li J，et al. Increased IL-10/IL-17 ratio is aggravated along with the prognosis of patients with chronic lymphocytic leukemia. Int Immunopharmacol，2016，40：57-64.

［6］ Yi S，Li Z，Zou D，et al. Intratumoral genetic heterogeneity and number of cytogenetic aberrations provide additional prognostic significance in chronic lymphocytic leukemia. Genet Med，2017，19（2）：182-191.

［7］ Fu C，Gong Y，Shi X，et al. Plumbagin reduces chronic lymphocytic leukemia cell survival by downregulation of Bcl-2 but upregulation of the Bax protein level. Oncol Rep，2016，36（3）：1605-1611.

［8］ Wang L，Miao K，Fan L，et al. Reduced intensity conditioning allogeneic hematopoietic stem cell transplantation in chronic lymphocytic leukemia（CLL）patients with the aberration of p53 gene. Zhong Hua Xue Ye Xue Za Zhi，2016，37（4）：308-312.

［9］ Zhao Z，Goldin L，Liu S，et al，Evolution of multiple cell clones over a 29-year period of a CLL patient. Nat Commun，2016，7：13765.

［10］ Li PP，Lu K，Geng LY，et al. Bruton' s tyrosine kinase inhibitor restrains Wnt signaling in chronic lymphocytic leukemia. Mol Med Rep，2016，13（6）：4934-4938.

[11] Liu FT, Jia L, Wang P, et al. STAT3 and NF-κB cooperatively control in vitro spontaneous apoptosis and poor chemo-responsiveness in patients with chronic lymphocytic leukemia. Oncotarget, 2016, 7 (22): 32031-32045.

[12] Wu W, Zhu H, Fu Y, et al. High LEF1 expression predicts adverse prognosis in chronic lymphocytic leukemia and may be targeted by ethacrynic acid. Oncotarget, 2016, 19, 7 (16): 21631-21643.

[13] Wu YJ, Wang H, Liang JH, et al. Using the geometric mean fluorescence intensity index method to measure ZAP-70 expression in patients with chronic lymphocytic leukemia. Onco Targets Ther, 2016, 9: 797-805.

[14] 韩慧杰，陆跃武，夏瑞祥. 利妥昔单克隆抗体联合氟达拉滨和环磷酰胺治疗慢性淋巴细胞白血病的临床疗效及安全性分析. 中国实验血液学杂志，2016，24 (1)：25-29.

[15] Miao Y, Fan L, Wu YJ, et al. Low expression of CD200 predicts shorter time-to-treatment in chronic lymphocytic leukemia. Oncotarget, 2016, 7 (12): 13551-13562.

[16] Dong L, Bi KH, Huang N, et al. Biological analysis of chronic lymphocytic leukemia: integration of mRNA and microRNA expression profiles. Genet Mol Res, 2016, 15 (1). doi: 10. 4238/gmr. 15017170.

[17] Fu C, Gong Y, Shi X, et al. Expression and regulation of COP1 in chronic lymphocytic leukemia cells for promotion of cell proliferation and tumorigenicity. Oncol Rep, 2016, 35 (3): 1493-1500.

[18] Liu FT, Jia L, Wang P, et al. CD126 and targeted therapy with tocilizumab in chronic lymphocytic leukemia. Clin Cancer Res, 2016, 22 (10): 2462-2469.

[19] Fu C, Wan Y, Shi H, et al. Expression and regulation of CacyBP/SIP in chronic lymphocytic leukemia cell balances of cell proliferation with apoptosis. J Cancer Res Clin Oncol, 2016, 142 (4): 741-748.

[20] Liang JH, Gao R, Xia Y, et al. Prognostic impact of Epstein-Barr virus (EBV) -DNA copy number at diagnosis in chronic lymphocytic leukemia. Oncotarget, 2016, 7 (2): 2135-2142.

[21] Li SH, Dong WC, Fan L, et al. Suppression of chronic lymphocytic leukemia progression by CXCR4 inhibitor WZ811. Am J Transl Res, 2016, 8 (9): 3812-3821.

[22] 付春玲，龚艳青，万艳，等. 应用MEC-1与HG3细胞株建立慢性淋巴细胞白血病BALB/c裸鼠皮下移植瘤的模型. 中国实验血液学杂志，2016，24 (6)：1644-1648.

第二节　弥漫大B细胞淋巴瘤

Huang等比较了Ki-67高表达的弥漫大B细胞淋巴瘤（diffuse large B-cell lymphoma，DLBCL）患者接受R-CHOP（利妥昔单抗、环磷酰胺、多柔比星、长春新碱和泼尼松）治疗和接受R-EPOCH（依托泊苷、泼尼松、长春新碱、环磷酰胺和多柔比星）作为一线治疗的疗效比较。基于国际预后指数（IPI：年龄、Ann Arbor阶段、表现状态、LDH水平、结外部位的数量）、性别和Ki-67表达。44例未治疗的DLBCL具有Ki-67高表达患者接受R-EPOCH疗法，132例具有Ki-67高表达的未接受治疗的DLBCL患者接受R-CHOP方案化疗。在R-EPOCH组中，42/44例患者有资格进行反应评估。共有35例患者（83.3%）达到完全缓解（CR）；6例（14.3%）达到部分缓解（PR）；1个患者（2.4%）在2个治疗周期后出现进行性疾病（PD）。R-EPOCH组患者的生存结果优于 R-CHOP 组［3 年总生存率（OS）：89.9％ *vs*. 70.2％，*P*＝0.041；3 年无进展生存期（PFS）：86.6％ *vs*. 59.7％，*P*＝0.024］。R-EPOCH 对 R-CHOP 方案的生存优势在仅考虑 IPI 风险低至中等的患者时仍然存在，但在 IPI 高风险患者中未观察到。数据表明，R-EPOCH 可能优于 R-CHOP 作为具有高 Ki-67 表达的 DLBCL 患者的一线治疗方案，尤其是那些中低 IPI 风险的患者。

Ma 等研究了小于 60 岁接受标准 R-CHOP（E）治疗的高风险 DLBCL 的患者表现出高复发率。本研究将这种标准方案与复发和长期生存方面的高强度方案进行比较。2004 年 1 月至 2013 年 12 月接受治疗的新诊断 DLBCL＜60 岁的患者（*n*＝198，18～60 岁）纳入本研究。高强度组包括接受 8 个疗程化疗（高剂量 CHOP、CHOP-E、EPOCH、MAED、MMED 和 HyperCVAD）的 107 例患者（54.0％）。对照组包括 91 例（46.0％）接受 CHOP 治疗 6～8 个疗程的患者。比较了反应率（RR）、生存率、复发率和不良反应。结果两组患者的基线特征相似。中位随访时间为 64.5 个月。高强度组和对照组的 RR 分别为 88.8％和 84.6％（*P*＝0.387）；5 年总生存率分别为 66.4％和 36.3％（*P*＜0.001）；5 年无进展生存率分别为 56.1％和 28.6％（*P*＜0.001）；5 年无病生存率分别为 54.2％和 24.2％（*P*＜0.001）；随访期间复发率分别为 29.5％和 67.5％（*P*＜0.001）。两组之间的不良反应没有显著差异。结论：高强度化疗与新诊断的小于 60 岁的高危患者预后较好相关。

Ji 等研究了由于经济原因不能应用利妥昔单抗的 DLBCL 患者的治疗情况。在研究中，65 例 DLBCL 患者被随机分组到沙利度胺加 CHOP 组（*n*＝32）或 CHOP 单独组（*n*＝33）。T-CHOP 组的客观缓解率（ORR）和完全缓解率（CRR）分别为 96.7％和 80.6％，CHOP 组分别为 78.9％和 57.8％（*P*＜0.05）。中位随访 96 个月，T-CHOP 组的中位 PFS 仍未达到，CHOP 组为 22.9 个月（95％CI 0～50.4，*P*＝0.163）。T-CHOP 组的中位总生存期（OS）也没有达到，CHOP 组估计的中位 OS 为 83.5 个月，两组 OS 差异不显著（*P*＝0.263）。但在 Bcl-2 阳性和 Bcl-6 阴性的患者中，T-CHOP 组中位 PFS 较 CHOP 组长（111.0 *vs*. 8.5 个月，*P*＝0.017），且沙利度胺未显著增加 CHOP 方案的Ⅲ/Ⅳ级毒性。结论是沙利度胺加入 CHOP 方案显著改善了 CRR，并且显示出改善 DLBCL 患者临床结果的趋势，特别是对于 Bcl-2 阳性和 Bcl-6 阴性 B 患者，且没有增加毒性。

Wu 等针对中国 DLBCL 患者进行了一项回顾性、多中心、非干预临床研究。这项真实世界研究调查了 R-chemo 作为中国 DLBCL 患者的一线治疗的安全性和有效性。受试者为未接受治疗的 DLBCL 患者 CD20 阳性且有资格接受 R-chem 方案，但未纳入特异性排除标准。在基线收集的数据包括年龄、性别、疾病阶段、国际预后指数（IPI）、B 症状、结外受累、表现状态和病史。在本研究中，在最后一次 R-化疗后 120 天收集安全性、治疗有效性和 HBV 感染管理的数据。结果显示，R-chem 的耐受性很好。R-chemo 在有心脏病或肝病史患者中的安全性描述得很好，没有任何额外的意外安全问题。此研究中国患者的总有效率（ORR）为 94.2％［完全缓解（CR），55.0％；CR 未确认（CRu）18.2％；部分缓解（PR），20.9％］。与没有病史的患者相比，有心脏病或肝病史患者的 CR 和 PR 率分别较低和较高；这种趋势可能部分是由心脏或肝脏疾病患者的治疗中断所解释的。HBsAg 阳性和最大肿瘤直径≥7.5cm 与 CR + CRu 呈负相关，而年龄和 HBsAg 阳性与 CR 呈负相关。本研究进一步验证了 R-chemo 在中国 DLBCL 患者中的安全性和有效性。如果采取预防措施来降低肝脏和心血管毒性，有心脏病或肝病史的患者可能会从 R-chemo 中获益。除 IPI 和肿瘤直径外，HBsAg 阳性也可能是中国 DLBCL 患者 CR 不良预后因素。

Cai 等研究旨在确定 DLBCL 患者中枢神经系统复发的危险因素，并评估利妥昔单抗和鞘内化疗预防中枢神经系统复发的疗效。本研究纳入 2003 年 1 月至 2012 年 12 月 511 例新诊断 DLBCL 患者。在这些患者中，376 例接受 R-CHOP 方案（利妥昔单抗、环磷酰胺、阿霉素、长春新碱和泼尼松）作为主要治疗方案，并接受 CHOP 方案（环磷酰胺、多柔比星、长春新碱和泼尼松）作为主要治疗方案。对那些被认为有高度中枢神经系统复发风险的患者进行鞘内化疗预防（氨甲蝶呤加阿糖胞苷）。在整个队列和 R-CHOP 组中，Kaplan-Meier 方法加上对数秩检验用于单因素分析，Cox 比例风险模型用于多变量分析。结果显示，中位随访时间 46 个月，25 例（4.9%）患者出现中枢神经系统复发。利妥昔单抗治疗患者中枢神经系统复发的发生率有下降的趋势；3 年累计中枢神经系统复发率 CHOP 组为 7.1%，R-CHOP 组为 2.7%（$P=0.045$）。鞘内化疗预防在预防中枢神经系统复发方面没有多大益处。骨受累［风险比（hazard ratio，HR）=4.21，95%CI 1.38～12.77］，肾受累（HR=3.85，95%CI 1.05～14.19），碱性磷酸酶（ALP）> 110U/L，利妥昔单抗治疗（HR=0.34，95%CI 0.12～0.96），血清白蛋白（ALB）<35g/L（HR=3.63，95%CI 1.25～10.51）并且完成缓解≤108 天的时间（HR=0.22，95%CI 0.06～0.78）是整个队列中 CNS 复发的独立预测因子。骨受累（HR=4.44，95%CI 1.08～18.35），骨髓受累（HR=11.70，95%CI 2.24～60.99）和肾受累（HR=10.83，95%CI 2.27～51.65）是独立危险因素中枢神经系统复发的 R-CHOP 组。本研究中，利妥昔单抗降低了 DLBCL 的中枢神经系统复发率，而鞘内化疗预防本身不足以预防 CNS 复发。血清 ALB 和 ALP 水平及完全缓解时间是 DLBCL 患者中枢神经系统复发的新独立预测因素。在接受 R-CHOP 方案的患者中，发现中枢神经系统复发增加的趋势与结外病变相关。

Guo 等评估 33 例原发性中枢神经系统 DLBCL 的临床病理特征，以及 EZH2 和 Y641 突变的表达。大多数病例的肿瘤细胞类似于中心母细胞，观察到 3 例罕见的间变性变体。免疫表型方面，25/33（75.8%）为非生发中心 B 细胞样类型。几种病例（10/33；30.3%）共同表达 BCL2 和 MYC，6/33（18.2%）表达 BCL6 和 MYC，5/33（15.2%）表达 BCL2、BCL6 和 MYC。单独 MYC 表达和 BCL2/MYC 共表达与不良预后相关。EZH2 在 33 个独立于 Y641 突变的病例中强烈表达，并且与肿瘤增殖指数 Ki67 显著相关。然而，在 EZH2 表达水平和患者结果之间没有发现关联。总之，描述了包括三种原发性 CNS DLBCL 的罕见间变性变体的临床病理学特征。EZH2 在所有原发性 CNS DLBCL 中的强表达和高增殖指数的关联提供了用于治疗和诊断这一独特实体的进一步信息。

Sun 等研究了乳腺 DLBCL 的临床特征、预后因素和治疗结果。本研究回顾性分析了 1973—

2014 年期间的 113 例患者（来自我们的机构和文献）。主要终点是 OS。将 Kaplan-Meier OS 曲线与对数秩检验进行比较。应用 Cox 回归分析确定 OS，PFS，局部控制（local control，LC）和原因特异性生存（CSS）的预后因素。此研究共纳入 113 例患者：本院 42 例，12 例出版物中 71 例。诊断的中位年龄为 58 岁。中位随访时间为 39.2 个月，估计的 5 年 OS、PFS、LC 和 CSS 分别为 71.4％、58.8％、75.6％和 74.9％。在多变量分析中，超过 4 个周期的化疗、局部肿瘤、乳房肿瘤切除术、有无腋窝淋巴结（ALN）解剖，以及低至中等的国际预后指数是 OS 的有利因素。对于 PFS，显著的预后因素是利妥昔单抗使用、B 症状和肿瘤大小。对于局部组，有或无 ALN 解剖的乳房肿瘤切除术和超过 4 个周期的化疗是 OS 的有利因素。肿瘤直径＞ 4 cm、未使用利妥昔单抗是 PFS 的不利因素。21 例（18.6％）发生局部复发，33 例（29.2％）发生全身复发。8 例患者中枢神经系统复发（7.3％）。此研究结果表明，局部和扩大分期标准可以反映乳房 DLBCL 的不同预后和治疗结果。推荐使用利妥昔单抗，乳房肿瘤切除术和 4 个以上的化疗周期作为治疗方案。然而，需要进一步的研究来验证我们的数据。

Wang 等研究了基于原发部位即淋巴结或特定结外部位的参与来阐明 DLBCL 患者的临床特征、免疫表型和治疗结果。分析了 2007—2014 年在中国诊断的 207 例 DLBCL 患者。根据原发部位的发生情况将 DLBCL 分为淋巴结（60 例，28.98％），胃肠道（gastrointestinal tract，GI）（53 例，25.60％），韦氏环［（Waldeyer’ s ring，WR）31 例，14.97％］，腺体（25 例，12.08％）和其他结外部位（38 例，18.36％）。与其他组相比，WR 参与的患者更常与早期疾病、良好的性能状态、巨大肿块、LDH 和 ESR 水平正常，以及低或中/低危 IPI 相关。具有生发中心 B 细胞（germinal center B-cell like，GCB）表型的 DLBCL 患者的比例在 WR 为 56.0％，GI 为 46.5％，淋巴结为 34.5％，其他结外部位为 27.8％，腺体为 18.2％（P＝0.035）。整个患者群的 5 年 OS 为 71.1％，而 WR 组的结果好于结节组（84.9％*vs*.55.9％，P＝0.015）。在多变量分析中，首次治疗后巨大肿块、骨髓浸润、非 GCB 表型、中高/高危 IPI 和 SD/PD/死亡被确定为 OS 差的独立因素，而利妥昔单抗的常规应用和缓解第一次治疗后被确定为 PFS 有利的预后因素。OS 和 PFS 在很大程度上依赖于其他预后变量，如 IPI 或免疫表型而不是参与部位。

Chen 等研究原发性胃肠弥漫大 B 细胞淋巴瘤（PGI-DLBCL）中有丝分裂阻滞缺陷蛋白 2（mitotic arrest deficient protein 2，MAD2）的表达，并评估其与 Ki-67 表达、幽门螺杆菌感染、*BCL-6* 基因重排和临床病理学变量。使用正常胃肠组织和淋巴结 DLBCL 作为对照，通过免疫组化检查来自 38 例 PGI-DLBCL 患者的癌组织的 MAD2、Ki-67 和 H. pylori 表达。通过 FISH 分析 *BCL-6* 基因易位，并且评估 MAD2 表达状态及临床病理学特征。与对照组相比，PGI-DLBCL 患者的 MAD2 表达增加。PGI-DLBCL 中 MAD2 表达率为 51.55％±22.88％，高于反应性淋巴结（28.77％±10.89％）和正常胃肠组织淋巴结（26.41％±11.30％）（P＝0.002），但差异具有可比性，结节 DLBCL（57.23％±20.79％）（P＝0.358）。PGI-DLBCL 中 MAD2 过表达与 Ki-67 增殖指数呈正相关（r＝0.55，P＝0.01），而*BCL-6* 基因重排患者 MAD2 表达水平低于完整 BCL-6 患者（P＝0.032），而 MAD2 表达与幽门螺杆菌感染之间没有发现关系。具有较高 MAD2 表达的

PGI-DLBCL 患者估计 DFS 较低（17.10% *vs.* 53.00%）（P=0.049）。然而，MAD2 表达水平与 OS 之间没有相关性（P=0.443）。结论：异常的 MAD2 表达与细胞增殖和遗传不稳定有关，可能导致 PGI-DLBCL 的癌变。MAD2 过度表达表明差的 DFS 可能是预测 PGI-DLBCL 患者预后的潜在生物标志物。

Zhang 等通过免疫组织化学方法评估了 487 例新发 DLBCL 患者的 RelA/p65 核表达，并研究了 NF-κB 的分子和药理学抑制对细胞活力的影响。研究发现 RelA/p65 核表达，与其他表观遗传或表型异常无关，对Ⅰ/Ⅱ期 DLBCL 患者的预后影响不大。基因表达谱分析表明，免疫调节异常和抗凋亡可能分别与生发 GCB DLBCL 和活化 B 细胞样（activated B-cell like，ABC）DLBCL 中的 p65 超活化有关的较差预后相关。我们在体外 DLBCL 细胞中敲除单个 NF-κB 亚基，发现靶向 p65 比靶向其他 NF-κB 亚基更有效地抑制细胞生长和存活。总之，RelA/p65 核过度表达与早期 DLBCL 患者的显著不良存活相关，并且靶向 RelA/p65 的治疗靶向有效抑制具有 NF-κB 超活化的 DLBCL 的增殖和存活。

Huang 等研究了血红素加氧酶-1（heme oxygenase-1，HO-1）和 DLBCL 之间的相关性。对来自 DLBCL 患者（ABC 亚型 20 个和生发 GCB 亚型的 11 个）和 11 个正常淋巴结的 31 个肿瘤组织的免疫组织化学分析显示 HO-1 过表达是 ABC-DLBCL 的特征。另外，HO-1 mRNA 表达水平与免疫组织化学结果一致。高水平的 HO-1 表达与多于 1 个结外部位（P=0.025）的相关性显著相关，Ki-67 的阳性率高（P<0.01）。与其在其他恶性肿瘤中的抗凋亡作用类似，HO-1 上调抑制 ABC-DLBCL 细胞系 OCI-ly10 的细胞凋亡，而其下调使肿瘤细胞对化疗药物敏感。进一步的研究表明，HO-1 过表达是由组成型活化的 NF-κB 介导，它们共同在 ABC-DLBCL 中发挥抗凋亡作用。NF-κB 抑制药 Bay117082 与慢病毒载体 Lenti-siHO-1 的组合显著降低了 OCI-ly10 细胞中 HO-1 蛋白的表达和增加的细胞凋亡。然而，在低水平 NF-κB 表达的 GCB-DLBCL 细胞中，TNF-α 介导的 NF-κB 激活导致 HO-1 上调，从而挽救了由 HO-1 沉默引起的细胞凋亡。这些结果表明，HO-1 可能是治疗 ABC-DLBCL 的潜在目标。

Jiang 等探讨 ALDH1A1 表达的意义和 ALDH1A1 参与 DLBCL 细胞化疗耐药的机制。在 88 个 DLBCL 组织中通过免疫组化评估 ALDH1A1 表达。评估 ALDH1A1 表达与结果之间的关联。还使用功能分析研究了 ALDH1A1 对 DLBCL 细胞中 CHOP 抗性的影响。CHOP 后稳定期或进展期患者 ALDH1A1 表达水平上调，其表达与 STAT3 和 p-STAT3 表达呈正相关。与这些观察一致，ALDH1A1 表达与接受 CHOP 化疗的 DLBCL 患者的短期存活显著相关。在 Pfeiffer 细胞的功能测定中，ALDH1A1 的过表达造成对 CHOP 的抗性，而使用短发夹 RNA 沉默 ALDH1A1 具有相反的作用。此外，我们还观察到 ALDH1A1 可以调节 JAK2/STAT3 通路，而 WP1066 对 JAK2/STAT3 通路的抑制抵消了 ALDH1A1 过表达的影响。结果表明，ALDH1A1 通过激活 DLBCL 中的 JAK2/STAT3 途径诱导对 CHOP 的抗性，其靶向为逆转 CHOP 抗性提供了潜在的策略方法。

Wang 等研究利妥昔单抗时代新诊断的 DLBCL 患者中性粒细胞与淋巴细胞比例（neutrophil-lymphocyte ratio，NLR）是否独立预测因子。回顾性分析 2006—2015 年新诊断的 DLBCL 患者的资料。使用受试者工作特征（ROC）曲线分析来生成 NLR 的最佳临界值。在入选的 156 例患者中，46.8%（73/156）的患者 NLR<3.0，其余 53.2%（83/156）的 NLR≥3.0。发现 NLR 较高的患者与较低 NLR 患者相比，OS 和 PFS 较差（HR=2.66，95%CI 1.43～4.97，P=0.002 和 HR=1.79，95%CI 1.05～3.07，P=0.034）。多变量 Cox 比例风险模型分析进一步表明，发现高 NLR 独立预测 OS 差（HR=0.40，95%CI 0.19～0.84，P=0.015）和 PFS（HR=0.57；95%CI 0.33～0.98，P=0.042）。因此，在利妥昔单抗时代，治疗前 NLR 是 DLBCL 患者的独立预后指标。

Zhou 等研究治疗后淋巴细胞/单核细胞比率（ALC/AMC 比率或 LMR）是否预示 DLBCL 患者的早期复发，收集了 125 例连续 DLBCL 患者，并在 2005—2015 年进行随访。LMR 是在完成一线治疗后测定的。研究发现完成治疗后的 LMR 是诊断不到 12 个月的早期复发的有力预测指标。低 LMR 与单因素早期复发（OR=8.8，P=0.006）和多因素分析（OR=8.951，P=0.011）显著相关。低 LMR 组（<2.9）比高 LMR 组有更差的结局（≥2.9），2 年无进展生存率（78.9% *vs*. 97.1%，P=0.002）和 2 年 OS 率低（82.5% *vs*. 98.5%，P=0.002）。该研究表明，一线治疗完成后较低的 LMR 可作为预测 DLBCL 患者早期复发的标志。

Jin 等研究了低剂量来那度胺联合 PI3K/mTOR 抑制药（NVP-Bez235）是否能够提高改善 ABC-DLBCL 活化的 B 细胞样亚型临床结果的可能性。通过流式细胞术、蛋白质印迹法和 si-RNA 转染测量 NVP-Bez235 和来那度胺细胞毒性。诱导体内肿瘤消退的联合治疗在 OCI-Ly10 异种移植小鼠模型的裸鼠中进行。低剂量 2 种药物的联合表现出对 CI 值<1 的增殖的显著抑制作用。NVP-Bez235 联合来那度胺通过上调 Bim、Bax 和下调 Bcl-xL 通过内源途径显著增加细胞凋亡。Akt，尤其是 NF-κB 在协同效应中发挥重要作用。细胞处理也诱导细胞周期阻滞在 G_0/G_1 期，并通过增加 p21 表达下调 cyclinA，减少 Su-DHL2 和 OCI-Ly3 中的 CDK2 磷酸化而使 OCI-Ly10 中的 CDK2 磷酸化减少而减少 S 期。用 NVP-Bez235/来那度胺治疗的小鼠表现出明显的肿瘤生长退化和延长的总体存活。研究结果证实了低剂量 NVP-Bez235 和来那度胺在 ABC-DLBCL 中的协同效应，其潜在机制可能是多功能的，涉及细胞凋亡、Akt 和 NF-κB 失活和细胞周期停滞。治疗在体内也有效。这些数据为使用 NVP-Bez235 和来那度胺联合治疗 ABC-DLBCL 铺平了道路。

Qing 等研究在体外和体内实验证明了冬凌草甲素（oridonin，ORI）和 PI3K/mTOR 抑制药 NVP-BEZ235 对非 GCB DLBCL 的非生发中心 B 细胞样亚型的协同抗肿瘤作用。潜在的机制可能是多功能的，涉及细胞凋亡、AKT/mTOR 和 NF-κB 失活，以及 ROS 介导的 DNA 损伤应答。研究结果为采用 ORI 和 NVP-BEZ235 联合治疗非 GCB DLBCL 的潜在治疗方案铺平了道路。

Xu 等研究了从人体 DLBCL 体外和体内 ORI 的细胞毒性作用及 ORI 诱导的细胞凋亡的潜在分子机制。ORI 治疗导致 ROS 介导的氧化 DNA 损伤应答和 c-Jun N 端激酶（JNK）途径活化，导致诱导内在细胞凋亡。ROS 的去除阻断了 ORI 诱导的细胞凋亡，并减弱了磷酸化组蛋白 H2AX 和磷酸化 JNK 的表达，表明 ROS 介导的 DNA 损伤和 JNK 途径激活参与了 ORI 诱导的细胞凋亡。

ORI 的全身施用抑制人类 DLBCL 异种移植物的生长而没有显示显著的毒性。这些发现表明 ORI 可能在 DLBCL 中具有很好的治疗应用。

Dong 等研究 PD-1/PD-L1 在 DLBCL 恶性进展期间是否可以直接激活细胞内 AKT/mTOR 信号。通过免疫组织化学（immunohistochemistry，IHC）检测 PD-L1 和 p-AKT 的表达显示，2 种蛋白分别在 54%和 48%DLBCL 病例中过表达。Spearman 检验显示 PD-L1 的表达与 p-AKT 表达相关（R=0.244，$\chi^2=5.962$，$P=0.017$），PD-L1 和 p-AKT 的表达与临床病理特征相关。此外，生存分析显示共表达 PD-L1 和 p-AKT 的 DLBCL 患者的预后明显低于单阳性或阴性表达患者（$P<0.05$）。在体外，通过蛋白质印迹和流式细胞术在 5 种 DLBCL 细胞系中过度表达总 PD-L1 和膜 PD-L1（mPD-L1）蛋白。研究观察到在用人重组 PD-1/Fc 刺激后，DLBCL 细胞中 AKT/mTOR 途径被激活。总之，这些结果表明 PD-1/PD-L1 抗体与 AKT/mTOR 抑制药的组合可能是未来对 DLBCL 有希望的新型治疗方法。

Zhang 等研究 $CD4^+$ T 细胞表面 PD-1 表达与 DLBCL 患者的预后之间的关系。60 例新诊断为 DLBCL 的患者和 39 例健康对照者入组。在 DLBCL 患者的 $CD4^+$ T 细胞中，PD-1 的中值 MFI 为 541.5（348.25～758.75），显著高于健康对照的 250（211～326）（$P<0.001$）。患者的 ZAP70、PI3K 和 NFAT mRNA 表达水平分别是健康对照组的 0.47、0.47 和 0.62 倍（$P<0.05$）。PD-1 在 $CD4^+$ T 细胞百分比≥30.25%的患者，其 EFS 和 OS 显著低于 $PD\text{-}1^+$ $CD4^+$ T 细胞<30.25%（$P<0.05$）。可能的解释是 DLBCL 患者 $CD4^+$细胞高 PD-1 表达可能损害 T 细胞功能，从而导致预后不良。在来自 DLBCL 患者的肿瘤微环境的活检中，PD-1 表面表达对 $CD4^+$ T 细胞和 PD-1 表达之间没有关系。

Cha 等研究了外周 Tfh 等价物 $CXCR5^+$ $CD4^+$ T 细胞在 DLBCL 中的作用。数据显示，与 $CXCR5^-$ $CD4^+$ T 细胞相比，$CXCR5^+$ $CD4^+$ T 细胞在促进增殖及抑制原代自体 DLBCL 肿瘤细胞的细胞凋亡方面显著更有效。令人惊讶的是，研究发现在相同的细胞数下，DLBCL 患者中的 $CXCR5^+$ $CD4^+$ T 细胞分泌显著少于 IL-21 的 $CXCR5^+$ $CD4^+$ T 细胞，而 IL-10 分泌水平在 $CXCR5^+$ $CXCR5^-$隔室。在原发性 DLBCL-$CXCR5^+$ $CD4^+$ T 细胞共培养中 IL-10 的中和以依赖于抗 IL-10 抗体浓度的方式损害了 $CXCR5^+$ $CD4^+$ T 细胞介导的促肿瘤效应。$CXCR5^+$隔室还包含比 CXCR5 隔室明显更低的细胞毒性 $CD4^+$ T 细胞频率。总之，我们的研究发现 CXCR5 表达的循环 $CD4^+$ T 细胞的先前未知的促肿瘤作用，其通过 IL-10 辅助原发性 DLBCL 细胞的存活和增殖。

Cao 等研究中对 196 例患者中涉及最多的 27 个基因进行了二代测序（NGS）。发现在携带 MYC 易位的 DLBCL 中 TP53 显著突变更常见（$r=0.446$，$P=0.034$）。虽然在患有骨髓受累的 DLBCL 患者中没有发现基因突变更普遍，但 MYD88 突变在 CNS 或睾丸的原发性 DLBCL 中更常见。为了评估这 27 种基因异常的预后意义，将 165 例新诊断的 DLBCL，NOS 患者纳入多因素生存分析。除了 TP53 突变之外，发现 CD58 突变预测不良的临床结果。此外，CD58 或 TP53 的拷贝数丢失也被确定为独立的负性预后因素。我们的研究结果揭示了以前未知的基因突变对 DLBCL 预后的关键影响，对于未来改善临床结局的量身定制治疗设计具有很重要的意义。

Lu 等采用免疫组织化学和荧光原位杂交技术，分析了 601 例 DLBCL 患者 Hans 算法中应用的抗体和其他遗传因素及 Hans 算法对 306 例化疗免疫治疗患者的预后价值。结果显示，GCB 亚型患者的 OS 和 PFS 优于非 GCB 患者。然而，在某种程度上，双阳性［CD10（＋）MUM1（＋），DP］和三阴性［CD10（－）Bcl6（－）MUM（－），TN］表现出不同的临床特征和预后到相同的细胞来源组。DP 组显示与非 GCB 组相似的 OS（中位 OS：均未达到，P＝0.3650）和 PFS（中位 PFS：47.0 *vs*. 32.7 个月，P＝0.0878），而 TN 组显示类似 OS（中位 OS：均未达到，P＝0.9278）和 PFS（中位 PFS：均未达到，P＝0.9420）与 GCB 组。总之，汉斯算法中特定实体的识别可以帮助我们准确预测患者的结果，并为他们选择最佳的临床管理。

Wang 等研究使用甲基化特异性聚合酶链反应（MSP）在 26 例 DLBCL 淋巴瘤中研究了蛋白酪氨酸磷酸酶（PTPN）6、DAPK 和 p16 启动子区域的甲基化状态。在 OCI-LY1 细胞系中，通过 PCR 测定基因甲基化状态，PTPL1 的表达及其通过 DNA 去甲基化的再激活，并且通过蛋白质印迹法测定蛋白质水平。使用类似于 ELISA 的反应来检测全局 DNA 甲基化测量。通过膜联蛋白 V/PI 染色和流式细胞术分析 5-氮杂胞苷诱导细胞凋亡。研究结果表明，PTPN6 基因启动子区域的高甲基化发现率为 15.4％（4/26），DAPK 基因启动子区域为 30.8％（8/26），p16 基因启动子区域为 7.7％（2/26）。发现 PTPL1 在 OCI-LY1 细胞系中被高甲基化和转录沉默。PTPL1 的表达由 5-氮杂胞苷重新诱导。5-氮杂胞苷还抑制 OCI-LY1 细胞系的增殖并降低全局甲基化水平。可以从研究中得出结论，DLBCL 中 PTPL1、PTPN6、DAPK 和 p16 的甲基化发生率较高。研究数据还突出了 5-氮杂胞苷作为 DLBCL 的潜在治疗候选药。需要进一步的研究来证实 PTPL1、PTPN6、DAPK 和 p16 甲基化在 DLBCL 中的作用。

Wang 等新评估了免疫化疗时代国际预后指数（IPI）的实用性。确定了 7 种诊断的危险因素，每例患者最多分配 7 分。创建了 4 个风险组：低危（0～1）、低中危（2～3）、高中危（4）和高危（5～7）。利用利妥昔单抗时期收集的 MYC 和 BCL-2 临床数据，我们对使用 R-CHOP 治疗的 DLBCL 患者进行了回顾性分析，并构建了一个生物标志物调整后的 IPI，目的是改善危险分层。临床特征来自 2008—2013 年诊断的 DLBCL 从头的 60 例成年人进行了评估其预后意义。IPI 仍然具有预测性，但无法确定高风险亚组。与 IPI 相比，MYC 和 BCL-2 调整后的 IPI（A-IPI）更好地区分高危亚组患者（4 年 OS：33.3％）比 IPI（4 年 OS：48.0％）。在 R-CHOP 治疗的时代，MYC 和 BCL-2 调整后的 IPI 比 IPI 更有效，帮助指导临床试验的治疗计划和解释。

Qiu 等研究观察到缓解期的 DLBCL 患者总 B 细胞频率显著较低，外周血中 IL-10 产生的 B 细胞（B10）数量明显偏高。进一步检查证实大部分 B10 细胞是 CD20（－）CD27（hi）浆母细胞，可能解释了 R-CHOP 处理后 B10 细胞的持久性。我们还观察到缓解期 DLBCL 患者中 B10 细胞的百分比在获得完全缓解的第一年逐渐减少，这主要是由于补充非 B10 B 细胞。尽管如此，达到完全缓解 1 年后 DLBCL 患者中 B10 细胞的百分比仍高于对照组。与富含 B10 的 B 细胞共培养的 $CD4^+$ T 细胞和 $CD8^+$ T 细胞与富含 B10 的 B 细胞共培养相比，分泌显著更低水平的促炎细胞因子 IFN-γ 和 TNF-α。研究的数据观察到缓解期 DLBCL 患者中 B10 细胞的长期过量表达。这种改变是否会影响缓解期间的整体抗肿瘤免疫力需要进一步研究。

Lv 等通过 ELISA 定量 DLBCL 患者血清中 IL-9 水平，并分析其临床意义。通过 RT-PCR 和蛋白质印迹法分别在淋巴瘤细胞系中研究 IL-9 受体（IL-9R）的表达。在 DLBCL 细胞系 LY1 和 LY8 中，通过 RNA 干扰敲除 *IL-9R* 基因，并用嘌呤霉素选择稳定转染的细胞。正常和最终 si-IL-9R（和 siControl）LY1 和 LY8 细胞单独用 IL-9 处理并与化疗药物协同作用。通过 Brdu 掺入和流式细胞术分析评估细胞增殖和凋亡。用实时 PCR 测量凋亡调控基因的 mRNA。结果与健康对照组（0/15）相比，在 DLBCL 患者中检测到升高的 IL-9 血清水平（24/30）。IL-9 的阳性表达（定义为血清水平≥1pg/ml）与较低的血清白蛋白水平和高的国际预后指数（IPI）评分相关。IL-9R 在包括 LY1、LY8、MINO、SP53 和 Jurkat 在内的 5 种淋巴瘤细胞系中的 mRNA 和蛋白质水平均表达。体外研究显示 IL-9 直接诱导 LY1 和 LY8 细胞增殖并抑制细胞凋亡。它可以保护 LY1 和 LY8 细胞免受泼尼松龙诱导的细胞凋亡，并且促进利妥昔单抗、长春新碱和泼尼松龙抑制它们的增殖。其分子机制可能与上调 *p21CIP1* 基因的表达有关。敲除 *IL-9R* 基因可以逆转 IL-9 对 LY1 和 LY8 细胞的作用。结论是 IL-9 与 DLBCL 患者的临床特征相关。它通过上调 *p21CIP1* 基因促进 DLBCL 细胞的存活并降低肿瘤细胞对化学治疗药物的敏感性。

Wu 等研究 R-CHOP 方案化疗治疗 DLBCL 患者单核细胞和单核细胞源性抑制细胞（M-MDSC）的预后意义。应用流式细胞仪（flow cytometer，FCM）测量 M-MDSC（$CD14^+$ HLA-DRlow/-M-MDSC）。144 例接受 R-CHOP 治疗 DLBCL 患者的 5 年 OR 为 61.09%（95% CI 43.72%～72.56%），单核细胞（%）≥8%的平均生存时间为短于单核细胞（%）<8%（$P=0.0036$）。进一步分层分析提示，中度结局组（R-IPI=1，2）（$P=0.0168$），单核细胞（%）≥8%患者的平均生存时间短于单核细胞患者（%）<8%（R-IPI> 2）（$P=0.0397$），单核细胞存活率（%）≥8%与单核细胞存活率（%）<8%比较差异无统计学意义最佳结果组（R-IPI=0）（$P=0.3106$）。R-CHOP 化疗 4 个疗程后，不同 R-IPI 组单核细胞（%）和 M-MDSCs 均减少（$P<0.05$）。研究结果表明单核细胞百分比和 M-MDSCs 联合 R-IPI 可能是评估预后的简单有效的免疫指标。

Zhao 等研究了 414 例接受基因表达综合（GEO）数据集检测的 CHOP/R-CHOP 化疗的患者选择了 8 个重要基因（*MYBL1*、*LMO2*、*BCL6*、*MME*、*IRF4*、*NFKBIZ*、*PDE4B* 和 *SLA*）。基于支持向量机的接收器操作特性曲线（ROC）新模型估计每个基因的截止值，该模型估计了归入 2 个亚组之一的概率：GCB 和非 GCB（ABC 和 UC）。此外，多变量分析在另外 2 个队列中验证了该模型，包括 855 个病例。结果，训练和验证队列中的患者分为两个亚组，分别与 GEP 一致性分别为 94.0%、91.0%和 94.4%。非 GCB 亚型患者的预后明显差于 GCB 亚型，这与 GEP 分类的预后能力一致。此外，在低（0～2）和高（3～5）IPI 评分组中得到的相似预后证明新模型独立于 IPI 以及 GEP 方法。总之，我们的新模型可以有效地对符合 GEP 亚型的 CHOP/R-CHOP 方案的 DLBCL 患者进行分层。

Peng 等研究旨在调查 DLBCL 患者队列中 lncRNA PEG10 的表达，以评估其在 DLBCL 中的临床价值和生物学功能。研究发现在 DLBCL 肿瘤组织中 PEG10 的表达上调，并且与正常细胞系相比。说明 PEG10 与 B 症状、IPI 评分、CHOP 样治疗和利妥昔单抗显著相关。此外，PEG10 的 ROC（AUC）高达 0.8228，暗示 PEG10 可能是区分 DLBCL 与正常的诊断标志物。证实了 PEG10 是一个关键的独立预测因子，用于预测大规模 DLBCL 预后和长期随访。还发现 siRNA 敲除 PEG10 表达可能导致体外生长停滞和细胞凋亡。研究结果表明，PEG10 可能代表预后不良的新指标，可能成为 DLBCL 诊断和基因治疗的潜在靶点。

Cha 等检测了缓解期 DLBCL 患者的外周血 B 细胞组成和抗原特异性 B 细胞应答，观察到总 B 细胞以及几种主要 B 细胞亚群包括 $CD19^+ IgD^+$ 的频率降低 B 细胞，$CD19^+$ IgD^- $CD27^+$ 记忆 B 细胞和 CD19（lo）CD27（hi）浆母细胞。此外，缓解期中 DLBCL 患者破伤风毒素（TT）特异性 B 细胞增殖减少。另一方面，在缓解的 DLBCL 患者中，通过流感疫苗接种可以刺激 HA 特异性的 IgG 分泌 B 细胞应答，这表明用于产生从头适应性 B 细胞应答的机制在缓解的 DLBCL 患者中有功能。研究结果提供了缓解 DLBCL 患者正常 B 细胞功能的见解。

Ni 等研究旨在探讨多药耐药性 1SNPs 是否与 DLBCL 的预后相关。采用等位基因特异性引物-聚合酶链式反应（allelic specific primer polymerase chain reaction，ASP-PCR）或 DNA 直接测序的方法，对江苏汉族人群共 150 例 DLBCL 患者进行了基因分型，包括*C1236T*、*G2677T/A* 和 *C3435T* 三个常见 SNPs。在*C1236T* 位点，与 CC 基因型患者相比，携带 T 等位基因（基因型 CT 和 TT）的患者的 OS 延长（2 年 OS 分别为 82.6% 和 60.0%；HR＝0.1，95%CI 0.01～0.6，P＝0.016）。在基因座*C3435T* 处，C 等位基因组完全缓解/完全缓解未确认（CR/CRu）率显著高于 T 等位基因组（66.7% *vs.* 51.9%，分别为 P＝0.009）。T（基因型 CT 和 TT）和无 T（基因型 CC）的 PFS 曲线有显著差异（T 组 2 年 PFS 分别为 46.4% 和 73.7%，HR＝1.9，95%CI 1.0～3.6，P＝0.045）。在基因座*G2677T/A* 处，基因型 AG 和 AT 组的年龄显著比其他基因型［(51.1±12.6) *vs.* (57.7±13.4) 岁，分别为 P＝0.033］年轻。在 1236-3435 位点的单倍型分析中，与 TC 组相比，CT 组显示较差的 PFS 率（2 年 PFS 分别为 23.0% 和 50.6%；HR 分别为 7.8，95%CI 1.9～32.6，P＝0.005），而 CC 和 TT 组显示中等 PFS 率。我们的研究结果表明位点*C1236T*，等位基因 C 和位点*C3435T* 的基因型 CC 的基因型 CT ＋ TT 可能有助于 DLBCL 中相对较好的预后及位点 1236-3435 中 T-C 的单倍型。此外，*G2677T/A* 位点的基因型可能影响诊断年龄，这对 DLBCL 有重要的预后价值。

Huang 等研究假设可能存在 BCL6 表达的翻译后机制，其由 miR-187 在淋巴瘤细胞中调节。研究表明，DLBCL 细胞中 miR-187 的表达显著降低，其表达与 BCL6 表达呈负相关。还观察到 miR-187 直接结合 BCL6 mRNA 的 3′非翻译区并随后抑制 BCL6 的表达。此外，miR-187 的诱导表达显著促进体外 DLBCL 细胞凋亡。在通过 miR-187 模拟物诱导 miR-187 过表达后，人类 DLBCL SUDHL2 细胞的药物敏感性增加。研究结果表明，通过 BCL6 靶向，调节 DLBCL 细胞中 miR-187 的表达可以提高化疗的敏感性。

Peng 等小组既往已经报道了新型 lncRNA HULC（highly upregulated in liver cancer）在人类

胰腺癌中具有重要的生物学功能和临床潜力。这次研究调查了 HULC 在 DLBCL 队列中的表达以评估其表达模式、临床价值和分子机制。发现 HULC 在 DLBCL 组织和细胞系中显著过表达。说明 HULC 与 DLBCL 特征密切相关，如 Ann Arbor 分期、B 症状、类 CHOP 治疗、利妥昔单抗和 IPI。验证了 HULC 是从大量样本到长期随访的 DLBCL 诊断和预后的关键预测因子。此外，揭示 HULC 敲除可通过抑制 DLBCL 细胞中的细胞周期蛋白 D1 和 Bcl-2 来显著阻滞细胞增殖并诱导细胞凋亡。研究结果表明，HULC 可能代表预后不良的新指标，可作为 DLBCL 诊断和基因治疗的潜在靶点。

Yuan 等研究旨在评估 DLBCL 患者循环 miRNA 表达与化疗耐药性和预后的关系。在研究开始时，证明血清中的 miRNA 表达水平与福尔马林固定的石蜡包埋组织中的表达水平显著相关，这表明循环 miRNA 可能是反映从肿瘤组织分离的 miRNA 水平的强大的非侵入性生物标志物，然后从 8 个潜在的 DLBCL 中失调的，已报道与其他癌症中耐药相关的潜在耐药 miRNA 中筛选出可能与 R-CHOP 耐药有关的循环 miR-125b 和 miR-130a。循环 miR-125b 和 miR-130a 水平的动态监测进一步表明它们参与了 DLBCL 患者的复发、进展和化疗耐药性。证明高 miR-125b 预示不良预后，因为具有较高 miR-125b 水平的患者具有较短的总生存期。最终证明 miR-125b 和 miR-130a 与 DLBCL 患者化疗耐药风险相关的研究，并且循环 miR-125b 和 miR-130a 水平的动态监测预测了治疗反应和 DLBCL 患者的疾病状态。

Zhai 等研究了 DLBCL 患者血清总轻链（serum total light chains，sTLC）的情况。在化疗期间连续收集 46 例新诊断患有 DLBCL 的血液样本以检测 sTLC、IgG、IgA 和 IgM 水平。根据 sTLC 测量的结果分析临床数据和存活结果。22 例患者（47.8%）分别存在 κ 或 λ 轻链异常，6 例患者（13.0%）在化疗前存在 κ 和 λ 轻链异常。κ 轻链升高的患者更多地表现出多个结外器官受累（$P=0.01$），并且 OS（$P=0.041$）和 PFS（$P=0.044$）较正常水平 κ 轻链患者差。此外，κ 和 λ 水平升高的患者也与 OS 较短（$P=0.002$）和 PFS（$P=0.009$）显著相关。单独升高的 κ 值和同时升高的 κ 值和 λ 值均对 PFS 有独立的不利影响（分别为 $P=0.031$ 和 $P=0.019$）。本研究治疗后 sTLC 水平逐渐降低，达到化疗第 4 周期后的最低点，与化疗期间的疾病行为一致。考虑到这项研究的样本量很小，这些结果应该在更大的前瞻性研究中得到证实。

Jiang 等用相关的队列研究进行了现有的荟萃分析，以确定血管内皮生长因子（vascular endothelial growth factor，VEGF）的表达水平。VEGF 可以预测 DLBCL 的预后。荟萃分析纳入了 8 项临床队列研究，其中共招募了 670 例 DLBCL 患者。这项荟萃分析的结果表明，VEGF 表达阳性的 DLBCL 患者的总体生存期短于 VEGF 表达阴性的患者。（HR=1.58，95%CI 0.80～2.36，$P<0.001$）。种族分层分析表明 VEGF 高表达水平可能与高加索人和亚洲人群中 DLBCL 预后差显著相关。(高加索人：HR=1.73，95%CI 0.56～2.90，$P=0.004$；亚洲人：HR=1.45，95%CI 0.41～2.50，$P=0.006$)。Meta 分析的主要结果表明，VEGF 的异常表达可能对应于 DLBCL 患者的总体存活时间更短，这表明 VEGF 表达可能是 DLBCL 患者管理中无偏见的预后决定因素。

Zhou 等基于血清白蛋白浓度和绝对外周淋巴细胞计数的预后营养指数（PNI）已被用于预测

各种肿瘤的存活率。PNI是否可以预测DLBCL患者的预后。笔者回顾性分析了253例新诊断DLBCL的患者。PNI计算为：白蛋白（g/L）+ 5×总淋巴细胞计数×10^9/L。根据受试者工作特征（ROC）曲线分析，所有患者分为低、高组。低PNI与更不利的临床特征相关（P<0.05）。低PNI患者的EFS和OS倾向于更差（EFS，P=0.001；OS，P<0.001）。对于使用R-CHOP治疗的患者，PNI被证实可以预测生存率（EFS，P=0.001；OS，P<0.001），而接受CHOP化疗的DLBCL患者无显著疗效（EFS，P=0.496；OS，P=0.125）。多因素分析显示低PNI是OS和EFS的独立预测因子，特别是用R-CHOP治疗的DLBCL患者。总之，这项研究表明，PNI是用R-CHOP治疗的DLBCL患者的有效预后因子。

Wang等评估了预处理C反应蛋白（C reactive protein，CRP）浓度在DLBCL患者中的预后意义。笔者回顾性分析了156例新诊断的DLBCL患者。使用受试者工作特征（ROC）曲线分析来生成CRP的临界值。使用Cox回归模型的对数秩检验和多变量分析来评估预处理CRP浓度对OS和无进展PFS的影响。在入选的156例患者中，51例患者治疗前（≥20mg/L）CRP浓度升高，另外105例CRP浓度较低。两组的基线特征没有明显差异。与CRP浓度低的患者相比，CRP浓度升高与较差的OS和PFS显著相关（分别为P=0.001和P=0）。多变量分析进一步表明，CRP浓度是OS的独立预测因子（HR=0.47，95%CI 0.24～0.92，P=0.028）和PFS（HR=0.37；95%CI 0.30～0.87，P=0.013）。结论：治疗前CRP浓度是DLBCL患者的独立预后因素。

Liu等在本研究中评估了967例DLBCL患者的GRHL3表达，以确定潜在的预后价值和特定治疗策略。通过免疫组织化学分析评估GRHL3表达状态。使用Kaplan-Meier方法和多变量分析进行生存分析以调整GRHL3表达作为潜在的独立预后因子的效应。在入选的967例患者中，398例（41.16%）患者在免疫组织化学分析中检测到GRHL3的表达。GRHL3表达患者的5年生存率显著低于无GRHL3表达患者（37.8% *vs*. 52.8%，P<0.001）。多变量分析将GRHL3表达鉴定为生存差的独立预测因子。GRHL3诊断生发GCB/非GCB的敏感性和特异性分别为89.2%（182/204）和82.1%（174/212）。GRHL3表达可能有助于作为预后因素，并可用于DLBCL GCB/非GCB的诊断。

Liang等研究基线PET-CT［PET（0）-BMI］评估的骨髓受累（bone marrow involvement，BMI）在DLBCL治疗初治患者中的预后价值。2005—2014年间，单一中心诊断为DLBCL的所有患者均从分期PET-CT［PET（0）-CT］，骨髓活检（bone marrow biopsy，BMB）和治疗记录中提取数据。对所有PET（0）-BMI阳性［PET（0）-BMI（+）］患者进行PET（3）-CT（免疫化疗周期3后的PET-CT扫描）。在169例患者中，20例（11.8%）具有BMB上的BMI，而35例（20.7%）是PET（0）-BMI阳性。在PET（0）-BMI（+）患者中，骨髓最大标准摄取值［SUV_{max}（BM）］最大值>8.6的患者与IPI评分高（3～5）显著相关（P=0.002），PFS和OS较差（分别为P=0.025和P=0.002）。在68例Ⅳ期患者中，PET（0）-BMI［PET（0）-BMI（−）］阴性患者的3年OS高于PET（0）-BMI（+）患者［（84.2% ± 6.5%）*vs*.（44.1%±8.6%）；P=0.003），而3年PFS仅显示两组之间具有统计学显著性（P=0.077）的趋

势。69 例 IPI 风险患者（2-3）中，PET（0）-BMI（+）患者的 PFS 和 OS 明显低于 PET（0）-BMI（-）患者（$P=0.009$，$P<0.001$）。PET（0）-CT 和 PET（3）-CT［ΔSUV_{max}（BM）］之间的 SUV_{max}（BM）降低百分比的临界值为 70.0%，这可以预测 PFS（$P=0.003$）和 OS（$P=0.023$）。这些数据证实，随着 PET-CT 鉴别骨髓的敏感性和准确性的提高，DLBCL 患者骨髓受累的新的预后价值被发现。

Huang 等研究的目的是确定预处理氟-18 脱氧葡萄糖摄取与临床病理因素及其在新诊断的 DL-BCL 患者中的预后价值的相关性。回顾性分析 162 例新诊断 DLBCL 患者经过 PET/CT 计算机断层扫描的队列。评估治疗前最大标准摄取值（SUV_{max}）与临床因素，分子标志物和功效的关系。分析了 SUV_{max} 在预测 PFS 和 OS 中的价值。72.9%患者接受了 R-CHOP 治疗；其余的则接受 CHOP 化疗。中位随访时间为 30 个月（4～124 个月）。SUV_{max} 中值为 12.2（1.7～42.7）。除了年龄和性能状态外，各组之间的 SUV_{max} 相对于国际预后指数（IPI）因子各不相同。高 SUV_{max} 与高 Ki-67 和 Glut-3 蛋白表达相关，但与 Glut-1 无关。完全缓解率在低（$SUV_{max} \leqslant 9.0$）和高 SUV_{max}（$SUV_{max} > 9.0$）组之间显著不同（91.7% *vs.* 61.1%，$P=0$）。SUV_{max} 低的患者存活率良好（3 年 PFS：92.2% *vs.* 63.6%，$P=0$；3 年 OS：95.5% *vs.* 78.3%，$P=0.003$）。在多变量分析中，SUV_{max} 预测独立于修订 IPI 的 PFS（SUV_{max}：$P=0.011$，风险比 4.784；修订 IPI：$P=0.004$，风险比 2.551）。结论：治疗前 SUV_{max} 与临床病理因素，疗效和存活结果相关。

Zhao 等研究筛选了与 DLBCL 存活相关的炎症基因，并基于这 3 种基因的表达通过多变量 COX 回归建立了包括 IL-6、IL-1A 和 CSF3 的预测模型。自 3 个独立的基因表达综合（GEO）数据集的由 101 例 DLBCL 患者和 50 例健康对照和 534 例 DLBCL 患者组成的临床血清队列中验证了蛋白质水平的模型。研究发现模型独立于国际预后指数（IPI），而且它可以增强 IPI 的预测能力。

Xue 等进行随机对照研究，比较包含多柔比星的 CHOP/R-CHOP 方案和包含表柔比星的 CE-pOP/R-CEpOP 方案治疗弥漫大 B 细胞淋巴瘤和高级别滤泡淋巴瘤的疗效和毒性，具有很高的循证医学依据。结果显示，包含表柔比星的方案无论在肿瘤缓解率、3 年 PFS 和毒性与传统的 CHOP/R-CHOP 方案均没有差别，可以作为多柔比星的替代药物。而在化疗导致的发热性粒细胞缺乏方面，包含表柔比星的方案显著降低约 10%，由于发热性粒细胞缺乏是治疗相关性死亡的主要原因，因此该方案是一个相关更为安全的方案。钙研究在治疗前、治疗 4 周期和治疗 6 周期后，采用核素心功能的方法检测 LVEF 的水平，能够有效地分析化疗后药物导致的亚临床心脏毒性。亚临床心脏毒性与临床心脏毒性具有一定的相关性，通过对于前者连续性检测能够及时加以干预，从而避免临床心脏毒性的发生。本研究通过大样本的连续检测，证明表柔比星虽然采用较高的剂量（$70mg/m^2$），但其所致的亚临床心脏毒性与多柔比星（$50mg/m^2$）相当，是一个合适的替代药物。超敏肌钙蛋白（HsTnT）是一个反映心肌细胞损伤的实验室指标，与传统的肌钙蛋白相比具有更高的敏感度，目前在心血管疾病领域已得到广泛应用。该研究在蒽环类药物导致心脏毒性方面也进行了大量的检测分析，证明 HsTnT 具有很高的敏感性，能够早期提示心肌细胞的损伤。研究表明，治疗 4 周期后表柔比星组的 HsTnT 升高显著低于阿霉素组，证明前者对于心肌细胞的破坏低于后者。由于 HsTnT 被很多研究证明可能与远期心脏毒性相关，因此使用表柔比星有可能降低蒽环类药物的远期心脏毒性，但这需要长期随访的数据加以验证。

Xia 等研究了 PRDM/BLIMP-1 功能丧失导致激活 B 细胞样 DLBCL 的不良预后。PRDM/BLIMP-1，是浆细胞分化的主要调节因子，在 ABC-DLBCL 的患者中常被灭活。迄今为止对其基因畸变和相关的临床意义知之甚少。许多初治的 DLBCL 患者都进行了 PRDM/BLIMP-1 的缺失、突变和蛋白表达的有效评估。BLIMP-1 表达常与 DLBCL 的 ABC 亚型及浆母细胞形态学分型相关，63% ABC-DLBCL 患者其 BLIMP-1 蛋白表达呈阴性。这些患者中，BLIMP-1 的丧失与 Myc 过表达及 p53 通路分子表达减少相关。此外，在编码重要的转录抑制结构域的外显子 1 和 2 发生纯合子 PRDM1 缺失和 PRDM1 突变，会对 ABC-DLBCL 患者产生预后不良的影响，面对生发 GCB-DLBCL 患者则不然。基因表达谱表明，PRDM1/BLIMP-1 表达缺失与浆细胞分化信号减少及基因相关的 B 细胞受体信号和肿瘤细胞殖上调相关。总之，这些结果提供了对于 PRDM1/BLIMP-1 在 ABC-DLBCL 患者中的肿瘤抑制作用的新颖的临床和生物学见解，也表明失去 PRDM1/BLIMP-1 功能将导致 ABC-DLBCL 患者的总体预后不良。

Sun 等研究了成熟 B 细胞淋巴瘤成年患者化疗后的胸腺增生及对胸腺输出和 $CD4^+$ T 细胞再生的影响。扫描评估胸腺结构变化，并将这些与通过同时分析单关节（sj）的胸腺输出测量、外周血中的 T 细胞受体切除圈（sjTREC）和 CD31 最近的胸腺移出物（RTE）相关联，分析了 54 个成年人从基线到化疗后 12 个月的胸腺活动的动力学。此外，还对化疗后胸腺外周 $CD4^+$ T 细胞复苏在胸腺更新结果进行评估，在化疗期间及之后，分别用 sjTREC 水平和外周血中 $CD31^+$RTE 计数来观察随时间变化的胸腺大小和胸腺输出并做出评估。在 20 例 18～53 岁的患者（中位年龄 33 岁）中观察到在基线化疗后被视为反映胸腺增生 TH 的胸腺增大。根据一般线性模型重复测量分析可知，在与年龄、性别、诊断、疾病阶段、胸腺的体积和基线输出功能相仿的患者中伴有 TH（$n=20$）者比不伴有 TH（$n=18$）者在化疗后更快恢复 sjTREC 水平和 $CD31^+$ RTE 计数（$P=0.035$，0.047）；此外 TH 患者与未患有 TH 的患者相比，天然 $CD4^+$ T 细胞和天然调节性 $CD4^+$ T 细胞亚群的再生更快（$P=0.042$，0.038）。这些数据表明成人尤其是年轻人，其胸腺在化疗后仍保留再生的能力。TH 的存在可以有助于胸腺生成的更新和成人化疗后外周 $CD4^+$ T 细胞库的补充。

刘琳等探讨 EB 病毒阳性患者的胃 DLBCL 病理学特点及预后。回顾性分析了北京大学基础医学院病理学系 2009 年 1 月至 2015 年 1 月 75 例胃 DLBCL 患者的临床资料，15 例 EB 病毒（Epstein-Barr virus，EBV）阳性者为病例组，60 例 EBV 阴性者为对照组，采用免疫组织化学法和 EB 病毒 RNA 探针原位杂交法检测 Bcl-2、c-myc 蛋白表达及 EBV-EBER 情况，分析 EBV 阳性的胃 DLBCL 患者的病理学特点及预后。结果显示，EBV 阳性组在临床表现、年龄、性别、起源、细胞形态等方面与 EBV 阴性组相比，差异无统计学意义（$P>0.05$）；在 Bcl-2、c-myc 蛋白表达方面，EBV 阳性组与 EBV 阴性组相比，差异无统计学意义（$P>0.05$）；R-CHOP 方案治疗下，EBV 阳性组与 EBV 阴性组相比，中位 OS 分别为 15.1 个月和 31.4 个月，差异具有统计学意义

($P=0.01$)。结论：发生于胃 DLBCL 患者中，EB 病毒感染对临床表现及瘤细胞的起源、形态、蛋白表达等方面无明显影响；EB 病毒阳性的 DLBCL 患者并不局限于老年人；R-CHOP 治疗下 EB 病毒阳性患者的预后比 EB 病毒阴性的患者预后差。

刘卫平等探讨不同分层方法对早期 DLBCL 患者预后的价值。回顾性分析了 2007 年 1 月至 2012 年 12 月所诊断的 97 例初治Ⅰ/Ⅱ期 DLBCL 患者资料，所有患者至少接受 2 个周期 R-CHOP（利妥昔单抗、环磷酰胺、多柔比星、长春新碱、泼尼松）方案免疫化疗。比较国际预后指数（IPI）、修订国际预后指数（R-IPI）、强化国际预后指数（NCCN-IPI）的预后价值。结果显示，97 例患者中男 50 例，女 47 例，中位年龄 58（15～88）岁。中位随访 34.7（7.3～77.4）个月，全组患者的预计 5 年 OS 为 82%。IPI 分层中，低危、低中危和高中危组患者的 5 年 OS 分别为 95%、38%和 60%（$P<0.001$）；R-IPI 分层中，预后非常好、良好和差组患者的 5 年 OS 分别为 93%、75%和 60%（$P=0.226$）；NCCN-IPI 分层中，低危、低中危和高中危组患者 5 年 OS 分别为 92%、85%和 29%（$P<0.001$）。结论：NCCN-IPI 是早期 DLBCL 患者的理想预后指标。

陈海珠等探讨原发性胃肠道弥漫性大 B 细胞淋巴瘤（PGI-DLBCL）患者的临床病理特征和预后因素。纳入 2007 年 1 月至 2014 年 1 月初治的 195 例 PGI-DLBCL 患者，收集其临床资料，回顾性分析其临床病理特征、生存情况，以及治疗方案对预后的影响。采用 Kaplan-Meier 法进行生存分析。采用 Log-rank 检验进行单因素分析，采用 COX 回归模型进行多因素分析。结果显示，195 例 PGI-DLBCL 患者中，男 117 例，女 78 例，中位年龄为 55 岁；发病部位在胃部者 123 例（63.1%），在肠道者 64 例（32.8%，其中小肠 24 例，回盲部 19 例，结直肠 21 例），胃肠多部位受累 8 例（4.1%）。184 例具备完整随访资料的患者 1 年、3 年和 5 年的累计生存率分别为 81.7%、66.2%和 61.0%。单因素分析显示，年龄、美国东部肿瘤协作组体能状态（ECOG PS）评分、发病部位、大包块病变、Lugano 分期、国际预后指数（IPI）评分、LDH、β_2 微球蛋白、外周血淋巴细胞与单核细胞的绝对数比值（ALC/AMC）和低白蛋白血症为影响总生存期的预后因素。COX 回归模型多因素分析显示，胃肠多部位受累（RR=1.378，95%CI 1.144～1.661，$P=0.001$）、Lugano 分期为晚期（RR=3.731，95%CI 1.657～8.398，$P=0.001$）与 ALC/AMC<2.6（RR=1.816，95%CI 1.055～3.127，$P=0.031$）为独立的不良预后因素。手术组和非手术组的 5 年累计生存率分别为 65.0%和 53.3%，差异无统计学意义（$\chi^2=2.159$，$P=0.142$）；联合和不联合放射治疗组的 5 年累计生存率分别为 77.5%和 58.0%，差异无统计学意义（$\chi^2=3.667$，$P=0.056$）；加用和不加用利妥昔单克隆抗体治疗组的 5 年累计生存率分别为 62.4%和 58.6%，差异无统计学意义（$\chi^2=1.352$，$P=0.243$）。结论：胃肠多部位受累、Lugano 分期较晚、ALC/AMC 较低的 PGI-DLBCL 患者预后较差。手术和放射治疗均不能改善 PGI-DLBCL 患者的总生存情况。

杨萍等探讨肾 DLBCL 患者的临床特点及疗效。回顾性分析了 24 例肾 DLBCL 患者的临床资料，对患者临床特征及实验室指标进行分析，同时进行生存和预后因素分析。结果：肾 DLBCL 在本中心占 DLBCL 的发生率为 5.3%，3 例为原发肾 DLBCL，21 例为继发性肾 DLBCL；24 例患者中位年龄52.5岁，21例（87.5%）患者临床分期为Ⅲ～Ⅳ期，国际预后指数（IPI）评分中高危/高危20例（83.3%），12例患者（50.0%）患有3个及以上的结外器官受累。病理因素方面18例患者（75.0%）的增殖指数为Ki-67≥80%。治疗总有效率为66.7%，完全缓解率为37.5%，3和5年PFS分别为49.5%和49.5%；3年和5年OS分别为66.0%和49.5%。美罗华治疗组优于未使用美罗华治疗组，其3年PFS为71.4% *vs.* 30.0%；初始治疗组优于CHOP样方案治疗组，其3年PFS分别为75% *vs.* 41.3%；化疗联合造血干细胞移植可进一步改善患者预后。单因素预后分析显示，临床分期、IPI评分、白细胞水平、血清乳酸脱氢酶（lactate dehydrogenase，LDH）水平、白蛋白水平、是否存在有肾功能衰竭、是否存在凝血异常、结外受累器官的数目、近期疗效、Ki-67水平等均为预后相关因素。结论：肾DLBCL临床发病率低，好发于中老年人，临床生物学特征及病理因素方面均表现为高度侵袭性，预后差。治疗方面，美罗华应用及高剂量化疗能够改善患者PFS，化疗联合造血干细胞移植可进一步改善患者预后、减少复发。

钟慧娟等研究利妥昔单抗追加治疗对获得初次完全缓解（CR）的DLBCL患者的疗效。对2003年3月至2012年3月以标准R-CHOP21（利妥昔单抗联合环磷酰胺、多柔比星、长春新碱及泼尼松）方案为初始治疗的351例DLBCL患者资料进行回顾性分析。采用Kaplan-Meier方法计算国际预后指数（IPI）、修订的国际预后指数（R-IPI）及国立综合癌症网络国际预后指数（NCCN-IPI）分组和生发中心来源（GCB）和非生发中心来源（non-GCB）患者的PFS和OS率。结果：351例患者经标准R-CHOP21方案治疗6个疗程后，282例（80.3%）获得CR，根据患者意愿，其中132例（46.8%）继续接受2次利妥昔单抗追加治疗（追加组），150例（53.2%）进入随访（对照组）。两组患者的性别、年龄、AnnArbor分期、ECOG评分、结外累及器官数、LDH水平、B症状及IPI、R-IPI、NCCN-IPI分组和Hans分型分布的差异均无统计学意义（P值均>0.05）。追加组与对照组患者的3年PFS分别为80.0%和78.1%（$P=0.334$）。3年OS分别为89.7%和为86.1%（$P=0.452$）。亚组分析中，两组R-IPI分层低危患者的3年PFS分别为100.0%和87.5%（$P=0.017$），NCCN-IPI分层低危患者分别为100.0%和87.1%（$P=0.017$），差异均有统计学意义。结论：对标准R-CHOP21方案治疗6个疗程后获得初次CR的DLBCL患者继续2个疗程利妥昔单抗追加治疗，虽未明显改善患者的总体预后，但能够使R-IPI和NCCN-IPI低危组患者的无病生存获益。

王亚兰等探讨了沙利度胺联合R-CHOP方案一线治疗年轻高危DLBCL患者的疗效及安全性。选择经病理学确诊的$CD20^+$的DLBCL患者60例，男性34例，女性26例，中位年龄48岁（18～60岁），年龄调整国际预后指数（aaIPI）≥2分，随机分为2组，每组30例。A组采用沙利度胺联合R-CHOP方案治疗，标准R-CHOP：利妥昔单抗375mg/m^{2}第0天；长春新碱1.4mg/m^2。第1天，多柔比星50mg/m^{2}第1天，环磷酰胺75mg/m^{2}第1天；泼尼松60mg/d第1天至第5天，21天为1个周期，共6个周期，并给予阿司匹林预防血栓形成，高凝血状态患者给予低分子肝素钙预防血栓。沙利度胺150mg，每日1次，口服，持续6个月；B组采用标准剂量R-CHOP方案治疗，21天为1个周期，共6个周期。结果发现A、B两组CR分别为77%

(23/30) 与 57% (17/30)，EFS 分别为 81%与 67%，PFS 分别为 87%与 73%，差异均有统计学意义（均 $P<0.05$），两组Ⅲ级以上粒细胞减少分别为 12 例与 8 例，均无毒性相关死亡。研究表明沙利度胺联合 R-CHOP 一线治疗年轻 DLBCL 患者可明显提高其 CR 率，且安全性好，可改善患者生命质量，值得临床研究。

（马　军　孙　萌　李　朴）

参考文献

[1] Huang JJ, Xia Y, Wang Y, et al. A comparison of R-EPOCH and R-CHOP as a first-line regimen in de novo DLBCL patients with high Ki-67 expression in a single institution. Oncotarget, 2016, 7 (27): 41242-41250.

[2] Ma X, Xu Y, Zhang W, et al. High-intensity chemotherapy is associated with better prognosis in young patients with high-risk diffuse large B-cell lymphoma: a 10-year single-center retrospective cohort study. Med Sci Monit, 2016, 22: 1792-1800.

[3] Ji D, Li Q, Cao J, et al. Thalidomide enhanced the efficacy of CHOP chemotherapy in the treatment of diffuse large B cell lymphoma: A phase Ⅱ study. Oncotarget, 2016, 7 (22): 33331-33339.

[4] Wu J, Song Y, Su L, et al. Rituximab plus chemotherapy as first-line treatment in Chinese patients with diffuse large B-cell lymphoma in routine practice: a prospective, multicentre, non-iventional study. BMC Cancer, 2016, 16: 537.

[5] Cai QQ, Hu LY, Geng QR, et al. New risk factors and new tendency for central nervous system relapse in patients with diffuse large B-cell lymphoma: a retrospective study. Chin J Cancer, 2016, 35 (1): 87.

[6] Guo S, Bai Q, Rohr J, et al. Clinicopathological features of primary diffuse large B-cell lymphoma of the central nervous system-strong EZH2 expression implying diagnostic and therapeutic implication. APMIS, 2016, 124 (12): 1054-1062.

[7] Sun Y, Joks M, Xu LM, et al. Diffuse large B-cell lymphoma of the breast: prognostic factors and treatment outcomes. Onco Targets Ther, 2016, 9: 2069-2080.

[8] Wang C, Li W, Liu C, et al. Analysis of clinical and immunophenotypic features along with treatment outcomes of diffuse large B cell lymphoma patients, based on the involvement of nodal or extranodal primary sites. Blood Cells Mol Dis, 2016, 57: 42-49.

[9] Chen F, Liu S, Zhou Y, et al. Mad2 overexpression is associated with high cell proliferation and reduced disease-free survival in primary gastrointestinal diffuse large B-cell lymphoma. Hematology, 2016, 21 (7): 399-403.

[10] Zhang M, Xu-Monette ZY, Li L, et al. RelA NF-κB subunit activation as a therapeutic target in diffuse large B-cell lymphoma. Aging (Albany NY), 2016, 8 (12): 3321-3340.

[11] Huang J, Guo P, Ma D, et al. Overexpression of heme oxygenase-1 induced by constitutively activated NF-κB as a potential therapeutic target for activated B-cell-like diffuse large B-cell lymphoma. Int J Oncol, 2016, 49

(1)：253-264.

[12] Jiang J, Liu Y, Tang Y, et al. ALDH1A1 induces resistance to CHOP in diffuse large B-cell lymphoma through activation of the JAK2/STAT3 pathway. Onco Targets Ther, 2016, 9：5349-5360.

[13] Wang J, Zhou M, Xu JY, et al. Prognostic role of pretreatment neutrophil-lymphocyte ratio in patients with diffuse large B-cell lymphoma treated with RCHOP. Medicine (Baltimore), 2016, 95 (38)：e4893.

[14] Zhou SJ, Ma YY, Zhang Y, et al. Peripheral blood lymphocyte/monocyte ratio following completion of first-line therapy predicts early relapse in patients with diffuse large B cell lymphoma. Ann Hematol, 2017, 96 (2)：237-243.

[15] Jin Z, Qing K, Ouyang Y, et al. Low dose of lenalidmide and PI3K/mTOR inhibitor trigger synergistic cytoxicity in activated B cell-like subtype of diffuse large B cell lymphoma. J Exp Clin Cancer Res, 2016, 35：52.

[16] Qing K, Jin Z, Fu W, et al. Synergistic effect of oridonin and a PI3K/mTOR inhibitor on the non-germinal center B cell-like subtype of diffuse large B cell lymphoma. J Hematol Oncol, 2016, 9 (1)：72.

[17] Xu ZZ, Fu WB, Jin Z, et al. Reactive oxygen species mediate oridonin-induced apoptosis through DNA damage response and activation of JNK pathway in diffuse large B cell lymphoma. Leuk Lymphoma, 2016, 57 (4)：888-898.

[18] Dong L, Lv H, Li W, et al. Co-expression of PD-L1 and p-AKT is associated with poor prognosis in diffuse large B-cell lymphoma via PD-1/PD-L1 axis activating intracellular AKT/mTOR pathway in tumor cells. Oncotarget, 2016, 7 (22)：33350-33362.

[19] Zhang W, Bai JF, Zuo MX, et al. PD-1 expression on the surface of peripheral blood $CD4^+$ T cell and its association with the prognosis of patients with diffuse large B-cell lymphoma. Cancer Med, 2016, 5 (11)：3077-3084.

[20] Cha Z, Qian G, Zang Y, et al. Circulating $CXCR5^+CD4^+$ T cells assist in the survival and growth of primary diffuse large B cell lymphoma cells through interleukin 10 pathway. Exp Cell Res, 2017, 350 (1)：154-160.

[21] Cao Y, Zhu T, Zhang P, Xiao M, et al. Mutations or copy number losses of CD58 and TP53 genes in diffuse large B cell lymphoma are independent unfavorable prognostic factors. Oncotarget, 2016, 7 (50)：83294-83307.

[22] Lu TX, Miao Y, Wu JZ, et al. The distinct clinical features and prognosis of the $CD10^+$ $MUM1^+$ and $CD10^-$ $Bcl6^-$ $MUM1^-$ diffuse large B-cell lymphoma. Sci Rep, 2016, 6：20465.

[23] Wang W, Wang J, Li Z, et al. Promoter hypermethylation of PTPL1, PTPN6, DAPK, p16 and 5-azacitidine inhibits growth in DLBCL. Oncol Rep, 2016, 35 (1)：139-146.

[24] Wang J, Zhou M, Xu JY, et al. MYC and BCL-2 adjusted-International Prognostic Index (A-IPI) is a better predictor of outcome than the standard IPI for patients with diffuse large B-cell lymphoma treated with R-CHOP. Histol Histopathol, 2016, 31 (3)：285-292.

[25] Qiu H, Li J, Feng Z, et al. CD19 (+) CD20 (−) CD27 (hi) IL-s10-producing B cells are overrepresented in R-CHOP-treated DLBCL patients in complete remission. Clin Exp Pharmacol Physiol, 2016, 43 (9)：795-801.

[26] Lv X, Feng L, Ge X, et al. Interleukin-9 promotes cell survival and drug resistance in diffuse large B-cell lymphoma. J Exp Clin Cancer Res, 2016, 35 (1)：106.

[27] Wu C, Wu X, Liu X, et al. Prognostic significance of monocytes and monocytic myeloid-derived suppressor cells in diffuse large B-cell lymphoma treated with R-CHOP. Cell Physiol Biochem, 2016, 39 (2)：521-530.

[28] Zhao S, Dong X, Shen W, et al. Machine learning-based classification of diffuse large B-cell lymphoma patients by eight gene expression profiles. Cancer Med, 2016, 5 (5): 837-852.

[29] Peng W, Fan H, Wu G, et al. Upregulation of long noncoding RNA PEG10 associates with poor prognosis in diffuse large B cell lymphoma with facilitating tumorigenicity. Clin Exp Med, 2016, 16 (2): 177-182.

[30] Cha Z, Li C, Zang Y, et al. Adaptive B cell responses in rituximab-treated diffuse large B cell lymphoma patients during complete remission. Tumour Biol, 2016, 37 (1): 829-835.

[31] Ni Y, Yin G, Xiao Z, et al. MDR1 polymorphisms have an impact on the prognosis of Chinese diffuse large B cell lymphoma patients. Tumour Biol, 2016, 37 (1): 1237-1244.

[32] Huang F, Jin Y, Wei Y. MicroRNA-187 induces diffuse large B-cell lymphoma cell apoptosis via targeting BCL6. Oncol Lett, 2016, 11 (4): 2845-2850.

[33] Peng W, Wu J, Feng J. Long noncoding RNA HULC predicts poor clinical outcome and represents pro-oncogenic activity in diffuse large B-cell lymphoma. Biomed Pharmacother, 2016, 79: 188-193.

[34] Yuan WX, Gui YX, Na WN. Circulating microRNA-125b and microRNA-130a expression profiles predict chemoresistance to R-CHOP in diffuse large B-cell lymphoma patients. Oncol Lett, 2016, 11 (1): 423-432.

[35] Zhai L, Zhao Y, Peng S, et al. Detection of the value of consecutive serum total light chain (sTLC) in patients diagnosed with diffuse large B cell lymphoma. Ann Hematol, 2016 95 (12): 1999-2007.

[36] Jiang L, Sun JH, Quan LN, et al. Abnormal vascular endothelial growth factor protein expression may be correlated with poor prognosis in diffuse large B-cell lymphoma: A meta-analysis. J Cancer Res Ther, 2016, 12 (2): 605-611.

[37] Zhou Q, Wei Y, Huang F, et al. Low prognostic nutritional index predicts poor outcome in diffuse large B-cell lymphoma treated with R-CHOP. Int J Hematol, 2016, 104 (4): 485-490.

[38] Wang J, Zhou M, Wang X, et al. Pretreatment C-reactive protein was an independent prognostic factor for patients with diffuse large B-cell lymphoma treated with RCHOP. Clin Chim Acta, 2016, 459: 150-154.

[39] Liu W, Ha M, Wang X, et al. Clinical significance of GRHL3 expression in diffuse large B cell lymphoma. Tumour Biol, 2016, 37 (7): 9657-9661.

[40] Liang JH, Sun J, Wang L, et al. Prognostic significance of bone marrow infiltration detected by PET-CT in newly diagnosed diffuse large B cell lymphoma. Oncotarget, 2016, 7 (14): 19072-19080.

[41] Huang H, Xiao F, Han X, et al. Correlation of pretreatment 18F-FDG uptake with clinicopathological factors and prognosis in patients with newly diagnosed diffuse large B-cell lymphoma. Nucl Med Commun, 2016, 37 (7): 689-698.

[42] Zhao S, Bai N, Cui J, et al. Prediction of survival of diffuse large B-cell lymphoma patients via the expression of three inflammatory genes. Cancer Med, 2016, 5: 1950-1961.

[43] Xue K, Gu JJ, Zhang Q, et al. Cardiotoxicity as indicated by LVEF and troponin T sensitivity following two anthracycline-based regimens in lymphoma: Results from a randomized prospective clinical trial. Oncotarget, 2016, 7 (22): 32519-32531.

[44] Xia Y, Xu-Monette ZY, Tzankov A, et al. Loss of PRDM1/BLIMP-1 function contributes to poor prognosis of activated B-cell-like diffuse large B-cell lymphoma. Leukemia, 2017, 31 (3): 625-636.

[45] Sun DP, Jin H, Ding CY, et al. Thymic hyperplasia after chemotherapy in adults with mature B cell lymphoma and its influence on thymic output and CD4 (＋) T cells repopulation. Oncoimmunology, 2016, 5 (5): e1137417.

[46] 刘琳，高子芬，李敏，等. EB病毒阳性的胃弥漫大B细胞淋巴瘤特点及预后. 中国肿瘤临床，2016，43 (6)：255-259.

[47] 刘卫平，王小沛，张晨，等. 不同分层方法对早期弥漫大B细胞淋巴瘤预后价值的比较. 中华血液学杂志，2016，37 (4)：269-272.

[48] 陈海珠，宋腾，张会来，等. 原发性胃肠道弥漫大B细胞淋巴瘤195例的临床特征和预后分析. 中华消化杂志，2016，36 (8)：519-525.

[49] 杨萍，景红梅，赵伟，等. 肾脏弥漫大B细胞淋巴瘤患者临床特点及疗效分析. 中国实验血液学杂志，2016，24 (6)：1737-1742.

[50] 钟慧娟，许彭鹏，赵维莅. 利妥昔单抗追加治疗对初次完全缓解的弥漫大B细胞淋巴瘤患者的疗效评估. 中华血液学杂志，2016，37 (9)：756-761.

[51] 王亚兰，张晶晶，孟令茹，等. 沙利度胺联合R-CHOP方案一线治疗年轻人高危弥漫大B细胞淋巴瘤. 白血病·淋巴瘤，2016，25 (4)：243-245.

第三节　NK/T细胞淋巴瘤

一、药物治疗NK/T细胞淋巴瘤

培门冬酶或L-门冬酰胺酶联合化疗的方案已经在临床上得到了广泛的应用。Li等进行了一项随机、多中心、开放的临床研究，比较DDGP和SMILE方案治疗晚期NK/T细胞淋巴瘤的安全性和有效性。新诊断的Ⅲ～Ⅳ NK/T细胞淋巴瘤患者，随机分为两组，分别给予6个疗程的DDGP（地塞米松、顺铂、吉西他滨、培门冬酶）和SMILE（地塞米松、氨甲蝶呤、异环磷酰胺、L-门冬酰胺酶和依托泊苷）。研究的主要目的是无进展生存（PFS），次要目的是有效率和总生存率（OS）。目前共42例，两组均为21例，DDGP组1年PFS和2年OS明显优于SMILE组，1年PFS DDGP组为86％，SMILE组为38％（P＝0.006），2年OS DDGP组为74％，SMILE组为45％（P＝0.027）。DDGP组的CR和OS也显著优于SMILE组，两组CR分别为71％和29％（P＝0.005），总有效率（ORR）分别为95％和67％（P＝0.018）。与DDGP组相比，SMILE组出现严重的白细胞减少和过敏反应的发生率更高。另外，SMILE组出现了2例Ⅳ级黏膜反应。这项正在进行的研究显示，DDGP方案较SMILE方案在治疗初治的晚期NK/T细胞淋巴瘤时获得了更高的PES和OS，并且耐受性良好。Jing等采用P-Gemox方案（培门冬酶、吉西他滨和奥沙利铂）联合放疗治疗新诊断的既往NK/T细胞淋巴瘤，2012—2016年共38例患者接受上述方案的治疗。P-GEMOX方案的中位疗程数为4。2个疗程后的中期分析显示：CR为23.68％，PR为

63.16%，ORR为86.84%，治疗结束时ORR为92.1%，CR为86.84%，PR为5.26%。只有1例患者在治疗时疾病进展。年龄是影响获得完全缓解的独立影响因素。血液学毒性比较常见，而非血液学毒性相对温和，两者均可通过支持治疗获得有效的控制，只出现1例治疗相关性死亡。中位随访15.5个月，4例患者疾病进展和死亡。1年PFS为86.7%，1年OS为86.6%。鉴于P-Gemox联合放疗的联合治疗方案具有高效性和低毒性，该联合治疗方案有可能成为新诊断的结外NK/T细胞淋巴瘤有前景的治疗选择。季杰等使用GLIDE（吉西他滨、门冬酰胺酶、异环磷酰胺、地塞米松、依托泊苷）方案治疗初发进展期及复发难治性结外鼻型NK/T细胞淋巴瘤（ENKL）患者取得了良好的疗效。42例初发进展期及复发难治性的结外鼻型NK/T细胞淋巴瘤患者，给予GLIDE方案化疗，中位疗程数为3（2～6）个，评估化疗结束后缓解率及早期（2个疗程后）缓解率，采用Kaplan-Meier方法统计PFS及OS，同时采用COX回归方法进行多因素分析，寻找影响患者PFS及OS的独立预后因素。31例（73.8%）患者达到CR，其中22例（52.4%）为早期CR，31例CR患者中14例接受序贯自体造血干细胞移植（ASCT）。1年PFS与OS率分别为65.6%和82.7%，4年PFS与OS分别为48.2%和63.1%，中位OS时间未达到，中位PFS时间为30.5个月。多因素分析提示美国东部肿瘤协作组体能状态评分（ECOG评分）0～1分及CR后序贯ASCT为减少复发、延长患者生存的有利因素。邹丽芳等观察了培门冬酶（PEG-ASP）联合GEMOX方案治疗结外NK/T细胞淋巴瘤患者的疗效，以及化疗前后出凝血功能的改变。35例结外NK/T细胞淋巴瘤患者，采用PEG-ASP联合GEMOX方案化疗共180个疗程。检测每位患者化疗前1天和化疗后第8天和第14天，凝血酶原时间（PT）、活化部分凝血酶原时间（APTT）、纤维蛋白原（Fg）、国际标准化比值（INR）等常规出凝血指标，并与健康对照组相比。在35例结外NK/T细胞淋巴瘤患者中，Ⅰ～Ⅱ期11例，占31.43%，Ⅲ～Ⅳ期24例，占68.57%，采用PEG-ASP联合GEMOX方案化疗共180个疗程，预计平均每例做6个疗程，总有效率71.43%，其中Ⅰ～Ⅱ期有效率81.82%（9例），Ⅱ～Ⅳ期有效率66.67%（16例）。35例患者与化疗前1天和健康对照组相比，化疗第8天PT和APTT延长、Fbg下降，第14天仍存在着APTT延长、Fg下降，差异均有统计学意义（均$P<0.05$）。化疗前1天与健康对照组相比，APTT、Fg差异无统计学意义（$P>0.05$），其他指标差异也无统计学意义（$P>0.05$）。该研究再次证实，PEG-ASP联合GEMOX方案治疗结外NK/T细胞淋巴瘤比传统方案更安全有效，但同时存在着可控的不良反应，其中值得注意的是出凝血机制的异常，适当的止血措施、及时补充血浆、凝血酶原复合物（PPSB）和Fg是必要的治疗。袁文志等观察了培门冬酶联合GDP方案与L-门冬酰胺酶联合CHOP方案的疗效。观察组给予培门冬酶联合吉西他滨、顺铂和地塞米松方案治疗，对照组给予CHOPL方案治疗，比较两组患者的临床疗效及不良反应发生情况及2年的生存率。治疗后，观察组患者的完全缓解率高于对照组患者（$P<0.05$）；观察组与对照组患者的治疗总有效率比较，差异无统计学意义（$P>0.05$）；观察组患者的消化道反应、高血糖和过敏反应发生率均低于对照组患者（$P<0.05$）；观察组患者2年内中位无进展生存时间（PFS）、中位总生存时间（OS）均明显长于对照组患者（$P<0.01$）。魏雯等比较了含培门冬酶的P-GEMOX方案与传统的CHOP

方案一线治疗结外 NK/T 淋巴瘤的近期疗效、远期生存及安全性，并探讨其预后影响因素。回顾性分析 5 例结外 NK/T 淋巴瘤患者的临床资料，比较两种治疗方案之间的疗效，并进行预后因素进行了分析。28 例早期结外 NK/T 淋巴瘤患者治疗以放化疗联合为主，ORR 为 85.7%（24/28），CR 为 82.1%，其中 CHOP 方案联合放疗组 ORR 为 80.0%（12/15），CR 为 73.3%，2 年 OS 为 73.3%，PFS 为 66.7%。P-GEMOX 方案联合放疗组 ORR 为 92.3%（12/13），CR 为 92.3%，2 年 OS 为 92.3%，PFS 为 92.3%，两组的 ORR、OS 及 PFS 差异无统计学意义（$P>0.05$）；17 例晚期患者治疗以化疗为主，ORR 为 41.1%（7/17），CR 为 17.6%，其中 CHOP 方案治疗组 ORR 为 12.5%（1/8），CR 为 0%，1 年 OS 为 12.5%，PFS 为 0%，P-GEMOX 方案治疗组 ORR 为 66.7%（6/9），CR 为 33.3%，1 年 OS 为 55.6%，PFS 为 11.1%，两组的 ORR、OS、PFS 率差异均有统计学意义（$P<0.05$）。单因素分析提示：低 ECOG 评分（0～1）、分期早、不合并 B 症状、血清 LDH 正常、低 NKIPI 评分（0～1）、EB 病毒编码的小 RNA 阴性患者有更长生存期，差异有统计学意义（$P<0.001$）。多因素分析提示：分期是影响患者预后的唯一因素，差异有统计学意义（$P<0.05$）。该研究证实，晚期患者采用 P-GEMOX 方案化疗较 CHOP 方案可明显提高疗效且改善预后；临床分期是影响结外 NK/T 淋巴瘤预后的独立因素。袁斌等观察了 LOP（门冬酰胺酶、长春新碱、地塞米松）方案联合放疗治疗初治早期鼻型结外 NK/T 细胞淋巴瘤的疗效及安全性。分析了 86 例分期为Ⅰ/Ⅱ期的早期 ENKTL 患者的临床资料，患者均接受 LOP 方案联合放疗，至少化疗 4 个疗程，并接受受累野放疗，根据放疗剂量分为两组，分别为 DT 49～54 Gy 组及 DT 55～59 Gy 组，放疗 27～32 次，中位随访 39 个月，评估疗效、3 年 OS。86 例患者中 CR 59 例（68.60%），PR 18 例（20.93%），病情稳定（SD）2 例（2.33%），疾病进展（PD）7 例（8.14%），总反应率（ORR）89.53%；3 年 OS 为 90.70%。放疗剂量 49～54 Gy 组和 55～59 Gy 组比较，ORR、3 年 OS 差异无统计学意义。放化疗常见不良反应为骨髓抑制、消化道症状、周围神经炎、肝功能损害、黏膜炎、皮炎及凝血功能异常，经积极对症处理后多数可恢复。该研究显示 LOP 方案联合放疗对早期 ENKTL 有效，且安全性较高。该研究同时显示，降低放疗剂量并不降低疗效。刘天浩等使用 GELOX 方案（吉西他滨、奥沙利铂、培门冬酶）治疗 15 例结外鼻型 NK/T 细胞淋巴瘤患者，观察该方案的有效性和安全性。15 例患者均接受了 4 个疗程以上的含有培门冬酶的 GELOX 方案化疗，即第 1、8 天静脉滴注吉西他滨 1000mg/（m^2·d），第 1 天肌内注射培门冬酶 2500U/（m^2·d），第 1 天静脉滴注奥沙利铂 130 mg/（m^2·d），每 3 周为 1 个周期。化疗后 GELOX 方案 CR 为 66.7%，ORR 为 100%，2 年 PFS 为 60%，2 年 OS 80%，GELOX 方案毒性反应轻微，除 2 例患者因肠道浸润在初次化疗中出现肠穿孔外，其他病例无严重不良事件。研究还发现联合局部侵犯放疗后，将有利于患者的远期生存。杜超等通过体外细胞培养的方法，观察硼替佐米和来那度胺对 NK/T 细胞淋巴瘤（NK/TCL）细胞株凋亡的作用，以寻找治疗 NK/T 淋巴瘤的潜在药物。使用台盼蓝拒染法检测细胞活力及计数细胞，流式细胞术检测细胞凋亡和细胞周期分布，Annexin Ⅴ/PI 法检测细胞凋亡。结果显示：硼替佐米对 SNK-1、SNK-6、SNT-8 有明显的细胞毒作用，在临床治疗浓度下显著诱导凋亡而减少细胞的存活。硼替佐米（30

nmol/L）作用 24 小时，SNK-1、SNK-6、SNT-8 细胞存活比例分别为 47.2%±3.5%、33.5%±3.9%、52.1%±4.3%，与对照组相比差异均有统计学意义（$P<0.01$）。硼替佐米对 3 种细胞株活性抑制 IC50 的浓度分别为 19.5nmol/L、12.7nmol/L、20.7 nmol/L。流式细胞术对细胞凋亡检测发现硼替佐米对 SNK-1（30 nmol/L）、SNK-6（10 nmol/L）、SNT-8（30 nmol/L）细胞株均有显著的诱导凋亡作用，作用 24 小时后凋亡率为 47.0%±4.2%、43.0%±3.8%、53.0%±4.1%。来那度胺对 3 种细胞株的存活和增殖无显著作用，对细胞周期的分布也无明显影响。来那度胺联合硼替佐米无协同促进细胞凋亡作用。研究发现硼替佐米有可能成为治疗 NK/T 淋巴瘤的潜在药物；来那度胺在体外实验中对 NK/TCL 细胞株无显著作用，与硼替佐米亦无协同作用，但在体内是否具有抗肿瘤活性尚需进一步的研究。赵文娜等研究发现长春瑞滨＋表柔比星的化疗组合对 NK/T 细胞淋巴瘤细胞株抑制作用最强。应用四甲基偶氮唑盐（MTT）法、流式细胞仪检测、琼脂糖凝胶电泳检测等方法，研究 4 组不同化疗药物组合（长春瑞滨＋表柔比星、多西他赛＋表柔比星、多西他赛＋多柔比星、长春瑞滨＋多柔比星）对 SNK6 细胞的诱导凋亡作用；蛋白印迹法检测自噬蛋白 Beclin-1、LC3Ⅱ表达，流式细胞仪检测细胞凋亡情况。作用肿瘤细胞 48 小时的各药物的抑制率与 24 小时所得的抑制率相比，差异有统计学意义（$P<0.05$）；作用 72 小时的各药物抑制率与作用 48 小时相比，差异无统计学意义（$P>0.05$）。4 组化疗方案抑制率由高到低分别为：长春瑞滨＋表柔比星、多西他赛＋表柔比星、多西他赛＋多柔比星、长春瑞滨＋多柔比星。从实验组细胞中提取的 DNA 经电泳，紫外灯下可见“梯状带”，进行蛋白印迹法及流式细胞仪检测，抗肿瘤药物联合自噬抑制药使自噬蛋白下调，细胞凋亡与对照组比较差异有统计学意义（$P<0.05$）。长春瑞滨联合表柔比星诱导 SNK6 细胞凋亡作用最佳，3-MA 抑制 SNK6 细胞对化疗药物保护性自噬反应，增加 SNK6 细胞对抗肿瘤药物细胞毒杀伤作用的敏感性。

二、PET-CT 在 NK/T 细胞淋巴瘤中的应用

甄玉莎等回顾性分析了 39 例临床疑似 NK/T 细胞淋巴瘤的 PET-CT 显像结果，并与头颈部鳞癌和其他类型非霍奇金淋巴瘤（NHL）等比较。结果 39 例患者中，经病理证实，共有 35 例真阳性患者，1 例假阳性患者，3 例真阴性患者。PET-CT 对 NK/T 细胞淋巴瘤诊断的准确度为 97.4%（38/39），灵敏度为 100%（35/35），特异度为 75.0%（3/4），阳性预测值为 97.2%（35/36），阴性预测值为 100%（3/3）。NK/T 细胞淋巴瘤与头颈部鳞癌两组疾病鼻咽部的 SUV_{max} 相比较，$P>0.05$，差异无统计学意义。NK/T 细胞淋巴瘤与其他类型 NHL 两组疾病鼻咽部的 SUV_{max} 相比较，P 均>0.05，差异无统计学意义。在 NK/T 细胞淋巴瘤、头颈部鳞癌、其他类型 NHL 这三组病例中，病灶位于鼻咽部的病例分别为 18、22、25 例，位于颈部淋巴结者分别为 18、20、16 例。此外，NK/T 细胞淋巴瘤病灶位于鼻腔者共 21 例，累及鼻甲者 8 例、鼻旁窦 8 例、口咽 9 例。头颈部鳞癌患者的病灶位于鼻咽者共 22 例，累及头颈部淋巴结者 20 例。其他类型的 NHL，病灶部位侵犯全身淋巴结 25 例、口咽 18 例、脾 16 例。由此可见，NK/T 细胞淋巴

瘤鼻咽部的 SUV_{max} 与头颈部鳞癌及其他类型 NHL 比较，无显著差异。三组病例病灶均最常见于鼻咽部，但 NK/T 细胞淋巴瘤病灶还常见于鼻腔，头颈部鳞癌的病灶基本仅位于鼻咽部和颈部淋巴结，其他类型 NHL 的病灶常侵犯全身淋巴结、口咽和脾。谢红军等研究发现，PET-CT 还可以有助于发现鼻腔及周围淋巴结以外的病灶，对 NK/T 细胞淋巴瘤的分期及治疗有指导意义。30 例 NK/T 细胞淋巴瘤患者行 32 次全身 ^{18}F-FDG PET/CT 检查，部分患者加做头颈部局部显像，所有病例均有病理结果。结果 25 例鼻型患者，病灶局限在单侧鼻腔者 10 例，单侧鼻腔伴颈部淋巴结累及 9 例，双侧鼻咽部 3 例，3 例累及远处器官。5 例其他器官为主型患者中，原发灶分别为脾脏、回肠、胃窦、皮肤和肌肉。宋建华等探讨了 ^{18}F-FDG PET/CT 在鼻型结外 NK/T 细胞淋巴瘤（ENTCL）初诊及复发者临床诊疗中的应用价值。回顾性分析 35 例结外 NK/T 细胞淋巴瘤患者，67 人次的 ^{18}F-FDG PET/CT 影像表现并对照临床资料，分析上呼吸消化道（UAT）及非上呼吸消化道（NUAT）病灶的影像特点，应用 IBM SPSS19.0 对初诊和复发者的病灶分布、临床分期及相关 SUV_{max} 进行多种比较及生存分析。所有病例均经病理证实。结果所有病灶均为高代谢，UAT 病灶主要累及鼻腔、咽部等，NUAT 病灶可累及全身各区淋巴结及各个脏器。初诊者以 UAT 病灶为主，复发者 NUAT 病灶有增多趋势，初诊及复发病灶 SUV_{max} 分别为 10.4±4.4、9.6±5.2。不同病灶分布、临床分期及初、复发之间的 SUV_{max} 无显著差异（$P>0.05$）。初诊者治疗后 PET/CT 评价肿瘤缓解率（89.5%，17/19）高于复发者（33.3%，5/15；$P<0.005$）。以初复发、临床分期、病灶分布类型、SUV_{max} 水平做 COX 回归，其总体生存率无显著差异（$P>0.05$）。高建英等研究发现 ^{99}Tc-甲氧异腈（MIBI）显像对鼻部原发 NK/T 细胞淋巴瘤的疗效有预测价值，且可以提高检出率。对诊断明确的 58 例鼻部原发 NK/T 细胞淋巴瘤患者，按治疗效果进行分组，CR、PR 为疗效较佳组，SD、PD 为疗效欠佳组。疗效较佳组 31 例，疗效欠佳组 27 例。单光子发射计算机断层扫描（SPECT/CT）显示原发灶部位，鼻面部多处侵犯 10 例、鼻腔部 28 例、鼻咽部 20 例。所有患者于放化疗前后分别行 ^{99}Tc-MIBI SPECT/CT 显像，计算每例患者断层扫描时病灶部位/头皮组织放射性（T/N）比值。在 58 例患者中，^{99}Tc-MIBI SPECT/CT 显像明确诊断 49 例，与病理诊断符合率达 84.5%；58 例患者治疗前原发灶 T/N 值为（3.9±1.9），治疗后为（1.6±0.7），差异有统计学意义（$t=5.14$，$P=0.017$）；治疗前疗效较佳组 T/N 值（4.0±2.8）高于疗效欠佳组（2.8±1.2），差异有统计学意义（$t=4.07$，$P=0.025$）；疗效较佳组患者治疗前 T/N 值（4.0±2.8）高于治疗后（1.5±0.8），差异有统计学意义（$t=8.29$，$P=0.003$）。治疗后鼻面部多处侵犯组患者 T/N 值（2.7±1.1）高于鼻腔组、鼻咽组（1.4±0.6、1.6±0.7），差异有统计学意义（$t=5.15$，4.39；$P=0.035$，0.032）；T/N 值变化率（0.13±0.21）低于鼻腔组、鼻咽组（0.51±0.25，0.49±0.30），差异有统计学意义（$t=6.27$，4.96；$P=0.048$，0.033）；鼻腔组治疗后与治疗前 T/N 值比较，治疗后（1.4±0.6）低于治疗前（3.7±1.4），差异有统计学意义（$t=2.97$，$P=0.017$）；鼻咽组治疗后与治疗前 T/N 值比较，治疗后（1.6±0.7）低于治疗前（3.4±1.6），差异有统计学意义（$t=3.08$，$P=0.028$）；鼻面部多处侵犯组治疗后与治疗前 T/N 值比较，治疗后（2.7±1.1）低于治疗前（4.1±2.0），差异无统计学意义（$t=6.78$，$P=0.078$）。该研究结果提示，^{99}Tc-MIBI 作为一种功能性显像，可以提高病情诊断能力，及时进行疗效预测，指导临床确定治疗方案。

三、基础研究

李大慧等研究发现转录因子 Sp1 在 NK/T 细胞淋巴瘤细胞株中的高表达，从而提高肿瘤细胞的侵袭力。采用实时荧光定量 PCR、免疫荧光和蛋白质印迹法测定 NK/TCL 细胞株 SNK-1、SNK-6 和健康人 NK 细胞中 Sp1 的表达；采用*Sp1* 抑制药光神霉素 A（MIT）作用于 NK/TCL 细胞株后，用实时荧光定量 PCR 和蛋白质印迹法检测 *Sp1*、胰岛素样生长因子 1 受体（IGF-1R）和基质金属蛋白酶 2（MMP-2）的表达；采用 Transwell 实验观察 MIT 对细胞侵袭力的影响。结果显示 NK/TCL 细胞株 SNK-1、SNK-6 中*Sp1* 基因和蛋白高表达。其中基因的表达水平分别是健康人 NK 细胞的（9.4±0.3）倍和（10.6±0.3）倍（$P=0.0052$，$P=0.0037$），蛋白的表达水平分别是健康人 NK 细胞的（5.4±0.3）倍和（8.6±0.5）倍（$P=0.0083$，$P=0.0069$）。100 nmol/L MIT 抑制 Sp1 后，与二甲基亚砜处理的对照组相比，细胞株中 IGF-1R 的基因表达量分别下降了 83.9%±3.7% 和 65.8%±4.2%（$P=0.0082$，$P=0.0097$），蛋白表达量分别下降了 51.5%±7.1% 和 49.6%±9.1%（$P=0.0178$，$P=0.0155$）。100 nmol/L MIT 处理细胞后 SNK-1、SNK-6 细胞的侵袭率分别下降了 29.6%±6.4% 和 37.2%±7.6%（$P=0.0418$，$P=0.0372$），MMP-2 蛋白表达量分别是对照组蛋白表达量的 52.7%±4.7%、29.7%±5.6%（$P=0.0286$，$P=0.0202$）。由此可见，NK/TCL 细胞株高表达 Sp1，其可能通过正调控 IGF-1R 增强 MMP-2 的表达，进而提高 NK/TCL 细胞的侵袭力。陈燕坪等探讨了 NK/T 细胞淋巴瘤中 PDGFRA 和 CMYC 蛋白表达对临床病理特征及预后的影响。共收集了 54 例 NK/T 细胞淋巴瘤石蜡标本，采用免疫组织化学的方法检测 CD20、CD2、CD3、CD56、T 细胞胞质内抗原（TIA）1、颗粒酶 B、Ki-67、PDGFRA 和 CMYC 等蛋白的表达，原位杂交检测 EB 病毒编码的小 RNA（EBER），用 50 例鼻咽黏膜淋巴组织增生的标本作为正常对照组。结果发现 54 例 ENKTL 中，CD20 全部阴性，CD3、CD2、TIA1、颗粒酶 B 全部阳性，81.0%（47/54）CD56 阳性，83.3%（45/54）Ki-67>60%阳性。EBER 原位杂交全部阳性（100%）。而且 PDGFRA 和 CMYC 蛋白阳性表达率分别为 51.9%（28/54）和 53.7%（29/54），均高于鼻咽黏膜淋巴组织增生标本中的表达率 0（P 值均<0.05）。PDGFRA 和 CMYC 蛋白在 ENKTL 中的表达呈正相关（$r=0.295$，$P<0.05$）。CMYC 蛋白表达与患者的性别、年龄、临床分期、B 症状以及治疗方案无关（$P>0.05$），与临床疗效显著相关（$P<0.05$）；PDGFRA 蛋白表达与患者的性别、年龄、临床分期、治疗方案及临床疗效无关（$P>0.05$），与 B 症状显著相关（$P<0.05$）；PDGFRA 和 CMYC 蛋白同时表达与患者的性别、年龄、临床分期、B 症状、治疗方案及临床疗效均无相关性（$P>0.05$）。单因素生存分析显示，临床分期、CMYC 蛋白及 PDGFRA 和 CMYC 蛋白同时表达与 ENKTL 的预后相关，而性别、年龄、B 症状、治疗方案、疗效和 PDGFRA 蛋白与预后差异无统计学意义

（$P>0.05$）。进一步多因素COX分析结果显示：临床分期、CMYC蛋白阳性表达及PDGFRA和CMYC蛋白同时表达可作为ENKTL独立的预后因子（$P<0.05$）。韦花媚等研究发现鼻NK/T细胞淋巴瘤患者组织中HIF-1α、MMP-9呈现高表达，并且与患者发生Ann Arbor分期（Ⅲ～Ⅳ期）、发生淋巴结转移、血管浸润相关。收集鼻型NK/T细胞淋巴瘤患者病理组织蜡块标本46例（病例组）、同期内镜检查取鼻甲黏膜组织经病理学证实为黏膜慢性炎症标本20例（对照组），分别采用HE染色法和免疫组织化学法处理两组标本，观察两组标本的病理形态、MMP-9及HIF-1α的表达差异，并分析其与患者临床病理特征的关系。病例组的HIF-1α表达阳性率67.39%（31/46）、对照组表达阳性率为6.52%（3/20），病例组的HIF-1α表达显著高于对照组（$P<0.05$）。病例组的MMP-9表达阳性率71.74%（33/46）、对照组表达阳性率为6.52%（3/20），病例组的MMP-9表达显著高于对照组（$P<0.05$）。HIF-1α、MMP-9在阳性表达在Ann Arbor分期（Ⅲ～Ⅳ期）、发生淋巴结转移、血管浸润鼻NK/T细胞淋巴瘤患者的组织中出现高表达（$P<0.05$）。郑敏等研究发现miRNA-150通过靶向调控*c-MYB*基因表达参与了结外NK/T细胞淋巴瘤的发生与发展。21例经病理组织学及免疫组织化学证实且临床资料完全的结外NK/T细胞淋巴瘤病理标本，10例增生性淋巴结炎作为对照，用免疫组织化学Maxvision法和实时荧光定量PCR法，分别检测21例ENKTCL和10例增生性淋巴结炎组织中c-MYB蛋白和miRNA-150表达水平，并进行分析与比较，ENKTCL组c-MYB表达率为57%，显著高于增生性淋巴结炎组10%（$P<0.05$），但c-MYB过表达与患者的年龄、性别、Ann Arbor分期、国际预后指数评分无关（$P>0.05$）。ENKTCL组织中miRNA-150表达与c-MYB表达呈显著负相关（$P<0.05$）。贾思昆分析了EBV编码的小mRNA（EBV-encoded small RNA，EBER）原位杂交阴性患者的临床特征及预后相关因素。选取326例结外NK/T细胞淋巴瘤标本，采用原位杂交技术检测其EBER表达，回顾性分析8例EBER阴性患者临床特征及预后相关因素。分析发现326例ENKTL中，EBER表达阴性率为2.45%（8/326），8例EBER表达阴性患者的中位生存期为17个月。EBER阴性与EBER阳性患者的生存率log-rank检验，两条生存曲线差异有统计学意义（$\chi^2=6.407$，$P=0.011$）。多变量COX比例风险回归分析表明，乳酸脱氢酶（lactate dehydrogenase，LDH）与EBER阴性ENKTL患者预后有关（$P=0.008$），血浆中EBV-DNA拷贝数与EBER阴性患者的预后无关（$P>0.05$）。该研究显示EBER表达阴性ENKTL发病率低，预后较EBER阳性患者差，LDH升高可能是其预后不良因素。

结外NK/T细胞淋巴瘤相关嗜血细胞综合征（NK/T-LASH）是一种危及生命的异质性疾病，Jia等对其危险因素和临床特征进行调查。回顾性分析了202例结外NK/T细胞淋巴瘤患者的临床资料，比较了合并和未合并嗜血细胞综合征（hemophagocytic syndrome，HPS）患者的特征及生存情况。NK/T-LASH的发生率为11.4%（23/202）在多元逻辑回归模型中，年龄（$P=0.012$），骨髓侵犯（$P=0.012$），低白蛋白血症（$P<0.001$），是结外NK/T细胞淋巴瘤和发生HPS的独立危险因素。结外NK/T细胞淋巴瘤和合并HPS时，生存率明显下降，2年生存率分别为72.1%和30.4%（$P<0.001$）。6例在淋巴瘤诊断时合并HPS的患者体能状态不佳，在17例合并HPS

的患者淋巴瘤复发时，胆红素明显升高。在合并 HPS 后，治疗反应较差（反应率为 17.4%），生存期为 26 天。单因素分析显示，乳酸脱氢酶＞1000 U/L（$P=0.048$）和发生弥散性血管内凝血（$P=0.004$）的患者生存时间较短。结外 NK/T 细胞淋巴瘤合并 HPS 时，患者的生存其短。目前的研究重点是包括 L-天冬酰胺酶或培门冬酶和异基因干细胞移植在内的强化治疗方案。

（马　军　赵东陆）

参考文献

[1] Li X，Cui Y，Sun Z，et al. DDGP versus SMILE in newly diagnosed advanced natural killer/t-cell lymphoma：a randomized controlled，multicenter，open-label study in China. Clin Cancer Res，2016，22（21）：5223-5228.

[2] Jing XM，Zhang ZH，Wu P，et al. Efficacy and tolerance of pegaspargase，gemcitabine and oxaliplatin with sandwiched radiotherapy in the treatment of newly-diagnosed extranodal nature killer（NK）/T cell lymphoma. Leuk Res，2016，47：26-31.

[3] 季杰，向兵，刘志刚，等. GLIDE 方案治疗初发进展期及复发难治性结外鼻型 NK/T 细胞淋巴瘤的疗效评估. 中华血液学杂志，2016，37（9）：751-755.

[4] 邹丽芳，姚一芸，庄衍，等. 培门冬酶联合 GEMOX 方案治疗结外 NK/T 细胞淋巴瘤的疗效和出凝血功能的改变. 白血病·淋巴瘤，2016，25（4）：216-219，223.

[5] 袁文志，梁勇，潘晓芳，等. 培门冬酶联合吉西他滨、顺铂和地塞米松方案治疗 NK/T 细胞淋巴瘤的疗效及安全性. 癌症进展，2016，14（10）：1007-1009.

[6] 魏雯，吴萍，李力，等. P-GEMOX 方案与 CHOP 方案一线治疗结外 NK/T 淋巴瘤的疗效对比. 肿瘤预防与治疗，201254-201259.

[7] 袁斌，褚鸿亮，刘亚云，等. LOP 方案联合放疗治疗早期鼻型结外 NK/T 细胞淋巴瘤疗效及安全性研究. 重庆医学，2016，45（31）：4360-4362，4365.

[8] 刘天浩，廖鹏军，万长春，等. 以培门冬酶为基础的 GELOX 方案治疗结外鼻型 NK/T 细胞淋巴瘤. 实用医学杂志，2016，32（21）：3566-3569.

[9] 杜超，翁巍，孙致信，等. 硼替佐米和来那度胺对 NK/T 淋巴瘤细胞作用的实验研究. 中华全科医学，2016，14（3）：377-380.

[10] 赵文娜，吴莉，王季石，等. 抗肿瘤药物诱导 NK/T 细胞淋巴瘤细胞株凋亡的研究. 重庆医学，2016，45（25）：3478-3481.

[11] 甄玉莎，徐文贵，宋秀宇，等. 18F-FDGPET-CT 在 NK/T 细胞淋巴瘤诊断与鉴别诊断中的价值. 中国实验诊断学，2016，20（4）：547-550.

[12] 谢红军，刘浩，刘兆辉，等. 18F-FDG PET/CT 显像对 NK/T 细胞淋巴瘤的诊断价值. 临床和实验医学杂志，2016，15（5）：417-419，420.

[13] 宋建华，乔文礼，陈香，等. ^{18}F-FDG PET/CT 对鼻型结外 NK/T 细胞淋巴瘤的影像表现及临床价值. 南方医科大学学报，2016，36（8）：1123-1128.

[14] 高建英，党娜，程楠，等. ^{99}Tc-甲氧异腈显像在鼻部原发 NK/T 细胞淋巴瘤中的诊断价值. 中华诊断学电子杂志，2016，4（1）：59-62.

[15] 李大慧，丁浩，李高扬，等. Sp1 在 NK/T 细胞淋巴瘤细胞株中的表达及其对细胞侵袭的影响. 白血病·淋巴瘤，2016，25（7）：394-398，408.

[16] 陈燕坪，朱伟峰，林剑扬，等. PDGFRA 和 CMYC 在结外 NK/T 细胞淋巴瘤中的表达及预后相关因素探讨. 中华病理学杂志，2016，45（12）：825-830.

[17] 韦花媚，刘坤平，罗春英，等. MMP-9 及 HIF-1α 在鼻 NK/T 细胞淋巴瘤表达中的作用研究. 中国免疫学杂志，2016，32（6）：863-866.

[18] 郑敏，施烯，曾乌查，等. c-MYB 基因及 microRNA-150 基因在结外 NK/T 细胞淋巴瘤中表达及临床意义. 中国临床药理学杂志，2016，32（10）：917-919，923.

[19] 贾思思，南飞飞，李素彩，等. EB 病毒编码的小 mRNA 阴性结外 NK/T 细胞淋巴瘤的临床特征及预后分析. 中国癌症杂志，2016，26（6）：533-537.

[20] Jia J，Song Y，Lin N，et al. Clinical features and survival of extranodal natural killer/T cell lymphoma with and without hemophagocytic syndrome. Ann Hematol，2016，95（12）：2023-2031.

第四节　惰性淋巴瘤

一、滤泡性淋巴瘤

滤泡性淋巴瘤（FL）是发病率最高的惰性淋巴瘤。目前，由于利妥昔单抗的使用，使滤泡性淋巴瘤患者的 PFS 和 OS 等明显延长。我国学者在滤泡性淋巴瘤领域的临床研究不多。许彭鹏等研究了外周血淋巴细胞与单核细胞绝对计数比值（absolute lymphocyte count/absolute monocyte count，ALC/AMC）在中国人群滤泡性淋巴瘤中的意义。回顾性分析 136 例初治滤泡性淋巴瘤患者，以利妥昔单抗联合环磷酰胺、多柔比星、长春新碱及泼尼松（R-CHOP）样化疗方案治疗的情况进行，收集所有患者的外周血 ALC/AMC 数据，并进行 FLIPI 评分。根据 FLIPI 评分，低危（评分 0～1 分）61 例（44.9%），中危（评分 2 分）42 例（30.9%），高危（评分 3～5 分）33 例（24.2%）；FLIPI 低危、中危和高危组的治疗有效率分别为 88.5%、95.2%和 78.8%（P＝0.090），2 年 PFS 分别为 91.4%、74.6%和 47.8%（log-rank＝23.3，P＜0.001）；ALC/AMC≥4.7 及＜4.7 患者的有效率分别为 91.9%和 68.6%（P＝0.005），2 年 PFS 分别为 96.0%和 69.7%（log-rank＝13.0，P＜0.001）。多因素分析显示，ALC/AMC≥4.7 是独立于 FLIPI 的预后因素。对 FLIPI 无法区分的低危及中危患者，可通过 ALC/AMC 进一步细分为预后不同的两组（log-rank＝7.535，P＝0.006）。对使用 R-CHOP 样方案的滤泡性淋巴瘤患者，ALC/AMC 是简单可行的预后指标，反映患者机体免疫及肿瘤微环境并具有独立于 FLIPI 的预后意义。对于 FLIPI 难以区分的低危及中危患者，应当考虑 ALC/AMC 作为综合判断患者长期生存的预后指标。

张芬等检测 HGAL 及 LMO2 在滤泡性淋巴瘤中的表达情况，并与传统的生发中心标志物 CD10、bcl-6 相比较，探讨前者在临床病理诊断中的应用价值及其意义。收集 63 例确诊为滤泡性淋巴瘤的病例，采用免疫组织化学的方法，研究 HGAL、LMO2、CD10 及 bcl-6 的表达情况并进行统计学分析。研究发现 HGAL、LMO2、CD10 和 bcl-6 的总体表达率分别为 98.4%（62/63）、82.5%（52/63）、82.5%（52/63）和 87.3%（55/63）；HGAL 表达率高于 LMO2、CD10 及 bcl-6，但差异无统计学意义（$P>0.05$）。HGAL、LMO2、bcl-6 在各级 FL 表达差异均无统计学意义（$P>0.05$）；CD10 表达在 FL1～3A 与 FL3B 之间差异有统计学意义（$P<0.01$）。该研究显示，HGAL 及 LMO2，特别是 HGAL 可作为滤泡中心细胞有用的辅助诊断标志物，尤其对高级别滤泡性淋巴瘤的诊断作用可能更大。

二、套细胞淋巴瘤

目前国际上治疗套细胞淋巴瘤的新药层出不穷，但在国内这些新药尚处于临床试验阶段，鲜有药物治疗套细胞淋巴瘤的报道，大多数研究集中在预后因素，信号传导通路等方面。吴蕾等对比了硼替佐米联合 CHOP（B-CHOP）方案和 CHOP 方案对老年复发性套细胞淋巴瘤患者的疗效。38 例老年复发性套细胞淋巴瘤患者，随机分为试验组（B-CHOP 方案）和对照组（CHOP 方案），每组各 19 例。试验组采用 B-CHOP 方案治疗：硼替佐米 1.6 mg/m^2 静脉注射，第 1、8 天；环磷酰胺 750 mg/m^2 静脉滴注，第 2 天；多柔比星 50 mg/m^2 静脉滴注，第 2 天；长春新碱 1.4 mg/m^2（最大剂量为 2 mg）静脉滴注，第 2 天；泼尼松 100 mg/d 口服，第 2～6 天。对照组采用 CHOP 方案：环磷酰胺 750 mg/m^2 静脉滴注，第 1 天；多柔比星 50 mg/m^2 静脉滴注，第 1 天；长春新碱 1.4 mg/m^2（最大剂量为 2 mg）静脉滴注，第 1 天；泼尼松 100 mg/d 口服，第 1～5 天。两组均以 28 天为 1 个周期，共化疗 8 个周期。分别于第 4、8 个周期化疗完成后采用非霍奇金淋巴瘤国际疗效判断标准进行评价，根据随访资料分析远期生存情况。结果试验组化疗 4 个周期后获 CR 10 例、PR 4 例、NR 3 例、PD 2 例，8 个周期后获 CR 12 例、PR 4 例、NR 1 例、PD 2 例；对照组化疗 4 个周期后获 CR 3 例、PR 2 例、NR 10 例、PD 4 例，8 个周期后获 CR 5 例、PR 3 例、NR 7 例、PD 4 例。试验组第 4、8 个周期化疗完成后的有效率（RR）为 73.7%和 84.2%，均高于对照组的 26.3%和 42.1%，差异有统计学有意义（$P<0.05$）。试验组的中位总生存时间为 56.0 个月，高于对照组的 29.0 个月（$P<0.05$）。两组主要不良反应为发热、白细胞减少、血小板减少和周围神经炎等，且两组不良反应发生率的差异无统计学意义（$P>0.05$）。该研究显示，B-CHOP 方案较 CHOP 方案可明显改善老年复发性套细胞淋巴瘤患者的总有效率和总生存期。郭健欣等研究了苯丁酸氮芥抗套细胞淋巴瘤细胞株 Jeko-1 的作用机制。应用 MTI 法检测苯丁酸氮芥对 Jeko-1 细胞增殖的影响，Hoechst 染色及 Annexin Ⅴ-FITC 双染检测苯丁酸氮芥对 Jeko-1 细胞凋亡的影响，蛋白质印迹法检测苯丁酸氮芥对 Jeko-1 细胞凋亡相关蛋白 BAX、bcl-2、procaspase 3、procaspase 8、procaspase 9 表达水平及 PI3 K/AKT 信号通路的激活情况。苯丁酸氮芥 0、5

μmol/L、10 μmol/L 和 20 μmol/L 作用 Jeko-1 细胞 24 小时、48 小时、72 小时后，细胞增殖受到抑制，并呈时间及剂量依赖性（$r=0.873$，$r=0.932$）。0，5 μmol/L，10 μmol/L，20 μmol/L 苯丁酸氮芥作用 Jeko-1 细胞 72 小时后，细胞凋亡率显著提高，BAX、procaspase 3、procaspase 8 及 procaspase 9 蛋白表达水平显著上调，bcl-2 表达水平显著下调，PI3K 蛋白及 AKT 磷酸化水平显著降低。由此可见，苯丁酸氮芥能显著诱导套细胞淋巴瘤细胞株 Jeko-1 凋亡，其作用机制与调节 PI3 K/AKT 信号通路有关。文菁菁等构建套细胞淋巴瘤细胞株 Jeko-1 细胞重症联合免疫缺陷小鼠模型，观察 13-顺式维 A 酸（13cRA）和 IFN-α-2b 单用，以及二者联合应用对套细胞淋巴瘤的抗肿瘤作用。将荷瘤小鼠随机分成阴性对照组（溶剂），高（200mg/kg）、中（100 mg/kg）、低（50mg/kg）13cRA 剂量组，IFN-α-2b 组，不同剂量 13cRA 联合 IFN-α-2b 组，阳性对照组（硼替佐米＋利妥昔单抗＋环磷酰胺），同时进行干预治疗。定期观察荷瘤小鼠肿瘤体积变化，计算相对肿瘤增殖率、抑瘤率，采用免疫组化法检测 Ki-67 的表达．采用缺口末端标记法检测肿瘤组织细胞凋亡情况。采用 Western blot 法检测 CyclinD1、caspase-9 及视网膜神经胶质瘤蛋白（Rb）等的表达水平，得到以下结果：①中、高剂量 13cRA 组及中、高剂量 13cRA 联合 IFN-α-2b 组的相对肿瘤增殖率分别为 30%、37%、32%和 33%。②低、中、高剂量 13cRA 组或其联合 IFN-α-2b 组的抑瘤率均较阴性对照组明显增高（$P<0.05$），不同剂量 13cRA 组间、单用 IFN-α-2b 组抑瘤率与阴性对照组比较差异均无统计学意义（P 值均>0.05），中剂量 13cRA 组或其联合 IFN-α-2b 组抑瘤率最高，分别为 59.2%、62.6%，与阳性对照组（69.4%）差异无统计学意义（$P>0.05$）。③Ki-67 在各组的表达差异无统计学意义（$P=0.342$）。④不同剂量 13cRA 组及其联合 IFN-α-2b 组凋亡细胞数均较阴性对照组明显增加（$P<0.05$），与阳性对照组差异无统计学意义（$P=0.170$）；阴性对照组凋亡细胞数与 IFN-α-2b 组差异无统计学意义（$P=0.098$）。⑤不同剂量 13cRA 联合 IFN-α-2b 组与阴性对照组比较，cyclinD1 及 procaspase-9 降低，cleaved caspase-9 升高，与阳性对照组表达相当；不同剂量 13cRA 组与阴性对照组比较，则未见明显差异。该研究显示，13cRA 单用及其与 IFN-α-2b 联合应用均显示出抑制肿瘤生长效应，其作用机制可能为通过下调 Cyclin D1 的表达而抑制细胞增殖或者激活 caspase-9 诱导凋亡。

李晶等回顾性分析 146 例套细胞淋巴瘤的免疫组化结果，并用 FISH 方法检测 1 例 Cyclin D1 阴性病例是否存在 t（11；14）易位。套细胞淋巴瘤免疫组化阳性率为 CD20：98.6%（144/146）；CD79a：100%（146/146）；CD5：88.4%（129/146）；CyclinD1：99.3%（145/146）；PAX-5：100%（122/122）；CD43：84%（79/94）；Ki-67 指数：5%～90%，中位数为 20%。少部分病例异常表达 CD10、bcl-6、CD23、CD56、CD3、CD45RO。FISH 检测 1 例 CyclinD1 阴性病例结果为检测到 t（11；14）易位形成的*IgH/CCND1* 融合基因。结论：套细胞淋巴瘤存在较为特征性的免疫组化表达模式，并存在异常表达现象。

李晶收集了 23 例胃肠道套细胞淋巴瘤，并总结其临床病理特征。其中男性 17 例，女性 6 例；年龄 43～82 岁，平均年龄 61 岁。内镜活检标本 19 例，手术切除标本 4 例。病灶解剖部位：胃 3 例，小肠 3 例，回盲部 3 例，阑尾 1 例，结肠 13 例，直肠 5 例，其中 3 例表现为多部位受累。病灶表现：肠壁增厚 1 例，溃疡 3 例，肿块 3 例，单发息肉 3 例，多发息肉 15 例。组织学结果显示，胃肠黏膜萎缩，腺体数量减少。大量小至中等大淋巴细胞增生，肿瘤细胞弥漫增生（18/23）、结节状增生（4/23）或二者混合（1/23）。多数病例中未见到淋巴上皮病变（20/23），3 例见局灶淋巴上皮病变。高倍镜下观察，肿瘤细胞形态较单一，细胞体积小至中等大，细胞核略成角，核仁明显，核分裂 1～5 个/HPF。免疫组化结果 23 例胃肠 MCL 均 CD20、CD79a 和 cyclin D1（+），21 例 CD5（+）；15 例检测 CD43 患者中，12 例（+）；Ki-67 阳性指数 5%～50%。10 例检测 bcl-6，仅 1 例灶性弱（+）。23 例 CD3、CD45RO、CD23、TdT 和 CD10 均（－）。本研究中显示，胃肠 MCL 好发于 ＞ 55 岁的老年人，男性多见。发病部位以结直肠为主，胃和小肠均少见，少数病例可累及胃肠道多个器官（3/23）。病灶表现以息肉为主（18/23），多发息肉占多数（15/18）。胃的病例则均表现为溃疡（3/3）。陈伟伟等回顾性分析 50 例伴外周血及骨髓侵犯的套细胞淋巴瘤患者的临床资料，使用荧光原位杂交方法检测患者 D13S25/13q14、ATM/11q22、P53/17p13 和 IGH/CCND1/t（11；14）异常标的的情况，分析遗传学相关性及预后的影响。研究发现 Del 13q、Del 11q 和 Del 17p 的发生率分别为 36.0%、18.0%和 34.0%。单因素分析显示 MIPI 预后评分系统，Del 13q 和 Del 17p 均为无进展生存的影响因素，而 Del 13q、Del 17p 和不同治疗方案为总生存的影响因素。由此可见 p53 缺失在套细胞淋巴瘤患者中作为常见的细胞突变，在患者预后中对无进展生存和总生存具有独立的不良预后影响。同样，朱剑锋等研究发现间期荧光原位杂交技术可以鉴别不典型套细胞淋巴瘤和慢性淋巴细胞白血病。7 例不典型套细胞淋巴瘤因免疫表型积分为 4 分而误诊为慢性淋巴细胞白血病，患者的临床特点如下：7 例患者中浅表淋巴结肿大但难以触及者 6 例；所有患者均因广泛浸润骨髓被分为Ⅳ期，CLL 免疫表型积分为 4 分，间期荧光原位杂交检测 t（11；14）均为阳性；部分 MCL 患者临床表现与 CLL 相似，间期荧光原位杂交检查将有助于其诊断。吴蔚等也探讨了荧光原位杂交在套细胞淋巴瘤诊断中的应用价值，在 16 例病理拟诊断套细胞淋巴瘤的石蜡切片上应用 FISH 检测*IGH/CCND1* 融合基因。在拟诊断套细胞淋巴瘤的病例中*IGH/CCND1* 融合基因阳性检出率为 75%（12/16）。再次印证了淋巴瘤石蜡切片 FISH 检测是可以满足临床应用要求的，并且应用 FISH 技术检测*IGH/CCND1* 融合基因有助于套细胞淋巴瘤的诊断。

梁蓉等回顾性分析 23 例套细胞淋巴瘤患者的临床特征，并探讨预后相关因素。收集 23 例套细胞淋巴瘤患者的临床资料，并采用免疫组化检测 12 例 MCL 患者的 Mcl-1、磷酸化（p）NF-κB p65 和 14-3-3ζ 蛋白的表达，分析预后相关因素。23 例 MCL 患者中，国际预后指数（IPI）0～2 分 17 例（73.9%），3～4 分 6 例（26.1%），前者 2 年 PFS 优于后者（47.1% *vs.* 0，*P*＝0.049）；MCL 国际预后指数（MIPI）＜5.7 分 16 例（69.5%），ORR、2 年 OS 及 PFS 均优于 MIPI≥5.7 组患者（7 例）（ORR：81.3% *vs.* 33.3%，*P*＝0.032；OS：68.8% *vs.* 16.7%，*P*＝0.041；PFS：50.0% *vs.* 0，*P*＝0.040）。利妥昔单抗（R）＋ CHOP（E）［多柔比星、环磷酰胺、长春新碱、泼尼松（依托泊苷）］方案组 ORR、2 年 OS 及 PFS 分别为 100.0%、80.0%及 70.0%，均优于 CHOP（E）方案组（分别为 38.5%、30.8%及 7.7%）（*P* 值分别为 0.002、0.024、0.003）。

12 例患者中 6 例 Mcl-1 阳性，其中 2 例短期治疗有效（CR＋PR），随访 2 年存活，1 例随访 2 年持续 CR；而 Mcl-1 阴性患者均达 CR，随访 2 年存活，5 例随访 2 年持续 CR/PR。6 例 pNF-κB p65 阳性患者中 3 例短期治疗有效，随访 2 年存活，1 例随访 2 年持续 CR；而 6 例 pNF-κB p65 阴性患者 5 例达到 CR，随访 2 年持续 CR/PR。8 例 14-3-3ζ 阳性患者中 5 例治疗有效，4 例随访 2 年存活，3 例随访 2 年持续 CR/PR；4 例 14-3-3ζ 阴性患者 3 例达到 CR，4 例随访 2 年存活，3 例随访 2 年持续 CR/PR。由此可见，套细胞淋巴瘤患者异质性明显，MIPI 较 IPI 具有更好的预后判断意义。R＋CHOP（E）方案较 CHOP（E）方案疗效好。Mcl-1、pNF-κB p65、14-3-3ζ 蛋白表达可能与 MCL 预后有一定关系。张曼等回顾性分析 27 例套细胞淋巴瘤（MCL）患者的临床特征及治疗方案，采用 COX 回归分析 MCL 预后的影响因素。27 例患者中位发病年龄为 68 岁，男女比例为 4.4∶1，Ann Arbor 分期Ⅲ～Ⅳ者 25 例（92.6％），肝脾大者 8 例（29.6％），淋巴结外受累部位＞2 者 7 例（25.9％）、ECOG 评分 2～4 分者 4 例（14.8％），MIPI 评分 0～3 分者 8 例（29.6％）、4～5 分者 14 例（51.9％）、6～11 分者 5 例（18.5％），Ki-67≤30％者 9 例（33.3％），＞30％者 18 例（67.7％），有 B 症状者 10 例（37.0％），乳酸脱氢酶（LDH）升高者 17 例（63.0％），$β_2$-微球蛋白值升高者 8 例（29.6％），骨髓浸润者 7 例（25.9％）。R-CHOP 方案组总有效率（ORR）为 81.8％，CHOP 方案组 ORR 为 68.8％。多因素分析示年龄、LDH、Ki-67 为影响 MCL 预后的独立因素（$P<0.05$）。

张哲等研究发现 CD5 分子可以调控套细胞淋巴瘤细胞周期，以及上调 Bcl-xL 蛋白的表达增强对柔红霉素的化疗敏感性。采用 Crispr/cas9 法敲除人源套细胞淋巴瘤细胞株 Jeko-1（P）的 CD5 基因，构建 Jeko-1（N）（CD5 negative）细胞；RT-PCR 检测 Jeko-1（P）与 Jeko-1（N）细胞 CD5-E1A 和 CD5-E1B 表达；以不同浓度柔红霉素处理 2 种细胞，MTS 法检测细胞增殖抑制效应；流式细胞术检测细胞周期和细胞凋亡；蛋白质印迹法检测细胞凋亡抑制蛋白 B 淋巴细胞瘤 2 蛋白（B-cell lymphoma-2，Bcl-2）、人粒细胞白血病 1 蛋白（myeloid cell leukemia-1，Mcl-1）、B 淋巴细胞瘤 xL 蛋白（B-cell lymphoma-xl，Bcl-xL）的表达。结果发现 Jeko-1（N）细胞不表达 CD5-E1A、CD5-E1B；柔红霉素处理后，Jeko-1（N）细胞抑制率高于 Jeko-1（P）细胞，IC50 低于 Jeko-1（P）细胞（$P<0.05$），G_0/G_1 期细胞比例增加，S 期细胞比例减少（$P<0.05$），24 h、48h 细胞凋亡率较 Jeko-1（P）增加，Bcl-2、Mcl 蛋白表达量较 Jeko-1（P）细胞无明显变化，凋亡抑制蛋白 Bcl-xL 表达量上调。因此，CD5 基因敲除的 Jeko-1 细胞株通过调控淋巴瘤细胞阻滞于 G_0/G_1 期，以及上调 Bcl-xL 蛋白的表达增强对柔红霉素的化疗敏感性。朱米娜等研究了 14-3-3zeta 蛋白表达与套细胞淋巴瘤患者疗效和预后的关系。收集 12 例套细胞淋巴瘤患者的临床资料，采用免疫组织化学染色方法检测 14-3-3zeta 蛋白在 12 例套细胞患者中的表达情况，分析其与套细胞淋巴瘤预后的关系。结果显示与淋巴结反应性增生相比，12 例 MCL 患者中 8 例细胞质中表达 14-3-3zeta 阳性，阳性表达率为 66.7％。14-3-3zeta 阳性表达患者 ORR、2 年 OS、2 年 PFS（62.5％、50.0％、37.5％）均低于 14-3-3zeta 阴性表达患者（75.0％、100.0％、75.0％）。研究显示套细胞淋巴瘤中存在 14-3-3zeta 蛋白的异常高表达，其表达强弱可能与预后相关。但鉴于样

本量较小，有待扩大样本量深入研究。雷坚等收集了20例初治套细胞淋巴瘤的标本及资料，以及10例反应性增生淋巴组织标本为对照。采用免疫组化方法检测组织中Rpn11蛋白的定位及表达，分析Rpn11表达与套细胞淋巴瘤患者的临床病理指标的关系。Rpn11蛋白定位于细胞核和细胞质。套细胞淋巴瘤病理组织中Rpn11蛋白表达阳性率85%，高于对照组织40%（$P=0.03$）。套细胞淋巴瘤组织中Rpn11蛋白表达的阳性率与患者的Ann Arbor分期、血清白蛋白水平、Ki-67指数均相关（$P<0.05$），与呈阴性表达的套细胞淋巴瘤比较，Rpn11阳性者分期更晚、白蛋白水平更低、Ki-67指数更高，而Rpn11表达与患者的MIPI分组、B症状、骨髓浸润、β_2-微球蛋白无关（$P>0.05$）。该研究显示Rpn11蛋白在MCL病理组织中的表达较对照组织为高，Rpn11可能是MCL预后较差的指标。

三、其他惰性淋巴瘤

王彦艳等对216例惰性B细胞淋巴瘤患者临床资料进行了回顾性分析，收集所有患者年龄、性别、疾病分期、骨髓累及、ECOG评分、LDH水平、β_2微球蛋白水平、血细胞分析、肝肾功能等基础资料。在初始治疗、疾病治疗中期、疾病治疗结束后，均行PET/CT或全身CT检查。216例患者中，滤泡性淋巴瘤99例（45.8%），慢性淋巴细胞白血病/小细胞淋巴瘤63例（29.2%），边缘区细胞淋巴瘤29例（13.4%），淋巴浆细胞淋巴瘤/华氏巨球蛋白血症25例（11.6%）。疾病特征：99例滤泡性淋巴瘤患者中，按病理学分型，1级45例、2级30例及3a级24例。多数滤泡性淋巴瘤为低危患者，按照滤泡性淋巴瘤国际预后指数（IPI）分期，低危53例（53.5%），中危27例（27.3%），高危19例（19.2%）；按照FLIPI2分期，低危71例（71.7%），中危21例（21.2%），高危7例（7.1%）。63例慢性淋巴细胞白血病/小细胞淋巴瘤患者中，按照Rai分期，0期（低危）9例（14.3%），1～2期（中危）38例（60.3%），3～4期（高危）16例（25.4%）。按照Binet分期，A期26例（41.3%），B期24例（38.1%），C期13例（20.6%）。29例边缘区细胞淋巴瘤患者中，黏膜相关淋巴组织（MALT）淋巴瘤为最常见类型，占89.7%（26/29）。在MALT淋巴瘤中，最常见的病变部位为胃（20/26，76.9%），其余受累部位包括唾液腺、肠道、甲状腺、肺。按照IPI评分，0～1分占65.5%，2分占10.3%，3～4分占24.1%。其他包括3例脾边缘区细胞淋巴瘤，未发现结内型边缘区细胞淋巴瘤。25例淋巴浆细胞淋巴瘤/华氏巨球蛋白血症患者中，10例（40.0%）可见不同程度的骨髓累及（骨髓累及程度9.0%～80.5%），21例（84.0%）β_2微球蛋白升高。22例出现IgM升高，IgM为5940～57 400 mg/L（正常460～3040 mg/L），3例出现IgG升高。10例（40.0%）有脾大，7例（28.0%）有淋巴结肿大，但无肝大者。通过标准的R-CHOP方案，总反应率可达92.9%（CR为77.6%，PR为15.3%）。对于具有治疗指征的慢性淋巴细胞白血病/小细胞淋巴瘤患者通过FC/COP/R-FC等方案治疗，其总反应率可达47.6%（CR为36.5%，PR为11.1%）。边缘区细胞淋巴瘤患者由于对于化学治疗的应答非常明显，所有患者均能获得一定的治疗反应，其CR率为75.9%。淋巴浆细胞淋巴瘤/华氏巨球蛋白血症患者总体治疗反应率达 56.0%，但是由于其单克隆免疫球蛋白较难达到完全消除，故大部分表现为 PR（52.0%），CR 率仅为 4.0%。整体而言，对于惰性淋巴瘤，由于其疾病进展缓慢，治疗上不必完全追求 CR，以避免过度治疗。在生存分析方面，滤泡性淋巴瘤、慢性淋巴细胞白血病/小细胞淋巴瘤、边缘区细胞淋巴瘤、淋巴浆细胞淋巴瘤/华氏巨球蛋白血症患者的预期 5 年 OS 分别为 94%±3%、95%±4%、94%±3%、87%±5%，滤泡性淋巴瘤、慢性淋巴细胞白血病/小细胞淋巴瘤、边缘区细胞淋巴瘤预期 5 年 PFS 分别为 79%±5%、60%±5%和 100%，淋巴浆细胞淋巴瘤/华氏巨球蛋白血症预期 4 年 PFS 为 13%。

刘薇等回顾性分析了 733 惰性 B 细胞非霍奇金淋巴瘤不同亚型患者乙型肝炎病毒（HBV）及丙型肝炎病毒（hepatitis C virus，HCV）感染的情况，探讨惰性 B-NHL 不同亚型与肝炎病毒感染的相关性。结果发现，733 例惰性 B-NHL 患者乙肝表面抗原（HBs-Ag）阳性率为 7.9%，与全国一般人群比较，差异无统计学意义（7.9% *vs*. 7.2%，$P=0.548$）。在惰性 *B-NHL* 中，脾边缘区淋巴瘤（splenic marginal zone lymphoma，SMZL）48 例，HBs-Ag 阳性率为 18.8%，明显高于全国一般人群（18.8% *vs*. 7.2%，$P=0.002$）、其他惰性 B-NHL（18.8% *vs*. 7.2%，$P=0.004$）及其他边缘区淋巴瘤（MZL）患者（18.8% *vs*. 7.1%，$P=0.005$）。惰性 *B-NHL* 其他亚型患者 HBs-Ag 阳性率比较全国一般人群，差异均无统计学意义（$P>0.05$）。在 HBs-Ag 阳性患者中，乙肝“大三阳”在惰性 B-NHL 不同亚型中无显著性差异，但乙肝“小三阳”在 SMZL 组占 16.7%，明显高于其他惰性 B-NHL 组（16.7% *vs*. 4.7%，$P<0.001$）。惰性 *B-NHL* 患者抗丙型肝炎病毒抗体（HCV-Ab）阳性率为 1.9%，较全国一般人群明显升高（1.9% *vs*. 0.4%，$P<0.001$）。其中 CLL、淋巴浆细胞性淋巴瘤/华氏巨球蛋白血症（lymphoplasmacytic lymphoma/Waldenström’s macroglobulinemia，LPL/WM）、SMZL、毛细胞白血病（HCL）、结内边缘区淋巴瘤（NMZL）组患者抗 HCV-Ab 阳性率分别为 2.2%、2.5%、4.2%、3.0%、3.7%，均较全国一般人群明显升高（均 $P<0.05$）。而慢性 B 淋巴细胞增殖性疾病不能分类（B-LPD-U）、黏膜相关淋巴组织结外边缘区淋巴瘤（MALT）、B-幼淋巴细胞白血病（B-PLL）、滤泡性淋巴瘤（FL）组与全国一般人群比较，差异均无统计学意义（$P>0.05$）。由此可见，脾边缘区淋巴瘤患者 HBs-Ag 阳性率明显高于全国一般人群及其他惰性 B 细胞非霍奇金淋巴瘤各亚型，提示 HBV 感染与我国脾边缘区淋巴瘤的发生发展存在一定的相关性。

杨文娟等对 SMZL 患者 IGHV 基因突变状态及典型模式的分布情况进行了研究，并与国外报道的数据进行对比，以探讨其差异。回顾性分析 40 例脾边缘区淋巴瘤患者资料，采用克隆测序法检测 IGHV 的 VDJ 序列并进行比对及聚类分析，明确是否存在 B 细胞受体的典型模式，分析 IGHV 突变患者与未突变患者的临床特征。分析发现 40 例患者中，IGHV 突变者 30 例（75.0%），未突变者 10 例（25.0%），两者比例与国外报道相当。在 V 区基因，V2-70 的使用频率高于国外报道（10.3% *vs*. 0.8%，$P=0.002$），而 V3-23 明显减低（2.6% *vs*. 18.0%，$P=0.006$）。在 D 区基因中，D2-21 和 D6-13 均高于国外报道（17.9% *vs*. 2.3%，12.8% *vs*. 3.8%，P 分别为 0.000、0.046）。40 例患者中发现 1 对新的典型模式，同时脾边缘区淋巴瘤特异性的

V1-2 基因使用频率也最高（25.6%），与 IGHV 突变组相比，未突变组患者的 IgG、IgA 表达水平显著增高［10.70（5.28～15.50）g/L *vs*. 12.90（7.71～23.50）g/L，1.06（0.21～3.13）g/L *vs*. 1.66（0.81～2.93）g/L，*P* 分别为 0.038、0.040）］；2 例 17p 缺失患者的 IGHV 均呈未突变状态，与 IGHV 未突变组相比，突变组患者的无进展生存期显著延长（*P*＝0.009），但总生存期差异无统计学意义（*P*＝0.430）。研究得到以下结论：在脾边缘区淋巴瘤患者中，IGHV 突变与未突变患者比例与国外报道相当，但 V 区和 D 区基因的使用频率仍存在差异，而且 V1-2 基因的使用呈现疾病特异性，同时发现 1 例新的典型模式。IGHV 突变可降低患者的 IgG、IgA 表达水平。

王芳等通过 3 例伴单克隆免疫球蛋白（McIg）的边缘带淋巴瘤患者资料，结合文献报道的 36 例边缘带淋巴瘤（MZL）患者资料进行回顾性分析，探讨伴单克隆免疫球蛋白（McIg）边缘带淋巴瘤患者的临床特征和治疗方法。39 例患者中男女比例为 1.05：1，平均年龄（65.1±12.3）岁。黏膜相关淋巴组织淋巴瘤（MALTL）28 例（71.8%），结内边缘带淋巴瘤 9 例（23.1%），脾边缘带淋巴瘤 2 例（5.1%）。早期患者 9 例（23.1%），晚期患者 30 例（76.9%）。首发症状以皮肤紫癜、周围神经病等非占位性表现常见（65.5%，19/29）。13 例（33.3%，13/39）伴自身免疫现象，以干燥综合征最多见。黏膜相关淋巴组织淋巴瘤以非胃肠道型为主（60.7%，17/28）。伴有的 McIg 以 IgM 型最多见（82.0%，32/39），余依次为 IgA、κ-轻链、IgG 和双克隆型。血浆 McIgM 水平为（25.55±21.31）g/L，晚期患者明显高于早期患者［（29.85±20.60）g/L *vs*.（3.23±2.95）g/L，*P*＝0.008］。30 例患者接受 2～8 个疗程化疗，CR 为 56.0%，总反应率 92.0%；中位随访 10 个月，3 年 PFS 和 OS 分别为 44.7%和 76.5%。含和不含利妥昔单抗化疗组患者的总反应率为 100.0%和 78.6%，CR 率为 63.6%和 50.0%，但差异均无统计学意义（*P* 均＞0.05）。McIgM 型患者 CR 明显高于非 McIgM 型者（*P*＝0.026）；治疗后血浆 McIgM 水平较治疗前明显下降（*P*＝0.002）。分析家发现，伴 McIg 的边缘带淋巴瘤好发于 60 岁以上老年人，诊断时分期较晚，易伴发自身免疫现象，可能是边缘带淋巴瘤的一种独特亚型。非胃肠道型黏膜相关淋巴组织淋巴瘤更易伴发 McIg，多见 McIgM 型，其他免疫球蛋白型少见。边缘带淋巴瘤患者接受含利妥昔单抗的治疗方案可能疗效会更好。

侯楠等探讨了以硼替佐米为基础的方案治疗华氏巨球蛋白血症（Waldenström's macroglobulinemia，WM）的临床疗效及安全性。共 15 例采用以硼替佐米为基础方案治疗的 WM 患者的临床资料。其中 1 例采用硼替佐米＋地塞米松（BD）方案，3 例采用硼替佐米＋地塞米松＋利妥昔单抗（美罗华）（RBD）方案，11 例采用硼替佐米＋地塞米松＋环磷酰胺（BCD）方案，评价上述 3 个方案的疗效及不良反应，并进行生存分析。治疗的总反应率及主要反应率分别为 93.3%和 80%［其中 CR 1 例、非常好的部分缓解（VGPR）2 例、PR 9 例、微小反应（MR）2 例］。不良反应包括胃肠道反应（53.3%）、白细胞减少（20%）、感染（20%）及外周神经病变（26.7%）。随访时间为 3～85 个月（中位数 21 个月），PFS 时间为 3～36 个月（中位数 21 个月），1 年的 PFS 率分别为 83.3%。生存分析显示 IPSSWM 分级为高危组（*P*＝0.015）及用药后治疗反应小于 PR（*P*＝0.024）是影响 WM 患者 PFS 的危险因素。以硼替佐米为基础的治疗方案可有效治疗 WM 患者，IPSSWM 分级体系及治疗反应可作为判断以硼替佐米为基础的治疗方案的 WM 患者疾病进展预后的参考因素。植立婷等研究了不同化疗方案治疗 WM 的临床疗效。将 15 例 WM 患者随机分为利妥昔单抗联合环磷酰胺为基础的化疗组（A 组，8 例）和氟达拉滨为基础的化疗组（B 组，7 例），比较两组化疗疗效和生存时间。结果显示，A 组治疗后 CR 1 例，PR 5 例，MR 1 例，SD 1 例；B 组治疗后 CR 2 例，PR 3 例，MR 1 例，SD1 例。随访期间，A 组患者生存率高于 B 组（100 % *vs.* 28.6%）（$P<0.05$）。由此可见，利妥昔单抗联合环磷酰胺为基础的化疗方案在 WM 中的治疗效果优于氟达拉滨为基础的化疗方案。陈瑾等观察了沙利度胺联合化疗治疗 WM 的疗效及不良反应。一共 8 例 WM 患者经沙利度胺联合化疗治疗，观察外周血 Ig M、M 蛋白以及 IL-6 表达水平及治疗期间的不良反应。结果显示 8 例 WM 患者治疗的总有效率 62.5%，治疗后外周血 Ig M 及 M 蛋白较治疗前均降低，血清 IL-6 浓度在治疗有效者中显著降低，不良反应轻微，可耐受。该研究显示沙利度胺联合化疗治疗 WM 疗效较好，可能与其抑制 IgM 分泌及 IL-6 表达有关。

李新峰等回顾性分析了 50 例原发性胃肠道黏膜相关淋巴组织淋巴瘤病理特点，以期提高对原发性胃肠道黏膜相关淋巴组织淋巴瘤的认识。50 例患者均表现为淋巴瘤细胞浸润黏膜表层被覆上皮或腺体，均可见腺体上皮破坏。无 CBL 细胞低度恶性 35 例，低密度性合并小区域高密度恶性淋巴瘤成分 9 例，高度恶性胃肠道黏膜相关淋巴组织淋巴瘤 6 例，黏膜下层浸润 4 例，浆膜内浸润 41 例，浸润型突破浆膜外 4 例。经过分析得到如下结论，原发性胃肠道黏膜相关淋巴组织淋巴瘤多发于中老年男性患者，发病部位以胃部多见。患者临床表现无特异性，误诊率高。疾病发生与 Hp 感染有一定关系，病灶的大小与组织学分类有关，大病灶的恶性程度更高。

张会超等回顾性分析了 12 例毛细胞白血病（HCL）的临床病理学特征及免疫表型特点，以期能够更好地认识毛细胞白血病，这一惰性淋巴瘤的特点。收集患者的年龄、性别、临床表现、病情、病程及骨髓形态学、骨髓活检组织学、流式细胞学检查结果等临床资料，并进行分析。12 例毛细胞白血病患者中，男 9 例、女 3 例，年龄 38～71 岁，中位年龄 49 岁。临床表现主要为乏力、贫血。12 例毛细胞白血病患者中，贫血 11 例，发热 2 例，脾大 12 例，淋巴结肿大 4 例，肝大 4 例。RBC（2.14～3.97）$\times 10^{12}$/L，WBC（2.51～17.33）$\times 10^{9}$/L，PLT（67.83～128.02）$\times 10^{9}$/L。骨髓细胞形态学检查发现有典型毛细胞者 8 例。免疫表型分析结果显示，均同时表达成熟 B 细胞表面抗原（CD19、CD20 和 CD79a），同时 CD11c、CD25、CD103 阳性者 10 例。行骨髓病理学检查 11 例，其中毛细胞广泛浸润 9 例，毛细胞呈“油煎蛋”样外观及网硬蛋白纤维显著增多。分析显示，毛细胞白血病主要见于中老年男性，临床表现主要为乏力和疲劳，体征主要有脾大。血细胞减少，外周血及骨髓形态学检查及骨髓病理学检查发现毛细胞为诊断依据。毛细胞免疫表型主要表达 B 细胞相关抗原 CD19、CD20、CD22、CD79a 和 FMC7，CD11c、CD25、CD103 及 CD123。

高飞等回顾分析 57 例淋巴浆细胞淋巴瘤（LPL）患者的骨髓细胞形态学主要特征，为诊断及鉴别诊断淋巴浆细胞淋巴瘤提供细胞形态学依据。收集白细胞、血红蛋白、血小板、免疫球蛋白、骨髓活检免疫标记，骨髓增生程度、组织嗜碱细胞比例，淋巴样浆细胞（LPC）比例及分布，浆细胞比例等指标。结果显示：淋巴浆细胞淋巴瘤患者白细胞增高占 24.6%（14/57），减少患者占 26.3%（15/57），血红蛋白减少患者占 78.9%（45/57），血小板减少患者 21.1%（12/57）；骨髓有核细胞增生活跃及明显活跃占 90.2%（46/51），极度活跃 9.8%（5/51）；组织嗜碱细胞增多比例 62.7%（32/51），淋巴样浆细胞可见集簇分布患者占 88.2%（45/51），外周血 LPC 比例平均为 28.2%，骨髓为 45.5%，骨髓浆细胞比例平均为 2.2%。骨髓细胞形态学是诊断淋巴浆细胞淋巴瘤的重要手段，淋巴浆细胞淋巴瘤患者骨髓细胞有独特的形态学特征，系统掌握淋巴浆细胞淋巴瘤骨髓细胞形态学特征可以快速、准确诊断淋巴浆细胞淋巴瘤。

慢性 NK 细胞淋巴增殖性疾病（NK-CLPD）是一种罕见的惰性淋巴瘤。刘芸等回顾性分析 13 例慢性 NK 细胞淋巴增殖性疾病的临床资料，分析其免疫表型及临床特征。使用流式细胞术分析 CD2、CD3、CD5、CD7、CD16、CD56、CD57 及杀伤免疫球蛋白样受体（KIR）的表达。13 例患者外周血 NK 细胞占淋巴细胞比例增高，中位值 66.1%，所有患者均不表达 CD3、CD5，表达 CD2、CD7，其中 1 例患者 CD7 部分缺失；CD56 强表达、弱表达及不表达各有 4 例；CD16 强表达、弱表达及不表达分别有 5 例、6 例、1 例；1 例患者 CD56、CD16 荧光表达强度资料缺失。12 例患者检测了 CD57，其中 3 例不表达，9 例部分表达。6 例患者检测了 KIR 的表达，其中 2 例呈现单型表达。慢性 NK 细胞淋巴增殖性疾病临床多呈惰性过程，诊断仍以形态学为主，流式细胞术免疫分型技术有可能成为 NK-CLPD 诊断的有力补充。

（马　军　赵东陆）

参考文献

［1］ 许彭鹏，钱樱，陈秋生，等．外周血淋巴与单核细胞绝对计数比值在滤泡性淋巴瘤中的预后意义．中国癌症杂志，2016，26（10）：861-865.

［2］ 张芬，罗东兰，骆新兰，等．HGAL 及 LMO2 在滤泡性淋巴瘤中的表达及其意义．中华病理学杂志，2016，45（2）：83-85.

［3］ 吴蕾，龙志国，戴振声．B-CHOP 与 CHOP 方案对老年复发性套细胞淋巴瘤患者的疗效比较．临庆肿瘤学杂志，2016，21（4）：345-348.

［4］ 郭健欣，周雅虹，潘敬新，等．苯丁酸氮芥抗套细胞淋巴瘤细胞株 Jeko-1 作用机制的研究．中国实验血液学杂志，2016，24（4）：1066-1070.

［5］ 文菁菁，刘志彬，徐才刚．13-顺式维甲酸联合 IFN-α-2b 治疗套细胞淋巴瘤的动物实验研究．中华血液学杂志，2016，37（9）：784-789.

［6］ 李晶，胡昌明，丁向东，等．146 例套细胞淋巴瘤免疫组织化学结果分析．临床与病理杂志，2016，36（6）：733-736.

［7］ 李晶．胃肠套细胞淋巴瘤 23 例报道诊断病理学杂志，2016，23（6）：454-455.

［8］ 陈伟伟，钟仕贞，李承文，等．荧光原位杂交检测 TP53 缺失与套细胞淋巴瘤患者预后关系．临床血液学杂志，

2016，(03)：363-365，370.

[9] 朱剑锋，吴正东，范磊，等. FISH检测t（11；14）对于七例不典型套细胞淋巴瘤的诊断意义. 中华医学遗传学杂志，2016，33（1）：13-16.

[10] 吴蔚，倪军，王红，等. 荧光原位杂交技术在套细胞淋巴瘤石蜡切片的应用研究. 实验与检验医学，2016（2）：134-136.

[11] 张曼，赵阔，杨芳，等. 27例套细胞淋巴瘤的临床特征及预后分析. 天津医药，2016，44（9）：1128-1131.

[12] 张哲，桑威，王莹，等. CD5分子调控套细胞淋巴瘤细胞株对柔红霉素化疗敏感性的机制研究. 徐州医学院学报，2016，36（5）：281-286.

[13] 朱米娜，王健红，郝彩霞，等. 14-3-3-zeta在Ⅲ/Ⅳ期套细胞淋巴瘤患者中的表达及其临床意义. 中华老年多器官疾病杂志，2016，15（11）：801-804.

[14] 雷坚，刘小柳，张芸，等. 去泛素化酶Rpn11在套细胞淋巴瘤中的表达及其临床病理意义. 华夏医学，2016，29（5）：1-5.

[15] 王彦艳，张莉，钱樱，等. 216例惰性B细胞淋巴瘤患者临床特征及治疗预后分析. 中华血液学杂志，2016（1）：61-64.

[16] 刘薇，熊文婕，李姮. 惰性B细胞非霍奇金淋巴瘤与肝炎病毒感染相关性分析. 中国肿瘤临床，2016，43（11）：480-485.

[17] 杨文娟，于珍，吕瑞，等. 脾边缘区淋巴瘤患者IGHV突变状态分析. 中华血液学杂志，2016，37（9）：774-778.

[18] 王芳，韩雪，白贝贝，等. 伴单克隆免疫球蛋白边缘带淋巴瘤三例报告及文献复习. 中华血液学杂志，2016（1）：39-44.

[19] 侯楠，安然，侯健. 硼替佐米为基础的治疗方案治疗华氏巨球蛋白血症15例的临床分析. 药学实践杂志，2016，34（5）459-462.

[20] 植立婷，仇惠英，陈苏宁，等. 不同化疗方案治疗华氏巨球蛋白血症的临床疗效. 江苏医药，2016，42（12）：1351-1353.

[21] 陈瑾，孙春红，郭彩利，等. 沙利度胺联合化疗治疗华氏巨球蛋白血症8例疗效观察. 陕西医学杂志，2016，45（11）：1542-1543.

[22] 李新峰，廉政君，王勇强. 原发性胃肠道黏膜相关淋巴组织淋巴瘤病理研究. 大家健康（学术版），2016，10（10）：108-109.

[23] 张会超，黄晨，刘锟，等. 毛细胞白血病的临床病理学特征及免疫表型特点（附12例分析）. 山东医药，2016，56（45）：96-98.

[24] 高飞，陈灿伟，张凤，等. 淋巴浆细胞淋巴瘤骨髓细胞形态学特征诊断分析. 福建医药杂志，2016，38（4）：58-62，封4.

[25] 刘芸，王曼，邱志远，等. 慢性NK细胞淋巴增殖性疾病13例免疫表型及临床特征分析. 白血病·淋巴瘤，2016，25（5）：285-289.

第五章 多发性骨髓瘤研究进展

2016 年中国大陆学者在多发性骨髓瘤（multiple myeloma，MM）方面发表的 SCI 论文约有 120 篇，中文核心期刊发表的论著也有 40 多篇之多。但高影响力的文章并不多，主要研究方向构成有如下几个方面。

1. 与发病机制相关的基础研究 尽管这部分论文所占比重不少，但机制研究的设计有一定局限性，仅涉及非编码小 RNA 的就超过 10 篇，包括 miR-148a、miR-203、miR-137、miR-15a/16、miR-202、miR-320a、miR-186 等。虽然微小 RNA（miRNAs）的异常表达与癌症的发生和进展有关，但发表的研究中基本设计思路大多遵循过表达或敲低 mRNA 后评估细胞增殖，并找出可能影响增殖的信号通路，但在揭示分子机制方面非常深入的研究很少。另外有几篇关注瘤细胞与机制微环境黏附作用导致耐药的研究，以及一些影响 MM 增殖的基因等。信号通路主要涉及 MAPK/ERK、Wnt/β-catenin、PI3K/Akt/mTOR 等。

2. 药物的临床前研究 这一部分涉及中药或植物成分的就达 15 篇之多，包括小檗碱衍生物 BBMD9、紫檀芪、白花丹素、七叶一枝花、白藜芦醇衍生物、漆树酸、芍药苷、人参皂苷、水飞蓟素等。其他临床前研究包括化合物和生物治疗等，例如维芬 A 胺可能有抗 MM 干细胞的作用；抗生素包括大环内酯类和氯霉素也具有抗 MM 作用；药物协同作用包括唑来膦酸与硼替佐米联合、地西他滨和硼替佐米联合、三氧化二砷（ATO）与重组人肿瘤坏死因子相关的凋亡诱导配体（TNF-related apoptosis-inducing ligand，TRAIL）联合等；此外还有蟾蜍他灵甚至等离子体等也对 MM 细胞具有杀伤作用。细胞治疗方面有研究者尝试将自然杀伤细胞（natural killer cell，NK 细胞）和 PD1 阻断药联合，在 SCID 肿瘤小鼠亦可显著抑制肿瘤生长。另外 CD138-CD3 双特异抗体（BiTE）在体外实验中也显示出了显著抑制 MM 细胞生长的作用。尽管上述药物有些完成了体内动物实验部分，但未见进行临床试验的报道，说明国内的新药开发进展仍然十分缓慢。

3. 临床研究以检测指标对预后的影响为主要内容 这是临床论著的主要部分，关注的检测指标多种多样。细胞遗传学异常与国际指南提及的类似，染色体 17p 缺失、t（4；14）、1q21 扩增是预后不良的最主要改变。流式细胞术测定瘤细胞表面 $CD28^+$，$CD117^-$，$CD56^-$，$CD19^-$ 等预后不佳。而对骨病有预测意义的指标包括血清 miR-214 和 miR-135b 水平与溶骨性骨病的严重程度高度相关，对患者生存也有影响。耐药基因检测方面外泌体中非编码小 RNA 包括 miR-16-5p、miR-15a-5p、miR-20a-5p、miR-17-5p 低表达与硼替佐米耐药相关。有趣的是有学者报道 IL-10 升高是 MM 预后不良的重要因素。

4. 由于新药匮乏，缺乏前瞻性药物对照研究，涉及 MM 治疗的论文仍然十分有限 仅有 1 篇 MM-024 研究为国际多中心来那度胺联合地塞米松（Rd 方案）在中国难治复发 MM（RRMM）患者中的扩大延伸研究，说明长期应用 Rd 方案具有可靠的安全性。另外不足 10 篇临床研究主要是总结患者临床数据，一方面肯定了自体造血干细胞移植对加深缓解、延长 PFS 的意义；另外印证了新药主要是硼替佐米对高危患者的预后改善作用。细胞治疗方面有学者在 5 例 RRMM 患者中尝试可识别 CD138 的 CAR-T 细胞（CART-138，CAR-modified T cell recognizing CD138）进行治疗，结果 4 例在>3 个月时间内维持疾病稳定，说明可对 CART-138 进行后续研究。

总之，MM 是血液系统疾病中备受关注的领域，尽管患者生存期近年来有显著延长，但国内与国际水平差异较大，还需要加强对外合作交流、提高国人科研创新能力，以期使更多中国 MM 患者获益。

一、多发性骨髓瘤发病机制的基础研究

（一）非编码小 RNA 对骨髓瘤生长的影响

Lang 等研究了非编码小 RNA miR-148a 在骨髓瘤细胞中的作用。尽管一些实体瘤检测结果显示 miR-148a 表达降低，可能作为一种肿瘤抑制基因发挥作用。但骨髓瘤中鲜有报道，与其他报道不同的是，原代骨髓瘤细胞和正常骨髓细胞相比，显著高表达 miR-148a，而 CDKN1B 表达显著减少，且 miR-148a 水平越高，患者的预后似乎越差。应用 RNA 干扰技术敲减 miR-148a 表达后，人骨髓瘤细胞株 RPMI8226 的增殖受到显著抑制，细胞周期停滞于 G_0/G_1 期。miR-148a 敲减后 CDKN1B 的表达升高，荧光素酶报告法检测发现 miR-148a 可能与 CDKN1B 基因的 3′-UTR 结合调控基因表达。另外，miR-148a 敲减后与细胞凋亡相关的蛋白包括 p-NPAT，p-Rb 和 p-CDC6 的表达显著下降。本研究说明高水平 miR-148a 抑制 CDK 活性，可能至少是部分通过降低 CDKN1B 表达促进 MM 细胞增殖。

Wu 等研究了癌基因 B 细胞特异性 Moloney 鼠白血病病毒插入位点-1（Bmi-1）过表达在 MM 细胞增殖中的意义。Bmi-1 在多种肿瘤中过表达，总体作用是促进肿瘤增生。既往研究也发现沉默 Bmi-1 后，MM 细胞可以恢复对硼替佐米的敏感性。小 RNA（miRNA）靶向可能是 Bmi-1 表达的主要调控机制。本研究发现 miRNA-203 直接靶向结合至 *Bmi-3* 基因 3′端的 UTR 而下调 Bmi-3 的表达。过表达 miRNA-203 后 U266 和 RPMI8226 的细胞生长显著受到抑制，而相应的凋亡细胞增加，细胞周期阻滞于 G_1/S 期。提取 45 例新诊断 MM 患者骨髓 RNA 进行 RT-PCR，检测发现 miRNA-203 表达显著低于正常对照人群，且与 Bmi-1 的相对表达量呈负相关，治疗缓解后 miRNA-203 有所恢复。本研究说明 Bmi-1 促进 MM 细胞增殖，miRNA-203 对其负调用，具有抗骨髓瘤作用。

Zhang 等研究了 miR-137 在 MM 中的表达及其意义。MM 细胞株和 $CD138^+$ 的原代骨髓瘤细胞中 miR-137 的表达均显著降低。双荧光素酶报告基因检测显示 MITF 是 *miR-137* 基因的直接靶基因。虽然过表达 miR-137 或转染 MITF-shRNA 对 AKT 的表达没有影响，但 MITF、c-MET、 p-AKT 及其磷酸化底物蛋白显著减少，而 p53 表达显著升高。另外，过表达 miR-137 或 MITF-shRNA 显著增加地塞米松抑制骨髓瘤细胞体外生长的效果。而过表达 MITF 则可以抵消 miR-137 对骨髓瘤细胞的生物学作用。本文研究显示 miR-137 可以增加地塞米松杀伤 MM 细胞的作用，机制为通过抑制 MITF 表达从而抑制 c-MET 和 AKT 磷酸化。

Li 等探讨了 miR-15a/16 在多发性骨髓瘤（MM）发病机制中的作用。结果发现 miR-15a/16 在新诊断 MM 患者的骨髓来源的单核细胞（BM-MNC）中表达下降，且 miR-15a/16 下调与国际分期系统（international staging system，ISS）显著相关。机制研究显示 miR-15a/16 可通过抑制抗凋亡蛋白 Bcl-2 的表达抑制骨髓瘤细胞增殖，并增加 U266 细胞的凋亡率。另外，miR-15a/16 可以降低骨髓瘤细胞上清液中 VEGF-A 和 IL-17 的水平。这表明 miR-15a/16 通过多种机制发挥抗骨髓瘤作用，可能成为 MM 治疗的潜在靶点。

Shen 等研究了骨髓基质细胞中 miRNA-202 的表达对骨髓瘤细胞增殖的影响。骨髓基质细胞（bone marrow stromal cell，BMSCs）可以上调 MM 中 B 细胞活化因子（B cell-activating factor，BAF）的表达。本研究发现 miR-202 对 BMSCs 的 BAFF 表达具有负调节作用。miR-202 抑制药作用 BMSCs 后，BAFF 的 mRNA 和蛋白表达均增加。miR-202 模拟物转染细胞后瘤细胞增殖速率显著低于未转染细胞，机制研究显示转染的细胞内 Bcl-2 蛋白表达下调，Bax 蛋白表达上调。在 BMSCs 中 miR-202 的过度表达使 MM 细胞对硼替佐米更敏感。更重要的是，miR-202 可以抑制 BMSCs 中 NF-κB 通路的激活，从而。这些结果表明 miR-202 可以负调节 BAFF，抑制骨髓微环境中的 BMSCs，从而抑制 MM 细胞的生长和黏附。

虽然 miR-320a 在多种恶性肿瘤中出现异常调节，但其在 MM 中的生物学作用尚不清楚。Lu 等研究发现 MM 原代样本和骨髓瘤细胞系中 miR-320a 表达降低。体外实验显示 miR-320a 异位表达显著抑制瘤细胞增殖和克隆形成，诱导细胞凋亡。机制研究初步确定前 B 细胞白血病转录因子 3（PBX 3）是 miR-320a 的直接下游靶点，肿瘤细胞转入 PBX3 可以抵消 miR-320a 造成的细胞生长抑制和凋亡。在小鼠异种移植模型中，miR-320a 过表达可抑制肿瘤形成，促进细胞凋亡。本研究结果表明，miR-320a 通过直接靶向 PBX3 抑制 MM 细胞增殖并诱导凋亡，有可能成为一种新型抗 MM 的药物。

Liu 等研究了非编码 miR-186 对骨髓瘤细胞增殖的抑制作用。miRNA 的主要作用是与 mRNA 结合从而抑制基因转录。多项研究表明，miRNA 在血液肿瘤发生过程中起着很重要的作用。但是对 MM 产生影响的 miRNA 并不确定。本研究发现骨髓瘤细胞系 MM. 1S、OPM-2、NCI-H929、U266、RPMI-8226 中 miRNA-186 的表达水平与正常浆细胞相比显著降低，30 例 MM 患者与 18 例健康志愿者相比骨髓 miRNA-186 的相对表达量也显著降低。异位表达 miRNA-186 后 U266 和 RPMI8226 细胞的增殖显著下降，细胞周期阻滞于 G_0/G_1 期。过表达 miRNA-186 的 RPMI8226 细胞接种至裸鼠后建立浆细胞瘤模型，与野生型细胞相比 RPMI8226/miRNA-186 体内生长更慢，说明 miRNA-186 高表达对肿瘤生长具有抑制作用。机制研究发现 miRNA-186 直接靶向*Jagged1* 基因的 3′非编码重复序列（UTR），降低*Jagged1* 基因的表达，从而抑制肿瘤细胞增殖。本研究主要结果是 miRNA-186 通过抑制*Jagged1* 基因抑制骨髓瘤细胞体内和体外生长。

Yao 等研究了快速发育生长因子 2（sprouty2）对骨髓瘤增殖的影响。miR-21 在 MM 高表达，对 MM 发病机制起重要作用。sprouty2 是 miR-21 的下游靶点，在多种 MM 细胞系和原代 MM 细胞中低表达。过表达 sprouty2 后骨髓瘤细胞生长和克隆形成受到抑制，主要与 ERK1/2 通路磷酸化水平降低有关，并抑制骨髓基质细胞分泌 VEGF 和 IL-6，增加对 MAPK1/2 抑制药的敏感性。过表达 sprouty2 的 RPMI8226（8226/S）接种至免疫缺陷小鼠建立肿瘤模型，肿瘤体内生长较对照细胞的肿瘤生长慢，磷酸化 ERK1/2 表达也低。本研究第一次证明 sprouty2 在 MM 是一种抑癌基因，通过抑制 ERK1/2 磷酸化和骨髓基质细胞分泌肿瘤生长因子而起作用。

（二）骨髓微环境和细胞黏附介导的耐药（CAM-DR）

Liu 等研究了牛痘病毒相关激酶 1（VRK1）与骨髓瘤细胞黏附和耐药之间的关系。RPMI8226 和 U266 细胞中分出悬浮细胞和贴壁细胞，结果 VRK1 在悬浮细胞中高表达，而在贴壁细胞中显著降低。VRK1 的表达强度与骨髓瘤细胞增殖活性呈正相关，具体机制通过调节细胞周期相关蛋白 cyclinD1、CDK2 和 p27kip1 的表达实现。VRK1 低表达尽管降低 MM 的增殖活性，但能够增加骨髓瘤细胞的和基质细胞的黏附，从而逃避药物的杀伤作用，产生耐药。因此，本文研究了细胞黏附与产生耐药的关系，发现 VRK1 表达降低促进 MM 细胞和基质黏附，从而产生耐药。

Liu 等研究了 RBQ3 对 MM 细胞增殖、黏附和耐药的作用。细胞黏附介导的耐药性（CAM-DR）是影响 MM 化疗效果的主要因素。作为 RB 结合蛋白的 RBQ3 在细胞周期中起关键作用。本研究发现 RBQ3 表达在骨髓瘤细胞增殖过程中逐渐增加。敲除 RBQ3 导致 G_1 期的细胞周期停滞并且使骨髓瘤细胞黏附于纤连蛋白（fibronectin，FN）或骨髓基质细胞（bone marrow stromal cell，BMSC）。此外，RBQ3 的缺失降低了贴壁于 BMSC 的骨髓瘤细胞系对化疗药物的敏感性，并减少了 2 个凋亡标记蛋白：活化型 caspase-3 和活化型 PARP 表达。此外，我们还发现 RBQ3 参与 MAPK/ERK 信号转导通路。总之，这些结果可能会对 RBQ3 在多发性骨髓瘤进展过程中的作用提供新的启示。

骨髓瘤细胞中细胞黏附诱导 CHD1L 基因过表达并导致细胞黏附介导的耐药。有研究表明 CHD1L（chromodomain helicase/ATPase DNA binding protein 1-like gene）在许多实体肿瘤中具有抗凋亡作用，而其在 MM 中的意义尚未被阐明。Xu 等研究显示，硼替佐米作用于 RPMI8226 和 U266 细胞系后，CHD1L 表达降低，而 caspase-9、caspase-3 相应升高，CHD1L 通过调节 caspase 通路起到抗凋亡作用。此外，当 MM 细胞黏附于纤连蛋白或骨髓基质细胞系 HS-5 细胞时，CHD1L 表达上调，细胞黏附实验证实 CHD1L siRNA 降低细胞黏附率。CHD1L 促进细胞黏附通过 CD49d 和 CD184 实现，并表现为细胞黏附介导的耐药性（CAM-DR）。因此 CHD1L 抑制药可能作为 MM 潜在治疗方法提供策略。

Tang 等研究了突触蛋白 Homer1b/c 在骨髓瘤细胞中的促凋亡作用。Homer1b/c 属于后突触致密物质家族中的短型蛋白，既往研究发现敲减 Homer1b/c 对皮质神经元具有避免凋亡的保护作用。本研究发现 U266 和 RPMI8226 经阿霉素处理诱导凋亡后细胞内 Homer1b/c 表达升高，不仅胱天蛋白酶（caspase）3 显著增加，与线粒体凋亡相关的 caspase9 也显著增加，同时 Bcl-2 下降而 Bax 升高。与基质细胞黏附的骨髓瘤细胞较悬浮细胞耐药，应用 siRNA 敲减 Homer1b/c 后，贴壁细胞和悬浮细胞的细胞凋亡均受到抑制，耐药性增加。因此 Homer1b/c 可以通过促进细胞凋亡而影响细胞黏附分子介导的耐药（CAM-DR）。

骨髓瘤骨病（myeloma bone disease，MBD）与骨髓微环境异常有关，巨噬细胞抑制因子-1（MIC-1）是转化生长因子（TGF-β）超家族成员，在 MM 患者中常高表达，但 MIC-1 是否与 MBD 发生相关尚不明确。Yan 等研究将外周血单个核细胞（PBMNCs）和 RPMI-8226 细胞共培养，通过 RNA 干扰技术敲减瘤细胞 MIC-1 表达，结果显示 MIC-1 低表达后 PBMNCs 向破骨细胞的分化受到抑制，表现为耐酒石酸的酸性磷酸酶（TRAP）分泌减少，破骨细胞造成的牙片层腔隙性骨吸收面积减少。尽管在 MM 细胞中敲减 MIC-1，PBMNCs 中的 RANKL 蛋白表达却显著减少，Erk1/2 蛋白的磷酸化水平也显著下降，而 JNK 和 P38 的磷酸化水平不受影响。这说明 MIC-1 通过 RANKL-Erk1/2 信号通路促进 PBMNCs 向破骨细胞分化，影响 MM 和微环境的相互作用，可能成为骨髓瘤骨病治疗的靶点之一。

（三）基因及增殖相关的信号通路

以前有文献报道 $CD138^-$ 比 $CD138^+$ 骨髓瘤细胞更具耐药性，Yang 等发现 LP-1 骨髓瘤细胞株中 $CD138^-$ 细胞对硼替佐米的耐药比 $CD138^+$ 细胞显著，主要是因为 $CD138^-$ 细胞中 cyp1a1 活性较高，同时 Notch 活性也高于非耐药患者。Notch 抑制药 DAPT 可以使 $CD138^-$ 细胞恢复对硼替佐米的敏感性；cyp1a1 活性抑制药 NF 或 cyp1a1 siRNA 得到同样结果。应用 Dll1 配体导致 $CD138^+$ 细胞过表达 cyp1a1 后导致细胞出现硼替佐米耐药。这说明 cyp1a1 活性对 MM 细胞硼替佐米耐药起一定作用，cyp1a1 抑制药可能是今后硼替佐米耐药患者的挽救治疗选择之一。

β-catenin 是 Wnt 信号通路的下游蛋白，调节细胞增殖和分化，与多种肿瘤的预后相关。Su 等研究了改变 Wnt 下游信号对 MM 的影响。人骨髓瘤细胞株 RPMI-8826 中的 β-catenin 经小干扰 RNA 技术（siRNA）敲减后，肿瘤细胞的增殖活性显著下降，电镜切片可见胞内自噬泡形成，与自噬激活有关的蛋白表达例如微管相关 1 轻链 3（LC3）和 Beclin-1 表达增加。另外，β-catenin 敲减后，5′腺苷单磷酸活化蛋白激酶（AMPK）的表达增加，可能也和自噬作用激活相关。骨髓瘤细胞凋亡增加伴随磷酸化的 p53 蛋白表达升高，caspase-3 和 Bcl-2 相关 X 蛋白激活，而 Bcl-2 蛋白相应减少。本文第一次研究发现 β-catenin 缺乏激活骨髓瘤细胞的自噬作用，说明抑制 β-catenin 可能成为治疗骨髓瘤的一个靶点。

MAGE-C1/CT7 作为一种肿瘤-睾丸抗原可抑制骨髓瘤细胞生长和诱导细胞凋亡，Xu 等研究发现，MAGE-C1/CT7 在 U266 和 RPMI8226 细胞株中均有高表达。将 siRNA-MAGE-C1/CT7 转染入 RPMI8226 并获得稳定表达，结果 MM 细胞的活力显著下降，而在 siRNA＋Bt 组（转染 siRNA-MAGE-C1/CT7 并经硼替佐米处理的细胞）中细胞的活力更显著减少。此外，siRNA 模拟＋

Bt（转染阴性对照 siRNA 并且经硼替佐米处理的细胞）和 siRNA＋Bt 组细胞凋亡比例高于正常对照，而 siRNA＋Bt 组的凋亡更显著。细胞凋亡相关基因检测显示，与模拟组相比，siRNA 组或 Bt 组 *Bax* 基因的 mRNA 表达水平有一定程度上调，且在 siRNA＋Bt 组中上调更为显著。蛋白质印迹法也得到一致结果，MAGE-C1/CT7 敲减组或硼替佐米处理组中，活化型 Caspase-9 的蛋白表达水平上调，然而在 siRNA＋Bt 组中未见进一步上调。因此，以 MAGE-C1/CT7 作为靶点，特别是与蛋白酶抑制药联合应用，可能是 MM 未来的治疗方法。

KRAB-锌指蛋白 ZNF 545 最近被认为是几种肿瘤中潜在的抑癌基因。然而，ZNF 545 在骨髓瘤发生中的调控机制尚不清楚。Fan 等研究发现与正常骨髓细胞相比，ZNF545 在 MM 骨髓细胞中的表达下调。MM 细胞系中，ZNF545 的表达因启动子甲基化而沉默，并且可以通过去甲基化处理而恢复。MM 骨髓中 ZNF545 甲基化的阳性率为 28.3%，而正常骨髓组织仅为 4.3%。在 MM 中，ZNF545 转录激活 p53 信号通路，但对 Akt 无影响。ZNF545 启动子甲基化被沉默后失去抗肿瘤凋亡作用，而细胞中异位表达的 ZNF545 则可恢复抑制瘤细胞增殖并诱导细胞凋亡的作用。因此，ZNF545 的肿瘤特异性甲基化可能是 MM 表观遗传生物标志物，并通过激活 p53 通路发挥抗骨髓瘤作用。

重组变构人肿瘤坏死因子相关的凋亡诱导配体（rmhTRAIL）已成为 MM 的潜在治疗药物。然而，rmhTRAIL 在 MM 细胞上的确切靶点和耐药机制仍有待阐明。Jian 等研究了 rmhTRAIL 在骨髓瘤细胞系中的靶蛋白和耐药相关蛋白。选择骨髓瘤细胞系中 TRAIL 敏感的 RPMI 8226 和 TRAIL 耐药的 U266，并且通过液相色谱串联质谱方法分析 rmhTRAIL 给药前后两种细胞系之间差异表达的蛋白质。结果显示，TRAIL 处理后，钙蛋白酶小亚基 1（CPNS1）、peflin（PEF1）、B 细胞受体相关蛋白 31（BAP31）、含凋亡相关斑点样蛋白（CARD）、BAG 家族分子伴侣调节因子 2（BAG2）和染色体蛋白同系物 3（CBX3），6 种细胞凋亡相关蛋白在 RPMI8226 细胞中上调，而 U266 细胞未见变化。此外，与 RPMI8226 相比，rmhTRAIL 处理前后，TRAIL 耐药株 U266 表达更高水平的小泛素相关的修饰蛋白 1 和几种其他泛素蛋白酶体途径（UPP）相关蛋白。这些结果提示 CPNS1、PEF1、BAP31、ASC、BAG2 和 CBX3 可能是 RPMI8226 细胞上 rmhTRAIL 的靶蛋白，而 UPP 可能在介导 U266 细胞 TRAIL 耐药中发挥重要作用。

来那度胺等免疫调节药物（immunomodulatory drugs，IMiDs）与 E3 泛素连接酶底物募集因子 cereblon 结合并调节其作用，从而影响 cereblon、ikaros、aiolos 等 cereblon 结合伴侣的稳态水平，引发多种细胞学反应，其中也包括针对 MM 细胞的细胞毒作用。然而，MM 细胞在 IMiD 引发 ikaros 和 aiolos 消耗数天后方才死亡，Xu 等研究了其他参与 IMiD 发挥细胞毒性的 cereblon 结合伴侣。结果发现 argonaute2（AGO2）是 cereblon 的结合伴侣，其稳态水平受 cereblon 调节。用来那度胺处理 IMiD 敏感的 MM 细胞，cereblon 的稳态水平显著上升，而 AGO2 水平显著降低。已有研究报道 AGO2 在 miRNA 成熟和功能方面发挥重要作用。有趣的是，来那度胺处理过的 MM 细胞中 miRNA 的稳态水平也显著改变。此外，无论是否为 IMiDs 敏感的 MM 细胞，沉默 AGO2 均可显著降低细胞中 AGO2 和 miRNA 的水平，引发细胞死亡。因此，cereblon 结合伴侣

AGO2 在 MM 细胞生长和存活过程中起到重要调节作用，AGO2 是克服 MM 细胞 IMiD 抗药性的新靶点。

USO1 是酵母中负责内质网-高尔基体之间囊泡转移的重要蛋白，可能与巨噬细胞迁移抑制因子（MIF）相互作用促进多种肿瘤发生。而其在 MM 中的作用尚不明确。Jin 等研究显示 USO1 和 MIF 在 MM 细胞株 U266 和 LP-1 中的表达高于正常骨髓细胞，而敲除 USO1 可抑制细胞增殖、促进细胞凋亡。敲除 USO1 可以使 cyclin D1、Mcm2、PCNA 和 p-Erk1/2 表达显著降低并减少 MIF 分泌。因此 USO1 通过 MIF 激活 Erk 通路促进 MM 发生，而抑制 USO1 可能成为 MM 治疗靶点及诊断标志物。

Liu 等研究了血栓素 A2（TXA2）受体通路和抗炎药物对多发性骨髓瘤细胞增殖的影响。花生四烯酸（AA）经过环氧化酶（COX）和血栓素合成酶生成 TXA2 和前列环素。TXA2 及其受体可以调控一些肿瘤的生长。本研究应用 COX-1/-2 抑制药 SC-560 和 NS-398 作用于骨髓瘤细胞株 RPMI-8226 和 U-266，结果发现 COX-2 参与调节细胞增殖。进而应用前列腺素受体（TP）激动药或拮抗药作用发现只有 TP 拮抗药 SQ29548 抑制 MM 细胞增殖。TP 沉默和 TP 激动药 U46619 进一步证实了这一发现。SQ29548 作用和 TP 沉默可以使 MM 细胞周期停滞于 G2/M 期，细胞周期相关蛋白 cyclin B1/周期素依赖性激酶-1（CDK1）mRNA 和蛋白表达显著减少；过表达 cyclin B1 后可以解救细胞周期的阻滞。另外 TP 激动药可以激活 JNK 和 p38 MAPK 磷酸化，而 JNK 和 p38 MAPK 的抑制物可以对抗 TP 激动药 U46619 诱发的细胞增殖和 cyclin B1/CDK1 表达。相反，TP 拮抗药 SQ29548 和 TP 沉默引发 MM 细胞凋亡和 caspase3 活性增加。总结，TXA_2/TP 通过减少细胞周期 G_2/M 期阻滞而促进 MM 细胞增殖，具体机制包括上调 p38 MAPK/JNK 信号通路介导的 cyclin B1/CDK1 表达和减少细胞凋亡。TP 抑制物可能会成为 MM 治疗的新靶向。

Gu 等研究了 metadherin（MTDH）这一癌基因在 MM 中的意义。*MTDH* 基因高表达与多种实体肿瘤，但在 MM 中的意义并不明确。分析临床试验 TT2 和其他数据库的资料显示，*MTDH* 基因在人正常浆细胞、MGUS 和 MM 细胞中表达逐渐升高，TT2 中 115 例有原位杂交转录的结果显示 *MTDH* 基因位于的 8q22 染色体部位绝大部分存在扩增，且高表达 MTDH 患者临床预后差。进而多种骨髓瘤细胞检测发现 *MTDH* 基因普遍高表达，应用 siRNA 敲减 *MTDH* 后肿瘤细胞体内体外生长均受到抑制。TT3 结果与 TT2 相反，唯一区别是治疗方案中应用了硼替佐米。机制研究发现硼替佐米能够显著抑制 MTDH 转录前后的表达，体内体外实验得出一致结果。NF-κB/MYC 通路受到抑制是主要发现之一。因此本研究说明 *MTDH* 是一种 MM 细胞的癌基因，硼替佐米能够通过抑制 NFκB/MYC 通路和 *MTDH* 表达杀伤肿瘤细胞，并改善 *MTDH* 高表达患者的预后。

硫化氢（H_2S）被认为是第三种气体递质，可介导和诱导各种生物效应。Zheng 等探讨了硫化氢通过激活 Akt 通路对多发性骨髓瘤细胞增殖的作用。结果表明，硫化氢浓度在 MM 患者中更高，并且在疾病进展时增加。用 500 μmol/L NaHS 处理 MM 细胞 24 小时后，Bcl-2 的表达水平和 p-Akt 的活化显著增加，caspase-3 的表达水平降低，细胞活力增加，细胞周期进程加速。NaHS

还在细胞迁移侵袭试验中诱导 MM 细胞的迁移。此外，用 500μmol/l NaHS 和 50μmol/L LY294002 共同处理 MM 细胞 24 小时显著增加了这些效应。该结果表明在 MM 细胞中，Akt 通路有助于 NaHS 诱导的细胞增殖、迁移和细胞周期进程的加速。

二、多发性骨髓瘤临床前新药抗肿瘤作用研究

（一）中药或植物衍生物

Zheng 等研究了体外姜黄素（curcumin）联合硼替佐米的抗肿瘤作用。应用地塞米松耐药的 MM. 1R 细胞系，结果发现姜黄素 10～40mg/ml 浓度可以产生线性细胞杀伤作用。加入硼替佐米 1Cnmol/L 后杀伤作用比单药姜黄素显著增强。硼替佐米单药并没有显著改变凋亡相关蛋白包括 caspase-3，caspase-9，NF-κB 和热休克蛋白（HSP）-90 的表达，这可能与地塞米松耐药有关，而姜黄素单药却增加 caspase-3，caspase-9 的表达，同时降低 NF-κB 和 HSP-90。两药联合后抑制增殖和增加凋亡的作用更为显著，说明这两种药物具有协同作用，为今后临床联合治疗提供了依据。

Jin 等研究了石蒜碱（lycorine）对骨髓瘤细胞的体外杀伤作用。石蒜碱是从石蒜科植物中提取的一种生物碱，已在多种实体瘤中证实有抗肿瘤作用。石蒜碱在体外对细胞株 KM3、U266 和 RPMI8226 的 IC50 值在（0.7～1.0）μmol/L，对 4 例 MM 患者中分离的原代骨髓瘤细胞 IC50 值近似。细胞周期的结果显示药物作用后骨髓瘤细胞停滞于 G_0/G_1 期，同时 SOCS1 水平上调，抑制 JAK2/STAT 信号通路。抑制 HDAC8 同样升高 SOCS1 的表达，因此石蒜碱可能作为一种强效组蛋白去乙酰化酶抑制药抑制骨髓瘤细胞生长。

4-氯苯甲酰小檗胺（BBMD9）是小檗碱的一种新型衍生物，在体外显示对多种肿瘤有杀伤作用，人工合成的 BBMD9 肿瘤 IC50 在 5～15μmol/L。Liang 等研究发现 BBMD9 体外抑制骨髓瘤细胞株 KM3、RPMI8226 和 U266 的增殖，IC50 在 0.6～0.7μg/ml，而 4μg/ml 剂量作用于正常血单个核细胞并未影响细胞活性。BBMD9 作用后，骨髓瘤细胞凋亡比例显著升高，且细胞阻滞于 G_1 期。处理细胞时联合使用地塞米松、阿霉素和砷剂增加药物的协同杀伤作用。机制方面，BBMD9 三要通过抑制 NF-κB 通路影响细胞增殖，具体是下调 IKKα 和 IKKβ 激活，抑制 IκB 磷酸化，阻断 p65 的核转录。NF-κB 通路上其他蛋白包括 cyclinD1 和 survivin 表达也显著下降。另外，JNK 磷酸化及其下游信号蛋白 c-jun 被激活，促进细胞凋亡，而 JNK 抑制药 SP600125 能够部分逆转 BBMD9 介导的增殖抑制。该研究说明 BBMD9 体外抑制骨髓瘤主要通过抑制 NF-κB 通路实现。

Xie 等研究了紫檀芪（pterostilbene，PTE）的抗骨髓瘤作用，紫檀芪是白藜芦醇的二甲基化类似物，具有抗氧化、抗炎症和抗肿瘤作用。研究显示，紫檀芪对人 MM 细胞株 H929、ARP-1、OCI-MY5 和 RPMI-8226 体外诱导细胞凋亡，各细胞株 72 小时 IC50 分别为（15.37±0.98）μM，（26.15±3.6）μM、（43.46±4.46）μM 和（23.58±0.41）μM。进而应用对 PTE 较为敏感的 H929 细胞株，结果 PTE 诱导 H929 细胞凋亡并使细胞阻滞于 G_0/G_1 期，同时引起 DNA 损伤并增

加 ROS 产生。对抗肿瘤机制的研究发现，PTE 可以激活 ERK1/2 和 c-Jun N 端激酶（JNK）信号通路从而启动细胞凋亡。将 H929 接种于非肥胖糖尿病/联合重症免疫缺陷（NOD/SCID）小鼠形成浆细胞瘤动物模型，应用 PTE（50 mg/kg）每日 1 次腹腔内注射 14 天，相比对照治疗在体内显著抑制瘤细胞生长。该研究表明 PTE 在体内体外抑制骨髓瘤细胞生长，可能成为抗肿瘤药物开发的候选药物之一。

Wu 等研究了传统中药白花丹中的主要成分白花丹素的抗骨髓瘤作用。白花丹素具有抗感染和抗肿瘤作用，并能够增加肿瘤细胞对放疗的敏感性。OPM1 细胞株经过白花丹素作用后呈现剂量依赖型凋亡，表现为 caspase-3 活性增加。具体机制研究发现，经白花丹素作用后 OPM1 细胞 PI3K、p-AKT 及 p-mTOR 蛋白表达水平显著受到抑制，这些蛋白和细胞增殖有关，因此，白花丹素的抗肿瘤作用可能通过抑制 PI3K/Akt-mTOR 信号通路实现。

Liang 等研究了从七叶一枝花（paris polyphylla，百合科重楼属中药）中提取的主要活性成分重楼皂苷 I（paris polyphyllin I，PPI）体外抑制 MM 细胞的作用及其机制。结果发现 PPI 可抑制骨髓瘤细胞的增殖。PPI 与地塞米松、多柔比星、三氧化二砷或硼替佐米的组合增强了对细胞生长的抑制。本研究通过流式细胞术检测，发现其对 MM 细胞在 G_2/M 期阻滞、凋亡作用以时间依赖性增加。并于光镜下观察细胞凋亡的形态学变化。为探讨 PPI 诱导凋亡的机制，机制研究包括检测 Wingless-Int（Wnt）/b-catenin 信号通路在 PPI 诱导的 MM 细胞生长抑制中的作用。经典的 Wnt 信号通路在 MM 细胞中通过活化的 β-连环蛋白（一种与 MM 细胞的生长、存活和迁移相关的信使分子）被激活。通过蛋白质印迹法检测 b-catenin 蛋白水平，PPI 处理导致 b-catenin 蛋白的表达下调，继而抑制 b-catenin 核定位。结果，b-catenin 下游靶点（如细胞周期蛋白 D1 和存活蛋白）被下调。该研究是第一篇关于 PPI 对骨髓瘤细胞的抗增殖作用的研究。PPI 阻断 β-连环蛋白核定位并下调 b-连环蛋白下游靶蛋白表达，具有潜在的抗骨髓瘤作用。

漆树酸（anacardic acid，AA）存在于多种植物中，具有组蛋白去乙酰化酶（HDAC）抑制药的作用。Dong 等研究关注 AA 和硼替佐米（Bor）的协同抗癌作用，二者联合显著诱导内质网应激，抑制多发性骨髓瘤细胞株 U266 细胞增殖并加速细胞凋亡。另外，在使用 AA/Bor 处理后，应激相关分子结合蛋白、磷酸化 eIF2α（phosphorylated eukaryotic initiation factor 2α）、ATF4（Activating transcription factor 4）、CHOP（CCAATenhancer binding protein homologous protein）的表达水平都显著升高。若使 ATF4 基因沉默并且敲减 CHOP，AA/Bor 联合方案诱导 U266 细胞产生的细胞毒效应能被部分抑制。该研究结果显示 AA/Bor 联合用药可能成为潜在的 MM 治疗的方案之一。

人参皂苷 Rg3 是人参提取物的主要组分之一，已发现其对恶性肿瘤细胞具有杀伤作用。Li 等旨在探究 Rg3 对人 MM 细胞增殖和细胞凋亡的影响，并探讨其潜在的分子机制。结果表明，Rg3 作用于 U266、RPMI8226 和 SKO-007 细胞，以时间依赖和浓度依赖方式抑制肿瘤细胞增殖，并通过调节细胞周期依赖的激酶通路，引发 G_1 期周期停滞。此外，Rg3 诱导多发性骨髓瘤细胞凋亡，并参与 B 细胞淋巴瘤-2（Bcl-2）/Bcl-2 相关 X 蛋白失衡、Caspase 激活和细胞色素 C 从线粒体到细胞质的释放。机制研究显示，Rg3 通过抑制 IGF-1 的分泌抑制 AKT/mTOR 通路激活，而对 MAP 激酶没有影响。总的来说，这些发现证明了 Rg3 有效抑制 MM 细胞增殖并诱导凋亡，具体机制通过抑制 IGF-1/AKT/mTOR 通路发挥作用。

芍药苷（paeoniflorin）有许多功能，包括扩张冠状动脉和抗炎、抗癌作用。Wang 等研究了芍药苷对 SKO-007 细胞增殖和凋亡的影响，并在机制上探讨芍药苷对 MMP-2 和 miR-29b 调控作用。miR-29b 和抗 miR-29b 质粒被转染到 SKO-007 细胞中，检测芍药苷对细胞增殖和细胞凋亡的影响。体外研究的结果表明，芍药苷以剂量和时间依赖性方式抑制 SKO-007 细胞增殖，并有效促进细胞凋亡，促进 SKO-007 细胞中 Caspase-3 和 Caspase-9 的激活。芍药苷作用后，SKO-007 细胞 MMP-2 的表达受到抑制，而 miR-29b 的表达则上调。SKO-007 细胞中转染 miR-29b 质粒致其过表达后 MMP-2 的表达受到抑制；抗 miR-29b 质粒则削弱了芍药苷的作用。该研究得出结论：芍药苷通过上调 miR-29b 而抑制 MMP-2 的表达，从而发挥抑制骨髓瘤细胞增殖和促进细胞凋亡的作用。

水飞蓟素是水飞蓟种子提取物中的生物活性组分，已有研究表明其对前列腺癌、皮肤癌、膀胱癌、肺癌和直肠癌细胞均有抑制作用，此外其在肝炎及肝硬化治疗中也有效果。Feng 等研究了水飞蓟素对 MM 细胞增殖和凋亡的作用，并确定其分子学靶点。研究分别通过 MTT 法和流式细胞术评估 U266 细胞系的增殖和凋亡速率，蛋白质印迹法用于分析细胞中磷酸肌醇 3 激酶（phosphoinositide-3 kinase，PI3K）、磷酸化 Akt 和磷酸化哺乳动物雷帕霉素靶蛋白（mammalian target of rapamycin，mTOR）的水平。PI3K 抑制药 LY294002 和类胰岛素生长因子 1 催化剂用于研究 PI3K/Alt-mTOR 信号通路在水飞蓟素对 U266 细胞影响中的作用。结果显示水飞蓟素抑制 U266 细胞增殖，促进其凋亡；抑制 U266 细胞中 PI3K、pAkt 和 p-mTOR 表达。值得注意的是，抑制 PI3K 促进水飞蓟素介导的 mTOR 活性降低，而激活 PI3K 则抑制了水飞蓟素的上述作用。综上，水飞蓟素通过 PI3K/Akt-mTOR 信号通路抑制 U266 细胞增殖、促进其凋亡。

Wu 研究了缺氧诱导因子 1α（HIF-1α）对骨髓瘤细胞增殖的影响。HIF-1α 在缺氧条件下能够逃避蛋白酶体降解，进入细胞核启动炎症基因转录，同时与多种肿瘤发生相关。缺氧条件下 HIF-1α 促进 U266 细胞多种炎症因子激活，包括 TNF-α、TGF-β1、IL-6 和 IL-8 等。刺芒柄花素（formononetin）是中药黄芪中的主要活性成分，体外体内研究均显示具有抗炎作用。该研究发现刺芒柄花素可以通过抑制 Akt 通路的磷酸化减少 HIF-1α 的分泌，从而抑制炎症蛋白产生。BALB/c 裸鼠模型接种 U266 后给予口服刺芒柄花素，结果显示 20mg/（kg·d）和 50mg/（kg·d）给药显著抑制肿瘤体内生长。该研究显示刺芒柄花素通过抑制 Akt 途径抑制肿瘤炎症因子，并可能成为一种抗骨髓瘤的新药。

Gao 等研究了穿心莲内酯的抗骨髓瘤作用。穿心莲内酯是爵床科中草药穿心莲的主要活性成分之一。药理研究显示穿心莲内酯具有抗菌、抗炎、抗病毒、免疫调节和保肝等作用，主要应用于心血管疾病，毒性低，价格低廉。本文主要关注穿心莲内酯的抗骨髓瘤作用，OPM1 细胞经穿心莲内酯处理后 72 小时的 IC50 约为 10μM，同时检测到细胞凋亡比例升高，caspase-9/caspase-3

活性均显著增加。机制方面，药物作用后，细胞内 Toll 样受体（TLR）4/核因子（NF）-κB 信号通路相关蛋白表达下调。应用干扰 RNA 技术抑制 TLR4/NF-κB 能够增强穿心莲内酯诱发的抗肿瘤作用。综上所述，穿心莲内酯通过抑制 TLR4/NF-κB 信号通路发挥抑制骨髓瘤细胞增殖的作用。

He 等研究了槲皮素的抗骨髓瘤作用。槲皮素是一种黄酮类调味剂，报道对多种肿瘤具有杀伤作用，包括血液肿瘤急性白血病、CML、CLL 等，在 MM 中的作用需要进一步确定。骨髓瘤细胞 RPMI8226、ARP-1 和 MM. 1R 结果体外槲皮素处理后瘤细胞增生受到显著抑制，并使细胞增殖停滞在 G_2/M 期，IC50 40～80μM，这一浓度对正常外周血单个核细胞生长无影响。蛋白表达实验显示槲皮素下调 c-myc 蛋白表达，而升高 p21 水平。另外，与凋亡相关的 caspase-3，caspase-9 和多聚（ADP-核糖）聚合酶 1 表达也被激活；caspase 的抑制物可以部分纠正槲皮素的促凋亡作用。与地塞米松联用进一步加速凋亡。在 NOD-SCID 小鼠浆细胞瘤模型中，槲皮素 150 mg/（kg・d）×7 d，或与地塞米松联合 15 mg/（kg・d）×7 d 较安慰药和地塞米松单药相比显著抑制体内肿瘤生长。因此槲皮素可能成为 MM 治疗中的新药候选。

Fu 等研究了汉黄芩素的抗骨髓瘤新生血管形成的作用。汉黄芩素是一种诱惑性的单黄酮类物质，具有显著的抗癌作用。但其对骨髓瘤新生血管生成的作用鲜有报道。汉黄芩素 20～80μM 体外作用显著抑制人脐静脉内皮细胞（HUVECs）分泌 VEGF、PDGF 和 bFGF，MM 细胞与 HUVECs 共培养时亦是如此。汉黄芩素处理 MM 细胞后显著抑制瘤细胞 c-myc 表达，并促进缺氧诱导因子（HIF）-1α 的降解，HIF-1α 仅在蛋白水平降低，而 mRNA 不受影响。进一步机制研究发现，应用 c-myc siRNA 抑制 RPMI8226 骨髓瘤细胞 c-myc 水平后，HIF-1α 和 VEGF 的表达显著下降，促进内皮细胞成血管作用也显著受到抑制。C-myc 对 HIF-1α 的调节主要通过抑制 VHL 及 HIF-1α 蛋白泛素化和蛋白酶体降解有关。体内实验显示 RPMI8226 接种与裸鼠后，汉黄芩素 40，80mg/kg 静脉注射，每 3 天 1 次可以显著抑制肿瘤生长。患者来源的原代骨髓瘤细胞在体外培养后汉黄芩素与硼替佐米或来那度胺具有协同杀肿瘤作用。这些结果说明，汉黄芩素能够通过抑制 c-Myc/VHL/HIF-1α 信号通路抑制 MM 的成血管作用及肿瘤生长。

（二）化合物

Cao 等研究关注 MM 细胞株 RPMI 8226 中地西他滨（DAC）和硼替佐米（BTZ）之间的相互作用。将细胞暴露于单独 DAC 组和联合 BTZ 组 48 小时。以 CCK-8 试剂盒检测细胞中增殖抑制的速率，Annexin V 异硫氰酸荧光素和碘化丙啶（PI）染色观察细胞凋亡，流式细胞术用于检测不同的细胞周期，蛋白质印迹法检测聚腺苷二磷酸核糖聚合酶 1（PARP-1），caspase-3，caspase-9 和 DNA（胞嘧啶-5）-甲基转移酶 1（DNMT1）的蛋白表达水平。RT-PCR 检测 *DNMT1* 基因表达。与单独使用治疗药物相比，DAC 和 BTZ 联合组增加细胞凋亡率并使细胞阻止于 G_0～G_1 期。此外，联合用药能增加 PARP-1 剪切、caspase-3 和 caspase-9 激活，并下调 DNMT1 蛋白和 mRNA 表达水平。该研究表明 BTZ 与表观遗传学调节药物 DAC 的联合应用可能是改善 MM 患者

BTZ 疗效的新疗法。

王文明等探讨了阿扎胞苷抑制 MM 细胞株 U266 和 H929 生长、诱导凋亡的作用机制。采用 CCK-8 分析阿扎胞苷对 MM 细胞株的增殖的抑制作用，应用吖啶橙染色和流式细胞术分析细胞 DNA 含量评估凋亡作用，流式细胞术分析细胞周期，RT-PCR 检测 Bcl-2、BAX 的表达，western blot 检测 caspase-3 和 p-ERK1/2 表达。结果显示阿扎胞苷抑制 MM 细胞的增殖，导致细胞 Bcl-2/BAX 比例下降，caspase-3 和 p-ERK1/2 活性增高，使 MM 细胞周期停止在 G_2/M 期，诱导细胞凋亡且呈剂量依赖性。该研究说明阿扎胞苷对 MM 细胞具有抑制增殖和诱导凋亡作用，其作用机制可能与 Bcl-2/BAX 比例下降，caspase-3 活化以及影响细胞周期有关。

Zhong 等研究证实了新的合成类黄酮化合物 7-｛4-［双-（2-羟乙基）-氨基］-丁氧基｝-5-羟基-8-甲氧基-2-苯基苯并色素-4-酮（V8）以剂量和时间依赖性方式诱导人 MM RPMI 8226 细胞凋亡。而且，V8 通过线粒体介导的途径诱导 RPMI8226 细胞凋亡。V8 处理后，RPMI 8226 细胞中 Bcl-2 的 mRNA 水平明显增加，caspase-3、caspase-8 和 caspase-9 的活性明显升高，Bcl-4 和 BH3 相互作用域死亡激动剂显著下降（qPCR 检测）。此外，Western blot 显示 V8 促进线粒体细胞色素 C 向细胞质中的释放。此外，在 V8 处理的细胞中观察到内质网（ER）应激的明显改变：GRP94、GRP94、C/EBP 同源蛋白上调，caspase-12 的切割，磷酸化蛋白激酶 RNA 样内质网激酶（p-PERK），磷酸化真核起始因子 2α（p-eIF2α）和活化的转录因子 4（ATF4）的表达，提示 V8 诱导的细胞凋亡参与内质网应激反应。总之，该研究结果表明 V8 通过 PERK-eIF2α-ATF4 内质网应激反应途径诱导人类 MM RPMI 8226 细胞凋亡，为开发这种化合物作为 MM 治疗的潜在药物提供了新的方向。

天然化合物四甲基吡嗪（TMP）和白藜芦醇已知有许多不同的生物学活性，包括抗癌效应。然而 CSTMP（一种最近设计并合成的 TMP 和白藜芦醇衍生物）在恶性肿瘤中的药理作用尚未被阐述。Sun 等研究表明 CSTMP 在 RPMI8226 细胞系中表现出显著的细胞毒效应并诱导细胞凋亡。药物作用后 Caspase 激活、细胞色素 C 释放，Bax、Bcl-2 和 Bcl-xL 表达水平分析也证明 CSTMP 在 RPMI8226 细胞系中的抗癌效应是通过促进 Caspase 和线粒体依赖的凋亡而实现。另外，CSTMP 上调内质网应激相关蛋白（CHOP、GRP78、GRP94 和活化型 caspase-12）表达和下游分支相关因子（PERK-eIF2a、IRE1a 和 ATF6）的激活。此外，利用 siRNA 敲减 CHOP 显著抑制 CSTMP 在 RPMI8226 细胞系中产生的细胞毒作用、Caspase 活性和线粒体功能障碍效应。该研究说明 CSTMP 通过 CHOP 依赖的内质网应激诱导人骨髓瘤细胞 RPMI8226 凋亡和线粒体功能障碍。

Zhou 等研究了三氧化二砷（ATO）和重组突变人 TRAIL（rmhTRAIL）的联合抗骨髓瘤作用。肿瘤坏死因子相关凋亡诱导配体（TRAIL），属于肿瘤坏死因子超家族成员之一，能够抑制多种肿瘤细胞生长而对正常细胞没有影响。重组突变的 TRAIL 接近野生型蛋白，性质更稳定。难治复发 MM 仍是治疗难点，国内药物缺乏，本研究尝试联合 ATO 和 rmhTRAIL 对 MM 细胞的疗效，结果发现联合治疗在 RPMI8226（rmhTRAIL 15ng/ml）和 U266 细胞株（rmhTRAIL 200ng/ml）中具有协同抗肿瘤作用，ATO 浓度为 5 μmol/L。高效液相色谱和蛋白质谱分析显示联合后细胞内蛋白表达异常涉及多个方面，包括代谢、细胞转运、细胞周期、免疫相关、细胞生发、细胞增殖和凋亡等。该研究证明两种药物可能具有临床抗骨髓瘤价值，尚未发现特异性机制，推测和多方面影响细胞增殖有关。

氯霉素是一种古老的抗生素类药物，其作用机制为抑制哺乳动物线粒体蛋白质合成。Tian 等研究显示氯霉素对骨髓瘤细胞具有显著细胞毒性，呈剂量和时间依赖性。氯霉素在浓度≥25μg/ml 时对骨髓瘤细胞 ATP 水平有明显的抑制作用。比色和克隆试验表明，氯霉素在浓度≥50μg/ml 时抑制骨髓瘤细胞系的生长，并在浓度≥25μg/ml 时抑制原代骨髓瘤细胞生长。流式细胞分析和蛋白印迹显示氯霉素的细胞毒性是通过诱导骨髓瘤细胞凋亡实现，同时增加细胞色素 C、cleaved caspase-9 和 cleaved caspase-3 的水平，提示药物通过线粒体介导的凋亡途径导致细胞凋亡。因此，氯霉素对骨髓瘤细胞具有细胞毒性，说明氯霉素可能成为一种治疗骨髓瘤的“新”药物。

Qiu 等研究了大环内酯类抗生素克拉霉素的协同抗骨髓瘤作用。克拉霉素是一种广谱抗生素，对呼吸道感染、性传播疾病、幽门螺杆菌和支原体等感染和病原有效。近来有研究表明克拉霉素联合免疫调节药和地塞米松时能够协同杀伤骨髓瘤细胞，但机制仍不清楚。H929 细胞株体外培养，经沙利度胺作用至 400μM 并未抑制肿瘤细胞生长。克拉霉素 50μg/ml 即可体外显著抑制 H929 细胞生长，联合沙利度胺后肿瘤细胞抑制作用与单药克拉霉素无明显差异。进而将肿瘤细胞和外周血单个核细胞建立共培养体系，单药和两药联合后对细胞增殖的抑制作用出现差别，联合治疗组的细胞杀伤作用高于单药，同时培养体系中 TNFα 和 IL-6 分泌下降，ERK1/ERK2 和 AKT 通路相关分子表达下降。说明沙利度胺对肿瘤微环境的影响和克拉霉素的抗肿瘤作用能够协同放大。

张媛媛等研究了丙戊酸钠体外对 MM 细胞自噬作用的影响。该研究结果显示 RPM18226 及 U266 细胞存在基础水平的自噬现象，丙戊酸钠作用后能够诱导细胞自噬增多；且对细胞增殖抑制具有时间及浓度依赖性。8mmol/L 丙戊酸钠作用 24 小时后，RPM18226、U266 细胞 LC3 mRNA 表达水平（22.45±0.07、0.06±0.02）、Beclinl mRNA 表达水平（283.09±17.3、1.53±0.01）与对照组（1.00±0.00、1.00±0.00）相比有显著差异。随着丙戊酸钠浓度增加和作用时间延长，LC3、Beclinl 蛋白表达水平逐渐增加，LC3 Ⅰ向 LC3 Ⅱ的转化率逐渐升高。这说明丙戊酸钠对 MM 细胞的自噬有激活作用，这可能是丙戊酸钠治疗 MM 的机制之一。

Liu 等对第三代双膦酸盐唑来膦酸（ZOL）的体外抗肿瘤活性进行了深入研究。体外给予 ZOL 25～1000μmol/L，各浓度药物均对 RPMI 8226 细胞具有杀伤作用，并诱导细胞凋亡。虽然药物作用 24 小时和 48 小时的 IC50 高达 1000μmol/L 左右，但 100～1000 μmol/L 之间的浓度并不具有线性量效关系。ZOL 联合硼替佐米 10nmol/L 进一步提高杀伤效力，24 小时细胞活性曲线呈线性，但 48 小时作用时间点各 ZOL 浓度之间差别不大。单药或联合用药 24 小时均显著抑制 Ras、pAKT 和 NF-κB 活性，48 小时的结果不尽相同，说明药物对上述通路活性的影响发生在更早期。在这些机制中，NF-κB 及其下游的 pim-2 可能起到了关键作用。NF-κB 抑制药 Ro 106-9920 作用 RPMI8226 后 pim-2 表达下降，产生和单药及联合用药同样的效果。因此，ZOL 和硼替佐米联合治疗可能增加抗肿瘤作用，早期主要通过抑制 NF-κB/pim-2 通路起作用。

（三）其他抗骨髓瘤治疗的临床前研究

Yan 等研究了芬维 A 胺可能的抗 MM 干细胞作用。芬维 A 胺是维生素 A 的衍生物，体外 2～10μmol/L 体外作用于人骨髓瘤细胞系 NCI-H929、RPMI-8226、KMS11、LP-1、SKO-007 显示剂量依赖型杀伤作用，从 12 例 MM 患者骨髓液中纯化的原代骨髓瘤细胞经芬维 A 胺作用后也出现显著凋亡，IC50 在细胞株和原代细胞均为 4～8μmol/L，而对正常外周血单个核细胞（PBMNC）并未显示该浓度范围内的细胞杀伤作用。侧群（side population，SP）细胞是相对于主群（main population，MP）细胞而言表型不同的一群细胞，被认为可能是肿瘤干细胞。NCI-H929 细胞经流式分选 SP 和 MP 细胞，芬维 A 胺体外分别作用均显示显著的杀伤作用，诱导细胞凋亡，尤其是 SP 细胞；与硼替佐米和地塞米松联合杀伤作用更强。芬维 A 胺诱导的细胞凋亡与细胞 ROS 快速释放有关，考虑到药物对肿瘤前体细胞的特异作用，芬维 A 胺有可能成为抗骨髓药物的选择之一。

Liu 等评估了褐藻糖胶对人骨髓瘤细胞诱导的血管生成的影响，并阐明了其可能的机制。以不同浓度的褐藻糖胶处理多发性骨髓瘤细胞，然后收集调整培养基并通过 ELISA 法检测 CM 中 VEGF 的水平。结果显示，褐藻糖胶能显著降低 RPMI-8226 和 U266 细胞的 VEGF 分泌。本研究还采用人脐静脉内皮细胞（human umbilical vein endothelial cells，HUVECs）进行血管生成实验和迁移实验，观察褐藻糖胶对人骨髓瘤细胞诱导血管新生的影响。结果表明，褐藻多糖降低 HUVECs 形成小管并抑制 HUVECs 迁移，并以剂量依赖的方式抑制 RPMI-8226 和 U266 细胞的血管生成。研究还表明褐藻糖胶能够下调多种蛋白的表达，这可能与骨髓瘤细胞诱导的血管生成减少有关。此外，比较常氧和缺氧条件下，表明褐藻糖胶具有抗血管生成活性。此外，在 MM 异种移植小鼠模型中，褐藻糖胶具有体内抑制肿瘤生长和血管生成的作用。这些结果表明褐藻糖胶能够在体外和体内干扰多发性骨髓瘤细胞的血管生成，并可能在 MM 的治疗中具有相当大的潜力。

日蟾蜍他灵（gamabufotalin，GBT）提取自蟾蜍毒液，其体外抗骨髓瘤细胞的作用并未过多被关注。Yu 等研究发现 GBT 抑制骨髓瘤细胞株 MM1. S、RPMI8226 和 OPM2 增殖、促进细胞凋亡，其 IC50＜50nM。系统功能学研究表明 GBT 为 c-Myc 抑制药。GBT 引发 c-Myc 蛋白泛素化和降解，全面抑制 c-Myc 靶基因的表达。GBT 抑制 ERK 和 AKT 信号，从而活化 JNK 级联反应。E3 泛素蛋白连接酶 WWP2 随 JNK 激活而上调，通过直接蛋白间相互作用在 c-Myc 泛素化和降解中扮演重要角色。GBT 抗肿瘤作用在异种移植小鼠模型上得到进一步证实。在体内 SCID-hu 模型中，该研究也证明了 GBT 可以抑制 MM 细胞导致的溶骨性病变。这说明 GBT 是具有前景的 MM 治疗药物。

Guo 等研究了自然杀伤（NK）细胞和 PD1 阻断药的联合抗骨髓瘤作用。过继 NK 细胞治疗对多种肿瘤有效。本研究从外周血中成功制备出活性 NK 细胞（exNK），历时 21 天，扩增至初始量的 4000 倍，NK 细胞纯度达到 70％，并且高表达 NK 细胞活化相关的受体 NKG2D、NKp44 和

NKp30 等。体外应用 exNK 显示对 RPMI8226 细胞株具有显著杀伤作用，联合 PD1 单抗后体外肿瘤杀伤作用具有协同性。接种 RPMI8226 细胞的 SCID 小鼠应用 exNK，exNK 联合 PD1 单抗，或 exNK 联合肿瘤内注射 PDL2 单抗三组均可显著抑制肿瘤体内生长。这一研究为以后临床应用 NK 细胞治疗联合 PD1 阻断提供了依据。

Syndecan-1（CD 138）是一种硫酸乙酰肝素蛋白聚糖，是生长因子和细胞因子的共同受体，也是生长发育与肿瘤发生过程中与上皮间质转化相关的分子标志物。Chen 等用杂交瘤细胞技术制备了 2 种特异性的小鼠抗人 CD138 抗体（mAbs，克隆 ID：480CT5.4.3，587CT7.3.6.5）并鉴定了它们的免疫学特性。在杂交瘤细胞制备完成后，将来自 2 个杂交瘤细胞的 2 个不同的单链片段（ScFvs，Single-chain Fragments）与抗 CD3 OKT-3 单链片段组合，分别制备出 2 个抗 CD138 和 CD3 的双特异性组合抗体（h-STL002，m-STL002）。这些双特异性抗体可以特异性地与 $CD138^+$ 的 MM 细胞和 $CD3^+$ 的 T 细胞结合，通过激活 T 细胞，对 MM RPMI-8226 细胞系产生极强的细胞毒性。然而，在缺少 T 细胞的情况下这些抗体并无针对 MM 细胞的毒副作用。这一研究说明双特异性单克隆抗体在恶性浆细胞疾病诊断和免疫治疗中有很大的潜力。

近年来发现，等离子体治疗肿瘤可能诱导膜渗透和细胞迁移抑制。Xu 等研究发现经等离子体处理后的贴壁骨髓瘤细胞发生脱落，并且脱落面积与等离子体气相中较高浓度的羟基自由基有关。同时，等离子体通过上调 Blimp-1 和 XBP-1 的表达促进骨髓瘤的分化。等离子体可通过减少 MMP-2 和 MMP-9 的分泌而抑制细胞的迁移能力。此外，等离子体还能增加硼替佐米的敏感性并诱导骨髓瘤细胞凋亡。综上所述，联合等离子体治疗可能会增强当前的化疗效果，并有可能改善疾病预后。

三、MM 检测指标的临床意义

（一）细胞遗传学异常对预后的影响

Hu 等回顾性分析了 FISH 检测对 MM 的预后影响。2010 年 11 月至 2014 年 4 月共有 50 例检测 FISH 的 MM 初诊患者，66%存在细胞遗传学异常。其中存在 1 个、2 个、3 个细胞遗传学异常的患者分别占 21.2%、51.5%、27.3%。1q21 扩增、t（4p16.3/14q32）和 17p 缺失分别占 69.7%、30.3%和 21.2%。总反应率包括 CR＋near CR＋ PR 在细胞遗传学正常和异常组中分别占 93.8%和 32.1%，2 组的 CR 分别为 50%和 32.1%，OS 分别为 51 个和 24 个月（$P<0.05$）。1q21 扩增和 t（4；14）对 OS 没有影响（$P>0.05$）。7 例 17p-患者在 2 年内死亡。由此可见，MM 患者细胞遗传学异常发生率高，其中 1q21 扩增和 t（4；14）最为常见。同一患者常同时存在多种异常。总反应率、CR 和 OS 在伴有细胞遗传学异常的患者中更差。$17p^-$ 的患者预后极差。今后的治疗目标是获取微小残留病变、生物学标志物和基因组数据，以便促进对缓解深度和 OS 进行更好评估。

Yu 等分析了中国 MM 患者的细胞遗传学异常特点。MM 患者临床特点异质性大，预后因素多种多样，细胞遗传学异常虽然是预后的主要决定因素，但仍需要细化分组。其中 1q21 扩增是最常见的异常之一，其对预后的影响目前仍有争议。该研究纳入的 86 例新诊断患者经原位荧光杂交（FISH）检测到 $1q21^{+}$ 发生率为 40/86（46.5%），其中 29 例为 3 个拷贝，而 11 例至少为 4 个拷贝。中位随访时间 14 个月，非 1q21 扩增、1q21 三拷贝和多拷贝三组患者的 PFS 分别为 21 个月、14 个月和 5.72 个月（阴性组与后两组相比 $P=0.042$ 和 0.001）。应用硼替佐米治疗的三组患者 PFS 分别为 18.5 个月、12.7 个月和 9.62 个月（$P=0.612$），但 OS 在四拷贝组即使应用硼替佐米仍显著缩短。以上结果说明 1q21 四拷贝或以上是预后不良指标，应用硼替佐米部分克服不良影响，但对总生存仍无法改善。

Jian 等回顾性分析了单中心 229 例新诊断多发性骨髓瘤患者的 FISH 结果。结果显示 $17p^{-}$ 发生率为 12.7%，$1q21^{+}$ 为 43.3%，t（4；14）为 13.1%，t（11；14）为 20.3%，t（14；16）为 1.3%。其中 $17p^{-}$、t（4；14），以及 1q21 扩增是不良预后因素，三组 PFS 分别为 20 个月、20 个月和 25 个月，显著低于对照组 35 个月、33 个月和 36 个月。多因素分析显示这三种异常均为独立不良预后因素。各种异常可以合并出现，复杂异常患者的预后更差。自体造血干细胞移植和硼替佐米治疗可以部分克服不良细胞遗传学带来的生存不利。这些结果说明对预后影响最大的三种细胞遗传学异常是 $17p^{-}$、t（4；14）、$1q21^{+}$，尤其是 $17p^{-}$。

（二）肿瘤细胞表面抗原表达对预后的影响

Guo 等研究了免疫表型及其他疾病标志物如血清透明质酸、细胞遗传学异常等对 MM 患者预后的影响。该研究共纳入 79 例初治 MM 患者，通过多参数流式细胞术（multiparametric flow cytcmetry，MFC）测定瘤细胞表面抗原标志物，其中 40 例患者有细胞遗传学资料。结果显示 CD44、CD45、CD28 阳性表达和 CD117 缺失与显著缩短的 PFS 相关。多元生存分析确定 $CD117^{-}$、$CD28^{+}$、$CD45^{+}$、骨髓浆细胞百分比、ISS 分期为生存的预测因子。有趣的是，$CD117^{-}$ 与细胞遗传学异常相关，包括 $17p^{-}$、$1q21^{+}$、IgG 易位。因此将 MFC 纳入常规诊断评估可协助确定高危 MM 患者。

Pan 等分析了骨髓瘤细胞表达 CD56 和 CD117 对预后的意义。50 例新诊断 MM 患者进行流式细胞检测，CD56 表达阳性率为 74%，CD117 阳性率为 32%。$CD56^{+}$ 和 $CD56^{-}$ 组治疗 ORR 分别为 70.6% *vs.* 30%（$P=0.024$）；$CD117^{+}$ 与 $CD117^{-}$ 组 ORR 无显著差异。Kaplan-Meier 生存分析显示 $CD56^{+}$ 和 $CD117^{+}$ 是预后良好指标。2 年预计 OS 在 $CD56^{+}$、$CD56^{-}$ 组分别为 82.5% *vs.* 43.1%（$P=0.004$）；$CD117^{+}$、$CD117^{-}$ 组为 83.3% *vs.* 70.9%（$P=0.022$）。$CD56^{-}CD117^{-}$ 患者 OS 显著缩短，与双阳性组相比 $P=0.046$；与单阳性组相比 $P=0.014$。本研究说明骨髓瘤细胞表面缺乏 CD56 和 CD117 表达是预后不良因素。

邱荃等分析了 MM 患者肿瘤细胞表面 CD56 和 CD19 表达与染色体核型及预后的关系。该研究纳入北京大学第一医院血液科 2011—2015 年的 126 例初诊 MM 患者，骨髓浆细胞中位数为

0.24（0.01～0.97）。116 例进行了免疫表型检测，其中 CD19 阳性者占 16.38%（19/116），CD19 阳性者骨髓浆细胞中位数为 0.11（0.01～0.53），显著低于 CD19 阴性者（P=0.036），而两组 PFS 和 OS 无显著差异。另外，CD19 阳性表达和 CD117 阳性存在正相关。瘤细胞表达 CD56 阳性者 61.21%（71/116），CD56 阴性者 38.79%（45/116）；CD56 阳性者 PFS 和 OS 较阴性者明显延长（PFS：37.50 个月 *vs*. 18.40 个月，P=0.036；OS：53.00 个月 *vs*. 31.00 个月，P=0.016）。67 例患者进行了 FISH 检测，仅 8 例正常（11.94%）。异常结果以 IgH 重排为主，阳性者 47 例（70.15%），其他异常包括 $1q21^+$、del（13q14）、del（13q14.3）、del（17p13），发生率分别为 37 例（55.22%）、31 例（46.27%）、33 例（49.25%）、13 例（19.40%）。CD19 阳性者与 CD19 阴性者相比，不良细胞遗传学异常包括 $1q21^+$、del（13q14.3）发生率显著降低［$1q21^+$：33.33% *vs*. 61.54%，P=0.016；del（13q14.3］：33.33% *vs*. 53.85%，P=0.043）。结论：CD56 阳性的多发性骨髓瘤预后好于 CD56 阴性者。CD19 阴性的多发性骨髓瘤更易出现不良核型及骨髓浸润，但未统计出预后差异。

（三）多发性骨髓瘤骨病的评价和预后指标

已有报道表明 miRNA 与 MM 骨病发生相关。然而，循环 miRNA 作为骨病诊断和预测的生物标志物的意义尚未明确。Hao 等发现不同表达水平的 miRNA 与 MM 骨病可能相关。伴有骨病的 MM 患者中，血清 miR-214 和 miR-135b 水平显著升高，且与溶骨性骨病的严重程度高度相关，通过受试者工作特性（receiver operating characteristic，ROC）分析确定其对 MM 骨病具有诊断价值。此外，血清 miR-214 高表达的患者 PFS 和 OS 均显著缩短，而这些患者中应用双膦酸盐治疗者较未治疗者 PFS 和 OS 显著延长。因此循环 miR-214 和 miR-135b 在多发性骨髓瘤患者骨病诊断和预后预测中有重要意义，也为 miRNA 作为肿瘤骨病生物标志物的后续研究奠定了基础。

为了早期诊断和监测骨损伤，Fu 等通过流式细胞术检测循环破骨细胞前体（OCPs）和成骨细胞前体（OBPs），并与特异性生化标志物如抗酒石酸酸性磷酸酶（TRACP-5b）、Ⅰ型胶原 C 末端肽（CTX）、骨钙素（OCN）、前胶原Ⅰ氨基末端前肽（PINP）进行比较。结果显示，新诊断的 MM 患者的循环 OBPs 明显低于正常对照组（7.14% *vs*. 12.82%，P=0.045），而新诊断的患者组和缓解期患者组的循环 OCPs 明显高于正常对照组（2.46% *vs*. 0.17%，P=0.000；1.87% *vs*. 0.17%，P=0.000）。根据 X 线检查结果，新诊断的患者分为 A 和 B 期（无和有溶骨性病变）。与正常对照组相比，A、B 两期的循环 OBPs 均下降（12.82% *vs*. 7.47%，P=0.041；12.82% *vs*. 7.14%，P=0.010），循环 OCPs 均升高（0.17% *vs*. 2.31%，P=0.010；0.17% *vs*. 2.71%，P=0.001）。新诊断患者的 TRACP-5b 和 CTX 水平高于正常对照组（P=0.014，P=0.037）和缓解患者组（P=0.025，P=0.003），B 期中的 TRACP-5b 和 CTX 显著高于正常对照组（P=0.015，P=0.002）。然而，PINP 和 OCN 水平在不同阶段没有显著变化。综上所述，MM 患者在 X 线检查前就已经有异常循环的 OBPs 和 OCPs 存在，并且在缓解患者中仍然存在，这表明它们可能是骨病早期诊断和监测的新的预测指标。

刘彦等研究了骨标志物与 MM 疾病进展之间的相关性。自 2012 年 3 月至 2016 年 3 月在北京大学第三医院血液科住院的 MM 患者 100 例，分为 A 组（$n=33$），包括 CR、VGPR、PR 和 SD 患者，B 组（$n=67$），包括新发和疾病进展（PD）的患者。用电化学发光法检测，比较两组血清中骨标志物 N-端骨钙素（N-MID osteocalcin）、Ⅰ型胶原氨基端延长肽（PINP）、β-Ⅰ型胶原羧基端肽（β-CTx）水平，应用多因素 logistic 回归法分析三者与 MM 疾病进展（PD）的相关性。结果显示 N-MID 在 A 组和 B 组没有差异（平均 20.03 ng/ml *vs*. 25.24 ng/ml）（$P=0.27$），PINP 和 β-CTx 在 B 组比 A 组水平升高，分别为平均 51.41 ng/ml *vs*. 77.48 ng/ml（$P=0.026$）和平均 0.52 ng/ml *vs*. 1.03 ng/ml（$P=0.01$）。多因素分析显示，β-CTx 是 MM PD 相关的独立危险因素。说明 β-CTx 可以作为监测 PD 的指标。

（四）影响造血微环境的预后指标

Lin 等研究了 *reelin* 基因在骨髓瘤中的意义。Reelin 是细胞外基质（ECM）蛋白的一种，骨髓瘤细胞表达 reelin 与细胞黏附和生长有关。3 例正常人和 70 例新诊断 MM 患者骨髓 CD138 阳性分选细胞测定发现，部分 MM 患者高表达 *reelin* 基因，而正常人几乎不表达。高表达患者生存期显著短于低表达患者。骨髓瘤细胞株中应用 siRNA 敲减 *reelin* 导致肿瘤细胞与 FN 黏附下降，肿瘤细胞生长受到抑制。而过表达 *reelin* 的结果相反，而且还诱发瘤细胞体外对化疗药物多柔比星和顺铂耐药；抑制 *reelin* 后细胞对化疗药物更为敏感。进一步机制研究发现 *reelin* 通过激活 FAK、Src 和 Akt 磷酸化促进整合素 β1 和 STAT3 活化从而诱发骨髓瘤细胞产生基质黏附性耐药（CAM-DR）。

Yu 等研究了脂肪细胞分泌瘦素对骨髓瘤细胞耐药的意义。28 例新诊断 MM 患者血清瘦素水平显著高于 28 例健康志愿者，而且瘦素水平与临床分期、IgG 型 M 蛋白、β_2-MG 相关。体外应用瘦素 50 ng/ml 作用后骨髓瘤细胞出现对硼替佐米耐药，cyclinD1，Bcl-2 表达升高，而 caspase-3 表达下降。经 1 小时和 6 小时作用后，p-AKT 和 p-STAT3 蛋白分别达到峰值。应用 AG490 抑制 AKT 和 ERK 磷酸化后，瘦素诱发的骨髓瘤细胞增殖被抑制。该研究说明脂肪细胞分泌的瘦素通过激活 AKT 和 STAT3 信号通路促进骨髓瘤细胞生长，因此有可能成为肿瘤治疗的新靶点。

（五）预后相关基因

Zhang 等揭示了循环外泌体相关的 miRNAs 在 MM 耐药中的新作用。外泌体携带 miRNAs 到达靶位，参与骨髓瘤细胞和骨髓微环境乃至远处器官之间的交流和对话。本文分析了真实世界中药物应用和耐药情况，建立了用于外泌体分离和 RNA 分析的优化程序。用微阵列进一步研究了用于预测 MM 硼替佐米耐药的外泌体相关 miRNA 表达模式。共有 204 例难治复发 MM 患者，针对硼替佐米、沙利度胺和来那度胺的耐药率分别为 36.5％、73.1％和 81.8％。血清总轻链比值≥100，CRP≥20 mg/L，二线用药是硼替佐米耐药的危险因素。有 68 例患者进行了细胞遗传学检测，结果显示导致原发耐药的高危因素是 1q21 扩增，1q21 扩增还和低胆固醇和低密度脂蛋白 C

水平有关。此外，增加内源性 RNA 可以获得更多纳米级别的外泌体。外泌体中 miR-16-5p、miR-15a-5p、miR-20a-5p、miR-17-5p 低表达与患者硼替佐米耐药相关。常规检查很难预测 MM 耐药。携带 miRNAs 的循环外泌体反映了体内细胞间的信息传递，为了解 MM 耐药提供了一个窗口。

Yin 等研究了多药耐药基因 1（MDR1）单核苷酸多态性（SNPs）与 MM 发生易感性之间的关系。来自江苏省的 115 例 MM 患者和 153 例健康对照参加了本研究，受试者均为汉族。外周血标本经 ASP-PCR 检测*MDR1* 基因位点*C1236T* 、*G2677T/A* 和*C3435T* 。结果并未发现两组在等位基因分布和基因型上有任何不同，属型分析也未显示这 3 个基因位点对 MM 易感性有预测作用。但单倍体型分析显示，T-G-T 单倍型在骨髓瘤组更为常见（12.6 % *vs*. 1.7 %，OR＝8.7，95% CI 3.3～22.8，$P<0.01$）。这一差别可能对预测 MM 易感性方面有所提示。

Meng 等研究了多发性骨髓瘤相关抗原-1（MMSA-1）的临床意义。MMSA-1 是表达于骨髓瘤细胞表面的新型抗原蛋白，高表达可能提示预后不良。本研究共纳入 94 例 MM 患者，骨髓单个核细胞 MMSA-1 的 mRNA 水平显著高于正常对照，难治/复发患者表达更高。MMSA-1mRNA 水平与疾病分期晚、高龄、存在骨病、白蛋白低、LDH、肌酐等指标均存在相关性。多因素分析显示 MMSA-1 和 LDH 是 MM 患者不良预后的 2 个独立危险因素，高表达患者 PFS 和 OS 均显著短于对照组患者。这一研究显示 MMSA-1 特异表达于 MM 患者，可能成为评估患者预后的独立危险因素新指标。

Yang 等研究了 Twist1——一种胚胎上皮细胞间质转型（epithelial-mesenchymal transition，EMT）诱导转录因子（EMT-TF）对骨髓瘤预后的意义。EMT-TF 在多种肿瘤中表达升高，并与细胞侵袭性相关。MM 患者出现髓外病变（extramedullary disease，EMD）常常提示预后不良，该研究纳入了 70 例合并骨 EMD 和 30 例非 EMD 的 MM 患者，对骨髓和髓外标本进行免疫组化染色，结果显示核染色高表达 Twist1 的患者比例在 EMD 组织中为 24.3%（17/70），显著高于骨髓标本和非 EMD 患者（显著性检验分别为 $P=0.030$ 和 $P=0.011$）。Twist1 高表达 EMD 组微血管密度（MVD）也显著高于低表达组（$P=0.004$）。Twist1 高表达患者 3 年预计 PFS 显著低于低表达组（11.8% *vs*. 35.0%，$P=0.000$）；3 年预计 OS 在 Twist1 高表达组也显著低于低表达组（52.5% *vs*. 83.7%，$P=0.001$）。研究得出结论：Twist1 高表达提示预后不良，且与骨 EMD 组织中血管新生相关。

（六）白介素

Wang 等研究了血清 IL-10 水平对骨髓瘤预后的意义。IL-10 是一种炎症抑制因子，对改善 MM 微环境的免疫抑制作用具有重要作用，但其水平对治疗反应和生存之间的关系尚不确定。本研究测定了 188 例新诊断 MM 患者血清 IL-10 的水平。结果显示 IL-10 的界限值为 169.69 pg/ml，曲线下面积（AUC）为 0.747（$P<0.001$）。高表达 IL-10 的 92 例（48.9%）患者治疗 ORR 为 53.3%，而低表达组为 79.2%（$P<0.001$）。低表达组的生存也显著优于高表达组，3 年 PFS 为

69.3% *vs*. 13.3%，(P<0.001)；3 年 OS 为 93.6% *vs*. 51.9%(P<0.001)。多因素分析显示诊断时 IL-10 超过 4169.96 pg/ml 是 MM 预后不良的重要因素。

Wu 研究了 MM 中 IL-6 表达与来那度胺耐药之间的关系。IL-6 是促进 MM 细胞增殖最重要的生长因子之一，主要由骨髓基质细胞旁分泌和骨髓瘤细胞自分泌。血红素氧合酶（HO-1）能够促进肿瘤细胞增殖，是导致多种肿瘤耐药的原因。5 例正常志愿者和 22 例新诊断 MM 患者血清 IL-6 水平随着 ISS 分期增加。受试者骨髓 CD138 磁珠分选的浆细胞 IL-6 和 HO-1 mRNA 表达和血清 IL-6 变化具有同样的规律。原代浆细胞体外经 IL-6 刺激后不同 ISS 分期样本 HO-1 mRNA 表达均较刺激前显著升高。IL-6 体外作用亦可显著增加 U266 和 RPMI8226 细胞 HO-1 mRNA 的表达，蛋白表达变化相同，并诱导细胞对来那度胺耐药。机制研究显示 IL-6 促进磷酸化 JAK 和 STAT 表达，从而促进细胞增殖，这种作用通过 HO-1 过表达实现，抑制 HO-1 后细胞对药物的敏感性恢复。同时 HO-1 促进 MM 细胞 IL-6 的自分泌。本研究说明 IL-6 和 HO-1 相互促进诱导 MM 细胞耐药，切断二者联系可能成为治疗的潜在靶点。

Li 研究了血清 IL-37 与血管形成之间可能的相关性。IL-37 为 IL-1 家族成员，为炎症因子前体蛋白，具有抗炎抗感染作用。IL-37 高表达既往报道在肝癌患者中提示生存延长。本研究纳入了 45 例新诊断 MM 患者，中位年龄 62 岁，血清 IL-37 水平显著高于年龄匹配的 30 例健康受试者。患者 IL-37 的中位值为（58.89±33.85）pg/ml，对照组为（150.42±15.45）pg/ml（P<0.05）。而且疾病分期越晚，IL-37 水平越低，ISS Ⅲ期亚组患者中的水平最低。另外 IL-37 值与 VEGF 和血管紧张素-2（angiotensin-2，Ang-2）的水平呈负相关。IL-37 体外能够抑制人脐静脉内皮细胞（human umbilical veinendothelial cells，HUVECs）微管形成，说明其对血管形成可能具有抑制作用。

（七）其他检测指标

外周血淋巴细胞/单核细胞比值可用于初诊多发性骨髓瘤伴髓外病变患者的结局预测外周血中淋巴细胞和单核细胞绝对值的比值（LMR）已作为多种肿瘤微环境的预后标志物。Hang 等回顾性分析了 LMR 在 62 例伴髓外病变（EM）的新诊断 MM 患者（A 组）中的预后意义，另外 83 例无髓外病变的 MM 患者（B 组）作为对照。与 B 组相比，EM 发生与较高的 β_2-MG、较低的 LMR、更广泛的骨病相关。常见发生 EM 的部位依次是软组织、颅内、肺、腹膜、皮肤和椎管。A 组的总生存期（OS）显著短于 B 组（36 个月 *vs*. 43 个月，P=0.032）。对 A 组患者的 Log-rank 单变量分析表明溶骨性病变≥3（P=0.043），β_2-MG≥5.5mg/L（P=0.000），LMR<2.9（P=0.015）和 Hb≤110g/L（P=0.023）是不良预后因素。Cox 多变量分析表明 β_2-MG≥5.5mg/L（95%CI 0.158～0.624）和 LMR<2.9（95%CI 1.312～4.774）有统计学意义。结论：LMR 对伴有髓外侵犯 MM 患者具有预后评价作用。

何涛君等研究了 MM 患者梅毒血清学筛查实验中的假阳性现象。68 例 MM 患者进行免疫固定电泳（IFE）检测 M 蛋白分型，并对其进行非特异性和特异性梅毒血清学筛查实验，阳性标本进行梅毒血清学免疫印迹确认实验。结果显示68例MM患者中的4例出现梅毒血清学阳性，经确认实验证实均为假阳性，假阳性率达到了近6%。M蛋白类型2例为IgGκ型，1例为IgGλ型，另外1例为IgAκ型。该研究说明MM患者IgG和IgA型M蛋白导致梅毒血清学假阳性反应，应引起临床和检验医师的强烈关注，避免假阳性造成的误诊及其带来的负面影响。

四、多发性骨髓瘤临床总结和治疗选择

（一）MM患者临床特征和预后分析

路瑾等回顾分析了中国3家中心940例新诊断MM患者中<50岁的194例患者的临床特点。结果发现这些年轻患者中75%年龄分布在40～50岁，与50岁以上患者相比，IgD类型比例显著升高（10.3% *vs.* 5.5%，$P=0.015$），ISS Ⅲ期患者比例较低（39.4% *vs.* 50.7%，$P=0.007$）。年轻患者组β_2-微球蛋白（≥3.5 mg/dl）比例低于50岁以上人群（45.8% *vs.* 62.0%，$P<0.001$）。瘤细胞表面CD200阳性率在50岁以下患者中较低（45% *vs.* 61%，$P=0.017$）。CD200是一种膜糖蛋白，通过CD200受体参与免疫调节信号，抑制T细胞介导的免疫反应。自体造血干细胞移植后CD200低表达患者无事件生存率高于CD200高表达患者。本文结果也显示年轻患者接受硼替佐米治疗后PFS和OS均优于50岁以上组；而接受传统化疗患者的生存与老年组患者无差异。

Wang等回顾性分析了中国IgD型多发性骨髓瘤患者的疾病特点，治疗反应和生存期。共纳入单中心10年间的68例IgD型MM患者，其中37例应用硼替佐米单药疗法（硼替佐米组），13例应用硼替佐米并接受了自体造血干细胞移植（硼替佐米+ASCT组），18例应用了有条件的化疗（非硼替佐米组）。男：女为44：24，中位年龄是56.5岁。每组的ORR分别为91.9%、77.8%和100%。68例患者的中位OS和PFS分别为24个月和15.5个月。三组OS分别是23个月、21.5个月和27个月，PFS分别是18个月、12个月和24个月。总体3年OS、5年OS分别是64%和45%，3年PFS、5年PFS是39%和13%。Cox回归分析表明骨髓浆细胞比例与OS显著相关（$P=0.038$）。该研究说明IgD型患者OS短于其他类型的MM患者。包含硼替佐米的治疗方案序贯干细胞移植可能提高反应率并改善生存期。

孙万军等分析了40例头部髓外浆细胞瘤（EMP）患者的临床资料。其中18例男性，22例女性，中位年龄55岁。40例研究患者占2005年6月至2014年12月两个中心总新发病例的9.4%（40/425），只有16例患者EMP仅累及头部。其他部位主要包括胸壁16例，腹部5例，椎旁5例，乳腺4例，纵隔、胰腺、肾和肺也有累及。局限头部EMP和多发患者OS分别为25个月和22个月。40例患者中25例为新诊断时合并EMP，15例为治疗过程中出现，两组OS分别为23.5个月和36个月。接受硼替佐米治疗的患者（25例）OS和PFS分别为26个月和22.5个月，非硼替佐米治疗组（15例）分别为20个月和13.5个月。总体队列OS为24个月，PFS为17个月。2年OS、3年OS和5年OS分别为51%、20%和7%。这一临床研究说明诊断时合并头部EMP患

者生存期较短，应用硼替佐米或可一定程度上改善预后，建议加强联合治疗和局部放疗等治疗方案。

（二）多发性骨髓瘤的治疗

Wang等总结了2008年1月至2012年12月期间单中心136例新诊断MM患者的临床结果，所有患者均<65岁，诱导治疗包括硼替佐米或沙利度胺为主，114例达到至少PR疗效。42例接受自体造血干细胞移植（ASCT），中位随访39（5～74）个月，非ASCT组PFS为23个月，ASCT组为42个月（P＝0.001）；5年OS在两组分别为58.9% *vs*. 81.2%（P＝0.03）。但因素分析显示达到CR，接受维持治疗（MT）对两组OS均有利。亚组分析显示达到CR患者ASCT或MT均对PFS和OS无影响；VGPR组ASCT或MT能够延长PFS而对OS无影响；PR组ASCT或MT均可显著延长PFS和OS。这一研究说明新药时代ASCT对改善MM患者生存仍有重要意义，尤其是初始治疗未达到CR的年轻患者。

金丽娜等探讨了影响自体外周血造血干细胞移植（APBSCT）后多发性骨髓瘤（MM）患者的预后因素。该研究回顾性分析了1998年1月至2015年5月接受诱导治疗序贯APBSCT的201例MM患者，总体中位PFS为22.87（17.48～28.26）个月，中位OS为69.63（63.57～75.69）个月，5年PFS、OS分别为17%、49%。APBSCT后达完全缓解（CR）组（112例）与未达CR组（89例）的中位PFS分别为32.93（21.03～44.83）个月、18.13（14.46～21.80）个月（P<0.001），中位OS分别为96.77（71.79～121.75）个月、54.70（49.53～59.87）个月（P＝0.004）。诱导治疗方案含硼替佐米或沙利度胺组（123例）与不含硼替佐米或沙利度胺组（21例）的中位PFS分别为31.67（24.36～38.98）个月、15.20（10.11～20.29）个月（P＝0.013），中位OS分别为76.30（55.44～97.15）个月、52.03（33.76～70.30）个月（P＝0.014）。国际分期系统（ISS）Ⅰ、Ⅱ、Ⅲ期组中位OS分别为99.47（59.58～139.36）个月、66.77（52.17～81.37）个月、53.97（28.71～79.23）个月（P<0.001），Ⅱ、Ⅲ期患者发生死亡的风险分别为Ⅰ期患者的2.16、3.40倍。IgD型（22例）、IgG型（101例）MM患者中位PFS分别为11.17（10.27～13.13）个月、35.43（22.69～48.17）个月（P＝0.007），中位OS分别为30.83（0.24～61.42）个月、70.70（53.52～87.88）个月（P＝0.039），IgD型患者发生疾病进展的风险是IgG型患者的2.47倍。Cox多因素回归分析显示，移植后达CR和ISS分期是影响OS的独立预后因素，IgD型、移植后达CR是影响PFS的独立预后因素。

Wang等分析了硼替佐米为基础的各个方案治疗MM患者的长期结果。硼替佐米显著提高MM患者的治疗反应率，但包含硼替佐米的最佳组合方案仍不确定。回顾本中心128例新诊断MM患者的临床资料，均包含硼替佐米，具体为联合地塞米松的两药方案PD，联合脂质体阿霉素（PAD）或沙利度胺（PTD）。结果显示三药方案的总反应率（ORR）和各层面反应率均优于两药方案。3年OS在PAD、PTD和PD组分别为80.1%、72.5%和61.8%，三药组分别显著高于PD方案（P＝0.024，P＝0.035），而2种三药方案对OS的影响无显著差异（P＝0.843）。PFS的结果类似。PTD 组Ⅱ～Ⅲ级周围神经病（peripheral neuropathy，PN）的发生率（28.8%）显著高于另外两组（PAD 组 10%，PD 组 8.3%）。由此可见，三药疗效更优，由于 PTD 更多不良反应，PAD 可能是包含硼替佐米的更好一线方案。

Liu 等比较了硼替佐米皮下注射与静脉注射的有效性和安全性。81 例新诊断 MM 患者均应用 VTD 方案（硼替佐米＋沙利度胺＋地塞米松）诱导治疗，其中 37 例皮下注射，44 例静脉注射，分别接受中位 5.5 周期和 6 周期治疗。疗效评估显示达到 VGPR 疗效患者两组无差异（75.6% *vs.* 84.1%，respectively，$P=0.350$）。1 年预计 PFS 两组也具有可比性（83.8% *vs.* 84.1%，scBor *vs.* ivBor，$P=0.921$），1 年 OS（91.9% *vs.* 90.9%，$P=0.926$）类似。所有外周神经病（PN）发生率在皮下注射组和静脉注射组分别为 51.3% 和 61.3%（$P=0.371$）；亚组分析≥Ⅱ级 PN，35.1% *vs.* 56.8%（$P=0.052$）；≥Ⅲ级 PN，2.7% *vs.* 20.5%（$P=0.015$）。皮下注射组没有患者因为 PN 停用沙利度胺，而静脉注射组有 3 例患者停用。至于其他不良反应，血液学和胃肠道表现在两组相当。在进行 PN 病理研究的大鼠模型中，两种给药方式均显示不同程度的神经损害，静脉硼替佐米组更为严重。本研究显示皮下注射硼替佐米比静脉注射 PN 发生率更低，因此和其他同样具有神经毒性的药物联用（例如沙利度胺）安全性更佳。

Wei 等评价了每周单次硼替佐米 1.6mg/m^2 和每周 2 次 1.3mg/m^2 联合方案用于 MM 治疗的安全性和疗效。这项一项单中心、非随机、前瞻性、非劣性研究，单次组 30 例患者第 1、8 天给药，双次组 34 例患者为第 1、4、8、11 天给药。单次给药组 ORR 为 76.6%，包括 CR 40%，VGPR 3.3%，PR 33.3%。每周 2 次组 ORR 82.3%，CR 26.5%，VGPR 5.9%，PR 50%。两组疗效类似。单次组患者 PFS 为 16 个月（11.7～20.3 个月），2 次组为 12 个月（10.5～13.5 个月）（$P=0.503$）。中位 OS 在观察组和对照组分别为 36 个月（9.4～62.6 个月）和 28 个月（21.6～34.4 个月）（$P=0.759$）。两组其他不良反应发生率相当，而Ⅰ～Ⅳ级周围神经病（PN）的发生率在单次组为 10%，而 2 次组为 32.4%（$P=0.038$）。综上所述，增加剂量的每周 1 次硼替佐米联合治疗在疗效和生存方面均不逊于传统给药方式，而且 PN 的发生率显著减少，值得推广。

Qin 等回顾性分析了复方丹参片（CDT）在接受沙利度胺治疗的多发性骨髓瘤（MM）患者中预防血栓栓塞的疗效和安全性。2008 年 1 月至 2015 年 3 月期间使用基于沙利度胺方案治疗的 MM 患者分成 3 组：基于 CDT、华法林和不进行预防。监测静脉血栓栓塞（VTE），其他不良反应（AEs）和 D-二聚体和纤维蛋白原水平的变化。结果 313 例 MM 患者中有 7 例（2.24%）发生了深静脉血栓事件（VTE），均出现于未预防组中。华法林组中的 3 例患者（3.19%）出现了出血。在 CDT 组中没有观察到 VTE 事件和严重 AE。在复方丹参片或华法林治疗 3 个月后，D-二聚体和纤维蛋白原水平（特别是 D-二聚体水平）相对于它们各自的基线和未预防组显著降低（P 均<0.05）。相比之下，未预防组中的 2 个指标相对于基线水平显著增加（P 均<0.05），并且 VTE 患者与未患有 VTE 患者相比差异更显著（$P<0.0001$ 和 $P=0.016$）。本研究表明对于使用沙利度胺方案治疗的 MM 患者，服用 CDT 可有效预防 VTE 事件的发生，并能长期耐受。

杜欣等对来那度胺联合小剂量地塞米松（Rd）方案治疗中国难治复发骨髓瘤（RRMM）患者

的多中心研究（MM-021）进行了延伸随访，即 MM-024 研究，MM-021 研究中治疗反应超过 1 年的患者进入 MM-024 研究继续接受 Rd 治疗，而停药或进展患者也会接受随访登记安全性方面的数据。治疗组（$n=41$）中位随访 43.3 个月，中位持续反应时间为 35.1 个月，中位 TTP 为 36.9 个月，随访期间只有 5 例患者死亡，中位 OS 尚未达到，患者耐受性良好。停药组（$n=80$）中位随访 38.4 个月，Ⅲ～Ⅳ级 AE 的发生率高达 60%，其中Ⅲ～Ⅳ级粒细胞减少发生率 20%，但没有患者因为 AE 停药，也没有出现药物累积毒性。2 例患者发生原发第二肿瘤（SPM）。本研究说明中国 RRMM 患者长期应用 Rd 方案安全性可靠。

应用肿瘤相关嵌合抗原受体（chimeric antigen recepter，CAR）的 T 细胞进行过继性免疫治疗，逐渐成为肿瘤复发时的有效治疗方法。Guo 等应用可识别 CD138 的 CAR-T 细胞（CAR-modified T cell recognizing CD138，CART-138）尝试对 MM 患者进行治疗。5 例难治性 MM 患者纳入该临床试验，其中 1 例进展为浆细胞白血病。这些患者接受了 $CD3^+$ CART-138 细胞静脉注射治疗，并逐渐增量，从（0.44～1.57）$\times 10^7$/kg 不等。未发生难以控制的治疗相关毒性。CART-138 细胞扩增至原移植水平的 1000 倍并在外周血中持续存在。此外，在骨髓中也检出了 CART-138 细胞。4 例患者在>3 个月时间内维持疾病稳定（stable disease，SD），1 例进展为浆细胞白血病的患者外周血中浆细胞水平也较前下降（10.5%→<3%）。本研究说明 CART-138 治疗是安全、可行、可耐受的，其在体内具有抗肿瘤活性，可对 CART-138 治疗 MM 进行后续研究。

（庄俊玲　周道斌）

参考文献

[1] Lang T，Nie Y. MiR-148a participates in the growth of RPMI8226 multiple myeloma cells by regulating CDKN1B. Biomed Pharmacother，2016，84：1967-1971.

[2] Wu SQ，Niu WY，Li YP，et al. MiR-203 inhibits cell growth and regulates G1/S transition by targeting Bmi-1 in myeloma cells. Mol Med Rep，2016，14（5）：4795-4801.

[3] Zhang B，Ma L，Wei J，et al. MiR-137 Suppresses the Phosphorylation of AKT and Improves the Dexamethasone Sensitivity in Multiple Myeloma Cells Via Targeting MITF. Curr Cancer Drug Targets，2016，16（9）：807-817.

[4] Li Y，Zhang B，Li W，et al. MiR-15a/16 regulates the growth of myeloma cells，angiogenesis and antitumor immunity by inhibiting Bcl-2，VEGF-A and IL-17 expression in multiple myeloma. Leukemia Research，2016，49（2016）：73-79.

[5] Shen X，Guo Y，Yu J，et al. MiRNA-202 in bone marrow stromal cells affects the growth and adhesion of multiple myeloma cells by regulating B cell-activating factor. Clinical and Experimental Medicine，2016，16（3）：307-316.

[6] Lu Y，Wu D，Wang J，et al. MiR-320a regulates cell proliferation and apoptosis in multiple myeloma by targeting pre-B-cell leukemia transcription factor 3. Biochemical and Biophysical Research Communications，2016，473（4）：

1315-1320.

[7] Liu Z, Zhang G, Yu W, et al. miR-186 inhibits cell proliferation in multiple myeloma by repressing Jagged1. Biochem Biophys Res Commun, 2016, 469 (3): 692-697.

[8] Yao Y, Luo J, Bian Y, et al. Sprouty2 regulates proliferation and survival of multiple myeloma by inhibiting activation of the ERK1/2 pathway in vitro and in vivo. Exp Hematol, 2016, 44 (6): 474-482.

[9] Liu J, Wang Y, He S, et al. Expression of vaccinia-related kinase 1 (VRK1) accelerates cell proliferation but overcomes cell adhesion mediated drug resistance (CAM-DR) in multiple myeloma. Hematology, 2016, 21 (10): 603-612.

[10] Liu H, Ding L, Shen Y, et al. RBQ3 participates in multiple myeloma cell proliferation, adhesion and chemoresistance. International Journal of Biological Macromolecules, 2016, 91 (2016): 115-122.

[11] Xu X, He Y, Miao X, et al. Cell adhesion induces overexpression of chromodomain helicase/ATPase DNA binding protein 1-like gene (CHD1L) and contributes to cell adhesion-mediated drug resistance (CAM-DR) in multiple myeloma cells. Leukemia Research, 2016, 47 (2016): 54-62.

[12] Tang J, Zhou H, Wang C, et al. Cell adhesion downregulates the expression of Homer1b/c and contributes to drug resistance in multiple myeloma cells. Oncology Reports, 2016, 35 (3): 1875-1883.

[13] Yuan M, Chen J, Zeng Z. Knockdown of macrophage inhibitory cytokine-1 in RPMI-8226 human multiple myeloma cells inhibits osteoclastic differentiation through inhibiting the RANKL-Erk1/2 signaling pathway. Mol Med Rep, 2016, 14 (6): 5199-5204.

[14] Yanjie Y, Dehui X. Original Article Cyp1a1 is involved in drug resistance to bortezomib in CD138-myeloma cells. Int J Clin Exp Med, 2016, 9 (11): 21296-21303.

[15] Su N, Wang P, Li Y. Role of Wnt/β-catenin pathway in inducing autophagy and apoptosis in multiple myeloma cells. Oncol Lett, 2016, 12 (2016): 4623-4629.

[16] Xu P, Xu Y, Wang X, et al. Silencing MAGE-C1/CT7 enhances the anticancer effects of bortezomib in multiple myeloma cell line. Int J Clin Exp Med, 2016, 9 (8): 15124-15134.

[17] Fan Y, Zhan Q, Xu H, et al. Epigenetic identification of ZNF545 as a functional tumor suppressor in multiple myeloma via activation of p53 signaling pathway. Biochem Biophys Res Commun, 2016, 474 (4): 660-666.

[18] Jian Y, Chen Y, Geng C, et al. Target and resistance-related proteins of recombinant mutant human tumor necrosis factor-related apoptosis-inducing ligand on myeloma cell lines. Biomed Rep, 2016, 4 (6): 723-727.

[19] Xu Q, Hou Y X, Paul L, et al. Expression of the cereblon binding protein argonaute 2 plays an important role for multiple myeloma cell growth and survival. Bmc Cancer, 2016, 16 (1): 1-16.

[20] Jin Y, Dai Z. USO1 promotes tumor progression via activating Erk pathway in multiple myeloma cells. Biomedicine & Pharmacotherapy, 2016, 78 (2016): 264-271.

[21] Liu Q, Tao B, Liu G, et al. Thromboxane A2 Receptor Inhibition Suppresses Multiple Myeloma Cell Proliferation by Inducing p38/c-Jun N-terminal Kinase (JNK) Mitogen-activated Protein Kinase (MAPK) -mediated G2/M Progression Delay and Cell Apoptosis. Biol Chem, 2016, 291 (9): 4779-4792.

[22] Gu C, Feng L, Peng H, et al. MTDH is an oncogene in multiple myeloma, which is suppressed by Bortezomib treatment. Oncotarget, 2016, 7 (4): 4559-4569.

[23] Zheng D，Chen Z，Chen J，et al. Exogenous hydrogen sulfide exerts proliferation，anti-apoptosis，migration effects and accelerates cell cycle progression in multiple myeloma cells via activating the Akt pathway. Oncol Rep，2016，36 (4)：1909-1916.

[24] Cuiping Z，Yufang F. Synergistic effects of curcumin and bortezomib on multiple myeloma cells. Int J Clin Exp Med，2016，9 (11)：21787-21793.

[25] Jin Z，Zhou S，Zhang Y，et al. Lycorine induces cell death in MM by suppressing Janus Kinase/signal transducer and activator of transcription via inducing the expression of SOCS1. Biomedicine & Pharmacotherapy，2016，84 (2016)：1645-1653.

[26] Yun L，Xin H，Xian L. 4-Chlorbenzoyl Berbamine，a Novel Derivative of the Natural Product Berbamine，Potently Inhibits the Growth of Human Myeloma Cells by Modulating the NF-κB and JNK Signalling Pathways. Cancer Investigation，2016，34 (10)：496-505.

[27] Xie B，Xu Z，Hu L，et al. Pterostilbene Inhibits Human Multiple Myeloma Cells via ERK1/2 and JNK Pathway In Vitro and In Vivo. Int J Mol Sci，2016，17 (11)：1927.

[28] Wu H，Dai X，Wang E. Plumbagin inhibits cell proliferation and promotes apoptosis in multiple myeloma cells through inhibition of the PI3K/Akt-mTOR pathway. Oncol Lett，2016，12 (5)：3614-3618.

[29] Yun L，Xian L. Polyphyllin I induces cell cycle arrest and apoptosis in human myeloma cells via modulating b-catenin signaling pathway. European Journal of Haematology，2016，97 (2016)：371-378.

[30] Dong X，Liao Y，Liu N，et al. Combined therapeutic effects of bortezomib and anacardic acid on multiple myeloma cells via activation of the endoplasmic reticulum stress response. Mol Med Rep，2016，14 (3)：2679-2684.

[31] Li Y，Yang T，Li J，et al. Inhibition of multiple myeloma cell proliferation by ginsenoside Rg3 via reduction in the secretion of IGF-1. Molecular Medicine Reports，2016，14 (2016)：2222-2230.

[32] Shaofeng W，Liu W. Paeoniflorin inhibits proliferation and promotes apoptosis of multiple myeloma cells via its effects on microRNA-29b and matrix metalloproteinase-2. Molecular Medicine Reports，2016，14 (2016)：2143-2149.

[33] Feng N，Luo J，Guo X. Silybin suppresses cell proliferation and induces apoptosis of multiple myeloma cells via the PI3K/Akt/mTOR signaling pathway. Molecular Medicine Reports，2016，13 (2016)：3243-3248.

[34] Xiaolin W，Haiyan L，Ronghuan W，et al. Formononetin suppresses hypoxia inducible factor-1 α/inflammatory cytokines expression via inhibiting Akt signal pathway in multiple myeloma cells. Int J Clin Exp Med，2016，9 (2)：1117-1127.

[35] Hui G，Jianrong W. Andrographolide inhibits multiple myeloma cells by inhibiting the TLR4/NF-κB signaling pathway. Molecular Medicine Reports，2016，13 (2016)：1827-1832.

[36] He D，Guo X，Zhang E，et al. Quercetin induces cell apoptosis of myeloma and displays a synergistic effect with dexamethasone in vitro and in vivo xenograft models. Oncotarget，2016，7 (29)：45489-45499.

[37] Fu R，Yan C，Xiaoping W，et al. Wogonin inhibits multiple myeloma-stimulated angiogenesis via c-Myc/VHL/HIF-1a signaling axis. Oncotarget，2016，7 (5)：5715-5727.

[38] Cao Y，Qiu G Q，Wu H Q，et al. Decitabine enhances bortezomib treatment in RPMI 8226 multiple myeloma cells. Molecular Medicine Reports，2016，14 (2016)：3469-3475.

[39] 王文明，王晶，朱明霞，等. 阿扎胞苷诱导多发性骨髓瘤细胞株的凋亡及其机制的研究. 中国实验血液学杂志，2016，24（01）：110-116.

[40] Zhong Y，Zhang Y，Wang P，et al. V8 induces apoptosis and the endoplasmic reticulum stress response in human multiple myeloma RPMI 8226 cells via the PERK-eIF2α-ATF4 signaling pathway. Oncology Letters，2016，12（4）：2702-2709.

[41] Sun X，Liao W，Wang J，et al. CSTMP induces apoptosis and mitochondrial dysfunction in human myeloma RPMI8226 cells via CHOP-dependent endoplasmic reticulum stress. Biomedicine & Pharmacotherapy，2016，83（2016）：776-784.

[42] Zhou H，Li J，Jian Y，et al. Effects and mechanism of arsenic trioxide in combination with rmhTRAIL in multiple myeloma. Experimental Hematology，2016，44（2）：125-131.

[43] Tian F，Wang C，Tang M，et al. The antibiotic chloramphenicol may be an effective new agent for inhibiting the growth of multiple myeloma. Oncotarget，2016，7（32）：51934-51942.

[44] Qiu X H，Shao J J，Mei J G，et al. Clarithromycin Synergistically Enhances Thalidomide Cytotoxicity in Myeloma Cells. Acta Haematologica，2016，135（2）：103-109.

[45] 张媛媛，张志华，王陶然. 丙戊酸钠对多发性骨髓瘤细胞株 RPMI8226 和 U266 细胞自噬的影响. 中华血液学杂志，2016，37（6）：478-483.

[46] Zhaoyun L，Hui L. Zoledronic acid inhibits cell growth of multiple myeloma cells and shows synergistic anti-myeloma effects with Bortezomib via downregulation of pim-2 through NF-κB pathway. Int J Clin Exp Med，2016，9（11）：21397-21405.

[47] Yan W，Du J，Du Y，et al. Fenretinide targets the side population in myeloma cell line NCI-H929 and potentiates the efficacy of antimyeloma with bortezomib and dexamethasone regimen. Leukemia Research，2016，51（2016）：32-40.

[48] Liu F，Luo G，Xiao Q，et al. Fucoidan inhibits angiogenesis induced by multiple myeloma cells. Oncology Reports，2016，36（4）：1963-1972.

[49] Yu Z，Li T，Wang C，et al. Gamabufotalin triggers c-Myc degradation via induction of WWP2 in multiple myeloma cells. Oncotarget，2016，7（13）：15725-15737.

[50] Guo Y，Feng X，Jiang Y，et al. PD1 blockade enhances cytotoxicity of in vitro expanded natural killer cells towards myeloma cells. Oncotarget，2016，7（30）：48360-48374.

[51] Chen D，Zou J，Zong Y，et al. Anti-human CD138 monoclonal antibodies and their bispecific formats：generation and characterization. Immunopharmacol Immunotoxicol，2016，38（3）：175-183.

[52] Xu D，Luo X，Xu Y，et al. The effects of cold atmospheric plasma on cell adhesion，differentiation，migration，apoptosis and drug sensitivity of multiple myeloma. Biochemical and Biophysical Research Communications，2016，473（4）：1125-1132.

[53] Hu Y，Chen W，Chen S，et al. Cytogenetic abnormality in patients with multiple myeloma analyzed by fluorescent in situ hybridization. Oncotargets & Therapy，2016，9（1）：1145-1149.

[54] Yu W，Guo R，Qu X，et al. The amplification of 1q21 is an adverse prognostic factor in patients with multiple myeloma in a Chinese population. Oncotargets & Therapy，2016，9（1）：295.

[55] Jian Y，Chen X，Zhou H，et al. Prognostic Impact of Cytogenetic Abnormalities in Multiple Myeloma. Medicine，2016，95（19）：e3521.

[56] Guo J，Su J，He Q，et al. The prognostic impact of multiparameter flow cytometry immunophenotyping and cytogenetic aberrancies in patients with multiple myeloma. Hematology，2016，21（3）：152-161.

[57] Pan Y，Wang H. Absence of both CD56 and CD117 expression on malignant plasma cells is related with a poor prognosis in patients with newly diagnosed multiple myeloma. Leukemia Research，2016，40（1）：77-82.

[58] 邱荃，朱平，王茫桔. 初诊多发性骨髓瘤患者CD56和CD19表达与染色体核型及预后的关系. 中国实验血液学杂志，2016，24（4）：1071-1078.

[59] Hao M，Zang M，Zhao L，et al. Serum high expression of miR-214 and miR-135b as novel predictor for myeloma bone disease development and prognosis. Oncotarget，2016，7（15）：19589-19600.

[60] Fu R，Peng F，Liu H，et al. Clinical significance of osteoblast precursors and osteoclast precursors in earlier diagnosis and monitoring of myeloma bone disease. Annals of Hematology，2016，95（7）：1099-1106.

[61] 刘彦，克晓燕，田磊，等. 骨标志物与多发性骨髓瘤疾病进展的相关性研究. 中国实验血液学杂志，2016，24（05）：1433-1436.

[62] Lin L，Yan F，Zhao D，et al. Reelin promotes the adhesion and drug resistance of multiple myeloma cells via integrin β1 signaling and STAT3. Oncotarget，2016，7（9）：9844.

[63] Yu W，Cao DD，Li QB，et al. Adipocytes secreted leptin is a pro-tumor factor for survival of multiple myeloma under chemotherapy. Oncotarget，2016，7（52）：86075-86086.

[64] Zhang L，Pan L，Xiang B，et al. Potential role of exosome-associated microRNA panels and in vivo environment to predict drug resistance for patients with multiple myeloma. Oncotarget，2016，7（21）：30876-30891.

[65] Yin G，Xiao Z，Ni Y，et al. Association of MDR1 single-nucleotide polymorphisms and haplotype variants with multiple myeloma in Chinese Jiangsu Han population. Tumour Biol，2016，37（7）：9549-9554.

[66] Meng S，Lu C，Zhang W，et al. MMSA-1 expression pattern in multiple myeloma and its clinical significance. Clinical & Experimental Medicine，2016，16（4）：1-11.

[67] Yang JZ，Lian WG，Sun LX，et al. High nuclear expression of Twist1 in the skeletal extramedullary disease of myeloma patients predicts inferior survival. Pathology-Research and Practice，2016，212（3）：210-216.

[68] Wang H，Wang L，Chi PD，et al. High level of interleukin-10 in serum predicts poor prognosis in multiple myeloma:. Br J Cancer，2016，114（4）：463-468.

[69] Wu W，Ma D，Wang P，et al. Potential crosstalk of the interleukin-6-heme oxygenase-1-dependent mechanism involved in resistance to lenalidomide in multiple myeloma cells. FEBS J，2016，283（5）：834-849.

[70] Li Z，Sun M，Zheng Y，et al. The Low Expression of IL-37 Involved in Multiple Myeloma-Associated Angiogenesis. Medical Science Monitor，2016，22（2016）：4164-4168.

[71] Zhang X，Xu Y，Zang L，et al. Peripheral blood lymphocyte to monocyte ratio predicts outcome in newly-diagnosed multiple myeloma patients with extramedullary involvements. Int J Clin Exp Med，2016，9（9）：18184-18191.

[72] 何涛君，莫凡，肖晓友，等. 多发性骨髓瘤M蛋白与梅毒血清学假阳性的关系. 中国实验血液学杂志，2016，24（02）：478-481.

[73] Lu J，Lu J，Chen W，et al. More frequent IgD and reduced CD200 expression in Chinese patients younger than 50 years old with multiple myeloma：a multicenter analysis. Drug Des Devel Ther，2016，10（2016）：3673-3679.

[74] Wang G，Sun W，Chen W，et al. Immunoglobulin D Multiple Myeloma：Disease Profile，Therapeutic Response，and Survival. Acta Haematologica，2016，136（3）：140-146.

[75] Sun WJ，Zhang JJ，An N，et al. Clinical analysis of 40 multiple myeloma patients with extramedullary plasmacytoma of the head. J Int Med Res，2016，44（6）：1462-1473.

[76] Wang Y，Xu P，Chen Y，et al. Novel agent induction therapy alone or followed by autologous stem cell transplantation in younger patients with multiple myeloma：A single-center retrospective study of 114 cases. Molecular & Clinical Oncology，2016，4（1）：107-113.

[77] 金丽娜，傅卫军，奚昊，等. 诱导治疗序贯自体外周血造血干细胞移植后 201 例多发性骨髓瘤患者的疗效及预后影响因素. 中华血液学杂志，2016，1（1）：14-19.

[78] Xia Z，Wang H，Wang L，et al. Long-term outcomes of different bortezomib-based regimens in Chinese myeloma patients. OncoTargets and Therapy，2016，9（1）：587-595.

[79] Liu H，Xu R，Huang H. Peripheral neuropathy outcomes and efficacy of subcutaneous bortezomib when combined with thalidomide and dexamethasone in the treatment of multiple myeloma. Exp Ther Med，2016，12（5）：3041-3046.

[80] Wei D，Tong Y，Bai H，et al. A dose increased once-weekly bortezomib-based combination therapy for multiple myeloma. Oncotarget，2016，7（43）：70168-70174.

[81] Yin Q，Chen L，Mi R，et al. Efficacy and Safety of Danshen Compound Tablets in Preventing Thalidomide-Associated Thromboembolism in Patients with Multiple Myeloma：A Multicenter Retrospective Study. Medical Science Monitor，2016，22：3835-3842.

[82] Du X，Jin J，Cai Z，et al. Long-term use of lenalidomide and low-dose dexamethasone in Chinese patients with relapsed/refractory multiple myeloma：MM-024 Extended Access Program. BMC Cancer，2016，16（1）：46.

[83] Guo B，Chen M，Han Q，et al. CD138-directed adoptive immunotherapy of chimeric antigen receptor（CAR）-modified T cells for multiple myeloma. Journal of Cellular Immunotherapy，2016，2：28-35.

第六章　血栓与止血疾病研究进展

第一节　免疫性血小板减少症

2016年度关于免疫性血小板减少症（immune thrombocytopenia，ITP）的研究包括流行病学、发病机制、诊断及治疗等方面。具体介绍如下。

一、流行病学

关于ITP的流行病学研究，2016年取得了一定的进展。健康相关生活质量（HRQoL）概念在数十年前就已提出，并已在许多不同领域得到很好的利用。关于免疫性血小板减少症（ITP）管理，已经有很多工作来强调HRQoL的必要性。然而，慢性ITP儿童的HRQoL数据仍然很少。Zhang等进行了一项横断面研究。患有慢性ITP的儿童从2～18岁，并且他们的父母也被招募。参与者仅一次完成儿科生活质量量表（PedsQL）和儿童ITP工具（KIT）问卷。在混合样本的这些测量之间进行了Pearson相关性检验。该研究共有42个家庭参加，父母代为报告得分分别为73.40（SD＝19.96）和85.10（SD＝13.56），KIT和PedsQL平均儿童自我报告得分分别为78.60（SD＝12.40）和85.13（SD＝14.12）。KIT父母影响报告的平均得分仅为40.39（标准差＝19.96）。在PLT超过30×10^9/L的儿童中，观察到的KIT评分（自我报告和父母代为报告）显著高于其他人，这种差异在PedsQL家长代理报告组中更显著（$P<0.001$）。与静脉注射免疫球蛋白一样，统计学差异仅出现在KIT儿童自报组（$P=0.03$），而骨髓检查仅在PedsQL父母代为报告组（$P=0.01$）中出现差异。疾病持续时间与分数之间呈负相关关系。性别和皮质类固醇的使用对KIT和PedsQL评分没有影响。内部一致性的可靠性通过Cronbach’s alpha在0.89（0.88～0.97）的可接受水平以上的所有量表证明。儿童和家长代理人得分之间有很大的一致性（$P<0.001$）（KIT的ICC为0.59，PedsQL的ICC为0.85）。同时，KIT得分与PedsQL相关（儿童自我报告$r=0.75$，父母代理报告$r=0.61$）。该研究揭示ITP影响儿童和父母的HRQoL。因此，家长比孩子更关心孩子的疾病，因此严重影响他们的HRQoL。跨文化翻译KIT是可靠和有效的与PedsQL可接受的方法。KIT提供儿童ITP的宝贵信息，并将成为HRQoL进一步临床研究的可靠结果指标。Zhou等研究了肿瘤坏死因子诱导蛋白3基因多态性与中国人群中慢性原发性免疫性血小板减少症的易感性。原发性ITP是一种获得性自身免疫性疾病，其特征在于血小板计数降低和皮肤黏膜出血风险增加。ITP发病机制中已经证实了多种因素，包括遗传变异。肿瘤

坏死因子诱导蛋白 3（*TNFAIP3*）基因编码的泛素修饰酶 A20，其通过包括 TNF 和 Toll 样受体的几种信号传导途径终止 NF-κB 活化来限制炎症，并调节树突细胞的免疫刺激作用并减弱抗原呈递。*TNFAIP3* 的单核苷酸多态性（SNPs）与几种自身免疫性疾病的易感性有关。研究者们由此推测 *TNFAIP3* 多态性可能与中国人群慢性 ITP 的易感性有关。研究者通过聚合酶链反应-限制性片段长度多态性和直接测序研究了 222 例慢性 ITP 患者和 153 例对照患者中 *TNFAIP3*（*rs2230926* 和 *rs5029939*）多态性的分布。该研究观察到 ITP 组与对照组之间 *rs2230926* 和 *rs5029939* 的等位基因分布和基因型分布存在显著差异（$P<0.05$）。性别分层分析提示男性组中 *rs2230926* 多态性与慢性 ITP 的关联。然而，两种多态性都没有对慢性 ITP 的发病年龄起作用。这些数据表明 TNFAIP3 SNP 与易感性慢性 ITP 的关联。结合以前的报道，该研究的发现为 *TNFAIP3* 是一种普遍的自身免疫基因提供了进一步的证据。

二、发病机制

（一）T 细胞相关研究进展

Zhang 等对 ITP 患者 T 淋巴细胞异常脂筏相关神经节苷脂表达和信号传导进行研究。异常 T 淋巴细胞信号传导被认为在原发性 ITP 的异常免疫状态中起着至关重要的作用。脂筏（lipid raft，LRs）已被证实参与 T 细胞受体（TCR）介导的 T 淋巴细胞信号转导。脂筏相关 T 细胞信号转导是否影响 ITP 的发病机制仍未得到证实。在本研究中，旨在揭示 ITP 患者 $CD4^+$ 和 $CD8^+$ T 淋巴细胞中脂筏结构和功能的异常。研究结果表明，ITP 患者的脂筏聚集增加，而这种增加不受血小板计数或治疗方案的影响。与阴性对照相比，抗-CD3/CD28 单克隆抗体的刺激促进了 ITP 患者 T 淋巴细胞中脂质筏簇的增强。甲基-β-环糊精（MbetaCD）可阻断异常脂筏聚集并破坏 TCR 介导的 T 细胞增殖和细胞因子分泌，包括促炎细胞因子和抗炎细胞因子。来自 ITP 患者的 T 淋巴细胞的自发活化可能是由于患者的 $CD4^+$ 和 $CD8^+$ T 淋巴细胞中蛋白酪氨酸磷酸酶（PTP）CD45 和脂筏的共定位提高。这些发现提示 ITP 患者 T 淋巴细胞的自我活化可能导致脂筏结构和筏锚蛋白的异常，而这种改变反过来促进了 ITP 患者 TCR 介导的 T 细胞活化。

Zhou 等研究旨在探讨 IL-17 产生性 CD4 阳性 T 细胞在原发性 ITP 发病机制中的作用。从 ITP 患者和健康对照收集外周血。采用流式细胞术检测 T 淋巴细胞免疫表型和 T 辅助细胞 1/2/17（Th1/Th2/Th17）细胞的检测，采用细胞因子微阵列和 ELISA 法检测 Th1/Th2/Th17 相关细胞因子。还研究了 Th17 和 T 调节细胞（regulatory T cell，Tr cell）之间的关联。ITP 患者中 Th17 和 Th1 细胞百分比显著增加，尤其是重度 ITP 者与正常对照者相比。与正常对照组相比，Th17 细胞因子微阵列揭示了 ITP 患者中促炎性细胞因子的上调和炎性抑制性细胞因子的下调。进一步的 ELISA 分析证实与 ITP 患者相比，ITP 患者中高水平的 Th17 相关的促炎性细胞因子如 IL-17A/F、IL-6 和 IL-23 及低水平的炎性抑制因子包括 IL-10 和转化生长因子-β 控制。研究者还观察到严重 ITP 患者的 Th17/Tr cell 比值明显高于轻度 ITP 患者和正常对照者，并与血小板计数呈负相关。另外，来自 ITP 患者的 Tr cell 可以通过效应 CD4 阳性 T 细胞抑制干扰素-γ 的分泌，但对体外 IL-17 产生没有影响。Th17 细胞在 ITP 患者中增加，并且 Th17/Tr cell 的反转可能有助于自身免疫的激活。

ITP 是一种自身免疫性疾病，其免疫系统破坏血小板并导致出血症状。最近的研究发现，在 ITP 患者外周血、骨髓和脾中的 Tregs 减少，并在有效的 ITP 治疗后恢复。最近有报道称，低剂量 IL-2 增加 Tregs 并用于治疗器官移植后的自体免疫疾病，包括移植物抗宿主病（GVHD）和 HCV 相关的自身免疫性血管炎，然而，IL-2 是否能够治疗 ITP 尚不清楚。研究者在 1 例 36 岁的 ITP 患者中每周连续 5 天使用低剂量 IL-2（100 万 U/d），持续 4 周。结果显示，低剂量 IL-2 显著诱导 Tregs 扩增，并且血小板计数从 36×10^9/L 逐渐增加至最大 85×10^9/L。没有发现 IL-2 的副作用。这一结果表明低剂量的 IL-2 可能对 ITP 有治疗潜力。

（二）自噬在 ITP 中的作用

Shan 等探讨了靶向自噬作为免疫性血小板减少症治疗的潜在治疗方法。自噬涉及多种细胞质结构的封存和溶酶体降解，包括受损的细胞器和入侵微生物。自噬不仅是防止内部和外部应激条件的重要细胞内在机制，而且也是细胞对微生物的反应，主要组织相容性复合体（major histocompatibility complex，MHC）呈递的抗原处理及淋巴细胞发育，存活和增殖中的关键。近年来，自噬的扰动与许多疾病有关，包括自身免疫疾病，如系统性红斑狼疮、类风湿关节炎和多发性硬化症。ITP 是以自身血小板膜蛋白的自身免疫反应为特征的多因子疾病。最近，研究者未发表的原始数据显示 ITP 患者自噬途径中分子的异常表达与对照相比，研究者发现 ITP 的发病机制与自噬途径密切相关，并讨论了将 ITP 中的自噬途径作为新的治疗方法的可能性。

（三）B 细胞相关作用机制

Min 等的研究阐明了 B 细胞活化因子受体参与 ITP 的发病机制。功能失调性 B 细胞激活因子（B cell activating factor，BAFF）系统与许多自身免疫性疾病有关。Min 等对 BAFF/BAFF 受体的调节功能在体外共培养体系中进行了研究，同时研究了不同的受体在 ITP 中 BAFF 的不同调节作用。自身反应性淋巴细胞上的 BAFF 受体上调导致它们对 BAFF 过敏，摘要如下。背景：ITP 的发病机制仍然是神秘的。BAFF 及其受体［BAFF 受体（BAFF-R）］，跨膜激活因子和钙调节剂和亲环蛋白配体相互作用（TACI），和 B 细胞成熟抗原在整合体内稳态调节淋巴细胞。目的：调查 BAFF 受体在调节 ITP 淋巴细胞生物活性中的病理作用。该研究通过在重组人 BAFF（rh-BAFF；20 ng/ml）的存在下，用血小板预装的树突状细胞刺激 $CD14^-$ 外周淋巴细胞，建立体外培养系统。BAFF 受体的功能被封闭抗体特异性阻断。结果：BAFF-R 除延长 B 细胞在患者和健康对照者的生存期外，显著促进 ITP 患者 $CD8^+$ T 细胞的存活和 B 细胞的增殖。TACI 作为一种正调控因子，不仅促进了 $CD4^+$ 和 $CD8^+$ T 细胞的增殖，而且显著增强了 ITP 患者 IL-4 的分泌，而非对照组。除揭示 BAFF 受体的病理作用外，这些结果还表明，在类似 rhBAFF 刺激下暴露的 ITP 患者的淋巴细胞与来自健康对照者相比具有增强的抗凋亡或增殖能力。进一步研究表明，来自 ITP 患者的活化的自身反应性 B 细胞和 $CD4^{+}$ T 细胞显示出比来自健康对照者显著更高的 BAFF-R 或 TACI 表达。该研究得出以下结论，BAFF-R 和 TACI 都是 ITP 的致病参与者。它们在 ITP 患者中的失调表达可能导致响应于 rhBAFF 的活化的自体反应性淋巴细胞高反应性，因此在 ITP 的发病机制中具有高度显著性。

（四）其他可能的发病的相关机制

Qiao 等对 ITP 血浆中血小板 Bcl-xL 和 Bax 表达的不平衡表达进行了研究。ITP 是一种异质性自身免疫性疾病，其特征为加速的血小板破坏和血小板生成受损。Bcl-xL 和 Bax 在 Bcl-xL 调控细胞凋亡过程中起相反的作用，Bax 调控细胞凋亡。鉴于调节血小板凋亡的关键作用，Bcl-xL 或 Bax 是否参与 ITP 的发病机制尚不清楚。该研究的目的是评估用 ITP 血浆处理的血小板中 Bcl-xL 和 Bax 的表达谱。正常洗涤的血小板用来自 20 例活性 ITP 患者或 10 例年龄和性别匹配对照的血浆处理以模拟 ITP 体内环境。通过流式细胞术测量线粒体去极化，血小板凋亡和活化。还通过定量实时 PCR 和蛋白质印迹法测定了 Bcl-xL、Bax 和 caspase-3 的表达。研究者的研究结果表明，与对照相比，用 ITP 血浆处理后，血小板中的线粒体去极化，血小板凋亡和血小板活化增加。此外，还观察到 Bcl-xL 的表达减少，Bax 的表达增加和半胱天冬酶-3 的活性。此外，在用 ITP 血浆处理的血小板中发现 Bcl-xL 与 Bax 呈负相关。总之，Bcl-xL 和 Bax 表达的不平衡可能与 ITP 中血小板的凋亡有关，治疗靶向治疗可能是治疗 ITP 的一种新方法。Qiao 等同时研究了 NLRP3 在 ITP 患者中的表达升高。ITP 是一种异质性自身免疫性疾病，其特征是 T 细胞介导的自身免疫失调。NLRP3 是一种最大的、研究最多的炎性体，已被证明在调节适应性免疫反应，尤其是 T 细胞反应中很重要。鉴于 T 细胞反应与 ITP 的不平衡密切相关，NLRP3 是否参与 ITP 的发病机制仍然知之甚少。在这项研究中，纳入了 69 例活动性 ITP 患者，21 例缓解 ITP 和 24 例年龄和性别匹配的健康对照者。从 ITP 中分离外周血单核细胞（PBMC）并分离 RNA 和血浆，用于通过定量实时 PCR 和 IL-18 血浆水平通过 ELISA 测量 NLRP3 和衔接蛋白 ASC 的 mRNA 水平。同时，还从 PBMC 中提取蛋白用于 NLRP3 表达的蛋白质印迹分析。研究者的研究结果显示，与对照组相比，活动性 ITP 患者的 NLRP3、ASC 和血浆 IL-18 水平显著升高。缓解期患者的 NLRP3、ASC 和血浆 IL-18 水平的表达显著低于活动性 ITP，并且与对照相比没有观察到差异。此外，在活动性 ITP 患者中观察到 NLRP3 与 ASC 显著正相关。总之，NLRP3 的表达增加与 ITP 的发病机制有关，治疗靶向它可能是治疗 ITP 的新策略。

三、诊断

在 ITP 的诊断方面，2016 年的研究文章不多，主要包括两个方面：使用 SELDI-TOF-MS 诊断原发性 ITP 的血小板蛋白质组学诊断和妊娠期 ITP 的潜在诊断指标。

原发性免疫性血小板减少性紫癜（pITP）定义为特发性低血小板计数、正常骨髓和不明原因血小板减少症的孤立性自身免疫性血小板减少症。目前 ITP 诊断没有明确的标准。Zhang 等使用表面增强激光解吸/电离飞行时间质谱（SELDI-TOF-MS）对患 pITP、继发性免疫性血小板减少症（sITP）和健康对照的患者进行蛋白质组学筛查。从 82 例健康成人对照，64 例 pITP 和 70 例 sITP 患者的血小板裂解物样品中获得蛋白质组图谱，从中筛选出具有显著差异的标记蛋白，并使用人工神经网络（ANN）技术构建诊断模型。结果显示，研究者在 pITP 患者的血小板裂解物中鉴定了 6 种标记蛋白。该诊断方法有效地区分了 pITP 患者和 sITP，灵敏度为 96.9％（31/32），特异性为 71.0％（54/76），训练集中 ROC 曲线下面积为 0.864，灵敏度为 87.5％（28/32），特异性为 69.7％（53/76），阳性预测值为 75.0％（81/108）。结论：基于血小板蛋白谱的人工神经网络模型建立了潜在的 pITP 诊断平台。Zhang 等评估了妊娠相关 ITP 中血清促血小板生成素水平是否与妊娠期血小板减少症不同，并揭示了血小板生成素作为鉴别诊断标志物的可能性。采用 ELISA 法测定妊娠期（$n=35$）、妊娠性血小板减少症（$n=31$）、健康妊娠（$n=32$）、年龄匹配的非妊娠期 ITP（$n=32$）和非妊娠期健康对照（$n=35$）中血清血小板生成素浓度。尽管这两种疾病的血小板计数可能会重叠，但妊娠期血清促血管生成素水平［（1283±646）pg/ml］显著高于妊娠期血小板减少症［（187±64）pg/ml，$P<0.01$］。妊娠期 ITP 患者中有 29 例血小板生成素为＞500 pg/ml，而妊娠期血小板减少症患者的血小板生成素水平均未超过 500 pg/ml。此外，妊娠期 ITP 的血小板生成素水平明显高于非妊娠期 ITP［（88±41）pg/ml，$P<0.01$］，表明妊娠和非妊娠 ITP 的发病机制不同。血清血小板生成素浓度的测量为鉴别妊娠期 ITP 与妊娠性血小板减少症提供了有价值的诊断信息。因此，血小板生成素是妊娠期 ITP 的可靠标志物。

四、治疗

2016 年对 ITP 治疗手段的研究包括了传统治疗手段如脾切除术和地塞米松对 ITP 治疗效果的研究，以及新治疗方式的探讨，如使用 RNA 干扰沉默 *HOXA5* 基因表达对 Jurkat 细胞的细胞周期和凋亡的影响。

（一）地塞米松

Hou 等应用大剂量地塞米松，通过 Ets1 纠正免疫性血小板减少症中骨髓来源的抑制性细胞功能受损。骨髓来源的抑制性细胞（MDSCs）是非均质的幼稚细胞和适应性免疫的天然抑制药。在这项研究中，MDSC 人群在成人初级 ITP 患者中进行了评估，其中细胞介导的免疫机制参与了血小板破坏。数据表明，MDSCs 的数量和抑制功能在 ITP 患者的外周血和脾中与健康对照患者相比受损。高剂量地塞米松（HD-DXM）治疗挽救了 ITP 患者的 MDSC 数量。并且 DXM 调节促进了体外诱导的 MDSC 的抑制功能。此外，与未调节的培养物相比，DXM 调节的 MDSC 中白细胞介素 10 和转化生长因子 β 的表达显著上调。DXM 调节的 MDSC 抑制自体 $CD4^+$ T 细胞增殖并显著减弱细胞毒性 T 淋巴细胞介导的血小板溶解，进一步表明对 T 细胞应答的增强控制。在 DXM 调节的 MDSC 中鉴定到转录因子 Ets-1 的升高的表达。Ets-1 小干扰 RNA 的转染，有效地阻断了 MDSC 的调节作用，这几乎抵消了 DXM 增强 MDSC 功能。同时，将用 $CD61^+$ 血小板免疫的 CD61 敲减小鼠的脾细胞转移至严重联合免疫缺陷（SCID）小鼠受体（C57/B6 背景）以诱导严重 ITP 的鼠模型。研究者被动地将由野生型 C57/B6 小鼠的骨髓诱导的 DXM 调节的 MDSC 转移到 SCID 小鼠受体中，与单独接受脾细胞植入相比，其显著增加体内血小板计数。这些发现表明 MDSCs 受损与 ITP 发病有关，HD-DXM 通过糖皮质激素作用机制和 Ets-1 修正 MDSC 功能。Wei 等进行了一项前瞻性多中心随机试验，比较了大剂量地塞米松（HD-DXM）和常规泼尼松（PDN）作为初诊成人原发性免疫性血小板减少症（ITP）一线治疗策略的疗效和安全性。入组患者随机接受 DXM 40 mg/d 治疗 4 天（$n=95$，无应答者接受额外 4 天的 DXM 疗程）或泼尼松 1.0 mg/kg，每日治疗 4 周，然后逐渐减量（$n=97$）。与泼尼松相比，1 或 2 个疗程的 HD-DXM 导致整体初始反应（82.1% *vs*. 67.4%，$P=0.044$）和完全反应（50.5% *vs*. 26.8%，$P=0.001$）的发生率更高。HD-DXM 组的反应时间较短（$P<0.001$），基线出血评分≥8 与初始反应可能性降低相关。HD-DXM 组 40.0%的患者和 PDN 组 41.2%的患者获得了持续的反应（$P=0.884$）。最初的完全缓解是持续反应的积极指标，而抗血小板自身抗体的存在是一个负面指标。HD-DXM 的耐受性较好。研究者的结论是，HD-DXM 可能是成人原发性 ITP 一线治疗的首选皮质类固醇策略。Guo 等对单次大剂量地塞米松对 CD28/CTLA-4 平衡治疗新诊断原发性免疫性血小板减少症的疗效进行研究。评估了单次大剂量地塞米松（HD-DXM）对新诊断原发性免疫性血小板减少症（ITP）患者 CD28 和 CTLA-4 表达的影响。28 例 ITP 患者（18 例女性和 10 例男性，年龄范围 18～65 岁，平均年龄 38.5 岁）为治疗组，26 例健康志愿者（19 例女性和 7 例男性，年龄范围 16～66 岁，平均年龄 37 岁）为对照组。ITP 患者连续 4 天接受 HD-DXM（40mg/d）治疗。通过流式细胞术每个月 1 次评估 CD28 和 CTLA-4 表达，持续 6 个月。通过酶联免疫吸附测定法测定细胞因子 IFN-γ 和 IL-10 的血浆水平。治疗后 1 个月，23 位患者（82%）观察到血小板反应。按照时间顺序，未来 5 个月的应答率分别为 71%、57%、53%、46%和 39%。研究者观察到第 1 个月后 CD28 表达显著下降［治疗前（44.5%±4.4%）*vs*. 治疗后（34.7%±4.8%）］，此后 CD28 水平逐渐增加。相反，CTLA-4 表达在第 1 个月后增加［治疗前（0.8%±0.4%）*vs*. 治疗后（3.2%±0.5%）］，之后 CTLA-4 水平逐渐降低。在 IFN-γ 和 IL-10 的水平中观察到类似的动态变化。CD28 和 CTLA-4 的动态变化与 IFN-γ 和 IL-10 的动态变化，以及 HD-DXM 在 ITP 治疗中的有效性一致。结果表明，扰乱 CD28 与 CTLA-4 的平衡可能有助于 ITP 的免疫发病机制。

（二）脾切除术

Zheng 等应用腹腔镜脾切除术治疗原发性 ITP。原发性 ITP 是一种影响成人和儿童的免疫介导疾病，其特征是出血并发症和血小板计数低。皮质类固醇是 ITP 的一线疗法，但只有 20%～

40％的病例获得稳定的反应。脾切除术是几十年来对皮质类固醇反应不佳患者的主要治疗方法，大约 2/3 患者获得长期疗效。虽然近年来开发了一些新药治疗 ITP 作为二线治疗，但脾切除术仍然是更好的选择，成本更低，效率更高。与传统开放脾切除术相比，用于 ITP 的腹腔镜脾切除术（LS）证明是与较低发病率和较快恢复及类似血液学反应相关的安全技术。根据目前国际共识的统一血液学结果标准，应重新评估脾切除的有效率。到目前为止，还没有广泛接受的预测 LS 有利反应的术前临床指标。由于接受手术的患者存在并发症风险和血液学结局差，医师面临的巨大挑战是确定一个可靠的生物标记物，用于预测脾切除术的长期结果，从而帮助做出手术决定。

（三）丙种球蛋白

Zhou 等比较了不同剂量的静脉注射免疫球蛋白（intravenous immunoglobulin，IVIg）治疗免疫性血小板减少症疗效影响。在病例对照研究中随访 3 年的 167 例 ITP 患者（91 例成人和 76 例儿童）根据给予 IVIg 的剂量不同而分为三个亚组：A 组［0.2g/（kg·d）］，B 组［0.3g/（kg·d）］和 C 组［0.4g/（kg·d）］。91 例成人患者的治疗反应在三组 IVIg 剂量中没有显著差异（$P=0.459$）。A 组的 IVIg 治疗反应率为 97.1％，B 组为 97.2％，C 组为 100％。A 组血小板升至 30×10^9/L 的平均时间为 2.5 天，B 组 3.2 天和 C 组 2.9 天（$P=0.324$）。A 组中位 IVIg 消耗量为 0.83 g/kg，B 组为 1.22 g/kg，C 组为 1.64 g/kg（$P<0.01$）。儿童组的结果也相似。后续结果显示 A、B 和 C 组之间的临床结果没有显著差异。总之，低剂量 IVIg 治疗显示出与高剂量方案同样有效而不增加患者发展为慢性 ITP 的风险，这表明 ITP 患者可以通过降低常规剂量的 IVIg 方案而更具成本效益地进行治疗。

（四）血小板生成素受体激动药

ITP 是一种自身免疫性疾病，其特征在于血小板破坏增加和血小板产生受损。Wang 等对血小板生成素受体激动药在原发性 ITP 患者中的有效性和安全性进行系统评价和荟萃分析以确定初级 ITP 患者血小板生成素受体激动药（TPO-RA）的有效性和安全性。本研究纳入 13 项随机对照试验，其汇总结果显示 TPO-RA 显著增加血小板反应（R）和持续反应（DR）率（RR：2.77，95％CI 2.01～3.82，$P=5.9\times10^{-10}$；RR：7.52，95％CI 3.94～14.35，$P=9.2\times10^{-10}$）；TPO-RA 显著降低任何或严重出血事件的发生率（RR：0.80，95％CI 0.67～0.95，$P=0.013$；RR：0.52，95％CI 0.27～0.99，$P=0.048$）。结果表明，与对照组相比，TPO-RA 组需要救援药物的患者比例显著下降（RR：0.50，95％CI 0.42～0.59，$P=2.0\times10^{-15}$），并且任何或严重不良事件的发生率在 TPO-RA 和对照方案之间相似（分别为 RR：1.01，95％CI 0.92～1.10；RR：0.74，95％CI 0.54～1.01）。这些研究结果表明，TPO-RAs 对于 ITP 初级患者是一种有效且安全的二线治疗方案。

（五）新出现的治疗方法

急性淋巴细胞白血病（ALL）是儿童常见的恶性肿瘤，发病率较高，占白血病病例的80%左右。虽然患者频繁复发的治疗有所改善，但仍导致预后不良。Huang 等使用 RNA 干扰沉默 *HOXA5* 基因表达对 Jurkat 细胞的细胞周期和凋亡的影响。目的是确定 HOXA5 是否可用作白血病基因治疗的靶标以提供新的治疗。根据临床研究目的，从骨髓中提取单核细胞。急性期检测 ALL 后，ALL 缓解组（$n=25$），对照组（$n=20$，ITP）检测到 HOXA5 的相对 mRNA 和蛋白表达。通过 RNA 干扰（RNAi）的基因沉默用于研究小干扰 RNA（siRNA）转染 Jurkat 细胞后沉默 HOXA5 的效应。使用 lipofectamine 将 HOXA5 特异性 siRNA 转染至 Jurkat 细胞。实验分为实验组（脂质体转染 HOXA5 靶向 siRNA），阴性对照组（阴性对照 siRNA 脂质体转染细胞）和对照组（仅加等量的细胞和培养基）。应用蛋白质印迹法和定量荧光聚合酶链反应（QFPCR）检测各组细胞中 HOXA5 mRNA 的相对表达量和蛋白质分布。使用流式细胞术测定细胞周期中的细胞分布和细胞凋亡率。*HOXA5* 在 ALL 急性期 mRNA 和蛋白水平的表达明显高于缓解组和对照组 ALL。在用 HOXA5 特异性 siRNA 转染的细胞中，*HOXA5* 在 mRNA 和蛋白质水平的表达显著降低（$P<0.05$）。细胞周期中的细胞分布也被改变。具体而言，与 S 期相比，G_0/G_1 期存在更多细胞（$P<0.05$）。另外，用 HOXA5 特异性 siRNA 转染的细胞中的凋亡率显著更高（$P<0.05$）。总之，HOXA5 mRNA 和蛋白在 ALL 儿童中的高表达水平表明 HOXA5 与儿童 ALL 紧密相关。此外，HOXA5 特异性 siRNA 有效沉默 *HOXA5* 基因表达并诱导 Jurkat 细胞凋亡和细胞周期停滞，从而抑制细胞增殖。

（六）全反式维 A 酸

ITP 是一种以血小板减少症为特征的常见血液病。在成人中，ITP 更可能是慢性的，需要个体化治疗和管理。皮质类固醇和脾切除是 ITP 最常用的治疗方法。然而，这些常规方法在这些慢性 ITP 患者中失败。Dai 等应用全反式维 A 酸免疫调节疗法治疗成人慢性免疫性血小板减少症。目的是评估全反式维 A 酸免疫调节疗法治疗成年慢性 ITP 患者的疗效。35 例使用标准剂量皮质类固醇和（或）脾切除术失败的慢性 ITP 患者使用全反式维 A 酸治疗，评价 T 细胞亚群包括 Th1、Th2、Th17 和 Treg 的反应率和变化。结果显示，10 例（28.6%）和 19 例（54.3%）分别观察到完全缓解和总体缓解。与对照组相比，ITP 患者 Treg 细胞、IL-10 和 Foxp3 表达水平显著降低。全反式维 A 酸治疗可显著提高 Treg 细胞百分比、IL-10 水平和 Foxp3 表达。该研究提示全反式维 A 酸治疗可以诱导 Treg 细胞的显著变化，以诱导慢性 ITP 患者的反应。

（胡　豫　梅　恒　王雅丹）

参考文献

[1] Zhang H, Wang L, Quan M, et al. Health-related quality of life in children with chronic immune thrombocytopenia in China. Health Qual Life Outcomes, 2016, 14: 16-445.

[2] Zhou H, Yang J, Liu L, et al. The polymorphisms of tumor necrosis factor-induced protein 3 gene may contribute to the susceptibility of chronic primary immune thrombocytopenia in Chinese population. Platelets, 2016, 27: 26-31.

[3] Zhang X, Zhang D, Liu W, et al. Abnormal lipid rafts related ganglioside expression and signaling in T lymphocytes in immune thrombocytopenia patients. Autoimmunity, 2016, 49: 58-68.

[4] Zhou L, Xu F, Chang C, et al. Interleukin-17-producing $CD4^+$ T lymphocytes are increased in patients with primary immune thrombocytopenia. Blood Coagul Fibrinolysis, 2016, 27: 301-307.

[5] Zhang J, Ruan Y, Shen Y, et al. Low dose IL-2 increase regulatory T cells and elevate platelets in a patient with immune thrombocytopenia. Cytometry B Clin Cytom, 2016, 9: 21494.

[6] Qiu J, Liu X, Li X, et al. CD8 (+) T cells induce platelet clearance in the liver via plateletdesialylation in immune thrombocytopenia. Sci Rep, 2016, 6: 27445.

[7] Shan NN, Dong LL, Zhang XM, et al. Targeting autophagy as a potential therapeutic approach for immune thrombocytopenia therapy. Crit RevOncol Hematol, 2016, 100: 11-15.

[8] Min YN, Wang CY, Li XX, et al. Participation of B-cell-activating factor receptors in the pathogenesis of immune thrombocytopenia. JThromb Haemost, 2016, 14: 559-571.

[9] Qiao J, Liu Y, Li D, et al. Imbalanced expression of Bcl-xL and Bax in platelets treated with plasma from immune thrombocytopenia. Immunol Res, 2016, 64: 604-609.

[10] Qiao J, Liu Y, Li X, et al. Elevated expression of NLRP3 in patients with immune thrombocytopenia. Immunol Res, 2016, 64: 431-437.

[11] Zhang HW, Zhou P, Wang KZ, et al. Platelet proteomics in diagnostic differentiation of primary immune thrombocytopenia using SELDI-TOF-MS. Clin Chim Acta, 2016, 455: 75-79.

[12] Zhang X, Zhao Y, Li X, et al. Thrombopoietin: a potential diagnostic indicator of immune thrombocytopenia in pregnancy. Oncotarget, 2016, 7: 7489-7496.

[13] Hou Y, Feng Q, Xu M, et al. High-dose dexamethasone corrects impaired myeloid-derived suppressor cell function via Ets1 in immune thrombocytopenia. Blood, 2016, 127: 1587-1597.

[14] Wei Y, Ji XB, Wang YW, et al. High-dose dexamethasone vs prednisone for treatment of adult immune thrombocytopenia: a prospective multicenter randomized trial. Blood, 2016, 127: 296-302.

[15] Guo X, Yasen H, Zhao F, et al. The effect of single course high dose dexamethasone on CD28/CTLA-4 balance in the treatment of patients with newly diagnosed primary immune thrombocytopenia. Hum Vaccin Immunother, 2016, 12: 97-103.

[16] Zheng D, Huang CS, Huang SB, et al. Laparoscopic splenectomy for primary immune thrombocytopenia: cur-

rent status and challenges. World J Gastrointest Endosc，2016，8：610-615.

［17］ Zhou Z，Qiao Z，Li H，et al. Different dosages of intravenous immunoglobulin（IVIg）in treating immune thrombocytopenia with long-term follow-up of three years：results of a prospective study including 167 cases. Autoimmunity，2016，49：50-57.

［18］ Wang L，Gao Z，Chen XP，et al. Efficacy and safety of thrombopoietin receptor agonists in patients with primary immune thrombocytopenia：a systematic review and meta-analysis. Sci Rep，2016，6：39003.

［19］ Huang HP，Liu WJ，Guo QL，et al. Effect of silencing HOXA5 gene expression using RNA interference on cell cycle and apoptosis in Jurkat cells. Int J Mol Med，2016，37：669-678.

［20］ Dai L，Zhang R，Wang Z，et al. Efficacy of immunomodulatory therapy with all-trans retinoid acid in adult patients with chronic immune thrombocytopenia. Thromb Res，2016，140：73-80.

第二节　易栓症

2016 年度中国（不包括台湾地区）关于易栓症发表的研究较少，其中关于遗传性易栓症的报道占大部分。在 2016 年发表的所有相关文献中共报道了 3 个导致遗传性易栓症的新突变类型，分别是 PROC 基因区的*g. 7271G＞A*（*p. Gly86Asp*），SERPINC1 基因区的*g. 5890-5892delCTT* 和 PROS1 基因区的*c. 74dupA*。Chen 等对 1 例蛋白 C 和纤溶酶原活性均下降的反复栓塞患者进行 DNA 测序分析，发现该患者携带 PROC 区和 PLG 区的双杂合突变，其中 PLG 区的*g. 38829G＞A*（*p. Ala601Thr*）突变又称“PLG Tochigi”，导致纤溶酶原活性下降，但根据以往研究不被认为是栓塞症的独立危险因素。而 PROC 区的突变*g. 7271G＞A* 为新发现的突变类型，且蛋白预测软件显示为有害突变。Chen 等对先证者的家系进行 PC 活性和抗原检测并对相应基因进行测序后发现该新突变携带者 PC 活性和抗原水平均下降，非携带者 PC 活性和抗原水平均处于正常范围，因此推测 PROC 基因区的*g. 7271G＞A*（*p. Gly86Asp*）突变导致Ⅰ型 PC 缺乏。但由于其他单一携带者均未出现血栓事件，推测单一的该杂合突变导致血栓事件的可能性小，与 PLG 突变有协同作用造成先证者易栓倾向。Hao 等报道了 2 个遗传性抗凝血酶Ⅲ（antithrombinⅢ，ATⅢ）缺乏的家系基因表型及基因突变，其中一个家系携带的*g. 5890-5892delCTT* 为首次报道的突变，该突变造成 ATⅢ上第 121 号苯丙氨酸缺失，进一步导致 ATⅢ抗原和活性均下降，但对其具体机制尚未进行研究。PS 缺乏症在我国发生率极低，仅有过数例有关报道。2016 年 Huang 等和 Zhang 等分别对 2 个 PS 缺乏家系进行了研究，其中后者在研究家系中发现了新的 PROS1 区基因突变*c. 74dupA*，该基因造成 PS 蛋白移码突变并提前终止翻译，最后生成截断蛋白，导致 PS 蛋白抗原及活性均显著下降。Deng 等对 2 个 PC 双杂和突变家系（*c. 580C＞T/c. 970G＞A* 和*c. 820G＞T/c. 889G＞C*）进行了基因表型和基因突变分析，并以其中 3 种尚未被进一步研究过的突变序列为模板构建了 PC 表达质粒进行体外细胞表达实验。结果显示*c. 580C＞T* 突变质粒与 WT 型表达质粒相比 PC 活性下降约 50%（$P<0.01$），而 PC 抗原表达量无明显差异，且该突变蛋白在内质网和高尔基体上都

有表达，证实为引起Ⅱ型 PC 缺乏的基因突变；*c.970G*>*A* 突变质粒与 WT 型表达质粒相比在 PC 抗原量和活性方面都无显著性差异，推测对 PC 缺乏并无重要影响；*c.820G*>*T* 质粒与 WT 质粒比较则 PC 抗原量几乎为 0（$P<0.01$），活性方面也相应显著减少（$P=0.015$），然而细胞内定位显示改突变蛋白在内质网和高尔基体上均存在。蛋白结构分析显示该突变蛋白在 274 位氨基酸处终止合成形成截断蛋白，而野生型 PC 蛋白的 319 位氨基酸处存在轻重链链接的关键基团，因此推测该突变蛋白在体内正常合成分泌，但由于失去了 274 位氨基酸以后的关键序列导致正常 PC 的活性显著下降且不能被传统的抗原检测方式检测到。该文章在分子水平上验证了两种 PROC 突变导致易栓症的机制，但这两种基因突变是否为人群中栓塞事件发生的独立危险因素仍待进一步流行病学研究。

阵发性睡眠性血红蛋白尿症（parox-ysmal nocturnal hemoglobinuria，PNH）患者有易栓倾向，但其具体机制鲜有科学实验研究。目前认为反复溶血、NO 过度消耗和血小板激活为其易栓的主要原因。杜丽亚等对 142 例 PNH 患者和 100 例匹配健康对照进行了 3 个已知的血栓相关基因位点（*PROC c.574-576del*、*PROC c.565C*>*T* 和 *THBD c.-151G*>*T*）的基因检测，统计结果显示：PNH 患者和健康对照相比，3 个易感基因突变率均无统计学差异；PNH 合并栓塞和未合并栓塞患者比较 3 个易感基因的突变率也均无统计学差异。

以往有文献报道称易栓基因携带者试管婴儿成功率较正常人更低。然而 Tan 等在 2016 年的 Meta 分析中表示常见的几种易栓基因携带者与正常人相比体外授精的结局并无统计学差异。该文章纳入 2007—2015 年发表的 7 篇文献，研究的易栓基因包括 *FVL*、*PGM*、*MTHFR*（*C677T*）、*MTHFR*（*A1298C*）及 *APCR* 突变，以胚胎植入率和妊娠率作为衡量体外授精结局的标准。统计结果表示胚胎种植率及妊娠率在母方 *FVL*、*PGM*、*MTHFR*（*C677T*）、*MTHFR*（*A1298C*）及 *APCR* 突变携带人群和不携带人群中无明显差异，由此推测母方易栓基因对体外授精结局并无影响。值得注意的是，由于针对易栓基因和体外授精结局关系进行研究的实验数量过少，该文章统计时也纳入了观察性研究。因此尽管纳入的各研究的 NOS 评分≥7 分，依旧不能排除其他混杂因素对统计结果的影响。

除了胚胎移植术，易栓症与自然流产的关系也是许多临床学者关心的问题。Shi 等对包括易栓基因在内的多种基因突变与反复流产之间的关系进行了大型 Meta 分析。该文定义连续两次或以上发生于前中孕期的流产为反复流产，排除了因其他明确病因发生的流产事件，纳入 1991—2016 年发表的共 369 篇回顾性病例对照研究，根据统计分析结果表明：在包括高加索人群和亚洲人群的总体人群中 *FVL rs6025*、*FII rs1799963*、*MRHFR rs1801131*、*MRHFR rs1801133*、*PRA-1 rs1799889* 在一种或多种分析模型（显性模型、隐性模型、超显性模型、等位基因模型）中与反复流产相关；其他在易栓症中研究较少的基因，如 *ANXA 5*、*ITGB 3* 及 *MTR* 基因的多种突变也与反复流产事件相关。

ATⅢ基因突变导致的 ATⅢ缺乏被广泛认为是栓塞的独立危险因素，然而 ATⅢ的突变类型繁多，各种类型突变对 ATⅢ活性的影响程度不同，因此可能对栓塞事件发生率的影响也不同。

Wang 等回顾性统计分析了 169 例来自中国汉族的 ATⅢ缺陷患者中无义突变携带者和错义突变携带者 VTE 发生率的差异。统计结果显示，无义突变携带者相比错义突变携带者 AT 下降更明显[(47.6%±1.0%) *vs.* (59.1%±2.3%)，*P*<0.001]，发病年龄更早（27 *vs.* 32 岁，*P*=0.045），且发生 VTE 的危险性更高（HR 2.29，95%CI 1.16～4.69，*P*=0.02），但 2 种突变携带者在 DVT 发生部位上并无明显统计学差异。然而该研究在方法上有较大缺陷，一是研究对象数量过少；二是由于纳入对象全部来源于其他文献报道的突变患者，纳入对象偏向于发生栓塞事件的突变患者，可能存在较大的发表偏倚；三是由于两组研究对象未进行其他因素的匹配或多变量分析，统计过程中可能存在较大的混杂偏倚。

日本学者报道过因凝血酶原（FⅡ）基因“功能增强”型突变（*p. Arg596Leu*）导致抗凝血酶抵抗（ATR）从而引起家族遗传性易栓症的先例。吴莹莹等采用限制性内切酶 HpaⅡ在 1304 例和 1334 例病例对照人群中针对*p. Arg596Leu* 和*p. Arg596Gln* 突变进行检测，结果在所有静脉血栓栓塞症患者中均未检测到这 2 种突变。由此推测此 2 种突变在我国可能极罕见，遗传性抗凝血酶抵抗不是我国华中地区易栓症的常见因素。但该研究由于研究人群来自中国华中地区，因此对于其他地区汉族人群是否存在 ATR 突变不能下结论。

Zhao 等对反复 VTE 患者的一级亲属和健康人的一级亲属 VTE 发病率进行了统计学比较分析，发现前者 VTE 发病率显著高于后者。该文章回顾性纳入了其单位 2003—2014 年收治的 126 例反复 VTE 患者作为病例组，以年龄、性别相匹配的健康体检者 126 例作为对照组。纳入病例组一级亲属（父母、同胞、子女）933 例进行病史询问和基因检测，同样纳入对照组关系匹配的一级亲属 950 例进行病史询问和基因检测。多变量统计分析结果显示与健康对照者一级亲属相比，反复 VTE 患者一级亲属 VTE 发生率明显更高（OR 2.62，95%CI 1.61～4.26，*P*<0.001），但在亲属关系亚组多变量分析中，反复 VTE 患者的父母和子女与健康对照组父母和子女相比 VTE 发病率并无统计学差异（OR 2.09，95%CI 0.64～6.82，*P*=0.22；OR 4.97，95%CI 0.57～43.15，*P*=0.15），而反复 VTE 患者的同胞与健康对照组的同胞相比 VTE 发病率明显更高（OR 2.72，95% *CI* 1.56～4.73，*P*<0.001）。

李志萍等对 38 例因异位妊娠接受腹腔镜术的易栓症患者进行前瞻性队列研究，比较早期使用弹力袜和不使用弹力袜者 VTE 的发病率，发现前者 VTE 的发病率远低于后者。该研究中两组在性别、年龄、发病部位、破裂及流产、合并病、手术方式及手术出血、术后卧床时间、合并用药、术前 D-二聚体等方面均无显著统计学差异（*P*>0.05），随访 1 个月后统计两组 DVT 和 PE 发病情况，统计分析显示早期使用弹力袜组 DVT 的发病率远低于不使用弹力袜组（5.6% *vs.* 35%，*P*=0.045），但 PE 发病率无统计学差异（5.56% *vs.* 10%，*P*=0.612）。由此推测易栓症患者在接受腹腔镜手术后早期使用弹力袜可以预防 DVT。但该研究样本量过小，需要进一步加大样本量进行研究。

（胡 豫 梅 恒 王雅丹）

参考文献

[1] Cheng X, Wang M, Jiang M, et al. A protein C and plasminogen compound heterozygous mutation and a compound heterozygote of protein C in two related Chinese families. Blood Coagul Fibrinolysis, 2016, 27 (7): 838-844.

[2] Hao X, Jin Y, Cheng X, et al. Phenotypic and genetic analysis of two pedigrees affected with hereditary antithrombin deficiency. Zhonghua Yi Xue Yi Chuan Xue Za Zhi, 2016, 33 (2): 145-149.

[3] Huang KY, Kong LQ, Wu Z, et al. Pedigree survey in a family with hereditary protein S deficiency. Zhonghua Xin Xue Guan Bing Za Zhi, 2016, 44 (9): 782-785.

[4] Zhang Y, Yang H, Chen Q, et al. A novel PROS1 mutation, c. 74dupA, was identified in a protein S deficiency family. Thromb Res, 2016, 148: 125-127.

[5] Deng MY, Liu ZX, Huang HF, et al. Two novel compound heterozygous mutations associatedwith types Ⅰ and Ⅱ protein C deficiency with unusual phenotypes. Thromb Res, 2016, 145: 93-99.

[6] Du YL, Long Z, Xie H, et al. The preliminary research in paroxysmal nocturnal hemoglobinuria with thrombosis. Zhonghua Xue Ye Xue Za Zhi, 2016, 37 (4): 318-323.

[7] Tan X, Yu Z, Sao J, et al. Association between in vitro fertilization outcomes and inheritedthrombophilias: a meta-analysis. J Assist Reprod Genet, 2016, 33 (8): 1093-1098.

[8] Shi X, Xie X, Jia Y, et al. Maternal genetic polymorphisms and unexplained recurrent miscarriage: a systematic review and meta-analysis. Clin Genet, 2017, 91 (2): 265-284.

[9] Wang D, Cui G, Hu S, et al. Subtypes of SERPINC1 mutations and the thrombotic phenotype of inherited antithrombin deficient individuals in Chinese Han population. Blood Cells Mol Dis, 2016, 62: 38-41.

[10] 吴莹莹，唐亮，刘敬迪，等. 华中地区静脉血栓栓塞症患者抗凝血酶抵抗的分子遗传学研究. 临床血液学杂志，2016，1：16-19.

[11] Zhao L, Li C, Shao R, et al. Risk indicators for venous thrombosis in first-degree relatives of patients with recurrent venous thromboembolism in Chinese. Medicine (Baltimore), 2016, 95 (41): 4539.

[12] 李志萍，汤广恩，黄楷，等. 早期弹力袜对易栓症患者异位妊娠腔镜术后下肢深静脉血栓形成的防治作用. 岭南现代临床外科，2016，4：493-496.

第三节　弥散性血管内凝血

2001 年，国际血栓与止血学会为弥散性血管内凝血（disseminate intravascular coagulation, DIC）提出定义：“DIC 是一种由不同原因引起的，以全身性血管内凝血系统激活为特征的获得性综合征。这种改变可来自并引起微血管系统的损害，严重时可导致器官功能衰竭”。DIC 不是一种特定的疾病，而是一个由多种病因引起的病理过程，当原发病好转，DIC 则消失。长期以来人们对 DIC 的基础和临床进行了大量的研究。2016 年度对 DIC 的研究主要在表现在三个方面：①建立新的敏感与特异性的诊断指标；②提出更为有更为合理有效的干预手段改善患者预后；③对 DIC 预后进行预测。

（一）实验室诊断

DIC 的实验室异常表现在 aPTT 和 PT/INR 延长，血小板计数和纤维蛋白原下降，纤维蛋白降解产物（包括 D-D）增加。DIC 是一个复杂的综合病症，没有一个特异的实验室检查可以单独做出 DIC 的诊断，应根据多项指标的结果综合判断。迄今位置，DIC 诊断的金标准尚未完全建立，也没有单一项目能够明确诊断 DIC，需要借助辅助诊断来提高诊断效率。2001 年，国际血栓与止血学会基于纤维蛋白相关标志物建立了针对显性 DIC 的诊断标准：

1. 基础疾病　是否存在已知与 DIC 相关的基础疾病？存在则继续积分，不存在则不再继续。

2. 积分标准

（1）血小板计数：＞100 000/μl＝0，＜100 000/μl＝1，＜50 000/μl＝2。

（2）纤维蛋白相关标志物：增高（如 D-D 或纤维蛋白降解产物）（无增高＝0；中度增高＝1；显著增高＝2）。

（3）凝血酶原时间延长：＜3s＝0；3s＜PT＜6s＝1；＞6s＝2）。

（4）纤维蛋白原水平（＞1.0g/L＝0；＜1.0g/L＝1）：积分＞5，考虑 DIC；每日复查。积分＜5，可能（并非确定）为非明显性 DIC，1～2 日复查。

近年来，非显性 DIC 引起人们的极大关注。ISTH 将非显性 DIC 定义为止血功能障碍的代偿阶段，虽然患者的出血现象较轻，但微血管系统内已有广泛血栓。有研究表明在非显性 DIC 初始即开始治疗比诊断 DIC 才开始治疗预后好。因此，非显性 DIC 的早期诊断对 DIC 的预防和治疗尤为关键。而多种积分系统，如 ISTH、JMHW，提出了诊断 DIC 和非显性 DIC 的标准，但其对 D-D 的临界值的界定并不明确，而该研究针对显性 DIC 和非显性 DIC 提出了新的 D-二聚体临界值标准则具有重要的意义。Li 等提出 D-D＞ 3.0 μg/ml 有益于诊断非显性 DIC，其联合 FDP 对非显性 DIC 的初步筛选具有重要意义。对于非显性的 DIC 识别，实验室诊断标准应包括：①D-D＞ 3.0 μg/ml（1 分）和 FDP ＞10 mg/L（1 分）；②＜70％（1 分）。该研究纳入 360 个病例，通过 ISTH 标准诊断显性、非显性 DIC 和非 DIC，计算各 D-二聚体临界值的敏感性和特异性，结果表明，当 D-二聚体＞3.0 μg/ml 时，诊断 DIC 和非显性 DIC 的敏感性和特异性的总值最大，DIC 为 1.85，非显性 DIC 为 1.83，同时漏诊率和误诊率的总值最低，DIC 为 0.15，非显性 DIC 为 0.17。结合 D-二聚体＞3.0 μg/ml 和 FDP＞10 mg/L，进一步增加诊断 DIC 和非显性 DIC 的敏感性和特异性。近年来，DIC 在孕妇中的发病率不断上升，对母婴健康产生较大的影响。李伟平探讨了孕妇术前 PT、APTT 和 Fg 水平对剖宫产术后产科 DIC 早期诊断的意义。选取剖宫产术后发生产科 DIC 的孕妇和同期剖宫产术后未发生 DIC 的孕妇各 34 例，检测两组孕妇剖宫产术前的

TT、APTT、PLT 和 Fg 水平，并进行统计学分析。发生 DIC 的孕妇术前 TT、APTT、PLT 和 Fg 明显低于未发生 DIC 组。DIC 对产妇和胎儿危害巨大，该研究为我们早期发现产妇 DIC 提供了观察手段，同时也为观察患者的疾病进展和结果转归提供了重要依据。

（二）DIC 的治疗

DIC 的治疗方面，何孜岩探讨了低分子肝素辅助治疗 M3 伴 DIC 的临床疗效，纳入患者 42 例，随机分为对照组和观察组各 21 例，结果显示在常规治疗上给予肝素辅助治疗，显著提高有效率，降低死亡率。曾小玲探究早期使用低分子肝素钙预防新生儿因严重感染出现 DIC 的效果，纳入 30 例严重感染患儿，按病床单双数分为治疗组 15 例、对照组 15 例，对照组给予抗感染、维持内环境稳定、呼吸衰竭给予机械通气，治疗组在此基础上加用低分子肝素，观察两组患儿 DIC 发生、致死情况，结果显示治疗组用药期间无明显出血，治疗组患儿 DIC 发生率、死亡率分别为 0.0％、6.7％，对照组依次为 20.0％、20.0％，治疗组明显优于对照组。LMWH 在能减少出血风险的同时具有与普通肝素同等的抗凝作用。多项研究表明 LMWH 在改善出血症状和提高脏器症状评分方面均比普通肝素有效。但也有研究显示，LWHM 优点并不如最初应用于临床时所介绍的那样明显，且亦有诱发肝素依赖性血小板减少性血栓形成的报道。Zhang 等行 Meta 分析评估了重组人可溶性血栓调节蛋白（rhTM）治疗合并 DIC 的感染患者的死亡率。在检索 PubMed、Web of Science、Embase 和 Cochrane 图书馆数据库 2016 年 4 月之前的文献，纳入符合标准的相关文献，最终纳入 10 项观察性研究和 2 项 RCT，共计 18 288 例病例，RCT 和观察性研究中 28 天或 30 天的死亡率危险比分别为 0.81（95％CI 0.61～1.06）和 0.96（95％ CI 0.92～1.01），和对照组相比，出血风险无明显差异。几项研究表明，重组人可溶性血栓调节蛋白（rhTM）对于感染合并 DIC 的患者的治疗具有潜在优势。然而，注射 rhTM 是否会影响临床治疗患者的死亡率仍存在争议。2008 年，日本即应用 TM 成功治疗败血症合并的 DIC，目前 rhTM 在美国已进入临床Ⅲ期试验，用于治疗严重败血症合并的凝血功能障碍。

（三）预后评估

Wan 等评估了 Sonoclot 凝血分析对预测显性 DIC 30 天存活率的作用。纳入 237 例 ISTH 评分系统诊断的显性 DIC 患者，Cox 比例风险模型显示 ACT 和血小板功能与存活相关（$P<0.05$），Kaplan-Meier 存活曲线显示只有 1 项 Sonoclot 指标异常较 2 项或者 3 项异常指标的患者预后更佳。

（胡　豫　梅　恒　王雅丹）

参考文献

［1］ Li WJ，Sha M，Ma W，et al. Efficacy evaluation of D-dimer and modified criteria in overt and nonovert disseminated intravascular coagulation diagnosis. Int J Hematol，2016，38：151-159.

［2］ 李伟平．产科 DIC 患者凝血检验结果的临床分析．中国继续医学教育 1674—9308（2016）29—0031—02.

［3］ 何孜岩．低分子肝素辅助治疗急性早幼粒细胞白血病伴弥散性血管内凝血的临床疗效研究．临床合理用药，2016，8（9）：8C（70-71）.

［4］ 曾小玲．低分子肝素钙预防新生儿严重感染致 DIC 的临床研究．海峡药学，2016，28（7）：141-142.

［5］ Zhang C，Wang H，Yang H，et al. Recombinant human soluble thrombomodulin and short-term mortality of infection patients with DIC：a meta-analysis. Am J Emerg Med，2016，34（9）：1876-1882.

［6］ Wan P，Yu M，Qian M，et al. Sonoclot coagulation analysis：a useful tool to predict mortality in overt disseminated intravascular coagulation. Blood Coagul Fibrinolysis，2016，27（1）：77-83.

第四节　血友病

一、血友病的基础研究

Wu 等首次采用原位遗传矫正的方法治疗第 22 内含子倒位的血友病 A 患者。将患者尿液中的尿路上皮细胞诱导多能干细胞（induced pluripotent stem cells，IPSC），然后通过同源重组的方法利用能精确识别第 22 内含子和外显子链接位点的转录激活物样效应物核酸酶（transcription activator-like effector nickases，TALENickases）对 IPSCs 进行原位修复，并且成功在 IPSCs 分化的内皮细胞和间充质干细胞中检测到*F8* 基因转录和 FⅧ的分泌。

Guan 等首次利用 CRISPR/Cas9 系统证实新发现的 *Y371D* 突变比以往发现的 *Y371S* 突变更能导致严重的血友病 B，并且利用腺病毒载体将 Cas9 敲入血友病 B 小鼠的*F9* 基因 *Y371D* 突变位点进行基因修复治疗，尽管 CRISPR/Cas9 系统表现出了很高的修复效率并且小鼠的凝血活性明显恢复，但其导致严重的肝毒性以致治疗无效，对于 CRISPR/Cas9 介导的原位基因修复还需要进一步研究。

Pang 等采集重型血友病 A 患者的尿液中脱落的肾小管上皮细胞诱导多能干细胞（HA-IPSCs），利用 TALENickases 将外源*F8* 基因敲入 HA-IPSCs 的核糖体 DNA（rDNA）位点上，结果在 HA-IPSCs 裂解液中检测到外源*F8* mRNA 和 FⅧ蛋白，并且 IPSCs 分化为内皮细胞后，依然可以检测到 FⅧ蛋白，上述研究表明，多拷贝 rDNA 位点可以作为患者进行诱导多能干细胞治疗的有效靶点，为基因治疗提供了新的思路。

Lyu 等采用有针对性的高通量测序技术在 8 个 HA 家族中检测到第 22 内含子倒位，在 1 个 HA 家族中检测到第 1 内含子倒位。除了倒位突变，在 HA 的家庭中还检测到 20 个突变，包括 17 个已发现的突变和 3 个新发现的突变：*c.5724G ＞ A*（*p.Trp1908 **）*c.6116-1-6120delGAGTGTinsTCC*（*p.Lys2039Ilefs * 1*）和*c.5220-2A＞C*，并且发现一种复杂的重排，第

1 内含子的倒位伴随第 1 外显子的缺失。

陈加弟等探讨 1 例女性血友病 A 患者的患病机制，该患者父亲是血友病患者，母亲是正常人。HUMARA 检测发现该患者 X 染色体为非随机性失活，即携带有正常*F8* 基因的母源 X 染色体比携带有缺陷*F8* 基因的父源 X 染色体甲基化失活比率更高。

白楠等采用多种基因检测手段对一个血友病 A 家系进行遗传学分析反向转变 PCR（inverse-shifting PCR，IS-PCR），结果显示先证者未发生*F8* 基因第 1 内含子倒位或第 22 内含子倒位。NGS（next generation sequencing，二代测序技术）确定 1 例患者*F8* 基因第 2 外显子大片段缺失突变，多重连接探针扩增技术（multiplex ligation dependent probe amplification，MLPA）结果也证实先证者*F8* 第二外显子缺失，还检测出先证者母亲为*F8* 基因第 2 外显子杂合缺失携带者。短串联重复序列（short tandem repeat，STR）连锁分析结果与上述几种出现差异。

Shrestha 等利用 6 个外源性 STR（DXS1073、DXS15、DXS8091、DXS1227、DXS991、DXS993）标记快速多重荧光 PCR，利用一个基因内标记物 STR22 进行连锁分析一个血友病家庭，结果表明，先证者与其母亲和妹妹的 7 个 STR 的单倍体型相同，表明先证者的母亲和妹妹均为携带者，又由于 STR22 在*F8* 基因内部，而 DXS1073 和 DXS15 非常靠近*F8* 基因，所以这 3 种标记物诊断血友病携带者更为准确。

综合比较上述几种方法，IS-PCR 可以检测倒位，但不能检测点突变、缺失和插入；NGS 可同时对于小片段缺失插入和大片段的纯合缺失进行准确分析，但不能检测倒位，对于携带者检出效率较低，MLPA 对于大片段的纯合缺失及杂合缺失均有较好的检测效果而不能检测点突变和小片段插入缺失，也不能检测倒位；连锁分析方便、快捷，对于携带者的检出效率高，但容易因染色体重组导致检测假阳性和假阴性的发生。

二、血友病关节病外科处理研究

郝运等收集行骨科手术治疗的男性甲型血友病患者 10 例，采用的凝血因子Ⅷ手术准备标准是：常规血肿性假肿瘤清除术需 3.5 万 U/60 kg 体重，如伴有关节侵蚀、滑膜增生、行放疗，则需 1 万 U/60 kg 体重，关节置换手术需要 6 万 U/60 kg 体重，均行Ⅷ因子补充替代治疗后，全部 10 例患者伤口愈合良好，1 例患者术后因为康复锻炼时活动度过大引发伤口渗血，经非手术治疗后好转，1 例患者术后 6 个月再次出现关节腔血肿，来院行关节腔穿刺抽吸治疗，经治疗好转出院。1 例患者于术后 10 天用力屈曲踝关节引起手术切口渗血，经治疗后好转。

冯宾等报道手术治疗血友病性骨关节病变患者 120 例，120 例患者共接受 166 例次手术，手术主要为关节置换 103 例次（62.0%）和假瘤切除及重建手术 21 例次（12.7%）。其中血友病关节炎、血友病假瘤进行手术治疗后有效缓解症状，获得满意的临床疗效。血友病患者凝血因子缺乏，围术期容易出现出血并发症，又因肢体肌肉萎缩、骨质疏松、手术部位软组织菲薄使手术部位并发症发生率升高，手术期共出现 30 例次并发症（18.1%），包括凝血功能相并发症 8 例次

(4.8%)、手术相关并发症 12 例次 (7.2%)、伤口相关并发症 10 例次 (6.0%)。

张延等报道了 11 例 (11 膝) 血友病性关节炎患者行全膝关节置换术，并观察比较手术前后膝关节 HSS 评分情况，HSS 膝关节评分系统，由疼痛、功能、活动度、肌力、屈曲畸形及稳定性 6 个分项评分组成。术后 HSS 评分优 6 膝，良 4 膝，尚可 1 膝。全膝关节置换治疗血友病性关节炎能够取得比较令人满意的效果。

三、血友病预防治疗研究

刘国青等研究 19 例重型血友病 A 患儿接受初级预防治疗的效果分析，开始的中位年龄为 1.8 (0.5～2.9) 岁，治疗方案初期为中位频率每周 1 次的低频次、小剂量人源性凝血因子Ⅷ方案 [16.7 (8.0～23.5) U/ (kg·次)]，并随个体出血控制情况进行调整，预防治疗前中位年总出血频率 (ABR) 为 3.2 (0～16.0) 次/年，中位年关节出血频率 (AJBR) 为 0.3 (0～8.0) 次/年，预防治疗后患儿 ABR 为 1.9 (0～6.0) 次/年，AJBR 为 0 (0～3.3) 次/年。预防治疗期间均未发生严重出血，所有患儿的日常活动能力均保持正常，有 8 例患儿由于出血控制不佳进行了升级治疗 [中位注射频率 2 次/周；中位凝血因子剂量 18.0 (13.3～33.3) U/ (kg·次)]，在升级治疗后 ABR、AJBR 均较前下降，出血情况得到较好控制。

Hua 等对 33 例中重型血友病 A 患者 (年龄 18～60 岁，中位年龄 33.4 岁) 应用低剂量预防治疗后 (5～10 U/kg，2～3 周 1 次)，年出血率显著下降 (11.8±7.6) *vs*. (41.5±20.7)，下降 71.1%，($P<0.0001$)，并且运动和自理能力显著提高。

谭清体等回顾性分析 61 例四川省儿童血友病 A 的预防治疗。治疗剂量为 (15.0±5.9) (5～33) U/kg；频率为 (1.3±0.6) 次/周，开始年龄为 (6.8±4.7) 岁。其中初级预防治疗 7 例 (11.5%)；次级预防治疗 26 例 (42.6%)；三级预防治疗 7 例 (11.5%)；阶段性预防治疗 21 例 (34.4%)；预防治疗的平均维持时间为 (2.1±1.8) 年。预防治疗后严重出血事件显著减少，初级预防、次级预防、三级预防和阶段性预防治疗后关节出血分别减少 71.4%、55%、21.7% 和 75%；初级预防及三级预防治疗无新发骨关节病，次级预防治疗期间有 9 例 (34.6%) 患儿共 16 个关节发展成血友病骨关节病，阶段性预防发现共有 7 例 (33.3%) 患儿共 12 个关节发展为血友病骨关节病。中小剂量的预防治疗 (5～25U/kg，1～2 次/周) 能明显改善关节出血、减少严重出血事件及血友病骨关节病的发生，但次级预防治疗及阶段性预防治疗并不能阻止血友病骨关节病的发生。

肖娟等也对 28 例重型血友病 A 患儿采用重组凝血因子Ⅷ预防治疗 [8～10U/ (kg·次)，2 次/周]，用药后 96 小时血 FⅧ的谷浓度全部 (100%) 在 1.0%以下，用药 72 小时血 FⅧ浓度 22 例 (78.6%) 已降到 1.0%以下，且仍有较高的年化关节出血率，提示低剂量预防方案可能剂量不足，无法达到预防的目的。

李志涛等回顾性分析重型血友病 A 患者 64 例，比较儿童与成年重型血友病 A 患者低剂量预防治疗效果。根据年龄和治疗方案划分为儿童按需组、儿童预防组、成年人按需组、成年人预防组。结果儿童预防组年平均关节出血次数（9.2±8.4）显著低于儿童按需组（34.8±18.8），成年人预防组年平均关节出血次数（12.2±6.4）显著低于成年人按需组（29.2±12.9），且在生活质量上较成年人按需组显著提高（$P=0.001$）。儿童按需组年均关节出血次数显著高于成年人按需组，但儿童预防组与成年人预防组间差异无统计学意义（$P>0.05$）。儿童预防组在年均关节出血次数的改善率方面优于成人预防组（73.6% *vs*. 58.2%）。儿童按需组 SF-36 评分显著高于成年人按需组，但儿童预防组与成年人预防组间差异无统计学意义（$P>0.05$）。成年人预防组在生活质量改善率方面优于儿童预防组（5.0% *vs*. 48.9%）。

四、血友病信息登记研究

牟晓丽等统计了 2010—2015 年来自甘肃 14 个市及周边邻近省份 223 例血友病患者的临床资料，其中血友病 A（HA）203 例，血友病 B（HB）20 例；男性 222 例，女性 1 例，农村患者 177 例，占 79.4%。HA 和 HB 患者诊断延迟时间分别为（2.50±4.91）年和（2.07±4.76）年。在所有患者中合并关节出血 168 例（75.3%），关节畸形 123 例（55.2%）。91.6%患者按需治疗，86.9%患者首次就诊医院为三级以下医院，其中仅 15.9%首诊医生考虑患者为血友病。

康佩佩等统计了 2010—2015 年在山东省血液中心登记的 1979 例血友病患者资料，其中甲型血友病占 86.1%，乙型血友病占 13.9%，以儿童和青少年为主，患者分布在全省 17 地市，以菏泽、济宁、临沂及济南市登记的患者较多，东部的威海、烟台、日照及莱芜市患者则相对较少，疾病的严重程度以重型（57.9%）和中型（30.3%）为主，关节畸形率高（49.7 %）。在明确登记家族史情况的 1769 例患者中，有家族史者占 53.6%。

唐广等报道河南省安阳地区 69 例血友病患者临床特征和社会状况分析，血友病 A 55 例（79.7%），血友病 B 14 例（占 20.3%），28 例有明确家族史（40.5%）。患者首次发病平均年龄为 3.67 岁，首次诊断平均年龄为 7.88 岁。曾发生关节血肿者 45 例（65.2%），其中累计 3 组关节以上者 23 例（33.3%），并导致关节畸形。9 例患者从未进行治疗（13.0%），15 例患者仅在严重出血时进行治疗（21.7%）。仅有 22 例患者进行家庭治疗（31.9%），无 1 例进行预防治疗。因血友病导致 6 例未入学，23 例辍学，18 例无稳定工作，10 例因严重关节畸形不能从事务农、劳工等，8 例未婚，6 例表示婚姻状况不佳；每年花费>2 万元者 22 例。

周柳等回顾性分析 2010—2014 年郑州大学第一附属医院确诊的 294 例血友病患儿（年龄≤14 岁）的临床资料，血友病 A 254 例，血友病 B 40 例；重型 83 例，中型 117 例，轻型 94 例。首次发病年龄（1.62±1.58）岁，确诊年龄（5.54±5.28）岁。首次发病年龄≤3 岁共 222 例（75.51%）。有明确血友病家族史 57 例（19.39%）。首次出血部位以皮肤黏膜为首位，共 220 例（74.83%）。95 例（32.31%）合并关节畸形。所有患儿仅在出血严重时接受过替代治疗，无 1 例接受预防性替代治疗。仅 1 例患儿查丙肝抗体阳性，家族中否认丙肝病史。

根据上述统计资料表明我国血友病患者的确诊率较低，诊断延迟时间较长，治疗不及时，合并关节出血多，累及关节畸形比例高，丙型肝炎感染率高，农村人口多，治疗费用高，多数家庭承担不起。通过建立和完善血友病病例信息登记管理制度，动态掌握血友病的流行特征和发展趋势，有利于对血友病患者进行追踪管理，更好地监测病情、治疗效果，提高临床治疗水平，改善患者及家庭的生活质量。

五、其他

刘葳等回顾性分析26例血友病A伴抑制物阳性患者的临床资料，结果显示高强度替代治疗是抑制物产生的危险因素（HR 4.435，95%*CI* 1.150～17.094，*P*＝0.030），且抑制物并不能增加HA患儿出血频率。郝晓阳等对21例血友病患者进行骨代谢标志物及骨密度（bone mineral density，BMD）测量，根据WHO定义，应用Z值评估BMD，Z值≤－2提示存在骨钙化成熟障碍，将患者分为Z值≤－2组（11例）和Z值＞－2组（10例），结果发现Z值≤－2组的体重指数（BMI）和血清人骨源性碱性磷酸酶（BALP）水平均低于Z值＞－2组，且IGF、BALP和BMI与BMD均呈正相关且具有显著性，成为反映骨破坏的指标；人Ⅰ型胶原交联N末端肽（NTX-Ⅰ）与BMD无相关性。他们的研究认为，血友病患者骨质流失的机制可能与成骨细胞活性降低有关，低体重指数可能是骨质流失的危险因素。

马菲等研究超声与磁共振成像（MRI）对血友病骨关节病变的诊断及评分，对42例血友病患者的42个关节进行超声和MRI检查，超声和MRI对于血友病患者关节早期软组织病变的检出，对软骨破坏的检出表现为一致性优秀，而对骨边缘侵蚀的检出，软骨下骨囊肿的检出表现一致性差。超声对于血友病骨关节疾病早期软组织病变及软骨破坏的检出具有重要作用，有利于随访观察及指导临床治疗。

王淑红等报道应用北京儿童医院（Beijing children hospital，BCH）日常活动评价表评价现阶段我国血友病儿童的普遍生活能力的研究，共有来自13家医院，279例患儿家庭完成调查问卷。年龄在2.0～17.9岁（8.44±4.07岁），结果显示日常活动能力在6岁以下及≥6岁年龄组的分布具有差异（*P*＝0.001）；与其是否有靶关节损害（*P*＜0.001）相关，与有无家族史（*P*＝0.305）、疾病程度（*P*＝0.521）及是否接受过预防治疗（*P*＝0.899）无关。由BCH提出的活动评分系统，有效地反映出血友病儿童的就学及生活能力程度。量表内容操作简便，适于新兴血友病治疗中心及基层医院应用。

Liu等报道了不同年龄组血友病患儿关节健康状况，在所有60例血友病男孩，膝盖HJHS（the haemophilia joint health score）显著高于肘关节和足踝（*P*＜0.05）。在5～7岁年龄组，膝关节的HJHS（5.93）明显高于肘关节（2.14，*P*＜0.05），但并不显著高于足踝（3.57，*P*＞0.05）。在8～12岁年龄组，膝肘和踝关节HJHS，相似（*P*＞0.05）。在13～18岁年龄组，膝盖的HJHS（12.58）明显高于肘关节（8.75）和踝关节（7.92，*P*＜0.05）。并且HJHS评分与患儿年龄呈正相关，与平均治疗凝血因子剂量和合理运动量呈负相关。

陈晓顶等研究 40 例重度血友病伴膝关节出血患者接受脉冲短波治疗的效果。随机分组后，观察组有男 20 例，对照组有男 20 例，对照组患者给予足量因子替代治疗及后续因子预防治疗，观察组患者在上述干预基础上于出血停止后次日给予无热量脉冲短波治疗（脉冲频率为 25 Hz，脉冲峰值功率为 80W，平均功率为 10～15W）。于治疗前、治疗 3 天及治疗 6 天时分别评定 2 组患者膝关节疼痛并检测关节主动（无痛）屈曲角度，治疗后两组患者关节疼痛及活动度明显好转，且观察组上述疗效指标均明显优于对照（$P<0.05$），上述结果提示脉冲短波治疗血友病关节出血患者确有显著疗效。

（张　磊　杨仁池）

参考文献

［1］ Wu Y，Hu ZQ，Li Z，et al. In situ genetic correction of F8 intron 22 inversion in hemophilia a patient-specific iPSCs. Sci Rep，2016，6：18865.

［2］ Guan YT，Ma YL，Li Q，et al. CRISPR/Cas9-mediated somatic correction of a novel coagulator factor Ⅸ gene mutation ameliorates hemophilia in mouse. EMBO Mol Med，2016，8：477-488.

［3］ Pang JL，Wu Y，Li Z，et al. Targeting of the human F8 at the multicopy rDNA locus in hemophilia a patient-derived iPSCs using TALENickases. Biochem Biophys Res Commun，2016，472（1）：144-149.

［4］ Lyu C，Xue F，Liu X，et al. Identification of mutations in the F8 and F9 gene in families with haemophilia using targeted high-throughput sequencing. Haemophilia，2016，22，e427-e434.

［5］ 陈加弟，林燕芳，林晓岚，等. 一例女性血友病 A 患者发病机制的探讨. 中华医学遗传学杂志，2016，33（3）：344-348.

［6］ 白楠，梅世月，刘宁，等. 一个 F8 基因大片段缺失的血友病 A 家系遗传学分析. 中华医学遗传学杂志，2016，33（6）：782-785.

［7］ Shrestha S，Dong SF，Li ZH，et al. Evaluation of factor Ⅷ polymorphic short tandem repeat markers in linkage analysis for carrier diagnosis of hemophilia A. Biomedical Reports，2016，5：228-232.

［8］ 郝运，何金鹏，郭风劲. 血友病性骨关节病围手术期干预策略的探讨. 内科急危重症杂志，2016，22（5）：340-343.

［9］ 冯宾，翁习生，林进，等. 血友病性骨关节病变的外科治疗策略. 中华骨科杂志，2016，36（7）：413-421.

［10］ 张廷，徐思越，贺西京，等. 全膝关节置换治疗血友病性膝关节炎 11 例临床观察. 陕西医学杂志，2016，45（11）：1505-1506.

［11］ 刘国青，唐凌，吴心怡，等. 重型血友病 A 患儿 19 例个体化初级预防治疗效果分析. 中华儿科杂志，2016，54（12）：923-926.

［12］ Hua BL，Lian XY，Li KX，et al. Low-dose tertiary prophylactic therapy reduces total number of bleeds and improves the ability to perform activities of daily living in adults with severe haemophilia A：a single centre experience from Beijing. Blood Coagul and Fibrinolysis，2016，27：136-140.

[13] 谭清体，李晓静，于洁，等. 四川省儿童血友病 A 预防治疗临床分析. 血栓与止血学，2016，22（1）：66-71.

[14] 肖娟，赵永强，李魁星，等. 重型血友病 A 患儿低剂量预防治疗血浆凝血因子Ⅷ谷浓度的检测. 血栓与止血学，2016，22（1）：61-65.

[15] 李志涛，杨欢，孙竞，等. 儿童与成人重型血友病 A 患者低剂量预防治疗效果的比较. 广东医学，2016，37（16）：2406-2409.

[16] 牟晓丽，赵悦，陈泽华，等. 中国甘肃省血友病中心 223 例血友病患者临床分析. 中国实验血液学杂志，2016，24（5）：1495-1499.

[17] 康佩佩，房云海，秦敬民，等，山东省血友病患者的病例信息分析. 中华医学遗传学杂志，2016，33（4）：458-461.

[18] 唐广，孟君霞，栾春来，等. 河南省安阳地区 69 名血友病患者临床特征和社会状况分析. 血栓与止血学，2016，22（4）：399-401.

[19] 周柳，刘玉峰. 河南地区 294 例儿童血友病临床资料回顾性分析. 河南医学研究，2016，25（5）：818-820.

[20] 刘葳，薛峰，张磊，等. 26 例血友病 A 伴抑制物患儿的危险因素分析及随访研究. 中国血液学杂志，2016，37（6）：474-477.

[21] 郝晓阳，王霖虹，谢燕燕，等. 血友病患者骨质减少的发病机制初探. 中国实验血液学杂志，2016，24（3）：810-814.

[22] 马菲，李颖嘉，肖莉玲，等. 超声与磁共振成像对血友病骨关节病变诊断及评分的价值探讨. 中华超声影像学杂志，2016，25（6）：525-529.

[23] 王淑红，唐凌，徐卫群，等. 北京儿童医院日常活动评价表对中国血友病儿童的活动评价及影响因素分析. 血栓与止血学，2016，22（4）：392-398.

[24] Liu Y，Chen L，Zhao H，et al. Analyses of joint health and influencing factors in different age groups of Chinese children with haemophilia. Haemophilia，2016，22：e545-e548.

[25] 陈晓顶，黄瑛，吴旭才，等. 脉冲短波治疗血友病伴膝关节出血患者的疗效观察. 中华物理医学与康复杂志，2016，38（7）：543-544.

第七章　造血干细胞移植研究进展

第一节　造血干细胞移植预处理

移植前预处理是造血干细胞移植（hematopoietic stem cell transplantation，HSCT）成功的关键环节之一。预处理的作用是通过移植前基于的大剂量化疗和（或）放疗达到以下 3 个目标：①清除患者异常的造血/免疫系统；②清空骨髓，为移植输入的正常造血干细胞植入提供生长空间；③抑制患者的免疫系统，无法排斥输入造血干细胞移植，有利于正常造血细胞的植活。因此移植预处理是造血干细胞移植不可或缺的重要治疗步骤，同时也是造成移植毒性反应的重要诱因。理想的移植预处理方案应能特异清除体内肿瘤细胞，对正常组织器官损伤相对较轻，有效抑制宿主针对供体组织相容性抗原的免疫反应而不影响针对肿瘤和病原体的免疫反应，从而达到增强抗肿瘤和减轻移植毒副反应的目标。如何优化移植预处理，一直是造血干细胞移植领域学者研究的重要领域。2016 年我国学者在预处理研究领域中发表了一系列临床和基础研究报告，涵盖造血干细胞移植预处理研究的多个领域，本章节就此做一简述。

一、移植预处理的分类及其方案的改进

根据预处理对骨髓造血系统清除能力可进行分类。经典预处理方案为清髓性预处理（myelo-ablative conditioning，MAC），其特点是预处理导致重度、持久、不可逆的全血细胞减少，如无供体造血干细胞输注，绝大多数患者将死于骨髓造血功能衰竭。经典方案包括全身放疗（total body irradiation，TBI）联合环磷酰胺（cyclophosphamide，CTX）的 Cy-TBI 方案，其中 TBI 常用剂量为 2Gy 每日 2 次，连用 3 天，总量 12Gy。CTX 剂量为 60mg/（kg・d）连用 2 天。非 TBI 的经典方案是以静脉注射白消安（busulfan，BU）和环磷酰胺联合的 BU-CY 方案，常用剂量为 BU 3.2mg/（kg・d）连用 4 天，联合 CTX 60mg/（kg・d）连用 2 天。清髓性预处理方案一直是临床应用最广泛的预处理方案，适用于大多数成年和儿童恶性血液病患者，其特点为清除患者造血系统能力强、抗肿瘤作用强，但同时毒性反应较大。

近年来，BU 与福达拉滨（fludarabine，Flu）联合的清髓性预处理 Flu-BU 方案的临床应用也日益广泛，其可能优势在于相对较低的毒性反应，因此也被称为减低毒性预处理（reduced toxicity conditioning，RTC）。国内研究组在小鼠移植模型中进行了 BU-CY 和 Flu-BU 预处理的比较。BALB/c 小鼠接受 BU-CY 或 Flu-BU 处理后接受异基因小鼠（C57BL/6）或同源小鼠 2×10^7 个骨髓细胞和 $2\times$

10^7 脾细胞输注。结果显示 BU-CY 预处理小鼠生存时间短（$P<0.05$），与 Flu-BU 比较，BU-CY 组小鼠急性移植物抗宿主病（acute graft versus host disease，aGVHD）相关的肝和肠道病理学评分显著增高、血清 INF-γ 表达增高和 IL-4 表达降低。小鼠骨髓也有更多的供体淋巴细胞浸润而移植后小鼠 B 细胞的恢复则显著受抑。提示 BU-CY 预处理可能导致更持久的骨髓损伤和更严重的 aGVHD。另一研究小组则报道了 Flu-BU 的小样本临床结果，30 例患者接受 Flu-BU 预处理全部获得完全供体嵌合，预处理最常见的毒性反应包括口腔黏膜炎（86.7%）和巨细胞病毒感染（80%）。严重的毒副作用相对少见。aGVHD 发生率 46.7%，其中 33.4%为Ⅰ～ⅡaGVHD；13.3%为Ⅲ～Ⅳ aGVHD。cGVHD 发生率为 20%。中位随访 25 个月，OS 和 DFS 分别为 66.7%和 53%。上述研究均提示 Flu-BU 在清髓性预处理中可能是较优选择，但仍需通过大样本随机对照临床研究进一步证实。

二、减低剂量与非清髓性预处理

近年来在清髓性预处理基础上发展而来的减低毒性预处理（reduced intensity conditioning，RIC）和非清髓预处理（non myelo-ablative conditioning，NMA）方案。RIC 方案中化疗和（或）放疗剂量低于标准清髓性预处理，具有中等强度骨髓抑制作用，预处理后若无造血干细胞支持，多数患者仍将出现持久的造血功能衰竭。常用 RIC 方案为 Flu-BU 方案，其中 Flu 剂量为 120～150mg/m^2，BU 剂量为 3.2mg/（kg・d），2～3 天或静脉注射用美法仑（melphalan，Mel）140mg/m^2 等。RIC 预处理化疗/放疗剂量降低，清除骨髓造血功能和抗肿瘤效应相应减弱，但显著降低预处理毒性反应，适合具有造血干细胞移植治疗指征、对经典预处理耐受性较差的老年或具有较多其他合并症的患者。NMA 预处理方案对患者骨髓抑制轻，外周血细胞减少持续时间有限，无造血干细胞支持也能恢复长期造血功能。NMA 方案强调清除宿主异基因免疫反应细胞，即免疫清除能力。常用 NMA 预处理方案如 Flu（90mg/m^2）＋TBI（2Gy）＋抗人胸腺细胞球蛋白（anti-lymphocyte globulin，ATG）。NMA 方案的抗肿瘤作用弱，移植后复发率高，因此一般推荐应用于非恶性血液病移植。对于不适宜 NMA 或 RIC 预处理的恶性血液病治疗，NMA 预处理方案移植后多需通过减停免疫抑制药或进行预防性淋巴细胞输注（donor lymphocyte infusion，DLI）等治疗措施减少疾病复发。

RIC 和 NMA 预处理策略的优势在于降低预处理的毒副作用，减低包括移植物抗宿主病等一系列移植后并发症，适用于老年或合并症无法耐受清髓性预处理的患者，在欧美国家中应用较为广泛，而中国相关临床研究较少见报道。2016 年发表了一项中国人群接受 RIC 预处理移植的大样本多中心临床报告。此项回顾性分析共纳入 427 例白血病患者接受 RIC 移植，并报道 6 年的随访结果，其中同胞全相合供体（HLA-matched related donor，MRD）301 例，非血缘供体（HLA-matched unrelated donor，MUD）41 例和亲缘单倍体供体移植（HLA-haploidentical donor，HID）79 例。预处理方案为 Flu 联合抗胸腺球蛋白 ATG 和 CTX。移植物抗宿主病（Graft-versus-host disease，GVHD）预防以环孢素（cyclosporin A，CsA）和吗替麦酚酯（mycophenolate mofetil，MMF）为主。随访移植结果 419 例获得稳定供体嵌合。HID 移植组Ⅱ～Ⅳ

aGVHD 发生率 44.3 ％显著高于 MRD（23.6 ％）和 MUD（19.1 ％）组。1 年 TRM 分别为 44.3％、17.6％和 21.3％。6 年无事件生存（event-free survival，EFS）HID 组为 36.7 ％，低于 MRD 组 59.1％和 MUD 组 66.0％（P＜0.001）。进展期白血病移植 HID 组复发率 18.5 ％，低于 MRD 组（37.5 ％，P＝0.05），但二组 6 年 EFS 无显著差异（31.7％ *vs*. 30.4 ％，P＞0.05）。提示在标危白血病 MRD 或 MUD 移植中 RIC 预处理移植可获得较理想疗效，对于进展期白血病移植，选择 HID 移植与 MRD 移植疗效接近。

三、强化预处理

近年来，对于难治/高危血液病患者移植治疗，发展而来的强化预处理，具有更强清除患者病变肿瘤和异常造血系统的作用，相应毒副作用也可能增大，一般仅适用于年轻的复发难治性血液病患者。

经典清髓性移植预处理治疗高危或复发难治性血液病，移植后复发仍然是治疗失败的主要原因。加强预处理的抗白血病作用是降低移植后复发的可选途径之一。目前采用的主要策略有以下 2 种：①加强预处理强度；②采用抗白血病化疗序贯减低毒性或非清髓性移植预处理。

2016 年，武汉协和医院研究组报道经典白消安（马利兰）-环磷酰胺（BU-CY2）预处理基础上增加 3 天去甲氧柔红霉素［15mg/（m^2·d），IDA-BU-CY2］治疗 140 例高危 AML 和 ALL 的临床疗效。高危 AML 患者移植后 3 年复发率为 16.9％显著低于经典 BU-CY2 组的 43.3％（P＝0.016），3 年 OS 和 DFS 均为 69.2％，显著优于经典预处理的 44.0％（P＝0.024）和 38.2％（P＝0.01）。在高危 ALL、IDA-BU-CY2 与 BU-Cy2 无显著差异。南方医科大学研究组报道了采用 Flu＋Ara-C 化疗序贯 TBI-CTX 和 VP16 的强化预处理方案治疗难治白血病移植的结果。5 年 OS 和 3 年累计复发率分别为 44.6％和 33.3％。移植后进行预防性淋巴细胞输注治疗（prophylactic donor lymphocyte infusion，DLI）进一步降低复发率。总计 144 例患者移植后存活 60 天患者根据疾病状态和 DLI 可及性分为 DLI 组（n＝80）和非 DLI 组（n＝64）。结果显示，序贯预处理＋DLI 治疗后复发率和 OS 分别为 22.7％和 58.1％；显著优于非 DLI 组的 33.9％（P＝0.048）和 54.9％（P＝0.043）。二组病例的非复发死亡率无显著差异（P＝0.104）。以上结果均提示强化预处理和序贯策略预处理能降低部分高危或难治复发血液恶性疾病移植后复发率。

四、特殊病种预处理

（一）遗传性疾病移植预处理

造血干细胞移植是儿童遗传性疾病的重要治疗手段。国内外相关临床研究和病例报道相对较少。2016 年我国学者报道了包含美法仑为主的预处理方案移植治疗儿童黏多糖病（mucopolysaccharidosis-A，MPS）的 10 年回顾性分析。研究共入组儿童 MPS 患者 34 例（中位年龄 3.75 岁；1～7 岁）。其中包含Ⅰ型 MPS 12 例、Ⅱ型 12 例、Ⅲ型 2 例、Ⅳ型 4 例、Ⅵ型 4 例和分型不明 2 例。随访中位时间 14 个月（2～119）。11 例接受非血缘脐带血移植，23 例接受外周干细胞移植（4 例 MSD，2 例 mMRD，17 例 MUD）。预处理方案为 BU 16～20mg/kg＋CTX 200mg/kg ＋/－Flu 50～200mg/m^2＋/－ATG 7.5～10mg/kg。结果 3 年预期 OS 为 84.8%±6.3%，其中 91.2%患者获得完全供体嵌合。27 例患者评估疗效，26 例酶活性达到正常，仅 1 例（供体为基因携带 MSD）酶活性明显但未达正常值。Ⅱ～Ⅳ级 aGVHD 发生率 41.1%（14/34）；Ⅲ～Ⅳ级 aGVHD 为 11.8%（4/34）。中-重度 cGVHD 仅 5.9%（2/34）。不同 MPS 类型，移植年龄和供体来源于移植结果无显著相关性。同时 MPS 的临床症状如上呼吸道梗阻、肝脾大和角膜云翳明显好转，听力和运动能力显著恢复。心脏瓣膜病变在部分患者获得改善，部分患者呈现加重趋势。体型和语言能力好转有限。提示 BU 为主的预处理方案治疗 MPS 不仅能挽救患者生命，同时能有效提高患者生活质量。

（二）嗜血细胞综合征移植预处理

嗜血细胞综合征（hemophagocytic lymphohistiocytosis，HLH）是遗传性或获得性免疫失调导致的过度炎性反应综合征。HLH 的短期治疗原则是控制过度炎性反应，而长期治疗策略是通过 allo-HSCT 去除或纠正导致 HLH 发生的遗传学缺陷或获得性的诱因。关于 allo-HSCT 治疗 HLH 的预处理方案研究报道较少。

2016 年中国学者报道了一项回顾性研究，入组 30 例成人和青少年 HLH，其中原发性 HLH 4 例；肿瘤相关性 HLH 8 例，EBV 病毒感染相关性 14 例和病因未明 HLH 4 例。所有患者均接受外周血造血干细胞移植，供体分别为 23 例亲缘单倍体，6 例为 HLA 全相合同胞和 1 例 HLA 全相合非血缘。所有患者接受清髓性预处理，方案为 VP-16［5mg/（kg·d），－9～－8 天］＋ BU［3.2mg/（kg·d），－7～－5 天］＋ CTX［1.8g/（m^2·d），－4～－3 天］或 TBI（400cGy/d，－8～－7 天）＋ VP-16［5mg/（kg·d），－6～－5 天］＋ CTX［1.8g/（m^2·d），－4～－3 天］。30 例患者无 1 例出现植入失败，4 例为混合嵌合。移植后 EBV 病毒复燃发生率高，达到 47%，包括 2 例发生移植后淋巴细胞增殖性疾病（post-transplant lymphoproliferative disorder，PTLD）。中位随访 26 个月，11 例患者死亡，19 例存活。预期 2 年 OS 为 63.3%±8.8%。原发性 HLH 患者均存活；EBV 病毒相关 HLH 为 64.3%±12.8%；肿瘤相关 HLH 为 50.0%±17.7%；病因未明 HLH 为 50.0%±25.0%。提示以 BU＋CTX＋VP16 或 TBI-CTX＋V16 为主的清髓性预处理能获得较好的疾病缓解和长期生存。

（胡 炯）

参考文献

[1] He X, Ye Y, Xu X, et al. Conditioning with fludarabine-busulfan versus busulfan-cyclophosphamide is associated with lower aGVHD and higher survival but more extensive and long standing bone marrow damage. Biomed Res Int, 2016: 3071214.

[2] Dai Z, Liu J, Zhang WG, et al. Fludarabine and busulfan as a reduced-toxicity myeloablative conditioning regimen in allogeneic hematopoietic stem cell transplantation for acute leukemia patients. Mol Clin Oncol, 2016, 4 (4): 667-671.

[3] Yu CL, Zheng-Dong, Qiao ZH, et al. The long-term outcome of reduced-intensity allogeneic stem cell transplantation from a matched related or unrelated donor, or haploidentical family donor in patients with leukemia: a retrospective analysis of data from the China RIC Cooperative Group. Ann Hematol, 2017, 96 (2): 279-288.

[4] Fang J, Zhang R, Wang H, et al. Idarubicin-intensified BUCY2 conditioning regimen improved survival in high-risk acute myeloid, but not lymphocytic leukemia patients undergoing allogeneic hematopoietic stem cell transplantation: A retrospective comparative study. Leuk Res, 2016, 46: 61-68.

[5] Xuan L, Fan Z, Zhang Y, et al. Sequential intensified conditioning followed by prophylactic DLI could reduce relapse of refractory acute leukemia after allo-HSCT. Oncotarget, 2016, 7 (22): 32579-32591.

[6] Wang J, Luan Z, Jiang H, et al. Allogeneic hematopoietic stem cell transplantation in thirty-four pediatric cases of mucopolysaccharidosis-A ten-year report from the China children transplant group. Biol Blood Marrow Transplant, 2016, 22 (11): 2104-2108.

[7] Fu L, Wang J, Wei N, et al. Allogeneic hematopoietic stem-cell transplantation for adult and adolescent hemophagocytic lymphohistiocytosis: a single center analysis. Int J Hematol, 2016, 104 (5): 628-635.

第二节　造血干细胞移植相关并发症及移植后复发的治疗

一、造血干细胞移植相关并发症

(一) 急性移植物抗宿主病

异基因造血干细胞移植（allo-HSCT）是治疗恶性血液病的有效手段之一，发挥移植物抗白血病效应（GVL）的同时也伴随着严重的并发症——移植物抗宿主病（GVHD）。GVHD是导致受者死亡及移植失败的主要原因，2016年急性移植物抗宿主病（aGVHD）的诊治进展主要包括aGVHD的发病机制、治疗靶点、生物学标记及临床研究进展等。

1. aGVHD的发病机制　aGVHD的发病机制一直是造血干细胞移植研究领域的热点，2016

年国内在该方面的进展主要集中在aGVHD的效应细胞和效应分子。

效应细胞在aGVHD靶器官损伤中发挥着重要作用。徐开林研究组在动物实验中阐明了aGVHD过程中产生IFNγ和产生IL-17的效应T细胞的调节和相互协调。IL-17产生$CD8^+$T细胞(Tc17)和$IFN\gamma^+CD8^+$T细胞(Tc1)可在aGVHD早期被检测到。$CD4^+$T细胞分化为Th1细胞($IFN\gamma^+CD4^+$T)和Th17($IL\text{-}17^+CD4^+$T)细胞比Tc1和Tc17细胞晚。效应$CD4^+$T细胞和$CD8^+$T细胞亚群既不被耗尽，也不成为记忆细胞，在GVHD期间明显扩增后形成$CD62LCD44^+$表型。T细胞相关Ⅰ型(IL-2和INFγ)和Ⅱ型(IL-4和IL-10)经典细胞因子呈协调动态调节。因此，细胞因子产生Tc1和Tc17细胞的分化可能是GVHD启动的关键步骤，而$CD4^+$效应Th1和Th17细胞则是导致GVHD持续恶化的病理生理学因素。青岛大学第二附属医院研究组通过对25例allo-HSCT后IL-17产生T细胞亚群和aGVHD的关系研究，发现allo-HSCT后Th17细胞稳定恢复，移植后第3个月Tc17细胞数保持不变；aGVHD的发生与allo-HSCT后第2个月的Tc17细胞水平升高正相关；有趣的是，Tc17细胞与$CD4^+CD25^+Foxp3^+$调节性T(Treg)细胞呈负相关，而Treg细胞水平是aGVHD患者预后的重要预后因子。Tc17的数量随着TGF-β和IL-6(Th17极化的驱动因子)浓度的增加而增加。因此推断Tc17细胞亚群参与aGVHD的免疫病理学，阻断Tc17异常增加可能是aGVHD的合理治疗策略。

徐开林研究组在aGVHD患者中发现，治疗前aGVHD患者CTLA-4(cytotoxic T lymphocyte antigen-4)水平降低，治疗后升高，同时，CTLA-4的表达与aGVHD的严重程度呈负相关，CTLA-4可以上调STAT3磷酸化，并负调控$CD4^+$T细胞的增殖和凋亡及Th1细胞的分泌。因此，CTLA-4可能参与急性GVHD的发病机制，可作为aGVHD严重程度评估的指标。T细胞免疫球蛋白黏蛋白结构域分子3(T cell immunoglobulin domain and mucin domain 3，Tim-3)与器官移植后急性排斥有密切的关系。李晓莉、吴德沛等报道了外周血单个核细胞Tim-3 mRNA与aGVHD的关系，结果显示：Ⅱ～Ⅳ级aGVHD治疗前Tim-3 mRNA水平明显高于治疗好转组；Ⅱ～Ⅳ级aGVHD组中Tim-3 mRNA水平在不同aGVHD程度、不同脏器之间比较差异均无统计学意义。提示Tim-3在aGVHD的发生过程中发挥着重要作用。

作为免疫细胞分化和发育的负调节因子，miRNA-150(miR-150)诱导移植后$CD4^+$T细胞的免疫耐受，但其具体机制尚未完全阐明。徐开林研究组的研究结果显示：miR-150不仅能抑制$CD4^+$T细胞的增殖和活化，而且能促进其凋亡。miR-150靶向AKT3，随后下调Bcl-2相互作用的细胞死亡介导物(BIM)；AKT3的重新表达逆转miR-150介导的$CD4^+$T淋巴细胞发育的抑制。因此推断miR-150通过抑制AKT3/BIM信号通路，可以抑制$CD4^+$T细胞功能。IL-22可加重aGVHD靶器官的损害，徐开林研究组通过小鼠动物实验阐明：IL-22通过IL-22受体诱导STAT3磷酸化而增加小鼠aGVHD靶器官内T细胞的浸润，从而加重靶器官的损害。

2. aGVHD的治疗靶点　由于aGVHD具有高发生率和高致死率，其治疗靶点仍是临床和基础研究的热点。

髓系来源抑制细胞(myeloid-derived suppressor cells，MDSCs)是由一群髓系细胞前体、未

成熟的粒细胞、未成熟的单核细胞和未成熟的树突状细胞组成的异质性细胞群体。MDSCs具有免疫抑制功能，但MDSCs在aGVHD的作用机制上不明确。张义成研究组研究了白血病患者allo-HSCT后100天内MDSCs的动态变化。结果表明，移植物中的MDSCs水平及移植后外周血中MDSCs的蓄积可能有助于患者的整体免疫抑制，并能成功控制重度aGVHD和使患者获得长期存活，而不增加all-HSCT后白血病的复发风险，但移植物中的MDSCs水平有更好的预测能力。在allo-HSCT后aGVHD的患者中，MDSCs比例显著增加，可能由继发性炎症反应引起，尤其是与高浓度的IL-6和TNF-α有关，但是这种蓄积不能抵消aGVHD的加重，并且不会影响临床结果和复发风险。因此，MDSCs可能是aGVHD潜在的新的治疗选择，可使患者获得长期免疫耐受和生存。

血管内皮损伤可能在aGVHD的起始和发展过程中起重要作用，华中科技大学协和医院洪梅研究组阐明了aGVHD中血管内皮损伤的机制：作为内皮损伤的标志物，内皮微粒（EMPs）携带人音猬因子相互作用蛋白基因（hedgehog-interacting protein，HHIP）进入内皮细胞，加重内皮损伤，在aGVHD的发生发展过程中形成恶性循环。因此，携带HHIP的EMPs可作为aGVHD的一个潜在治疗靶点。

Notch信号通路是造血细胞发育，T淋巴细胞的增殖、活化与分化，细胞因子分泌过程的重要信号途径，Notch信号不但可调控Th1和Th2细胞的分化，还可调控IFN-γ、IL-4、IL-10等细胞因子的分泌，调节免疫应答。郭冬梅等报道了Notch信号通路抑制药（GSI）在小鼠aGVHD的作用，结果显示：用GSI可使Th1细胞向Th2细胞偏移，抑制IFN-γ的分泌，同时促进IL-4的分泌，从而抑制aGVHD的发生，而未发现对造血恢复有明显影响。

抗原提呈细胞（APC）和T细胞是aGVHD发生的重要介质，研究表明TLR9和STAT3信号通路对APC成熟及T细胞活化至关重要，使用其抑制药SAT05f及硝呋齐特特异性阻断这两个关键信号通路可能是aGVHD治疗的新策略。徐开林研究组通过小鼠动物实验，证实SAT05f及硝呋齐特联合治疗，可使$CD4^+$效应T细胞活化减少，Treg细胞增多，细胞因子释放受到抑制，可显著降低aGVHD的严重程度，延长生存率，为二者联合用于aGVHD的治疗提供理论和实验基础。

3. aGVHD的生物学标记　aGVHD的生物学标记是近年来的研究热点之一。2016年国内的研究主要集中在miRNA方面。

解放军总医院研究组使用miRNA阵列方法测定血清miRNA水平，表明miRNA可预测、诊断aGVHD。aGVHD预测模型包括miR-26b和miR-374a，阳性和阴性预测值分别为76.19％和69.70％，可提前1～2周预测aGVHD的发生；aGVHD诊断模型包括miR-28-5p、miR-489及miR-671-3p，阳性和阴性预测值分别为85.71％和83.33％。

济南军区总医院研究组探索了miRNA与aGVHD的关系，结果表明：aGVHD患者血清miR-181a水平显著升高，与aGVHD严重程度相关，而miR-214和miR-326则无相关性。细胞因子IL-2、IL-22和IL-17a与miR-181a水平呈正相关，而血清IL-13水平与aGVHD患者的miR-

181a 水平呈负相关。在肾移植或脓毒症患者急性排斥反应患者中未检测到 miR-181a 水平升高。在 aGVHD，特别是重度 aGVHD 患者中，miR-181a 的敏感性和特异性增高。miR-181a 可作为 aGVHD 患者的识别、诊断和预后的潜在生物标记物。

胡彬、梁英民等报道了后血浆 miRNA 的表达与 aGVHD 的关系，allo-HSCT 后发生 aGVHD 患者的血浆中 miR-423、miR199a-3p、miR-93 * 表达增高，可作为监测和诊断 aGVHD 的生物标记物。

4. aGVHD 的临床研究　近年来单倍型造血干细胞移植（haplo-HSCT）的迅猛发展已使其成为常规治疗方式之一，黄晓军等首创的"北京方案"在国内及全世界得到广泛应用，但 aGVHD 仍是该方案的常见并发症。常英军、黄晓军等报道了以危险度分层的糖皮质激素预防单倍体移植后 aGVHD 的随机对照开放研究结果。该研究纳入 228 例单倍体移植患者，并根据骨髓异基因移植物 CD4：CD8比值，将患者分为低危组（$n=83$，A 组）或高危组（$n=145$），高危患者随机分为接受（$n=72$；B 组）或不接受（$n=73$，C 组）低剂量糖皮质激素预防。结果显示，B 组的 aGVHD 发生率（21%）与 A 组（26%）相似，但明显低于 C 组（48%，$P<0.001$）；低剂量糖皮质激素预防可显著降低Ⅱ～Ⅳ级 aGVHD 的发病率，加速血小板恢复，减少股骨头坏死和高血压等不良事件，而不增加感染；同时低剂量糖皮质激素预防可降低中到重度 cGVHD 的发生率。该研究进一步完善了"北京方案"，其研究设计方案为以后 aGVHD 的预防研究提供良好平台。

姚遥、吴德沛等报道了供者杀伤细胞免疫球蛋白样受体（killer cell immunoglobulin like receptor，KIR）A 单体型 *KIR2DS4* 基因及其变异体 KIR1D 对同胞全相合造血干细胞移植（SMD-HSCT）预后的影响，结果表明：供者 KIR 基因型为 $2DS4^+/2DS4^+$、$2DS4^+/1D^+$ 和 $1D^+/1D^+$ 时，移植后 100d 内Ⅲ～Ⅳ级 aGVHD 的发生率分别为 28.94%、14.11%及 44.44%（$P=0.0159$），多因素分析显示 $1D^+/1D^+$ 单体型是Ⅲ～Ⅳ级 aGVHD 的独立危险因素（HR=4.221，95%CI 1.470～12.124，$P=0.007$）。$2DS4^+/2DS4^+$、$2DS4^+/1D^+$ 和 $1D^+/1D^+$ 组的 OS 率分别为 83.60%、61.69%和 53.69%，$2DS4^+/2DS4^+$ 组的 OS 明显优于其他两组，差异有统计学意义（$P=0.036$）。在高危组患者中，3 年无病生存率分别为 51.06%、34.01%和 0，差异有统计学意义（$P=0.031$）。因此，建议在选择同胞全合供者时应尽可能避开 $1D^+/1D^+$ 供者。

苏州大学附属第一医院何军研究组报道了非血缘供者造血干细胞移植中（UD-HSCT）抗 HLA 抗体对移植疗效的影响，结果显示：移植前抗 HLA 抗体及其在移植后的动态变化与Ⅱ～Ⅳ级 aGVHD 及 cGVHD 发生相关；多因素分析显示，移植前存在抗 HLA 抗体是 GVHD 和 OS 的危险因素。在抗 HLA 抗体阴性患者中，HLA-DP 位点相合者 GVHD 发生率较低，OS 更高。

血红素加氧酶-1（HO-1）是血红素代谢的关键酶之一，与细胞增殖、凋亡及白血病细胞耐药有关。小鼠动物实验表明：HO-1 表达水平升高可使小鼠 allo-HSCT 后 GVHD 降低，延长生存。卢英豪等研究了 83 例 allo-HSCT 患者 HO-1 水平与复发及 aGVHD 之间的关系，结果表明 HO-1 水平可预测 aGVHD 及移植后复发。

（二）慢性移植物抗宿主病

慢性移植物抗宿主病（chronic graft-versus-host disease，cGVHD）是造血干细胞移植（hematopoietic stem cell transplantation，HSCT）后的主要并发症之一，累计发生率 30％～70％，广泛累及皮肤、口腔、眼、肝、肺、胃肠道和关节等全身多个部位。因其发生率高，累及范围广，病情迁延不愈，严重地影响患者的生活质量，甚至危及患者生命，是白血病移植后非复发死亡的主要原因。近年来，作为国际上的造血干细胞移植大国，我国学者在 cGVHD 的基础与临床研究方面也做了大量的工作，在此我们就 2016 年我国同行在这一领域的工作进行总结。

1. 基础研究　伊文芳等以 BALB/cH-2kd 小鼠作为供鼠，C57BL/6H-2kb 小鼠为受鼠，通过白消安 20mg/（kg·d）×4 天＋环磷酰胺 150mg/（kg·d）×2 天的方案进行预处理，输注 2×10^{7} 个骨髓单个核细胞＋6×10^{7} 个脾单个核细胞进行移植，形成较高水平的供受者混合嵌合体，建立了较稳定的慢性移植物抗宿主病小鼠模型，为进一步指导临床治疗慢性移植物抗宿主病奠定了实验基础。胸腺上皮细胞（TEC）在支持阴性选择和 Treg 的产生中起关键作用，胡蓉等在小鼠异基因移植模型上，采用供体来源的胚胎干细胞诱导的胸腺上皮祖细胞同时移植到发生 cGVHD 受体中，诱导对供体和宿主抗原的免疫耐受并且阻止 cGVHD 的发展，并对其机制作了探讨，结果表明，胚胎干细胞诱导的胸腺上皮祖细胞输注可能成为一种新的治疗 cGVHD 的方法。Jin 等使用 DBA/2 供体和 BALB/c 受体的小鼠 cGVHD 模型，研究供者源性抗体在受者皮肤 cGVHD 发生中的作用。在移植后 cGVHD 模型中，可以观察到持续的胸腺、外周淋巴器官和皮肤损害，活检结果为 T 辅助细胞 17 细胞（Th17）浸润。相反，如果采用抗体分泌缺陷的小鼠作为供体，则移植后的受体只发生一过性的 cGVHD，淋巴器官损伤轻微，且几乎没有皮肤 Th17 浸润。给予来自供体的含有 IgG 的血清导致 IgG 在胸腺和皮肤中的沉积，以及胸腺和外周淋巴损伤，皮肤 Th17 浸润。其结果表明供体 B 细胞产生的抗体通过损伤胸腺并增加致病性 Th17 细胞的组织浸润，导致皮肤 cGVHD 的发生。Li 等通过将 DBA/2 小鼠脾细胞注射到 BDF1 小鼠的尾静脉诱导 cGVHD，模型小鼠表现出显著的蛋白尿。给予槲皮苷治疗后，可降低血清抗体、$CD4^{+}$ T 细胞活化的数量，以及 T-bet，GATA-3 的表达水平。此外，槲皮苷治疗降低了肾及腹腔巨噬细胞中的炎性基因和细胞因子的表达。另外，槲皮苷在 Raw264.7 细胞中抑制 LPS 诱导的细胞因子，以及 ERK、p38MAPK 和 JNK 的磷酸化。提示槲皮苷作为一种免疫抑制药，改善了 cGVHD 小鼠模型中狼疮肾炎的症状，其可能的机制是抑制 CD4 T 细胞活化和对巨噬细胞的抗炎作用。

2. 临床研究　Pan 等检测了 123 对造血干细胞移植患者和捐赠者的 HLA 基因分型，使用 Luminex 法动态观察了移植前和移植后 1 个月、3 个月的抗 HLA 抗体，并对患者移植后情况作了观察研究。发现移植后抗 HLA 抗体的存在及其动态变化与Ⅱ～Ⅳ级急性和慢性 GVHD 发生率增加有关。对于各种不同器官 cGVHD 的发生机制和危险因素，也有相应的研究。杨欢等对 2012 年 1 月至 2014 年 12 月之间进行 allo-HSCT 的 259 例患者发生硬皮病样慢性移植物抗宿主病（ScGVHD）的情况进行了回顾性分析。ScGVHD 在移植患者中的发病率为 8.49％（22/259），在

cGVHD患者中的发病率为16.4%（22/134）；出现的中位时间为移植后12.5（4～28）个月。结果发现cGVHD［相对危险度（RR）＝3.512，95%CI 1.235～9.987，P＝0.018］和供者淋巴细胞输注（RR＝5.217，95% CI 1.698～16.029，P＝0.004）为ScGVHD发病的独立危险因素。彭艳等检测了18例异基因造血干细胞移植后口腔cGVHD患者唾液T细胞相关细胞因子的表达水平，并对其口腔表征进行评分；对照组纳入健康者18例。移植组中IL-6、IL-10表达量显著高于健康对照组；移植组中口腔表征评分与IL-6、IL-10浓度均呈正相关关系。提示口腔cGVHD发病机制可能由Th2细胞相关细胞因子（IL-6、IL-10）介导。赖沛龙等的研究纳入了18例诊断为cGVHD合并干眼症的患者，并以18例移植后发生cGVHD但没有合并干眼症患者为对照。采集两组患者的干眼评分、OSDI评分和Schirmer实验结果。检测外周血TLR4、NF-κB、TNF-α的表达水平。结果发现cGVHD合并干眼症患者外周血中的TLR4、NF-κB、TNF-α的mRNA水平均较对照组明显升高。提示TLR4介导的炎症信号通路参与了cGVHD合并干眼症的发生和发展。

Zhao等进行了一项开放标签随机对照临床研究，试验纳入了90例异基因造血干细胞移植患者，以1∶1的比例随机分为在移植后早期接受或不接受低剂量IL-2两组。IL-2组中的患者在allo-HSCT后第60天起接受皮下注射低剂量IL-2（1×10^6 U/d），用14 d停14 d，如此循环，总剂量为（64～84）$\times10^6$ U。IL-2组与对照组相比，微小残留病阳性（MRD＋）率较高，而中重度cGVHD的累计发生率较低。与对照组相比，IL-2组的3年无GVHD和无进展生存率（GPFS）显著增高［47%（范围39%～55%）与31%（范围25%～38%），P＝0.048］。在移植后3～6个月间，IL-2组中的受试者的血液Tregs、NK细胞和NK细胞毒性增加。移植后期给予低剂量IL-2治疗与较高的GPFS相关，但不降低白血病复发率。曹小培等观察了以脐带间充质干细胞联合其他药物治疗移植后闭塞性细支气管炎（bronchiolitis obliterans，BO）的方法：7例HSCT后确诊的BO病例，分别给予脐带间充质干细胞（MSC）1×10^6/kg，静脉输注1次/周，共4周；阿奇霉素0.25 g口服隔日1次；布地奈德福莫特罗粉吸入剂4.5 μg，每日3次。如患者出现呼吸衰竭，则给予甲泼尼龙1mg/（kg·d），维持2周，之后激素快速减量，至治疗后4周，甲泼尼龙减至0.25 mg/（kg·d）。然后根据患者慢性移植物抗宿主病情况，调整激素用量。结果除1例患者合并心力衰竭治疗无效死亡外，另外6例患者肺功能指标包括FEV_1、FEV_1/FVC、PaO_2和$AaDO_2$均在6个月后得到显著改善。张玲等则利用脐带间充质细胞来治疗难治性cGVHD：7例常规免疫抑制药治疗无效的cGVJD患者，在原有治疗基础上家用脐带间充质干细胞治疗，1×10^6/kg每周1次，共4次。结果2例患者达到完全缓解，3例部分缓解，2例无效。无输注相关不良反应，无原发疾病复发，1例患者因感染死亡。

Gao等报道了一项输注脐带间充质干细胞预防cGVHD的多中心、双盲、随机对照研究，观察了使用MSC预防和不使用MSC预防患者的cGVHD的发生率和严重程度，以及重复输注MSCs后T、B和NK细胞的变化。MSCs组2年累计cGVHD的发生率为27.4%（95%CI 16.2%～38.6%），而非MSCs组为49.0%（95%CI 36.5%～61.5%）组（P＝0.021）。非MSCs对照组有7例患者存在严重的肺cGVHD，但MSCs组没有患者发生典型的肺cGVHD（P＝

0.047）。在 MSC 输注后，观察到增加记忆 B 淋巴细胞和调节性 T 细胞及 1 型 T 辅助细胞与 2 型 T 辅助细胞的比例，而 NK 细胞的数量减少。研究结果表明，反复输注 MSCs 可能抑制 HLA-haplo HSCT 后患者的 cGVHD 症状，同时伴随 T 细胞，B 细胞和 NK 细胞数量和亚型的变化，导致获得免疫耐受。该文章发表在 2016 年 *Journal of Clinical Oncology*（IF：24.008）上，杂志同刊配发了国际著名血液病专家 Hillard M. Lazarus 和 Steven Z. Pavletic 教授为本研究撰写的专题述评，肯定了该方法在造血干细胞移植中具有重大的应用价值。2017 年 Leukemia（IF：11.7）关于 cGVHD 新进展的专家述评中匹兹堡大学癌症研究所 Annie IM 教授提到：本课题组设计的脐带 MSC 预防 GVHD 新方法，是细胞治疗 GVHD 的重大思路，具有深远应用潜力。

（三）造血干细胞移植后病毒性疾病

病毒感染是异基因造血干细胞移植（allo-HSCT）后常见的并发症。近年来，随着无关和 HLA 不相合供者移植在临床中的广泛应用及诊断技术的提高，移植后病毒感染的发生率呈现增长趋势。由于缺乏有效的抗病毒药物，移植后病毒相关终末器官疾病具有很高的病死率，其中呼吸道病毒所引起的移植后重症肺炎逐渐受到广泛关注。实时定量 PCR 技术（RQ-PCR）因其极高的敏感性在诊断病毒感染，尤其是潜伏病毒的再激活方面得到广泛应用，免疫功能低下患者病毒感染的诊断主要依赖于 PCR 方法。近年来二代基因测序技术也开始应用于 HSCT 后病毒感染的检测。在移植后病毒感染的预防和治疗方面，抗病毒药物进展不大，过继免疫细胞治疗的应用受到关注。目前采用的过继细胞治疗主要包括病毒特异性 CTL 输注和供者淋巴细胞输注。个别研究报道 CAR-T 细胞应用于移植后病毒感染的治疗，但均为体外及动物实验结果。

2016 年 PubMed 收录的有关 HSCT 病毒感染的研究约 200 篇，通过 PubMed 和中国生物医学文献数据库检索到 2016 年国内学者发表 HSCT 病毒感染的研究 30 余篇，其中前瞻性研究较少，多为回顾性研究，研究领域集中于巨细胞病毒（cytomegalovirus，CMV）和 EB 病毒（Epstein-Barr virus，EBV）。

1. 移植后病毒感染发生率及危险因素研究　移植后病毒感染的发生率存在地域、人种差异，各家报道不一。影响移植后病毒感染危险因素包括：移植前供受者病毒感染史、移植类型、预处理与 GVHD 预防方案和移植后因素等。2016 年，来自北京大学人民医院的一项研究回顾性分析了 248 例单倍体 HSCT 患者，移植后 CMV 血症的发生率为 59%，其中 11%发生 CMV 相关疾病，又以 CMV 肺炎为最多，其他 CMV 疾病包括 CMV 肠炎和视网膜炎；CMV 血症危险因素分析显示受者 HBsAg 阳性和 aGVHD 是独立危险因素。军事医学科学院附属医院的研究回顾性分析 398 例 allo-HSCT 患者，CMV 血症的发生率为 58.5%，HLA 不相合、ATG 及≥1mg/kg 泼尼松是 CMV 感染的危险因素。关于移植后 CMV 感染的危险因素研究亦不局限于移植相关处理因素，而开始纳入患者本身的固有免疫相关因素。2016 年苏州大学附属第一医院移植团队发表的一项研究探讨了 KIR2DS4 和 KIR1D 单体型与同胞全相合 HSCT 后 CMV 再激活的关系，结果显示 $2DS4^{+}/1D^{+}$ 单体型是移植后 CMV 再激活的危险因素。一项包括 171 例 allo-HSCT 患者的中韩合作研究则报道 FOXP3 多态性与移植后 CMV 感染相关。此外，移植后病毒特异性免疫功能重建的监测作为病毒被动免疫治疗的基础，开始逐渐被关注。北京大学人民医院前瞻性研究纳入 107 例 allo-HSCT 患者，采用五聚体流式细胞学方法定期监测移植后 180 天 CMV 特异性 $CD8^+$ T 细胞水平，结果显示 CMV 特异性 $CD8^+$ T 细胞中中枢记忆性 T 细胞亚群的水平是移植后难治/复发 CMV 再激活的独立预后因素。在移植后 EBV 感染方面，苏州大学附属第一医院单中心回顾性分析 736 例 allo-HSCT 患者，EBV 感染和相关疾病的发生率分别为 24.6%和 7.2%，危险因素包括 ATG、HLA 不相合及 cGVHD。军事医学科学院附属医院报道 402 例 allo-HSCT 患者移植后 EBV 血症和 PTLD 的发生率分别为 42%和 1.5%，EBV 血症的危险因素为 ATG 和Ⅲ～Ⅳ级 aGVHD。北京大学人民医院探讨了移植后 $CD4^-CD8^-$ T 细胞水平与 EBV 再激活的关系，这项研究纳入 256 例单倍体 HSCT 患者，结果提示 $CD4^-CD8^-$ T 细胞重建缓慢是 EBV 再激活的危险因素。

另一方案，国内学者对移植后 CMV 感染对移植其他并发症及预后的影响进行了探讨。北京大学人民医院报道 80 例确诊Ⅲ～Ⅳ级肠道 GVHD 的患者中 18 例合并 CMV 肠炎，这组患者移植后非复发死亡率高于未合并 CMV 肠炎患者。苏州大学附属第一医院回顾性研究纳入 227 例诊断为急性髓系白血病接受 allo-HSCT 的患者，发现在接受不含 ATG 的 GVHD 预防方案的患者中 CMV 感染是移植后复发的危险因素，但在接受含 ATG 的 GVHD 预防方案的患者中没有观察到这一联系。一项来自珠江医院的回顾性研究也得出了类似的结论，同时他们分析了接受移植的急性淋巴细胞白血病和慢性粒细胞白血病患者，并没有发现类似的关联。北京大学人民医院关于单倍体 HSCT 的研究也发现接受 ATG 的患者移植后 CMV 血症并没有降低原发病复发的风险，而是生存和非复发死亡的危险因素。

2. 移植后病毒感染的治疗 CMV 血症发生后应用抗病毒药物进行抢先治疗已经成为预防 CMV 疾病的标准方案。郑州大学第一附属医院回顾分析 134 例移植后 CMV 血症患者，抢先治疗的有效率为 85%。2016 年修订的 ECIL-6 指南推荐的 EBV 相关移植后淋巴细胞增殖性疾病（EBV-PTLD）一线治疗包括：利妥昔单抗、减量免疫抑制药（如果可能）联合利妥昔单抗及细胞治疗。文献报道利妥昔单抗单药治疗 PTLD 的初始缓解率可达到 44%～69%，但存在 18%～32%的复发率；过继细胞治疗 PTLD 的缓解率可达到 50%～88%，极少患者复发。为克服单一疗法的缺点，得到较好疗效，南方医院和北京大学人民医院联合完成的一项前瞻性多中心研究纳入 84 例 EBV-PTLD 患者，采用利妥昔单抗单药或联合化疗的基础上序贯过继细胞治疗（供者淋巴细胞输注或 EBV 特异性细胞毒 T 细胞）；结果显示 2 个疗程利妥昔单抗为基础的治疗后总体有效率为 81%，完全缓解率为 52%；序贯细胞治疗后总体有效率和完全缓解率分别为 95%和 91%；5 年 PTLD 复发率 4.5%，5 年总生存率为 70%。ECIL-6 指南推荐中枢神经系统 EBV 疾病的治疗包括：利妥昔单抗±化疗、利妥昔单抗系统或鞘内注射治疗、细胞治疗及放疗。来自南方医院的另一项前瞻性研究探讨了鞘内注射利妥昔单抗治疗中枢神经系统 PTLD（CNS-PTLD）的疗效，研究纳入 14 例确诊 CNS-PTLD 患者，其中 9 例对系统利妥昔单抗治疗无效的患者接受了鞘内注射，8 例获得了完全缓解。河南省肿瘤医院报道 6 例 CNS-PTLD，其中 3 例接受利妥昔单抗鞘内注射治疗，均获得完全缓解。目前移植后细胞免疫治疗中病毒特异性T细胞（VST）制备方案包括体外扩增及体外直接分离，国内多采用体外扩增方式。2016年发表的一项中美合作研究通过体外实验探索了CAR-T细胞治疗移植后病毒感染的可能：课题组采用EBV、腺病毒、CMV多肽库刺激的DC细胞作为抗原呈递细胞，体外扩增CD123-CAR-VST，通过ELISPOT和细胞毒试验证实了CD123-CAR-VST能够识别EBV、腺病毒、CMV表位，杀伤EBV感染细胞，同时保留了对$CD123^+$急性髓系白血病细胞的杀伤。

（四）移植相关的血栓性微血管病

血栓性微血管病（thrombotic microangiopathies，TMA）是一种因微血管内血栓形成而导致多脏器损伤的综合征，临床上以微血管溶血性贫血（MAHA）（伴红细胞碎片）、外周血小板减少为主要表现，并且常伴有急性肾功能损伤和中枢神经系统异常，预后较差。传统的TMA包括血栓性血小板减少性紫癜（TTP）和溶血性尿毒综合征（HUS）。HSCT所引起的内皮细胞损伤也可导致TMA的发生，是移植后的严重并发症，与移植患者的预后密切相关，此并发症最初由Powles于1980年报道。移植相关的血栓性微血管病（transplantation-associated TMA，TA-TMA）与经典TTP有着极为相似的临床表现，但前者的病死率更高，预后更差。近年来，越来越多的学者致力于TA-TMA发病机制的研究，发现该病的发生是由多因素导致的血管内皮细胞损伤引起，其与化疗前预处理、免疫抑制药的使用、其他移植相关并发症（如感染和移植物抗宿主病）均有相关性。近年来，越来越多的研究认为，TA-TMA与补体系统的异常有一定的联系；大量直接和间接的证据表明，补体的异常激活在TA-TMA的发病过程中起到了极为重要的作用，这也为该病的补体治疗提供了理论依据。

2016年移植相关的血栓性微血管病的研究进展主要是TA-TMA诊断的研究。

TA-TMA的诊断目前仍然是一个难题，移植后的患者不适用于肾活检检查的金标准，只能通过临床表现和实验室检查来辅助诊断，这为TA-TMA的诊断制造了难题，目前TA-TMA有4个诊断标准，分别是BMT-CTN、IWG、Cho BS、Jodele S诊断标准（表7-1）。

近几年，由于对补体系统的深入研究，越来越多的补体相关标志物也被推荐成为TA-TMA的诊断指标，苏州大学附属第一医院于2014—2016年对20例TA-TMA患者血浆标本进行补体蛋白分析，并纳入移植后其他并发症作为对照，研究发现，补体CH50、C3b以及sC5b-9的水平升高，对于TA-TMA具有辅助诊断的价值。

浙江大学医学院附属第一医院对其中心的TA-TMA患者进行了巢式病例对照研究，并于2016年发布相关研究结果。共计654例接受造血干细胞移植的患者被纳入本项研究，其中26例（4.0%）病人符合目前的TA-TMA病诊断标准。研究发现，与其他病例相比，TA-TMA患者有着更高的3年非复发死亡率（65.4% *vs*. 15.4%，$P<0.0001$）。Ⅱ～Ⅳ级aGVHD和巨细胞病毒血症是TA-TMA发病的独立危险因素；血清LDH水平>500U/L及高血压是TA-TMA发病的早期征象。肝功能不全和严重肠道出血是TA-TMA相关死亡的风险因素。与对照组相比，存在肝功能不全和严重肠道出血的 TA-TMA 患者有着更高的 3 年 TA-TMA 相关累计死亡率。故得出结论：接受造血干细胞移植的患者如果存在 aGVHD 和巨细胞病毒血症应当尽早监测 TA-TMA。肝功能不全和严重肠道出血是 TA-TMA 的预后不良因素。

表 7-1　TA-TMA 目前诊断标准

项目	BMT-CTN	IWG	Cho BS	Jodele S
破碎红细胞	2 个/HP	>4%	2 个/HP	阳性
LDH	高于正常值	突然或持续升高	升高	升高
肾功能	肌酐增加 1 倍或肌酐清除率较正常值下降 50%	—	—	蛋白尿/高血压
血小板	—	$<50\times10^9$/L 或较前下降 50%	$<50\times10^9$/L 或较前下降 50%	下降
红细胞	—	血红蛋白下降或红细胞输注依赖增加	血红蛋白下降	血红蛋白下降或红细胞输注依赖增加
神经精神症状	无法解释的神经精神症状	—	—	—
Coombs 试验	直接或间接阴性	—	阴性	—
游离珠蛋白	—	下降	下降	—
其他	—	—	无凝血功能障碍	可溶性 C5b-9 水平增高

IWG. 国际工作小组；BMT-CTN. 血液、骨髓移植临床试验网络毒性委员会

苏州大学附属第一医院于 2016 年同样对其中心的 16 例 TA-TMA 患者进行了回顾性分析，其研究发现，TA-TMA 患者 LDH、破碎红细胞比例及肌酐水平均有升高，预后差，与国外报道相符，为制定中国人群的 TA-TMA 诊断标准提供了参考价值。

二、异基因造血干细胞移植后复发的治疗

2016 年异基因造血干细胞移植后复发治疗的研究进展主要是分层及优化的供者淋巴细胞输注策略。

供者淋巴细胞输注（donor lymphocyte infusion，DLI）能产生有效的移植物抗白血病(graft-versus leukemia，GVL）效应，已成为目前治疗移植后白血病复发的最常用手段。但是，若在移植后出现明确白血病复发时开始 DLI 治疗，则由于白血病细胞负荷高，疗效有限。目前研究关注基于患者移植前疾病风险分层的预防性 DLI、基于移植后微小残留病灶（minimal residual disease，MRD）监测的抢先性 DLI、对于移植后复发患者的联合细胞因子输注的等优化的 DLI 及多疗程巩固性 DLI 治疗等。Yan 等对 47 例发生 allo-HSCT 后复发的急性白血病患者开展了基于 MRD 监测和移植物抗宿主病发生情况的多疗程化疗＋DLI 输注的巩固性治疗研究，研究中发生

allo-HSCT 后白血病复发患者每月接受化疗＋DLI 输注等巩固性治疗直至 MRD 转阴性。结果显示，相比较不接受巩固性治疗的患者，多疗程的化疗＋DLI 巩固性治疗能使移植后复发患者获得更好的无病生存率（LFS）和总生存率（OS）（1 年 LFS 为 71％，OS 为 78％）。

（吴德沛　刘启发　黄　河　张　曦　范志平　林　韧　韩　悦　肖浩文）

参考文献

［1］ Zhao K，Ruan S，Yin L，et al. Dynamic regulation of effector IFN-γ-producing and IL-17-producing T cell subsets in the development of acute graft-versus-host disease. Mol Med Rep，2016，13（2）：1395-1403.

［2］ Wang L，Zhao P，Song L，et al. Correlation of Tc17 cells at early stages after allogeneic hematopoietic stem cell transplantation with acute graft-versus-host disease. Int Immunopharmacol，2016，41：122-126.

［3］ Zhu F，Zhong XM，Qiao J，et al. Cytotoxic T lymphocyte antigen-4 down-regulates T helper 1 cells by increasing expression of signal transducer and activator of transcription 3 in acute graft-versus-host disease. Biol Blood Marrow Transplant，2016，22（2）：212-219.

［4］ 李晓莉，姚遥，杨冰玉，等. Tim-3mRNA 在异基因造血干细胞移植后急性移植物抗宿主病中的作用. 中华血液学杂志，2016（6）：469-473.

［5］ Sang W，Sun C，Zhang C，et al. MicroRNA-150 negatively regulates the function of CD4（＋）T cells through AKT3/Bim signaling pathway. Cell Immunol，2016，06-307：35-40.

［6］ Zhao K，Ruan S，Tian Y，et al. IL-22 promoted CD3$^+$ T cell infiltration by IL-22R induced STAT3 phosphorylation in murine acute graft versus host disease target organs after allogeneic bone marrow transplantation. Int Immunopharmacol，2016，39：383-388.

［7］ Yin J，Wang C，Huang M，et al. Circulating CD14（＋）HLA-DR（-/low）myeloid-derived suppressor cells in leukemia patients with allogeneic hematopoietic stem cell transplantation：novel clinical potential strategies for the prevention and cellular therapy of graft-versus-host disease. Cancer Med，2016，5（7）：1654-1669.

［8］ Nie DM，Wu QL，Zheng P，et al. Endothelial microparticles carrying hedgehog-interacting protein induce continuous endothelial damage in the pathogenesis of acute graft-versus-host disease. Am J Physiol Cell Physiol，2016，310（10）：821-835.

［9］ Jia H，Zhao T，Ji Y，et al. Combined nifuroxazide and SAT05f therapy reduces graft-versus-host disease after experimental allogeneic bone marrow transplantation. Cell Death Dis，2016，7（12）：e2507.

［10］ Zhang C，Bai N，Huang W，et al. The predictive value of selected serum microRNAs for acute GVHD by TaqMan MicroRNA arrays. Ann Hematol，2016，95（11）：1833-1843.

［11］ Xie L，Zhou F，Liu X，et al. Serum microRNA181a：Correlates with the intracellular cytokine levels and a potential biomarker for acute graft-versus-host disease. Cytokine，2016，85：37-44.

［12］ 胡彬，付伟，黄斯勇，等. 异基因造血干细胞移植后血浆 microRNA 的表达与急性移植物抗宿主病的相关性研究. 中国实验血液学杂志，2016，24（3）：827-832.

［13］ Chang YJ，Xu LP，Wang Y，et al. Controlled，randomized，open-label trial of risk-stratified corticosteroid prevention of acute graft-versus-host disease after haploidentical transplantation. J Clin Oncol, 2016, 34 (16): 1855-1863.

[14] Wu X, Yao Y, Bao X, et al. KIR2DS4 and its Variant KIR1D are associated with acute graft-versus-host disease, cytomegalovirus, and overall survival after sibling-related HLA-matched transplantation in patients with donors with KIR gene haplotype A. Biol Blood Marrow Transplant, 2016 (2): 220-225.

[15] Pan Z, Yuan X, Li Y, et al. Dynamicdetection of anti-human leukocyte antigen (HLA) antibodies but not HLA-DP loci mismatches can predict acute graft-versus-host disease and overall survival in HLA 12/12-matched unrelated donor allogeneic hematopoietic stem cell transplantation for hematological malignancies. Biol Blood Marrow Transplant, 2016, 22 (1): 86-95.

[16] Lu Y, Wu D, Wang J, et al. Identification ofheme oxygenase-1 as a novel predictor of hematopoietic stem cell transplantation outcomes in acute leukemia. Cell Physiol Biochem, 2016, 39 (4): 1495-1502.

[17] 伊文芳，郭坤元，贺信，等. 异基因造血干细胞移植后慢性移植物抗宿主病小鼠模型的建立和评价. 第二军医大学学报，2016，37 (12)：1501-1505.

[18] Hu R, Liu Y, Su M, et al. Transplantation of donor-origin mouse embryonic stem cell-derived thymic epithelial progenitors prevents the development of chronic graft-versus-host disease in mice. Stem Cells Transl Med, 2017, 6 (1): 121-130.

[19] Jin H, Ni X, Deng R, et al. Antibodies from donor B cells perpetuate cutaneous chronic graft-versus-host disease in mice. Blood, 2016, 127 (18): 2249-2260.

[20] Li W, Li H, Zhang M, et al. Quercitrin ameliorates the development of systemic lupuserythematosus-like disease in a chronic graft-versus-host murine model. Am J Physiol Renal Physiol, 2016, 311 (1): F217-226.

[21] Pan Z, Yuan X, Li Y, et al. Dynamic detection of anti-human leukocyte antigen (HLA) antibodies but not HLA-DP loci mismatches can predict acute graft-versus-host disease and overall survival in HLA 12/12-matched unrelated donor allogeneic hematopoietic stem cell transplantation for hematological malignancies. Biol Blood Marrow Transplant, 2016, 22 (1): 86-95.

[22] 杨欢，李志涛，林韧，等. 造血干细胞移植后硬皮病样慢性移植物抗宿主病的临床表现. 南方医科大学学报，2016，36 (6)：807-813.

[23] 彭艳，雍翔智，冯豆豆，等. 口腔慢性移植物抗宿主病患者唾液 T 细胞相关细胞因子的表达水平. 国际口腔医学杂志，2016，43 (5)：524-527.

[24] 赖沛龙，王玉连，翁建宇，等. TLR4 炎症通路与慢性移植物抗宿主病合并干眼症的相关性. 实用医学杂志，2016，32 (24)：4048-4051.

[25] Zhao XY, Zhao XS, Wang YT, et al. Prophylacticuse of low-dose interleukin-2 and the clinical outcomes of hematopoietic stem cell transplantation: a randomized study. Oncoimmunology, 2016, 5 (12): e1250992.

[26] 曹晓培，韩冬梅，王志东，等. 间充质干细胞联合多种药物治疗骨髓移植术后闭塞性细支气管炎. 中国实验血液学杂志，2016，24 (1)：173-177.

[27] Gao L, Zhang Y, Hu B, et al. Phase Ⅱ multicenter, randomized, double-blind controlled study of efficacy and safety of umbilical cord-derived mesenchymal stromal cells in the prophylaxis of chronic graft-versus-host disease after HLA-haploidentical stem-cell transplantation. J Clin Oncol, 2016, 34 (24): 2843-2850.

[28] Chen Y，Xu L P，Liu K Y，et al. Risk factors for cytomegalovirus DNAemia following haploidentical stem cell transplantation and its association with host hepatitis B virus serostatus. J Clin Virol，2016，75：10-15.

[29] 邹秉含，张钦，许亚茹，等．异基因造血干细胞移植后人巨细胞病毒感染的危险因素分析．中国实验血液学杂志，2016（2）：551-555.

[30] Wu X，Yao Y，Bao X，et al. KIR2DS4 and its variant KIR1D are associated with acute graft-versus-host disease，cytomegalovirus，and overall survival after sibling-related HLA-matched transplantation in patients with donors with KIR gene haplotype A. Biol Blood Marrow Transplant，2016，22（2）：220-225.

[31] Piao Z，Kim H J，Choi J Y，et al. Effect of FOXP3 polymorphism on the clinical outcomes after allogeneic hematopoietic stem cell transplantation in pediatric acute leukemia patients. Int Immunopharmacol，2016，31：132-139.

[32] Liu J，Chang Y J，Yan C H，et al. Poor CMV-specific CD8+ T central memory subset recovery at early stage post-HSCT associates with refractory and recurrent CMV reactivation. J Infect，2016，73（3）：261-270.

[33] 鲍协炳，朱倩，仇惠英，等．异基因造血干细胞移植后 EBV 感染临床危险因素分析．中华血液学杂志，2016（2）：138-143.

[34] 张钦，邹秉含，楼晓，等．异基因造血干细胞移植后 EB 病毒感染的危险因素及预后分析．中华内科杂志，2016（8）：619-623.

[35] Bian Z，Liu J，Xu L P，et al. Association of Epstein-Barr virus reactivation with the recovery of CD4/CD8 double-negative T lymphocytes after haploidentical hematopoietic stem cell transplantation. Bone Marrow Transplant，2017，52（2）：264-269.

[36] 刘扬，莫晓冬，韩婷婷，等．巨细胞病毒肠炎对重度肠道移植物抗宿主病患者预后的影响．中华血液学杂志，2016（7）：597-601.

[37] Bao X，Zhu Q，Xue S，et al. Cytomegalovirus induces strong antileukemic effect in acute myeloid leukemia patients following sibling HSCT without ATG-containing regimen. Am J Transl Res，2016，8（2）：653-661.

[38] 林遐，欧莹，龙慧，等．单倍体相合造血干细胞移植后巨细胞病毒感染可能会减少急性髓系白血病复发．中华内科杂志，2016（2）：107-110.

[39] 曹伟杰，万鼎铭，李丽，等．异基因造血干细胞移植后巨细胞病毒感染和抢先治疗临床研究．中国实验血液学杂志，2016（4）：1143-1148.

[40] Jiang X，Xu L，Zhang Y，et al. Rituximab-based treatments followed by adoptive cellular immunotherapy for biopsy-proven EBV-associated post-transplant lymphoproliferative disease in recipients of allogeneic hematopoietic stem cell transplantation. Oncoimmunology，2016，5（5）：e1139274.

[41] Wu M，Sun J，Zhang Y，et al. Intrathecal rituximab for EBV-associated post-transplant lymphoproliferative disorder with central nervous system involvement unresponsive to intravenous rituximab-based treatments：a prospective study. Bone Marrow Transplant，2016，51（3）：456-458.

[42] 周健，韩利杰，祖璎玲，等．异基因造血干细胞移植后 EB 病毒相关中枢神经系统疾病六例．中华器官移植杂志，2016（8）：477-481.

[43] Zhou L，Liu X，Wang X，et al. CD123 redirected multiple virus-specific T cells for acute myeloid leukemia. Leuk Res，2016，41：76-84.

[44] Qi J, Wang J, Chen J, et al. Plasma levels of complement activation fragments C3b and sC5b-9 significantly increased in patients with thrombotic microangiopathy after allogeneic stem cell transplantation. Ann Hematol, 2016, 96 (11): 1849-1855.

[45] Ye Y, Zheng W, Wang J, et al. Risk and prognostic factors of transplantation-associated thrombotic microangiopathy in allogeneic haematopoietic stem cell transplantation: a nested case control study. Hematol Oncol, 2016, 35 (4): 821-827.

[46] Han W, Han Y, Chen J, et al. Allogeneic hematopoietic stem cell transplantation associated thrombotic microangiopathy: 16 cases report and literature review. Zhonghua Xue Ye Xue Za Zhi, 2016, 37 (8): 666-670.

[47] Yan CH, Wang Y, Wang JZ, et al. Minimal residual disease-and graft-vs. -host disease-guided multiple consolidation chemotherapy and donor lymphocyte infusion prevent second acute leukemia relapse after allotransplant. J Hematol Oncol, 2016, 9: 87.

第三节　移植物抗肿瘤效应

异基因造血干细胞移植（allogeneic hematopoietic stem cell transplantation，allo-HSCT）目前仍是治愈白血病有效、乃至唯一的手段，然而，移植后复发限制了 allo-HSCT 疗效进一步提高。白血病复发的核心问题是移植物抗白血病或肿瘤（GVL/GVT）作用的减弱或消失。因此，实现 allo-HSCT 后复发早期预警、干预等，增强 GVL/GVT 效应是提高疗效的关键。现将 2016 年度的相关进展综述如下。

一、移植后复发预测的生物学标记

allo-HSCT 复发早期预警的实现有助于及早干预降低复发率。Qin 等发现，对于接受移植的 t (8; 21) 急性髓细胞白血病（AML）患者而言，初诊时低 WT1 转录子水平与移植后高复发率密切相关（HR＝3.53）。He 等分析了 151 例接受 allo-HSCT 的 AML 患者，其中 32 例患者移植前实时定量聚合酶链反应（RT-PCR）技术检测 EVI1 阳性、119 例患者 EVI1 阴性，EVI1 阳性患者的复发率显著高于阴性患者（39.5% *vs*. 22.5%，$P=0.013$）；多因素分析显示高水平的 EVI1 是复发预测的生物学标记。MO 等分析了接受 allo-HSCT 的骨髓增生异常综合征患者，发现移植后 WT1 阳性的患者为 31 例，其复发率明显高于 WT1 阴性患者（18.6% *vs*. 6.1%，$P=0.040$）；多参数流式细胞仪（MFC）检测 MRD 阳性患者 8 例，复发率显著高于 MFC 阴性患者（62.5% *vs*. 3.6%，$P<0.001$）。Tian 等报道 allo-HSCT 后供者淋巴细胞输注（DLI）是低复发率（HR＝0.25）和高无病生存率（LFS，HR＝0.42）的独立预后因素。Zheng 等则报道对于接受脐血移植的 AML 患者而言，移植前 MRD 阴性患者和 MRD 阳性患者移植后复发率（16.1% *vs*. 19.2%，$P=0.61$）和 LFS（52.7% *vs*. 62.5%，$P=0.42$）无统计学差异。该研究提示对于 MRD 阳性的

AML患者而言，脐血移植可能可以克服MRD对移植预后的不良影响。

二、增强GVL/GVT效应的策略

2016年度我国血液学工作者从强化预处理联合预防性DLI、危险分层指导的干预及分离移植物抗宿主病和GVL效应等方面建立多种增强或有效保留GVL效应的方法。

（一）强化预处理联合预防性DLI

Xuan等在一项前瞻性研究中纳入了153例难治急性白血病患者，氟达拉滨30mg/（m^2·d）、阿糖胞苷2g/（m^2·d），均于－10～－6天给药；全身照射4.5Gy，－5～－4天给药；环磷酰胺60mg/（kg·d）、依托泊苷600mg/d，均于－3～－2天给药。144例生存超过60天的患者分为两组，一组（n＝80）给予预防性DLI，一组（n＝64）作为对照组；接受DLI组患者复发率（23％ *vs*.34％，P＝0.048）显著低于对照组，生存显著改善。这些研究结果提示，强化预处理联合预防性DLI可以增强GVL效应，改善难治性急性白血病患者的预后。

（二）MRD指导的DLI干预

allo-HSCT后无论是MFC还是RT-PCR检测的MRD阳性都与白血病复发密切相关。北京大学血液病研究所的一项注册临床试验入组87例患者，其中47例移植后复发的急性白血病患者经过诱导化疗联合DLI再次获得血液学缓解，随后这些患者接受MRD和GVHD指导的化疗＋DLI巩固（实验组），对照组为历史同期的34例患者。Yan等发现与对照组相比，实验组患者的复发率显著减低（22％ *vs*.56％，P＜0.0001），LFS和总体生存显著改善；多因素分析发现治疗后无慢性GVHD（HR＝3.36）、治疗后MRD阳性（HR＝21.04）是累计复发率增高的主要危险因素。该研究提示对于接受allo-HSCT血液学复发的急性白血病患者而言，MRD和GVHD指导的化疗＋DLI巩固治疗增强了GVL/GVT效应，显著降低复发率、改善患者预后。

（三）嵌合抗原受体T细胞治疗allo-HSCT后复发

Zuo等报道了1例allo-HSCT后复发并接受嵌合抗原受体T细胞（CAR-T）治疗的TEL-AML1阳性的B-ALL患者，给予1×10^6/kg针对CD19的CAR-T细胞治疗后，患者发生轻度-中度细胞因子释放综合征，检测MRD转阴，随后给予3次CAR-T回输维持治疗，随访10个月后患者仍处于LFS。该报道提示，对于表达CD19抗原的移植后复发的B-ALL患者而言，CAR-T是一种颇有前途的治疗方法，能增强GVL/GVT作用，改善allo-HSCT复发患者预后。

（四）降低GVHD不影响GVL/GVT的新方法

Chang等报道了一项基于生物学标记（骨髓移植物中CD4/CD8比值，阈值为1.16）的、危险分层指导激素预防 GVHD 的单中心、前瞻性、随机对照、开放研究。入组 228 例患者，其中标危组（A 组）83 例，高危组 145 例再按照 1∶1随机分为试验组（小剂量激素预防组，B 组）72 例和对照组 73 例（C 组）。危险分层指导的小剂量激素预防显著降低了Ⅱ～Ⅳ级急性 GVHD 的发生率（HR=0.66）、加速了血小板重建（HR=0.30）。与 C 组患者相比，B 组患者股骨头坏死（P=0.034）和高血压（P=0.015）的发生率显著降低。三组患者感染发生率无统计学差异。此外，小剂量激素预防并未降低实验组患者的白血病复发率。该研究结果提示，危险分层指导的小剂量激素在降低 GVHD 的同时，有效保留了 GVL/GVT 效应。

（五）单倍型相合移植治疗某些特殊类型白血病

Xu 等报道了 48 例接受单倍型相合移植（haplo-SCT）治疗的高危 T-ALL 的临床结果，中位随访 20 个月后，作者发现患者 3 年 LFS 为 54%，与非 CR1 的患者相比，获得 CR1 的患者复发率降低（20% *vs*. 57%，P=0.014）、生存率提高（66% *vs*. 26%，P=0.008）。该研究结果提示 haplo-SCT 可有效用于高危 T-ALL 的治疗。许兰平等报道了 allo-HSCT 治疗 22 例 T315I$^+$ 的 CML 患者的临床结果，其中 16 例患者接受了 haplo-SCT，对于 CP、AP、BC 患者而言，接受移植后 2 年 LFS 分别为 80%、73%和 0，该研究提示对于 T315I$^+$ 处于 BC 的 CML 患者而言，allo-HSCT 预后仍然不佳。Mo 等报道了 haplo-SCT 治疗对第 1 疗程诱导治疗耐药的儿童 AML 患者的疗效，97 例患者分为第一疗程耐药组（n=38）和敏感组（n=59）。结果显示耐药组和敏感组 3 年累计复发率分别为 22%和 8%（P=0.061）、非复发死亡率为 5%和 11%（P=0.361），两组患者 LFS 和 OS 无统计学差异。总之，这些研究提示 haplo-SCT 可能具有较强的 GVL/GVT 效应，能有效用于高危 T-ALL、T315I$^+$ 的 CML 和第 1 疗程诱导耐药的儿童 AML 等患者的治疗、改善这些患者的移植预后。

综上所述，2016 年中国学者不仅报道了多个预警预测 allo-HSCT 后复发的生物学标记，而且建立了多种增强和（或）有效保留 GVL/GVT 效应的方法，例如强化预处理+预防性 DLI、MRD 和 GVHD 指导的 DLI 及 CAR-T 治疗等。此外，中华医学会血液学分会干细胞应用学组就移植后白血病复发的防治制定了中国异基因造血干细胞移植治疗血液系统疾病专家共识。上述进展极大降低了 allo-HSCT 后复发，改善了恶性血液病患者的移植预后。

（常英军　黄晓军）

参考文献

[1] Qin YZ, Wang Y, Zhu HH, et al. Low WT1 transcript levels at diagnosis predicted poor outcomes of acute myeloid leukemia patients with t (8; 21) who received chemotherapy or allogeneic hematopoietic stem cell transplantation. Chin J Cancer, 2016, 35: 46.

[2] He X, Wang Q, Cen J, et al. Predictive value of high EVI1 expression in AML patients undergoing myeloablative allogeneic hematopoietic stem cell transplantation in first CR. Bone Marrow Transplant, 2016, 51 (7): 921-927.

[3] Mo XD, Qin YZ, Zhang XH, et al. Minimal residual disease monitoring and preemptive immunotherapy in myelodysplastic syndrome after allogeneic hematopoietic stem cell transplantation. Ann Hematol, 2016, 95 (8): 1233-1240.

[4] Tian DM, Wang Y, Zhang XH, et al. Rapid Recovery of $CD3^+CD8^+$ T Cells on Day 90 Predicts Superior Survival after Unmanipulated Haploidentical Blood and Marrow Transplantation. PLoS One, 2016, 11 (6): e0156777.

[5] Zheng C, Zhu X, Tang B, et al. The impact of pre-transplant minimal residual disease on outcome of intensified myeloablative cord blood transplant for acute myeloid leukemia in first or second complete remission. Leuk Lymphoma, 2016, 57 (6): 1398-1405.

[6] Xuan L, Fan Z, Zhang Y, et al. Sequential intensified conditioning followed by prophylactic DLI could reduce relapse of refractory acute leukemia after allo-HSCT. Oncotarget, 2016, 7 (22): 32579-32591.

[7] Yan CH, Wang Y, Wang JZ, et al. Minimal residual disease-and graft-vs. -host disease-guided multiple consolidation chemotherapy and donor lymphocyte infusion prevent second acute leukemia relapse after allotransplant. J Hematol Oncol, 2016, 9 (1): 87.

[8] Zuo Y, Wang J, Lu A, et al. Chimeric antigen receptors T cells in treatment of a relapsed pediatric acute lymphoblastic leukemia, relapse after allogenetic hematopoietic stem cell transplantation: case report and review of literature review. Zhonghua Xue Ye Xue Za Zhi, 2016, 37 (2): 115-118.

[9] Chang YJ, Xu LP, Wang Y, et al. Controlled, Randomized, Open-Label Trial of Risk-Stratified Corticosteroid Prevention of Acute Graft-Versus-Host Disease After Haploidentical Transplantation. J Clin Oncol, 2016, 34 (16): 1855-1863.

[10] Xu ZL, Huang XJ, Liu KY, et al. Haploidentical hematopoietic stem cell transplantation for paediatric high-risk T-cell acute lymphoblastic leukaemia. Pediatr Transplant, 2016, 20 (4): 572-580.

[11] Mo XD, Zhang XH, Xu LP, et al. Unmanipulated Haploidentical Hematopoietic Stem Cell Transplantation in First Complete Remission Can Abrogate the Poor Outcomes of Children with Acute Myeloid Leukemia Resistant to the First Course of Induction Chemotherapy. Biol Blood Marrow Transplant, 2016, 22 (12): 2235-2242.

[12] 中华医学会血液学分会干细胞应用学组. 中国异基因造血干细胞移植治疗血液系统疾病专家共识（Ⅱ）——移植后白血病复发（2016 年版）. 中华血液学杂志，2016，38（10）：846-851.

第四节　造血干细胞移植临床疗效

一、异基因造血干细胞移植治疗急性髓系白血病

2016 年度对异基因造血干细胞移植治疗急性髓系白血病的研究进展迅速，主要集中于移植的疗效、移植后复发的分子生物学监测等方面。关于异基因造血干细胞移植治疗急性髓系白血病的

疗效研究有以下数篇。叶珂等评估造血干细胞移植治疗急性髓系白血病的疗效，结果显示异基因造血干细胞移植组总体生存率达 65.4%，无病生存率达 61.5%。Tang 等报道对于第 1 次完全缓解期的治疗相关性急性髓系白血病及初治急性髓系白血病患者，异基因造血干细胞移植后 3 年复发率分别为 20%、13%，3 年总体生存率达 66%及 79%，3 年无病生存率分别为 64%及 77%，表明异基因造血干细胞移植可明显改善治疗相关性急性髓系白血病患者的预后，使此类患者达到与初治急性白血病患者相似的疗效。Fang 等探索及比较了 IDA 强化 BUCY2 预处理异基因造血干细胞移植治疗高危急性髓系白血病患者的疗效，结果显示 IDA 强化 BUCY2 预处理方案可明显降低高危急性髓系白血病患者移植后的复发率（3 年复发率为 16.9%），显著改善此类高危患者的生存及预后，3 年总体生存率达 69.2%，3 年无病生存率达 66.9%。Yang 等评估异基因造血干细胞移植及单独化疗对于 MLL 重排的急性髓系白血病患者的疗效差异，24 例患者接受异基因造血干细胞移植，34 例接受至少 4 个疗程化疗，结果显示移植组患者中位随访时间为（57.4±5.9）个月，明显长于化疗组患者［（21.0±2.1）个月］，移植组 5 年总体生存率为 59%±17%，明显优于化疗组［5 年总体生存率（13%±8%）］。此外，2016 年度对单倍体造血干细胞移植治疗急性髓系白血病的研究层出不穷，Sun 等将 87 例于第一次完全缓解期行“北京方案”单倍体造血干细胞移植的急性髓系白血病患者的生存情况与 EBMT 工作组行非血缘全相合异基因造血干细胞移植的患者进行比较，结果显示采用“北京方案”单倍体造血干细胞移植后的 5 年总体生存率达 78.2%，5 年无病生存率达 73.5%，故对于缺乏全相合供者的第一次完全缓解期的急性髓系白血病患者而言，单倍体造血干细胞移植是一种重要的替代治疗选择。Mo 等研究比较了单倍体造血干细胞移植治疗对第一疗程诱导化疗耐药及敏感的儿童急性髓系白血病患者的疗效差异，结果显示两组患者行单倍体造血干细胞移植后 3 年总体生存率为 76.3%及 83.0%，3 年无病生存率为 72.5%及 81.6%，无明显统计学差异。该结果表明第一次完全缓解后行单倍体造血干细胞移植可明显改善对第 1 疗程诱导化疗耐药的儿童急性髓系白血病患者的不良预后，故对于缺乏 HLA 相合供者且对第 1 疗程诱导化疗耐药的儿童急性髓系白血病患者，单倍体移植亦可作为缓解后的一种有效选择方案。更为精准的分子生物学检测指标对复发的预测作用是目前研究关注的热点。关于异基因造血干细胞移植过程中分子生物学的监测研究有以下 2 篇。He 等探索 EVI1 基因的高表达是否是急性髓系白血病行清髓性异基因造血干细胞移植的不良预后因素。32 例患者为 EVI1 高表达，119 例患者为 EVI1 低表达，结果显示 EVI1 高表达组患者复发率显著高于 EVI1 低表达组，2 年总体生存率及无病生存率明显下降。故对于第一次完全缓解期行清髓性异基因造血干细胞移植的急性髓系白血病患者而言，EVI1 高表达可作为移植后复发的高危因素之一。Qin 等评估诊断时 WT1、c-KIT 状态及 2 个疗程巩固化疗后 RUNX1-RUNX1T1 水平对 t（8；21）急性髓系白血病预后的影响，结果显示对于达缓解状态的 t（8；21）急性髓系白血病患者，诊断时 WT1 低水平（转录水平≤5%）与患者不良预后密切相关，异基因造血干细胞移植较化疗更能改善此类患者的预后。MRD 在急性髓系白血病患者行单倍体造血干细胞移植治疗中的预测作用亦是目前引起广泛关注的焦点问题。Zhao 等通过流式细胞术及检测 WT1 评估移植前后 MRD 状态在单倍体造血干细胞移植治疗完全缓解期急性髓系白血病患者的作用，结果显示移植后 MRD 及 WT1 均阳性是移植后复发的独立预测因素，而移植前 MRD 状态对此类患者移植后复发无明显影响，故对于该类患者单倍体移植前是否仍需强化巩固化疗是值得商榷的问题。综上所述，异基因造血干细胞移植，是目前治疗急性髓系白血病的有效策略。基于分子生物学检测技术的预后基因及 MRD 状态是影响急性髓系白血病行异基因造血干细胞移植治疗效果的关键因素，有待进一步深入研究。

二、异基因造血干细胞移植治疗急性淋巴细胞性白血病

2016 年度对异基因造血干细胞移植治疗急性淋巴细胞性白血病的研究主要包括移植的疗效及预后影响因素、移植后复发的机制等，强调异基因造血干细胞移植在难治复发急性淋巴细胞白血病治疗方面的重要作用。关于异基因造血干细胞移植治疗急性淋巴细胞白血病的疗效及预后影响因素方面的研究有以下数篇。曹晶等比较了不同缓解状态下的难治复发急性淋巴细胞白血病行异基因造血干细胞移植后的临床转归，结果显示：NR 和≥CR2 患者 100 天移植相关死亡、aGVHD、cGVHD、预计 2 年总体生存率、无白血病生存率及累计复发率等均无明显差异，提示移植前疾病缓解状态与生存无关，提出只有移植后发生 cGVHD 才是影响总体生存率和无白血病生存率的独立预后因素，异基因造血干细胞移植挽救性治疗 NR 状态下难治复发的 ALL 是可行的。Xu 等通过间期荧光原位杂交法检测 135 例 Ph 阳性急性淋巴细胞性白血病患者是否存在 CDKN2 基因突变，探索 CDKN2 与酪氨酸激酶抑制药（TKI）耐药的关系，发现尽管经过 TKI 联合化疗序贯异基因造血干细胞移植，CDKN2 缺失组较野生组分子生物学完全缓解率（CR）更低、复发率更高、总体生存率及无病生存率时间更短，且 CD20 表达上调。CDKN2 缺失和 CD20 表达上调可视为 Ph 阳性急性淋巴细胞性白血病预后不良的标志，尽管使用二代 TKI 并序贯异基因造血干细胞移植疗效仍欠佳。颜红菊等比较了单倍体（42 例）与同胞全相合（27 例）造血干细胞移植治疗高危急性淋巴细胞白血病的临床疗效。两组的 2 年总体生存率为 63.4%、53.9%，2 年无白血病生存率为 59.4%、53.7%，2 年累计非复发死亡率为 26.2%、11.1%，均无明显差异，但 2 年累计复发率为 19.5%、39.5%，单倍体组低于同胞全合组；Ⅰ～Ⅱ级 aGVHD 单倍体组高于同胞全合组，Ⅲ～Ⅳ级 aGVHD 及 cGVHD 二者无明显差异。认为在高危组急性淋巴细胞白血病患者的治疗中，单倍体 allo-HSCT 与全相合 allo-HSCT 的整体疗效相当。Liu 等回顾性地分析了 13 例接受氯法拉滨/环磷酰胺/依托泊苷（CLO-218）方案化疗的难治复发急性淋巴细胞白血病中国儿童患者的疗效，其中 5 例 CR，2 例 CRi，2 例 PR，2 例 NR，2 例未评估，4 例 T-ALL 中有 3 例 CR。8 例获得 CR/PR 的患儿桥接异基因造血干细胞移植，其中 4 例无病生存，3 例复发，1 例移植相关死亡。这是亚洲难治复发急性淋巴细胞白血病患儿应用 CLO-218 方案进行诱导治疗的首次报道，认为氯法拉滨为基础的治疗方案是难治复发 ALL 行 allo-HSCT 前诱导缓解的有效策略。黄清昕等总结了 100 例异基因造血干细胞移植治疗白血病的病例，其中有 33 例 ALL，指出白血病患者应在取得 CR1 后尽早进行移植，复发患者也应争取在缓解状态下进行移植，全相合移植综合

预后优于不全相合移植。马艳茹等报道了10例艾曲波帕治疗异基因造血干细胞移植后难治性血小板减少的疗效，其中有3例急性淋巴细胞白血病。结果显示，50%的患者获得完全有效（PLT $\geqslant 50\times 10^9$/L且脱离输注），获得CR的中位时间为艾曲波帕治疗后16天。认为艾曲波帕对于部分移植后难治性血小板减少患者有效，且起效快、耐受性良好、停药后仍可获得持久应答。但是由于病例数较少，患者异质性较大，仍值得进一步研究。关于异基因造血干细胞移植后急性淋巴细胞白血病复发机制的研究，Xiao等通过对3例异基因造血干细胞移植后复发的Ph染色体阴性B细胞急性淋巴细胞白血病成年患者进行全外显子测序，并在此基础上对58例接受异基因造血干细胞移植的成人Ph^- B-ALL患者进行了23个选择基因的靶基因测序。发现复发的患者的体细胞中存在大量*SETD2*、*CREBBP*、*KDM6A*、*NR3C1*等基因突变，以及*KRAS*、*PTPN21*、*MYC*、*USP54*等信号因子相关基因突变。首次提出异基因造血干细胞移植后急性淋巴细胞白血病复发的克隆演变模式。综上所述，异基因造血干细胞移植是目前治疗急性淋巴细胞白血病的重要措施，特定基因突变可能影响药物疗效及疾病转归，移植后复发仍是影响移植疗效的重要因素，有待于进一步深入研究。

三、异基因造血干细胞移植治疗慢性髓系白血病

2016年中国医师在慢性髓性白血病（CML）造血干细胞移植（HSCT）方面的研究仅检索到3篇论著，均刊登在英文杂志上，研究内容主要集中在CML慢性期（CP）和进展期（AP/BC）移植治疗的效果、急变期移植供者的选择及T315i突变发生时的移植时机探讨3个方面。

Zhang等比较了伊马替尼与异基因移植治疗慢性髓性白血病的临床疗效。队列研究包括伊马替尼组292例，移植组141例，回顾性分析慢性期和进展期患者接受不同治疗后的OS和EFS：96例同胞相合移植，29例HLA相合非血缘移植，15例单倍体移植，1例同卵孪生同胞。结果显示：①CP患者接受伊马替尼278例，接受移植120例，前者疗效优于后者，EFS分别为88.5%和70.0%，OS分别为93.2%和80.0%，5年EFS分别为84%和75.0%，5年OS分别为92%和79.0%。移植组：EFS患者94例（CP84例；AP/BP10例），截止随访期，108例存活（CP 96例；AP/BP 12例），33例死亡（CP 24例；AP/BP 9例），死于GVHD 23例，肺炎9例，1例植入失败，原发病复发只有1例。移植相关死亡率22.7%。②加速或急变期患者，接受伊马替尼14例，接受移植21例，两者疗效相似，EFS分别为42.9%和47.6%，OS分别为42.9%和57.1%。由此作者认为：与移植相比，伊马替尼对CP患者有生存优势，但对于加速或急变期患者两者疗效相当。

Ma等比较了单倍体移植与同胞相合移植治疗急变期慢性髓性白血病的疗效。在北京大学人民医院接受了移植连续的CML-BC患者90例纳入分析，其中单倍体相合移植67例，同胞相合移植23例。86例植活。3年OS和RFS两组具有可比性，单倍体移植和同胞相合移植组OS分别为60.0%和55.3%；无复发生存率（RFS）分别为51.1%和47.8%；3年移植相关死亡率和复发率

也无不同，复发率分别为21.0%和26.1%；TRM分别为27.9%和26.1%。多因素分析发现既往化疗和移植前未达血液学完全缓解是OS的独立危险因素。作者得出结论，进展为急变期的患者，单倍体移植疗效等同于同胞相合移植，单倍体供者可以作为常规供者用于这些需要紧急移植的患者。

Xu等报道了发生T315i突变的22例CML患者的移植疗效，其中单倍体移植16例。检测到T315i突变时，8例处在CP期，7例处于AP期，7例处于BC期。移植前疾病状态：7例在CP1，8例在AP期或从AP期回到了慢性期（AP/AP-CPn），7例处于BC期或从BC期回到了慢性期（BP/BP-CPn）。Ⅲ～Ⅳ级aGVHD为9.1%，cGVHD为60.0%，重症cGVHD 25.0%。4例死于移植相关合并症，中位死亡时间为移植后16.3个月。CP、AP/AP-CPn和BP/BP-CPn组患者2年LFS分别为80.0%、72.9%和0。在中位随访17.3个月后，14例存活，其中13例分子学缓解，1例髓外复发。由此作者得出结论：单倍体移植为T315i突变的CML患者带来治愈的机会，对于发生T315i突变的患者，在CP或AP期尽早移植患者获益，一旦进展到急变期，移植效果极差。

中国异基因造血干细胞移植专家共识对于CML的移植推荐：CP期患者当对多种酪氨酸激酶抑制药无效或者不耐受或者发生了T315i突变时具有造血干细胞移植指征；AP期和BC期患者具有造血干细胞移植指征。中国造血干细胞移植登记组的资料显示，CP-CML接受移植的患者大幅度下降导致移植的CML例数减少，而移植患者中进展期患者的比例明显上升。在TKI时代，CML患者移植疗效也在不断优化，移植在某些CML患者治疗中仍然占有不可取代的位置，针对具体患者的移植时机要做好评估和权衡，平衡各种情况综合考虑。

四、异基因造血干细胞移植治疗骨髓增生异常综合征

骨髓增生异常综合征（myelodysplastic syndrome，MDS）是一组来源于造血干细胞的克隆性疾病，其临床特征为骨髓造血细胞发育异常，外周血中三系血细胞减少，以及高风险向急性髓系白血病转化。目前，allo-HSCT是MDS唯一的治愈手段，NCCN（National Comprehensive Cancer Network）及我国骨髓增生异常综合征诊断与治疗中国专家共识（2014年版）指南将其推荐为MDS的一线治疗方案。2016年度我国学者关于allo-HSCT治疗MDS的疗效、不良预后因素及如何提高总体生存率等进行了相关研究，具体如下。

（一）国内allo-HSCT治疗MDS的总体疗效

目前国内关于MDS的allo-HSCT移植数量及移植成功率明显高于国外学者的报道。Mo等对157例MDS患者进行了单倍型allo-HSCT治疗，其中儿科患者24例，成人133例，中性粒细胞植入中位时间为13天；138例患者（87.9%）成功获得血小板植入，中位时间为16天。移植后复发8例，非复发死亡（non-relapse mortality，NRM）31例，中位随访630天，2年OS及2年DFS分别为77.7%和76.8%。王利军等研究分析45例接受allo-HSCT的MDS患者，中位随访

54.6个月，粒细胞和血小板的中位植入时间分别为12.5天和18天，4年OS和DFS分别为77.1%和62.1%。顾彩红等回顾性分析了57例合并铁过载的MDS患者接受allo-HSCT治疗的临床资料，中位随访22个月，造血干细胞完全植入率93.0%，至随访终点的DFS为68.4%。

（二）allo-HSCT治疗MDS的预后因素

目前MDS的移植植入率较高，但长期生存率不高，且大部分患者为非复发死亡，提示找到影响移植疗效的预后因素及去除不利于移植的预后因素至关重要。

1. MDS患者因素

（1）铁过载：通常MDS患者因疾病导致无效造血及长期依赖输血支持治疗，从而导致血清铁蛋白（serum ferritin，SF）增高。近期研究发现铁过载可以活化氧自由基，影响铁调素水平及诱导细胞凋亡等引起组织器官功能障碍，从而增加allo-HSCT的风险，增加NRM，降低OS。因此，祛铁治疗势在必行。顾彩红等回顾性分析了57例合并铁过载的MDS患者经过allo-HSCT治疗的临床资料，其中30例经过祛铁治疗，19例治疗成功（SF中位数为561 μg/L），11例归入铁过载组（SF中位数为1262 μg/L），27例未经过祛铁治疗的患者SF中位数为1540 μg/L。结果发现有效祛铁组获得造血干细胞完全植入率为100%（铁过载组为89.5%），感染发生率为36.8%（铁过载组为82.4%），aGVHD发生率为26.3%，且均为Ⅰ～Ⅱ级（铁过载组为64.7%，6例出现Ⅲ～Ⅳ级），均优于铁过载组。两组中位无病生存时间无统计学差异。

（2）基因突变及染色体核型：IPSS/IPSS-R预后评分系统中一些预后差、极差的基因突变及染色体核型显著影响MDS患者HSCT的疗效。Zuo等研究中报道了2例伴有11q23阳性但MLL阴性的MDS患者，经过allo-HSCT后1年后均进展为急性髓系白血病，并死于疾病进展。Hong等分析了48例Der（5；17）（p10；q10）髓系疾病患者（其中MDS患者29例），80%患者合并TP53突变，其中9例患者经过HSCT治疗，总生存时间为17.5个月。此外Mo等研究表明，单染色体核型是影响allo-HSCT生存的一个独立预后因素。

（3）年龄：近年来由于HSCT预处理方案的改善及支持治疗的加强，年龄不再是allo-HSCT的绝对禁忌证，但是Mo等研究表明年龄是影响HSCT生存的一个独立预后因素。

2. allo-HSCT相关因素

（1）地西他滨在allo-HSCT中的应用：地西他滨（decitabine，DAC）是一种去甲基化药物，目前广泛应用于AML/MDS的治疗中。近年来，有学者发现去甲基化药物，包括DAC，可以通过免疫调节作用，降低allo-HSCT术后的GVHD程度，从而提高MDS的总体生存率，改善患者生存质量。王晓果等研究分析了4例allo-HSCT术后经小剂量DAC（10mg/d，5天）治疗的患者，cGVHD症状减轻，无严重的血液学毒性，其中1例因严重肺部感染放弃，3例情况稳定。

（2）移植前诱导化疗及预处理方案的选择：王利军等研究中，21例采用改良白消安+环磷酰胺清髓性（BU/CY，MAC）预处理，6例采取低强度氟达拉滨+白消安方案，结果发现低强度预处理组的复发率较清髓性预处理组高，但并未降低MDS移植患者移植后生存率（69%和68.6%，

$P=0.984$)，3年累计复发率分别为33.3%和17.6%。此外，HLA相合的非亲缘移植与亲缘移植结果相仿（3年累计生存率分别为72.7%和70%），移植前化疗并不能延长生存期。

（3）单倍型HSCT及HLA相关研究：Pan等研究检测了123例接受无关供者allo-HSCT的患者（包括急性白血病、淋巴瘤及骨髓增生异常综合征患者，其中14例MDS患者）及供者的HLA抗体情况，患者移植前、移植后1个月、3个月后检测HLA抗体的阳性率分别为37.4%、40.2%及22.6%。抗HLA抗体阳性的患者血小板植入时间较阴性患者延迟，同时移植后抗HLA抗体转为阳性增加Ⅱ～Ⅳ级aGVHD的发生率，导致TRM增高，OS及DFS降低。多因素分析提示移植前HLA抗体阳性是一个GVHD及OS的独立危险因素。此外，抗HLA抗体阴性的患者中HLA-DP位点匹配提示较低的aGVHD发生率及较长的OS时间。因此，作者认为抗HLA抗体的动态变化是HSCT相关的一个独立预后因素，建议在allo-HSCT前后应动态监测HLA抗体的水平。

Yan等研究分析了HLA相合同胞allo-HSCT及单倍型allo-HSCT之间的区别，在1411例急性白血病及MDS患者中，571例接受HLA相合同胞allo-HSCT，840例接受单倍型allo-HSCT治疗。结果发现接受同胞相合allo-HSCT的患者TRM比接受单倍型allo-HSCT的患者低（33.3% *vs*. 38.7%，$P=0.002$），但是两组之间复发死亡率相仿（16.7% *vs*. 15.6%，$P=0.943$）。多因素分析表明高危状态以及单倍型allo-HSCT与高死亡率相关；而在单倍型allo-HSCT中，只有高危疾病状态与高死亡率相关。所以，作者认为HLA相合同胞allo-HSCT仍是MDS患者的第一选择，但是单倍型allo-HSCT可作为没有HLA相合同胞供者MDS患者的选择。此外，Wang等、李伟达等研究同样认为，单倍型HSCT是治疗MDS的最优选择。

（4）微移植治疗MDS的研究：Hu等研究了43例HLA不相合的微移植（MST）治疗高危MDS及MDS转化的急性髓系白血病（tAML）的临床疗效，具体为MDS患者（$n=21$）经地西他滨及阿糖胞苷治疗后行MST治疗，tAML患者（$n=22$）经地西他滨、依托泊苷及阿糖胞苷治疗后行MST治疗。其中MDS的总有效率明显高于tAML（81% *vs*. 50%，$P=0.03$）；两组的CR率为（52.4% *vs*. 36.4%，$P=0.14$），但细胞遗传学CR率无统计学意义（85.7% *vs*. 70%，$P=0.7$）；MDS组2年OS要高于tAML组（84.7% *vs*. 34.7%，$P=0.003$），MDS组及tAML组的TRM为4.8%及18.2%（$P=0.34$）；两组中无1例患者发生GVHD。所以作者认为微移植是治疗高危MDS及tAML的一种新的安全有效的方法。

（三）移植后MDS微小残留病灶的检测及抢先治疗的相关研究

Mo等探讨了高危MDS患者allo-HSCT术后微小残留病灶（MRD）的监测及根据MRD水平指导治疗的疗效。在78例患者中，21例移植后检测出WT1阳性，8例流式细胞术（FCM）检测出阳性。WT1阳性组2年内复发率高于阴性组（18.6% *vs*. 6.1%，$P=0.040$）；FCM阳性组2年内复发率高于阴性组（62.5% *vs*. 3.6%，$P<0.001$）。19例患者移植后*PRIME*基因阳性，但19例患者均未复发，且12例未经治疗后转阴。21例患者组合MRD阳性［WT1+FCM+（8例）或

者 2 次连续 WT1+（13 例）］中，6 例接受淋巴细胞输注（DLI）治疗，6 例接受干扰素 α 治疗，1 例接受化疗，1 例在诊断出 MRD 阳性后放弃免疫治疗，另外 7 例由于 aGVHD 没有进一步干预治疗。结果发现经过抢先治疗后 MRD 阳性组的 2 年复发率仍明显高于阴性组［27.3%（MRD+）*vs*. 4.5%（PRIME−）］。该研究提示 *PRIME* 基因不是检测 MRD 的一个指标。但是多变量分析证实组合 MRD 阳性合并 PRIME 阳性（MRD+ PRIME+）的 9 例患者虽然经过抢先干预治疗，复发率仍很高（60%）。作者认为 MRD 的监测可以预示高危 MDS 患者移植术后的复发，但是 PRAME 和 MRD 双阳性患者没有从干预治疗中获益。Mo 等又进行了移植后 MRD 阳性患者经供者淋巴细胞回输（DLI）治疗的相关研究，结果发现 DLI 治疗效果仍不满意。

五、异基因造血干细胞移植治疗其他血液恶性肿瘤

2016 年 allo-HSCT 在恶性淋巴瘤、多发性骨髓瘤和其他少见血液恶性肿瘤的治疗应用中取得一些进展，特别是在疾病类型与疾病状态、移植方式、预处理方案和并发症防治等方面进行了研究和探索。

（一）恶性淋巴瘤的治疗应用

非霍奇金淋巴瘤（NHL）具高度异质性，根据临床表现和生物学行为可以分为惰性、侵袭性和高度侵袭性三大类。由于临床循证医学证据的缺乏，allo-HSCT 在淋巴瘤治疗中的地位和价值还存在争议，目前较多应用于：①高危（如 p53 缺失或对一线治疗无反应）的慢性淋巴细胞白血病（CLL）等惰性 NHL；②侵袭性和高度侵袭性淋巴瘤；③复发难治性的各种类型 NHL。

1. 减低强度的预处理方案治疗高危惰性淋巴瘤　对于惰性 NHL，自体造血干细胞移植（autologous hematopoietic stem cell transplantation，auto-HSCT）的治疗目标在于提高总反应率和延长 PFS 时间，而 allo-HSCT 则可能为部分高危患者争取缓解、长期生存乃至治愈的机会。

伴有 *p53* 基因缺失、突变或功能状态异常的高危 CLL 疾病进展较快，常规治疗效果差，生存期短。王莉等应用同胞全相合供者造血干细胞移植（MSD-HSCT）治疗 4 例伴有 p53 缺失的 CLL，中位年龄为 56（49～61）岁，预处理选择减低强度（RIC）的 RFC 方案（利妥单抗 375 mg/m^2×4 次，氟达拉滨 30 mg/m^2×5 天，环磷酰胺 500 mg/m^2×5 天）。4 例患者均获得快速而持久的造血重建，期间并发轻度 aGVHD 和病毒感染，对症治疗后均好转，未发生移植相关死亡。移植前 CR 的患者均于移植后供者完全植入，无病生存，而 PR 者在移植后很快发生疾病进展。研究肯定了 RIC 移植方案治疗高危 CLL 的有效性和安全性。鉴于移植疗效主要取决于移植时的疾病状态，建议 allo-HSCT 在肿瘤负荷较低时和（或）骨髓衰竭前进行。

2. 清髓性和强化清髓性预处理方案治疗侵袭性和高度侵袭性非霍奇金淋巴瘤　侵袭性和高度侵袭性 NHL 常发生于年轻人，疾病进展快，恶性程度高，预后差。尤其对于晚期、有骨髓侵犯和复发难治 NHL，大剂量化疗联合 auto-HSCT 的疗效非常有限，allo-HSCT 仍是唯一有望治愈的

方法。

杨萍等报道了9例T淋巴母细胞淋巴瘤（T-lymphoblastic lymphoma，T-LBL）患者接受allo-HSCT治疗，与化疗组相比，生存期明显延长，显示了allo-HSCT的疗效和生存获益。黄海雯等回顾性对比分析年轻高危外周T细胞淋巴瘤（peripheral T-cell lymphoma，PTCL）患者（IPI评分≥3分）接受auto-HSCT和allo-HSCT的疗效和预后，包括22例PTCL非特指型、22例ALK阴性的间变大细胞淋巴瘤和16例血管免疫母细胞淋巴瘤。auto-HSCT组CR 30例，PR或NR9例，移植后7例复发；allo-HSCT组中CR 10例，PR/NR 11例，移植后2例复发。其中，allo-HSCT组的PR/NR患者较多，但复发相对较少。表明allo-HSCT可以更有效地降低复发率，改善预后，特别适用于PR/NR患者的解救治疗。

根据侵袭性NHL的病理特点，年轻高危患者的移植通常会采用清髓性预处理方案。王强力等应用TBI/CY（TBI总剂量8 Gy，环磷酰胺CTX 1.8 g/m^2，×2天）或BU/CY（白舒非BU 3.2mg/kg×3天，CTX 1.8 g/m^2，×2天）方案治疗高危PTCL患者，疗效和安全性尚好。而复发难治NHL往往肿瘤负荷高，对化疗不敏感，加大了移植难度。国内多个课题组尝试应用强化的清髓预处理方案，在传统预处理方案中添加抗肿瘤药物，希望在可接受的毒性强度下增强抗肿瘤作用，取得较好的预期效果。强化方案适合年轻且体能状态良好的患者，有以下几种组合：①以阿糖胞苷（Ara-C）为基础的改良方案。a. 改良BU/CY方案：Ara-C 2～4 g/m^2×2～3天，BU 3.2 mg/kg，×3天，CTX 1.8 g/m^2×2天。b. 改良FB方案：Ara-C 2～4 g/m^2×2～3天，氟达拉滨30 mg/m^2×2天，BU 3.2 mg/kg×3天；c. 改良TBI/CY方案：Ara-C 4 g/m^2×1天，TBI 8 Gy，CTX 1.8 g/m^2×2天。②以伊达比星为基础的改良BU/CY方案：BU 4 mg/kg×3天，氟达拉滨40 mg/m^2×5天，伊达比星10 mg/m^2×3天。

高危、侵袭性和复发难治性NHL由于病情进展恶化快，亟须快速进行allo-HSCT。当无法获得HLA配型全合供体时，单倍型造血干细胞移植（haplo-HSCT）可作为一种替代选择。国内多家报道证实了haplo-HSCT在临床应用中的有效性和安全性。Li等在研究中将haplo-HSCT与同期进行的MSD-HSCT进行对比，二组Ⅲ～Ⅳ级aGVHD的累计发生率相近（14.5% *vs*. 9.8%，*P* =0.595）。另外，haplo-HSCT组的cGVHD的发生率低且严重程度较轻。因此提出，haplo-HSCT可以作为一线治疗选择，而MSD-HSCT技术需要进一步优化以降低cGVHD的发生率，改善生活质量。Huang等还报道了单纯外周血干细胞来源的haplo-HSCT，与供者骨髓与外周血干细胞联合的haplo-HSCT略有不同，同样也取得了满意的移植效果。此外，孙自敏等开展了脐带血造血干细胞移植（sUCBT）的研究应用，发现强化清髓不含ATG的方案可以显著提高sUCBT植入率，减少移植早期的相关死亡，从而克服脐血干细胞数量少植入困难的缺点，是解决供者来源的又一选择。

除了供者选择和预处理方案之外，影响allo-HSCT患者生存的主要因素还包括移植相关并发症和移植后复发问题。allo-HSCT可能出现造血重建和免疫重建延迟，导致移植失败，尤其复发难治病例和单倍体移植模式的发生率较高。郭智等报道复发难治患者术后7天开始注射IL-11，快速促进骨髓造血恢复，减少血小板输注次数，而且不良反应轻微，值得临床推广应用。另外，移植后复发的发生与移植前缓解状态和肿瘤负荷呈密切相关。魏华萍等报道 allo-HSCT 治疗 14 例成人 LBL，复发率高达 42.9%，复发者多为 PR 患者。龚芳等分析了 10 例Ⅲ～Ⅳ期 T-LBL 行 allo-HSCT 的数据，CR 患者均未见复发。王强力等分析结果显示移植前 CR 和 PR＋NR 的 5 年 OS 分别为 81%和 53%（$P=0.303$）。这些研究都表明了 CR 状态对移植预后影响的重要性。研究还发现，细胞免疫治疗可能进一步强化移植物抗淋巴瘤效应（GVL）效应，清除体内残存肿瘤细胞。Luo 等采用预防供者型 CIK 细胞输注治疗 4 例复发难治患者，2 例于移植后 CR 并无病生存。杨萍等应用化疗和异体 DC/CIK 细胞免疫治疗 1 例移植后复发，再获 CR。据此，对于复发难治性 NHL，在移植前需要尽可能降低肿瘤负荷，细胞免疫治疗将是提高移植疗效的未来研究方向之一。

随着近年来移植技术的改进和支持治疗的进展，allo-HSCT 的安全性不断地提高。郭智等报道 16 例复发难治 NHL 行 allo-HSCT，仅有 1 例因肺部感染死亡，其余死亡原因均为复发。龚芳等报道 allo-HSCT 治疗晚期 T-LBL 患者，TRM 为 20%。王强力等报道 allo-HSCT 组和 auto-HSCT 组的 5 年 TRM 分别为 22.7%和 41.8%（$P=0.250$）。多家报道均显示 allo-HSCT 的治疗安全性与 auto-HSCT 相近，主要死亡原因为感染并发症。

总之，allo-HSCT 是治疗高危、侵袭性和复发难治性淋巴瘤的一种有效手段。单倍体和脐血移植方式拓展了供体来源，开展强化清髓预处理方案和移植后细胞免疫治疗可为移植前未能缓解的患者提供治愈机会。加强 allo-HSCT 患者的管理，提高对感染的认识和防治，积极有效控制 GVHD 等并发症将是进一步提高 allo-HSCT 后长期生存的重要措施。

（二）减低强度的预处理方案治疗多发性骨髓瘤

多发性骨髓瘤（MM）是一种好发于中老年人的浆细胞恶性克隆增殖性疾病。尽管抗骨髓瘤新药不断涌现，新药联合 auto-HSCT 可显著提高治疗有效率，并已展现出良好的应用前景，但 allo-HSCT 仍是唯一可能治愈 MM 的方法。与 auto-HSCT 相比较，allo-HSCT 的移植物不受肿瘤污染，并具有移植物抗骨髓瘤效应（GVM），可以改善生存预后。目前大多文献报道 allo-HSCT 的 TRM 高达 40%左右，限制了其在临床中的应用。侯健等回顾性分析了 32 例年轻 MM 患者（中位年龄 45 岁）接受 allo-HSCT 的临床资料，根据患者对化疗药物的敏感性，分别应用氟达拉滨联合美法仑（氟达拉滨 25 $mg/m^2\times2$ 天，美法仑 200$mg/m^2\times2$ 天）或氟达拉滨联合 BUCY 方案（氟达拉滨 25 $mg/m^2\times2$ 天，BU 3.2 $mg/kg\times3$ 天，CTX 60$mg/kg\times2$ 天）的 RIC 方案，其中 4 例患者在预处理中还联用了硼替佐米（1.3$mg/m^2\times2$ 天）。移植方式多样，包括 MSD-HSCT、非血缘供者造血干细胞移植（URD-HSCT）和 haplo-HSCT。研究结果与 EBMT 数据相仿，allo-HSCT 显著地提高了 CR 率，由移植前的 25.0% 提高到 82.1%；其中有近 50%患者并发 GVHD，但多为Ⅰ～Ⅱ级 aGVHD 和局限型 cGVHD；1 年的 NRM 为 21.9%，肺部感染是早期的主要死因，移植 2 年后 NRM 和移植相关死亡均显著减少。因而得出结论，RIC 预处理方案既保留了 GVM 效应，提供更长更稳定存活的平台期，又能减少移植相关并发症和降低移植相关死亡率，对于年轻高危 MM 是一个值得探索的治愈性手段。

此外，曾添美等在研究中还发现预处理中联用硼替佐米可以降低急、慢性 GVHD 的发生。隋伟薇等应用来那度胺治疗 1 例 allo-HSCT 后复发的 MM 患者，不仅控制了病情，伴发的激素耐药性 cGVHD 也明显改善。提示硼替佐米和来那度胺具有移植免疫调节作用，将为优化移植策略和减轻 GVHD 提供新思路。

（三）少见血液恶性肿瘤的治疗应用

allo-HSCT 在侵袭性自然杀伤细胞白血病（aggressive natural killer cell leukemia，ANKL）和肿瘤相关性噬血细胞综合征（hemophagocytic syndrome，HPS）等少见血液恶性肿瘤中也进行了尝试和探索，并取得较好的疗效和成功经验。

ANKL 是一种起源于 NK 细胞的急性白血病，在亚洲、拉丁美洲较多见，呈高度侵袭性，好发于少年和青壮年，预后极差。目前尚无标准推荐的化疗方案。李志峰等报道 1 例 ANKL 患者经培门冬酶与吉西他滨联合化疗达 CR，而后应用白消安、环磷酰胺、氟达拉滨、阿糖胞苷和依托泊苷联合方案的 MSD-HSCT 后获无病生存，提示 allo-HSCT 治疗 ANKL 是可行的有效方法。

肿瘤相关性 HPS 可见于淋巴瘤、急性白血病、MM、MDS、实体瘤等，以淋巴瘤最为常见。成人多于儿童。造血干细胞移植是 HPS 唯一有效的治疗手段。与其他血液肿瘤一样，移植前疾病状态直接影响了移植预后。Fu 等报道肿瘤相关性 HPS 在移植前接受 CHOP 或 CHOP like 方案化疗达 CR 者预后较好（TRM 18%），而进展期的 TRM 明显增高（88%）。由于非清髓性预处理可能发生较高的植入失败（29%～65 %），研究者推荐应用含 VP16（5 mg/kg×2 天）和 TBI（8 Gy）的清髓性预处理方案，源于 VP-16 能够消除活化的淋巴细胞和细胞因子释放，阻止疾病进程；而 TBI 能更彻底地清除残存肿瘤，避免移植后复发，特别是淋巴瘤相关性 HPS。研究结果显示，经过清髓性预处理和免疫抑制治疗，植入失败率较低（13%），移植后混合嵌合体多见，经多次供者淋巴细胞输注（DLI）可以促进植入，GVHD 并发症的发生大多与 DLI 相关。移植方式广泛，包括 MSD-HSCT、URD-HSCT 和 haplo-HSCT。研究表明，清髓性 allo-HSCT 是成年人和青少年 HPS 获得 CR 和长期生存的有效治疗手段，移植的最佳时机是 CR 期，移植后早期需要密切监测嵌合状态，并及时采取相应干预治疗措施。

综上，allo-HSCT 治疗恶性淋巴瘤、多发性骨髓瘤和其他少见血液恶性肿瘤具有不可替代的优势。单倍体和脐血移植技术的发展解决了供者来源的瓶颈问题。根据疾病类型、疾病状态及受者年龄制定不同强度的预处理方案，是提高移植效率的重要保障。临床实践探索也为移植时机的选择和并发症防治体系的完善带来了新的认识和思考。

六、异基因造血干细胞移植治疗再生障碍性贫血

重型再生障碍性贫血（severe aplastic anemia，SAA）是一种严重的骨髓造血功能衰竭性疾病，病程短、进展快、死亡率高。SAA 的主要治疗方案有免疫抑制治疗（immunosuppressive trerapy，IST）和 allo-HSCT，近 10 年来 allo-HSCT，尤其是替代供者 allo-HSCT（ADallo-HSCT）治疗 SAA 进展迅速，中国在 SAA 的亲缘 haplo-HSCT 方面取得全球瞩目的成绩。2016 年中国 allo-HSCT 治疗再障的研究主要也是集中在 AD-HSCT。

MSD-HSCT 是 SAA 年轻患者（≤50 岁）公认的一线治疗手段，成为 AD-HSCT 治疗 SAA 的重要参照。宋媛等回顾性分析了 71 例 allo-HSCT，其中 45 例 MSD-HSCT 患者预期 5 年 OS 为 87.4%；而 26 例 AD-HSCT，包括无关供者造血干细胞移植（URD-HSCT）10/10 相合 9 例，9/10 相合 8 例，8/10 相合 2 例，共计 19 例和 haplo-HSCT 7 例，预期 5 年 OS 为 62.9%，与 MSD-HSCT 相比差异有统计学意义（$P=0.039$）。但更多的临床研究认为 AD-HSCT 治疗 SAA 的疗效与 MSD-HSCT 相近。周健等回顾性分析 41 例接受 allo-HSCT 的 SAA 患者，MSD-HSCT 和 URD-HSCT 分别为 26 例和 17 例，预期 5 年 OS 分别是 72.7%和 68.8%，差异无统计学意义（$P=0.873$），多因素分析显示Ⅱ～Ⅳ级 aGVHD 和侵袭性真菌病是影响 SAA 患者 allo-HSCT 后 OS 的独立危险因素；同时认为在 SAA 常用的环磷酰胺（CY）＋ATG 预处理方案中加入强效免疫抑制药氟达拉滨（Flu），即 CY＋ATG＋Flu 方案能促进造血干细胞植入，减少移植物排斥，对于病程长、输血量很大的患者可以增加小剂量 TBI。周建等还回顾性对比分析了 19 例 MSD-HSCT 和 15 例 URD-HSCT 治疗的儿童和青少年（4～18 岁）SAA 患者，在植入率、5 年 OS 和 DFS、Ⅱ～Ⅳ级 aGVHD、cGVHD、肺部感染、巨细胞病毒血症和 EB 病毒血症，两组间的差异均无统计学差异（$P>0.05$）。王玲等进行了 URD-HSCT 联合脐带间充质干细胞（MSC）输注在 SAA 治疗中的探讨，回顾性分析了 19 例儿童 SAA 患者在接受 URD-HSCT 前 1 小时输注中位细胞数为 1.15（0.85～2.50）$\times 10^6$/kg 的脐带 MSCs，MSC 输注安全性良好，而且 19 例患儿均获得造血重建，粒细胞及血小板中位植入时间分别为 12（9～21）天及 14（8～24）天，Ⅱ度以上 aGVHD 发生率为 5.3%，1 例广泛型 cGVHD，与多项文献报道的未输注 MSC 的 SAA allo-HSCT 对比分析，提示 URD-HSCT 联合 MSC 输注可以获得较快的造血植入并减轻 GVHD 的严重程度，但也发现输注 MSC 可能增加 URD-HSCT 后 CMV 感染的风险。

我国 AD-HSCT 治疗 SAA 最大的成绩在于 haplo-HSCT。Xu 等报道了全球第一个前瞻性、多中心、大规模临床研究，由北京大学人民医院组织全国 11 个中心参与，纳入 101 例 IST 治疗无效 SAA 患者，接受 haplo-HSCT 治疗 SAA 的“北京方案”：BU 3.2 mg/kg，－7～－6d；CY 50 mg/kg，－5～－2 天；兔 ATG（即复宁）2.5 mg/kg，－5～－2 天；环孢素（CsA）＋短程氨甲蝶呤（MTX）＋吗替麦考酚酯（MMF）预防 GVHD，造血干细胞主要为无体外去除 T 细胞的 G-CSF 动员的骨髓（BM）联合外周血造血干细胞（PBSCs）。与同期 48 例 MSD-HSCT 相比，28

天粒细胞植入率（96.0% *vs*.100%）和血小板植入率（94.1% *vs*.95.8%）非常相近，haplo-HSCT 的 1 年累计Ⅱ～Ⅳ级 aGVHD（33.7% *vs*.4.2%，$P<0.001$）、cGVHD（22.4% *vs*.6.6%，$P=0.014$）及广泛型 cGVHD（5.0% *vs*.0，$P=0.044$）发生率虽然高于 MSD-HSCT，但是Ⅲ～Ⅳ级 aGVHD 发生率（7.9% *vs*.2.1%，$P=0.157$）及预期 3 年 OS（89.0% *vs*.91.0%，$P=0.555$）和无失败生存率（FFS，86.8% *vs*.80.3%，$P=0.659$）的差异均无统计学意义，显示 haplo-HSCT 治疗 SAA 的北京方案是 IST 失败后有效、可行的挽救性治疗策略。王丽等回顾性分析了 38 例 SAA 患者采用 Flu＋CY＋ATG 预处理的 Haplo-HSCT，与同期 18 例 MSD-HSCT 相比，1 年 OS（86%*vs*.89%，$P=0.58$）、aGVHD（Ⅰ～Ⅱ、Ⅲ～Ⅳ级）和 cGVHD（局限型、广泛型）差异均无统计学意义。Zhu 等回顾性分析了上海儿童医学中心等 5 个中心、36 例 SAA 儿童、38 次 haplo-HSCT，其中 17 例次为 5/6 HLA 相合（第 1 组）和 21 例次为 4/6 或 3/6 HLA 相合（第 2 组），预处理方案主要为 Flu＋CY＋ATG±TBI（2～5Gy），结果 34 例获得稳定植入，5 年总 OS 86.1%，其中第 1 组（5/6 相合）和第 2 组（4/6 或 3/6 相合）分别为 93.8%和 80.0%，差异无统计学意义（$P=0.234$），尽管第 2 组患者的Ⅱ～Ⅳ级 aGVHD 的发生率较高（57.9% *vs*.5.9%，$P=0.001$），但 cGVHD（局限和广泛型）发生率差异无统计学意义（$P=0.546$），同样显示 haplo-HSCT 在儿童 SAA 中令人鼓舞的治疗效果。卢岳对比分析 haplo-HSCT 和 URD-HSCT 治疗 SAA，尽管 haplo-HSCT 组的Ⅱ～Ⅳ级 aGVHD、cGVHD、CMV 血症、EBV 血症发生率均高于 URD-HSCT 组，但两组疗效相近，OS 高（86.0% *vs*.96.1%，$P=0.300$）。为降低 haplo-HSCT 后 GVHD 的发生率和严重程度，Guo 等探索了低强度预处理联合移植后高剂量环磷酰胺诱导免疫耐受的 haplo-HSCT 方案治疗 SAA，具体方案是：Flu 30 mg/（m^2·d），连续用 4 天，CTX 400 mg/（m^2·d），连续用 3 天，BU3.2 mg/（kg·d），用 1 天，ATG 1.25 mg/kg，连续用 2 天，移植后＋3 天 CTX 50 mg/kg，用 1 天。观察 20 例 IST 失败的 SAA 患者，17 例获得造血重建，中性粒细胞和血小板中位植入时间分别为 17.4（12～25）天和 21.3（15～33）天，另外 3 例未获得植入者更换供者再次移植后 2 例获得造血重建；Ⅱ～Ⅳ级 aGVHD 和 cGVHD 累计发生率 25%和 15%，cGVHD 均为局限性；中位随访 17.7（6～32）个月，3 例死于各种并发症，其余 17 例均为 DFS，DFS 率 85%，显示低强度预处理联合移植后＋3 天大剂量 CTX 的 haplo-HSCT 方案获得较好植入，降低了重度 GVHD 发生率。

2016 年脐带血造血干细胞移植治疗 SAA 报道病例很少。梁敏等进行了 SAA 移植后免疫功能重建的探讨，对比分析了 50 例再障和 42 例恶性血液病患者 allo-HSCT 后免疫重建状况，移植后 1 个月外周血 $CD3^+$ T 淋巴细胞、$CD8^+$ T 淋巴细胞及 $CD4^+$ T 淋巴细胞均低于恶性血液病组，移植后 2 个月再障组 $CD19^+$ B 淋巴细胞低于恶性血液病组，差异均有统计学意义；移植后第 1～3 个月内受者的免疫球蛋白均处于低水平，IgM、IgG 在移植后第 6 个月基本正常，IgA 的恢复至少需要 1 年，两组间差异无统计学意义；再障组和恶性血液病组的 CMV 血症和 EBV 血症发生率分别为 82.6% *vs*.14.3%（$P=0.00$）和 28.3% *vs*.14.3%（$P=0.029$），提示再障移植后免疫重建相对较慢，病毒再激活率高。

七、单倍型造血干细胞移植疗效

2016 年 haplo-HSCT 疗效的研究进展主要包括各单倍型移植模式的进展，haplo-HSCT 治疗成人和儿童恶性血液病和非恶性血液病的疗效，与其他供者来源移植疗效的比较及单倍型移植供者选择的研究进展。

（一）单倍型移植模式的进展

目前，对于不具备同胞 HLA 配型相合供者又需要接受 HSCT 的患者而言，亲属单倍体相合供者已成为造血干细胞的一个重要来源。2016 年，来自单倍型移植领域的 7 位顶级专家代表全球骨髓移植网［the Worldwide Network for Blood and Marrow Transplantation（WBMT）］发表了亚洲、欧盟、美国骨髓移植比较的总览，来自中国的黄晓军教授作为来自亚洲国家的顶级专家介绍了亚洲单倍型移植的经验。该总览明确指出，近年来 haplo-HSCT 的迅猛发展已使其成为常规治疗方式之一。同年，来自单倍型移植领域的 18 位顶级专家发布了第二届国际单倍型移植研讨会的专家共识。来自中国的黄晓军教授和艾辉胜教授作为唯一 2 位欧美地区之外的学者，代表亚洲国家，作为国际单倍型移植领域的主要成员参加了研讨会的讨论及共识的编纂和发布。

该共识列出 haplo-HSCT 克服 HLA 屏障的三种免疫机制主要为：①体外去除 T 细胞；②应用 G-CSF 和 ATG 的预处理方案即“北京方案”；③移植后环磷酰胺（PT/CY）的应用。体外去 T 模式通过体外克隆性选择性去除移植物中具有异体反应性的 T 和（或）B 淋巴细胞，以降低 GR 和 GVHD 的发生；缺点是操作复杂，需特殊仪器及较高的体外去 T 技术支持和较高的经济支出，免疫重建延迟导致移植后复发率和感染率高，总体存活率并没有得到很好改善。近年来，二代 T 细胞去除单倍型移植策略包括 TcRαβ/CD19 去除技术的应用或调节性 T 细胞技术的应用，但相关研究局限于单中心，小样本的报道，并未得到推广。

haplo-HSCT 具有广泛的应用前景，而不论常规方式或采用去 T 或其改良方式进行 haplo-HSCT，仅部分克服 HLA 不合免疫屏障，尚需新的方法诱导免疫耐受形成以克服 HLA 不合免疫屏障。黄晓军等从 1996 年开始，经过多年的系列研究，建立了基于 G-CSF 和 ATG 诱导免疫耐受的多项关键预处理技术，成功地进行了非体外去 T 细胞的单倍型 HSCT，患者获得良好的植入，虽然急性 GVHD 发病率较 HLA 全相合移植稍高，但重症 GVHD 并无差别，提示这一技术成功跨越 HLA 不合的免疫屏障。北京建立的包含 G-CSF 和 ATG 的预处理方案经过 15 年的发展，已成为广泛应用于亚洲和意大利的多家移植中心的单倍型移植的成熟方案，并被国际同行专家正式命名为“北京方案”。2016 年，黄晓军和常英军总结以 ATG 和 G-CSF 为基础的 haplo-HSCT 方案的基础和临床应用：G-CSF 不仅能动员扩增造血干细胞，而且对 T 细胞功能有调节作用，可以诱导淋巴免疫系统功能发生改变，与 ATG 体内去 T 等作用联合有效地降低 GVHD 的发生。以 G-CSF 和 ATG 为主的单倍型移植“北京方案”成功诱导免疫耐受，迅速恢复造血，有效预防 GVHD，降低 NRM 和复发率，显著改善患者生存。“北京方案”进行 haplo-HSCT 的恶性血液病患者的 10 年长期随访情况，99.5％患者实现完全供者植入，Ⅱ～Ⅳ级急性 GVHD 的累计发生率为 43％，标危患者 3 年无病生存率为 68％。2016 年，黄晓军和王昱在一篇题为“造血干细胞移植：人人都有供者”的特约综述中明确强调：针对世界再生医学、供者来源匮乏这一共性难题，北京方案开创性发展、完善了单倍体移植体系并取得确切疗效，为人人都有移植供者的新时代奠定了基础。

非体外去 T 单倍型移植模式中，PTCY 方案近年来成为单倍型移植的热点之一，自 2012 年开始成为 haplo-HSCT 的另一个重要模式。移植后大剂量环磷酰胺预防 GVHD 的主要机制是已活化的 T 淋巴细胞被环磷酰胺选择性地去除，从而有效地降低了 GVHD 发生。欧洲骨髓移植登记组和国际骨髓移植登记处报道采用此方案进行 haplo-HSCT 治疗急性髓系白血病第一次缓解期的患者移植后复发率分别为 41％和 44％，非复发死亡率分别为 14％和 9％，无病生存率分别为 32％和 41％。前述第二届国际单倍型移植研讨会的专家共识评价，虽然此模式降低了非复发死亡率，但复发率相当可观，因此导致无病生存率并未得到明显提升。

综上，不论是体外去 T 或非体外去 T 的模式都已成功用于 haplo-HSCT。各单倍体移植模式有各自的优缺点。Ciurea 的研究结果显示非体外去 T 单倍型移植与体外去 T 移植相比，有更快的 T 细胞免疫重建，更少的感染发生率和更高的无病生存率。孰优孰劣还有待于多中心随机对照研究的结果验证。

（二）单倍型移植的进展使其成功用于成人和儿童恶性血液病的治疗

2016 年，黄晓军和王昱总结“北京方案”单倍型移植治疗成人 AML 的进展。2009 年，黄晓军等报道 74 例缓解期 AML 患者采用“北京方案”进行单倍体移植，2 年累计复发率（cumulative incidence of relapse，CIR）为 14.8％，2 年 RFS 为 69.1％，OS 为 73.6％。随后 2013 年王昱等回顾性分析了 255 例 AML 连续性移植病例采用“北京方案”接受单倍体移植，3 年 CIR 为 16.8％，NRM 为 13.1％，RFS 和 OS 分别为 70.1％和 72.9％。为了回答 CR1 后的中高危 AML 患者能否选择单倍型移植作为一线治疗的问题，黄晓军等在 2012 年报道了一项大规模、多中心、前瞻性临床对照研究，该团队首次前瞻性比较了单倍型 HSCT 和化疗对 CR1 期中高危 AML 的疗效，两组的 CIR 分别为 12％和 57.8％（$P<0.0001$），RFS 分别为 73.1％和 44.2％（$P<0.0001$），OS 分别为 77.5％和 54.7％（$P=0.001$），证实对于 CR1 期中高危 AML 患者而言，缓解后治疗选择单倍型 HSCT 优于化疗，提示 haplo-HSCT 应该在 AML 治疗中发挥更为积极的作用。2016 年，Huang 等报道 130 例恶性血液病患者接受单倍型移植的更新随访结果，3 年 OS 和无白血病生存率（LFS）分别为 45.6％和 44.2％。

对于儿童恶性血液病，Mo 等比较首次诱导化疗未缓解 38 例和完全缓解 20 例儿童 AML 接受“北京方案”单倍型移植的病例，两组 3 年 CIR 和 NRM 分别为 22.2％ 、7.6％（$P=0.061$）和 5.3％、10.8％（$P=0.364$）；3 年 OS 和无病生存率（DFS）分别为 76.3％、83.0％（$P=0.657$）和 72.5％、81.6％（$P=0.396$），因此作者得出结论：haplo-HSCT 克服了儿童 AML 患者首次诱导化疗未缓解的高危因素，可以作为缓解后有效的巩固治疗手段。Xu 等报道 48 例高危 T-ALL 患儿接受“北京方案”单倍型移植，Ⅲ～Ⅳ级 aGVHD 和广泛 cGVHD 的发生率分别为 10.4%和 28.4%；3 年 CIR 和 NRM 分别为 30.8%和 14.7%；经过中位 20 个月的随访，3 年 LFS 为 54.4%，其中 CR1 和非 CR1 期移植患者 LFS 为 65.7%、26.0%（P=0.008)。北京儿童医院回顾性分析了不含全身照射预处理方案 haplo-HSCT 治疗 20 例儿童急性白血病的结果。所有患儿达到粒细胞和血小板植入，植入时间分别为 13.20 天和 19.10 天；Ⅰ～Ⅱ级、Ⅲ～Ⅳ级 aGVHD 和 cGVHD 的发生率分别为 45%、20%和 25%；经过中位 43.95 个月的随访，3 例患者死亡，OS 为 85%。北京军区总医院附属八一儿童医院报道了 haplo-HSCT 治疗 26 例儿童恶性血液病的结果。经过中位 20 个月的随访，髓系和淋系恶性血液病的 1 年 OS 和 DFS 分别为 90.9%和 80.0%及 90.9% 和 75%。

haplo-HSCT 不仅治疗成人和儿童恶性血液病取得很好的疗效，对非恶性血液病同样有效。Xu 等报道 BU/CY/ATG 方案单倍型移植治疗 101 例 SAA 的一项多中心前瞻研究，所有患者获得粒细胞植入，粒细胞和血小板的中位植入时间分别为 12 天和 15 天；经过中位 18.3 个月的随访，单倍型移植和同期接受同胞全合移植的 48 例患者比较，Ⅱ～Ⅳ级 aGVHD 和 cGVHD 分别为 33.7%、4.2%（P＜0.001）和 22.4%、6.6%（P=0.014）；Ⅲ～Ⅳ级急性 GVHD 无差异（7.9% *vs*. 2.1%，P=0.157)，3 年 OS 和无治疗失败生存率（FFS）分别为 89.0%、91.0%（P=0.555）和 86.8%、80.3%（P=0.659)。苏州大学第一附属医院回顾性分析了单倍型移植治疗 26 例免疫抑制治疗无效患者，所有患者获得粒细胞植入，中重度 cGVHD 为 24.55 %，3 年 OS 和 FFS 均为 76.30%。该院还报道了 18 例 PNH 患者接受异基因移植，10 例“北京方案”单倍型移植中的 9 例和 8 例 HLA 相合移植病例存活并脱离输血。上海儿童医学中心回顾性分析比较了 17 例 3/6 相合和 21 例 5/6 相合单倍型移植治疗儿童 SAA 的病例，二者植入失败率（5.3% *vs*. 5.9%，P=0.742）和 OS（80.8% *vs*. 93.8%，P=0.234）相当。

（三）单倍型移植取得了与配型相合移植同样的疗效，影响了国内外指南的制定

对于中高危 AML，证据表明 HLA 相合移植的疗效优于持续化疗，因此可作为这部分患者缓解后的巩固治疗。该策略开始只考虑同胞全合供者，近期增加了可替代供者。宽泛的供者来源对移植患者长期预后会产生怎样的影响？单或多中心回顾性数据显示采用“北京方案”或 PTCY 模式进行单倍型移植与全合供者移植治疗恶性血液病具有相似的效果。由于预处理的强度、受者的年龄、疾病状态及 HSCT 的风险等协变量的相互影响，回顾性数据有很大的局限性。黄晓军和王昱总结一项多中心前瞻临床试验：AML-CR1 期连续病例，如果患者有同胞相合供者或 HLA 8/10 以上相合非血缘供者，则进行同胞相合或非血缘移植；其他患者则进行亲缘单倍体移植。研究最终入组 231 例单倍体及 219 例同胞相合病例，3 年 RFS 分别达到 74% 和 78%（P=0.34)，3 年 OS 达到 79% 和 82%（P=0.36)，3 年 CIR 同为 15%（P=0.98)，NRM 为 13% 和 8%（P=0.13)，单倍体移植获得与同胞相合移植等同的疗效，从而确立了其 CR1 期中高危 AML 的一线治

疗地位。此前瞻比较研究结果在 2016 年被 *Blood* 作为循证证据引用，在此证据基础上，作者指出：由于单倍型移植取得了与全合移植相等的疗效而且几乎每个需要异基因 HSCT 的患者都可以找到供者，使得今后移植的数量还会继续增加，因此未来随着各供者类型长期随访结果及 AML 分子学特征研究的进一步证据累积，需要制定包括各类型替代供者移植的治疗地位及选择的更加精细的指南。Sun 等报道北京大学人民医院单倍型移植与欧洲骨髓移植登记组（EBMT）非血缘移植治疗 AML-CR1 患者，配对分析结果显示，5 年 LFS 分别为 73.5％、60.3％（P＝0.15），OS 分别为 78.2％、63.6％（P＝0.15），CIR 分别为 12.7％、24％（P＝0.08），NRM 分别为 13.8％、15.7％（P＝0.96），Ⅲ～Ⅳ度 aGVHD（9.2％ *vs*.9.4％，P＝1.00）和 cGVHD（42.5％ *vs*.34.9％，P＝0.39）两组也相当。

2016 年，Wang 等发表了另一项疾病特异性的前瞻性多中心研究，纳入 186 例 Ph 染色体阴性的高危 ALL 患者，生物学上随机接受单倍型移植或同胞全相合移植。结果显示，单倍型移植与同胞全相合移植两组患者的 3 年 DFS（68％ *vs*.64％）、OS（75％ *vs*.69％）、CIR（18％ *vs*.24％）、NRM（13％ *vs*.11％）及 28 天骨髓恢复率（99％ *vs*.99％）均无显著性差异。两组患者的严重急性和慢性 GVHD 发生率相似。Mo 等比较“北京方案”单倍型移植和脐血移植治疗儿童高危 ALL，2 年 OS 和 DFS 分别为 82.0％、69.6％（P＝0.071）和 71.0％、57.2％（P＝0.040）。

为了回答 MDS 患者能否选择单倍型移植作为替代供者移植治疗的问题，我国进行了一项大规模、多中心、基于登记组资料的研究。Wang 等报道中国造血干细胞移植登记组的 10 年 MDS 资料，136 例 3/6 相合单倍体、90 例 4-5/6 相合单倍体和 228 例同胞全相合移植 28 天粒细胞植入率分别为 95％、96％和 95％（P＝0.52），4 年 DFS 分别为 58％、63％ 和 71％（P＝0.14），OS 分别为 58％、63％ 和 73％（P＝0.07），RR 分别为 6％、7％ 和 10％（P＝0.36），TRM 分别为 34％、29％ 和 16％（P＜0.01）。亚组分析显示，对于进展期 MDS，单倍型移植与同胞全合移植 TRM 及 OS 相当（P＝0.10 和 0.22）。对于高龄转白血病患者，单倍体移植 CIR 低于同胞相合移植（21％ *vs*.44％，P＝0.06），说明单倍体移植较相合移植有更强的抗白血病作用，这与作者单位既往对难治/复发白血病的分析结论一致。

Ma 等分析比较了 67 例单倍型移植和 23 例同胞全合移植治疗慢性髓系白血病-急变（CML-BC）患者，3 年 OS 和 RFS 两组相当（OS：60.0％ *vs*.55.3％，P＝0.580；RFS：51.1％ *vs*.47.8％，P＝0.512），3 年 NRM 和 CIR 相似（CIR：21.0％ *vs*.26.1％，P＝0.626；NRM：27.9％ *vs*.26.1％，P＝0.937）。

综上，单倍型移植疗效与配型相合的同胞供者移植、非血缘供者移植疗效相似；对于难治、复发的患者有更强的移植物抗白血病作用。在我国，参加单倍型 HSCT 登记的移植中心已经超过 100 家，并积累了丰富的单倍型移植治疗经验。中国造血干细胞移植登记组的资料显示，自 2013 年起，单倍型移植数量已经跃居为所有供者来源的第一位，在 2016 年已占 50％的比重。根据如前所述的我国单倍体移植的经验，中华医学会血液学分会干细胞应用学组参考 NCCN 指南、EBMT 指南及最新的研究结果的基础上，用发展的眼光制定了体现中国特色的专家共识：对于有异基因

HSCT 适应证的患者，当患者不具备同胞相合的供者时，高复发风险患者首选单倍型供者。在中国指南的推荐下，基于 haplo-HSCT 的发展及其特点将会使得今后越来越多的患者选择 haplo-HSCT 作为一线治疗，未来有可能彻底改变国际指南对于异基因移植供者的治疗选择。

（四）单倍型移植供者的选择共识

2016 年 Wang 等报道，对于高龄 MDS 患者，单倍型子女供者移植 OS 与同胞全合移植相似，高于单倍型同胞供者移植（56%、57% 和 22%，$P<0.01$），提示对于高龄 MDS 患者，替代供者中应选择年轻供者，与高龄的同胞供者疗效相近。Wang 等报道非遗传母系抗原不合供者移植 aGVHD 发生率的降低得益于更高数量、更快的 $CD4^{+}CD25^{+}CD45RA^{+}$ 调节性 T 细胞的重建。这些临床和基础研究结果再次证实了北京大学人民医院根据该中心单倍体移植领域世界最大样本量研究提出的单倍体供者优化选择原则：首选年轻、男性、非遗传母系抗原不合供者。

2016 年黄晓军和常英军与另外两位国际顶级单倍型移植专家共同编写了单倍型移植供者选择的国际共识，总结北京大学人民医院提出的被国际认可的通用的单倍体供者优化选择原则，即首选供者特异性抗体（DSA）阴性、年轻、男性、非遗传母系抗原不合供者，而基于白细胞抗原相合程度的传统选择理论不适于单倍体移植；通过单倍型移植供者的通用“优化选择法则”，可有效降低移植合并症发病率，提高患者生存率。

八、非血缘造血干细胞移植

2016 年非血缘移植疗效的研究进展主要包括非血缘移植治疗的疗效与优化，非血缘与其他供者来源移植疗效的比较，以及非血缘移植供者选择的研究进展。

（一）非血缘移植治疗的疗效及优化

美国国家骨髓捐献者计划（NMDP）及国际血液骨髓移植研究中心（CIBMTR）在 2012 年将 HLA-DP 位点匹配程度及抗 HLA 抗体纳入指南，作为非亲缘造血干细胞移植前的检测项目。Pan 等测试了苏州大学附属第一医院的 123 对患者和捐赠者的 HLA 基因分型，首次研究了抗 HLA 抗体的移植前后动态变化与移植预后的关系，评估 HLA-DP 位点匹配程度对 12/12 位点全合患者（HLA-A，-B，-C，-DRB1，-DQB1，-DQA1）的影响。该研究测试了抗 HLA 抗体应用于移植前、移植后 1 个月和 3 个月收集的 123、117 和 106 个血清样品。3 个时间点的抗 HLA 抗体存在率分别为 37.4%、40.2%、22.6%。移植后抗 HLA 抗体的持续存在与Ⅱ～Ⅳ级 aGVHD、cGVHD、TRM 正相关，与 OS 呈负相关。另外，该研究表明抗 HLA 抗体与 HLA-DP 位点不合是预测移植后结果的独立危险因素。因此研究团队得到结论：抗 HLA 抗体的动态变化独立预测 HSCT 的阴性结果，独立于 HLA-DP 基因座错配，应在 HSCT 前后进行抗 HLA 抗体动态的常规监测。

在儿童血液学领域，王玲等回顾分析了 19 例重症再生障碍性贫血病例，接受非血缘造血干细胞移植联合脐带间充质干细胞的治疗效果和安全性。该研究的随访结果显示19例病例在平均27个月的随访期间均无病存活，9例发生轻度急性移植物抗宿主病，1例发生重度急性移植物抗宿主病并发生了广泛型慢性移植物抗宿主病，10例发生感染。因此研究团队得出结论：非血缘造血干细胞移植联合间充质干细胞输注治疗儿童的重型再生障碍性贫血是安全有效的。

（二）不同供者来源移植疗效的比较

目前，造血干细胞移植是治疗白血病及其他恶性血液病的重要手段，不同供者来源移植疗效的评估影响着未来的决策。2016年，Sun等报道北京大学人民医院单倍型移植与欧洲骨髓移植登记组（EBMT）非血缘移植治疗AML-CR1患者，配对分析结果显示，5年LFS分别为73.5%、60.3%（$P=0.15$），OS分别为78.2%、63.6%（$P=0.15$），CIR分别为12.7%、24%（$P=0.08$），NRM分别为13.8%、15.7%（$P=0.96$），Ⅲ～Ⅳ级aGVHD（9.2% *vs*. 9.4%，$P=1$）和cGVHD（42.5% *vs*. 34.9%，$P=0.39$）两组也相当。

另一项研究中，Yu等回顾分析了南方医院的355例白血病患者，分别接受单倍体供者、同胞供者及无关供者移植的生存情况。该研究结果显示，三组的5年OS分别为60.4%、64.6%和61.0%（$P=0.371$），5年LFS分别为59.6%、58.8%和54.9%（$P=0.423$），Ⅲ～Ⅳ级aGVHD分别为11.4 %、7.8%、10.5%（$P=0.590$），cGVHD分别为29.5%、24.0%、29.5%，（$P=0.538$）。对于Ⅱ～Ⅳ级aGVHD，HRD组的发生率更高，与MSD（23.5%，$P=0.002$）及MUD（34.0%，$P=0.049$）相比有差异。在高危患者中，单倍体的复发率低于同胞供者（23.8% *vs*. 41.9%，$P=0.026$），多变量分析显示单倍体移植对复发具有有益影响（对于MSD：$P=0.006$）。因此该研究结果表明：无关供者、同胞供者及单倍体移植的结果相当，但针对高危患者，单倍体可能会有更好的抗白血病效应。

周健等分析了河南省肿瘤医院的34例儿童青少年重型再障病例，分别接受了非亲缘供者、同胞相合供者两种移植，5年OS分别为84.4%、89.4%（$P>0.05$），5年LFS分别为82.5%、82.1%（$P>0.05$），aGVHD分别为42.9%、10.5%（$P=0.047$），Ⅱ～Ⅳ aGVHD分别为21.4%、5.3%（$P=0.288$），cGVHD分别为35.7%、5.3%（$P\doteq0.062$），另外2组的肺部感染、巨细胞血症和EB血症的发生率无明显差异。因此该研究提示在治疗儿童青少年重型再障方面，无关供者及亲缘全合供者效果相当。

综上，针对白血病及儿童青少年重型再障，无关供者来源与单倍体和同胞全相合相比并无明显优势，但仍需更大样本的数据支持。

（三）非血缘移植供者选择的研究

随着公众奉献互助意识增强，中华骨髓库捐献者数目日益增加，对同一个患者来说供者选择范围增加。如何在高分辨HLA配型的基础上，利用基因等手段选择更优的供者成为新的命题。

在供者的基因筛选层面，Bao等报道了中国人群中，供者杀伤细胞免疫球蛋白样受体（KIR）

特征和着丝粒/端粒基因基序对移植预后的影响。众所周知，自然杀伤细胞在早期对抗病毒及肿瘤中发挥重要作用。该细胞上的（KIR）在不同个体的基因层面具有多样性。研究结果显示供者KIR为Bx亚组、着丝粒为CenB/B是最优的KIR基因选择；但同时也表明，Bx1供者的生存率明显低于Bx2-4供者，因此要尽量避免选择Bx1供者。

杨志洛等针对104对HLA全相合供患者、100名健康人的DNA样本，利用基因测序技术检测IL10-592位点SNP，并结合临床资料分析不同基因型对allo-HSCT各预后因素的影响。研究结果显示，当供患者IL10-592位点基因型相同且分别为AA/AA、AC/AC、CC/CC时，移植后Ⅲ～Ⅳ级aGVHD发生率分别为47.1%、3.7%、0（$P=0.002$）。当患者IL10-592位点为AA、AC、CC基因型时，移植后Ⅲ～Ⅳ级aGVHD发生率分别为27.8%、10.2%、11.1%（$P=0.072$）。当供者IL10-592位点为AA、AC、CC基因型时，患者Ⅲ～Ⅳ级aGVHD发生率分别为26.5%、8.9%、0（$P=0.024$）。因此研究团队得到结论：在HLA-10/10全相合无关供者移植中，患者和（或）供者IL10-592位点AA基因型是allo-HSCT后发生较高Ⅲ～Ⅳ级aGVHD和较低OS、DFS率的不利因素。

这些不断涌现的基因检测技术为供者选择、供受者配对提供了理论支持，为精准医疗的发展提供了技术保障。

九、脐带血造血干细胞移植

脐带血中的HSC已被应用于治疗多种血液系统疾病和免疫系统疾病，包括血液系统恶性肿瘤（如急性白血病、慢性白血病、多发性骨髓瘤、骨髓增生异常综合征、淋巴瘤等）、血红蛋白病（如海洋性贫血）、骨髓造血功能衰竭（如再生障碍性贫血）、先天性代谢性疾病、自身免疫性疾病、脑瘫、自闭症等，成为一种非常重要的人类生物资源。随着脐血移植（cord blood transplantation，CBT）技术的不断改进和完善，植入机制和免疫重建等基础研究的不断进展，CBT正被越来越广泛地用于儿童及成年恶性和非恶性血液病的治疗。CBT和HLA相合的非血缘外周血或骨髓HSCT，以及血缘单倍体相合造血干细胞移植（haploidentical hematopoietic stem cell transplantation，haplo-HSCT）已成为恶性血液病患者的安全可靠治疗选择。目前全球已有40 000例以上的儿童和成人患者接受了血缘或非血缘CBT。由于CBT较强的GVL作用及较低的cGVHD发生率和较好的生存质量，在儿童和青少年恶性血液病患者占有一定优势。但是在我国，CBT仅占全部移植类型的3%～4%。因此本年度关于国内CBT的研究报道也较少。

（一）采用强化清髓方案的脐血移植可使MRD阳性的AML（CR1、CR2）患者获益

Zheng等对72例处于CR1和CR2状态的AML患者脐血移植的临床结果进行了评价。其中单份脐血移植患者61例，双份脐血移植患者11例。39例患者采用了BUCY2联合大剂量阿糖胞苷的预处理方案，另外33例患者采用了TBICY联合大剂量阿糖胞苷的预处理方案。作者根据移植

前的微小残留病（minimal residual disease，MRD）结果将患者分为MRD阴性（n＝40）和阳性（n＝32）两组。两组患者输注的非血缘脐血的总有核细胞数（TNC）分别为：4.23（2.46～7.41）$\times 10^{7}$/kg和3.78（1.96～6.02）$\times 10^{7}$/kg，P＝0.54。输注的$CD34^{+}$细胞数分别为：2.63（1.21～4.63）$\times 10^{5}$/kg和2.12（1.27～6.88）$\times 10^{5}$/kg，P＝0.83。结果显示两组中性粒细胞植入时间分别为：17.9（12～31）天和19.5（12～39）天，P＝0.55。血小板植入的时间分别为：37.5（19～56）天和38.6（17～90）天，P＝0.67。180天的移植相关死亡率分别为：25.6%（95%CI 16.7%～34.5%）和32.5%（95%CI 23.8%～41.2%），P＝0.52。两组的复发率分别为：16.1%（95%CI 11.8%～21.5%）和19.2%（95%CI 14.6%～24.3%），P＝0.61。两组患者的3年OS分别为：68.9%（95%CI 58.6%～78.3%）和57.9%（48.9%～66.4%），P＝0.31。3年的LFS分别为：62.5%（95%CI 52.8%～72.6%）和52.7%（95%CI 43.5%～61.9%），P＝0.42。多因素分析也显示两组的生存没有明显差异。采用这种强化清髓的脐血移植方案，MRD是否阳性并没有影响患者移植后的复发率和最终的生存。推测可能是由于预处理方案的加强及非血缘脐血移植后产生较强的GVL作用联合的结果。

（二）对于高危儿童ALL患者，在缺乏HLA全相合血缘供者时，血缘单倍体移植和非血缘脐血移植也可作为有效的治疗选择

Mo等比较了2011年1月至2015年6月国内两个中心129例高危儿童ALL患者分别进行血缘单倍体移植和非血缘脐血移植的结果。所有患者年龄均小于或等于14岁，患者的入选条件：①伴有Ph染色体、11q23突变的或诱导达缓解时间超过33天的CR1的ALL患者；②CR2的ALL患者；③CR3或CR3以上缓解的ALL患者；④未缓解或移植前处于复发状态的ALL患者。所有患者中64例患者接受了单份脐血移植，65例接受了血缘单倍体移植。诊断时伴有高白细胞患者的比例，非血缘脐血移植明显高于单倍型移植，分别为54.7%、30.8%，P＝0.006。输注的TNC非血缘脐血移植明显低于单倍型移植分别为：8.2（5.7～11.9）$\times 10^{8}$/kg与0.5（0.2～1.4）$\times 10^{8}$/kg，P＜0.001。输注的$CD34^{+}$细胞数非血缘脐血移植也明显低于单倍型移植分别为：3.0（0.7～7.8）$\times 10^{6}$/kg与0.3（0.1～3.4）$\times 10^{6}$/kg，P＜0.001。30天中性粒细胞植入率和100天的血小板植入率单倍体移植组高于脐血移植组，分别为100%、96.9%（95%CI 92.3%～100.0%），P＜0.001和93.8%（95%CI 87.4%～100.0%）、89.1%（95%CI 81.1%～97.1%），P＜0.006。中性粒细胞和血小板植入的时间单倍体移植组也短于非血缘脐血移植组，分别为13（10～21）天、16（11～35）天，P＜0.001和17（4～89）天、36（4～103）天，P＜0.001。180天的非复发死亡率分别为：12.8%（95%CI 4.4%～29.6%）和18.8%（95%CI 9.2%～28.4%），P＝0.277。两组的复发率分别为：16.1%（95%CI 6.1%～26.1%）和24.1%（95%CI 12.5%～35.7%），P＝0.169。2年OS两组患者分别为：82.0%（95%CI 72.2%～91.8%）和69.6%（95%CI 58.0%～81.2%），P＝0.071。2年的DFS单倍体移植组高于脐血移植组，分别为71.0%（95%CI 58.9%～83.1%）和57.2%（95%CI 44.1%～70.3%），P＝0.040。100天

Ⅱ～Ⅳ级 aGVHD 单倍体移植组明显高于脐血移植组，分别为 62.4%（95%CI 49.1%～75.7%）*vs*. 28.3%（95%CI 16.3%～40.3%），$P<0.001$。Ⅲ～Ⅳ级 aGVHD 发生率单倍体移植组也明显高于脐血移植组，分别为 33.8%（95%CI 18.7%～48.9%）*vs*. 15.0%（95%CI 6.0%～24.0%），$P=0.032$。2 年的 cGVHD 单倍体移植组也明显高于非血缘脐血组，分别为：64.0%（95%CI 51.6%～76.4%）和 6.3%（95%CI 0.3%～12.3%），$P<0.001$，其中中度和重度 2 年的 cGVHD 单倍体移植组也明显高于非血缘脐血组，分别为：56.5%（95%CI 42.7%～70.3%）和 3.2%（95%CI 0.0%～7.7%），$P<0.001$。总体而言，单倍体移植组的 OS 稍优于脐血移植组，DFS 优于脐血移植组，但是两组病例的疾病状态不容忽视，脐血移植组 CR3 以上及移植前未缓解或复发的患者占 18.7%，单倍体移植组仅 3%。而且脐血移植患者的 aGVHD 和 cGVHD 发生率明显低于单倍体移植，也意味着较高的生活质量。因此，两种移植方式均可作为儿童高危 ALL 患者有效的治疗选择。

（三）联合地西他滨的预处理方案用于难治复发急性白血病患者的脐血移植

Zhou 等在脐血移植预处理方案中加入地西他滨治疗 8 例难治复发的急性白血病患者。其中 ALL 2 例，AML 5 例，MDS 转化的 AML 1 例，2 例患者采用 BU/CY2/Flu 的预处理方案，其余 6 例患者采用 TBI/CY/Ara-c 方案。输注的有核细胞数和 $CD34^+$ 细胞数分别为：6.85（4.05～12.65）$\times10^7$/kg 和 3.65（0.63～6.03）$\times10^5$/kg。其中 7 例患者植入成功，中性粒细胞和血小板植入的时间分别为：17（15～19）天和 50.3（35～111）天。应用地西他滨的 8 例患者的 TRM 为 12.5%，而同期未应用地西他滨组的 9 例患者的 TRM 则为 44.4%。地西他滨组患者的 OS 为 75%，优于未应用地西他滨组的 44%，但 $P=0.332$。两组的 LFS 分别为 60% 和 44%，$P=0.47$。研究认为，对于进行脐血移植的难治复发急性白血病患者，应用地西他滨是安全有效的。但由于病例数太少，尚需进一步研究证实。

十、非清髓性异基因造血干细胞移植

虽然清髓预处理有利于清除恶性细胞和供者造血干细胞的植入，但其较强的髓外毒性和较高的移植相关死亡率使高龄患者和非恶性血液病患者不适合行清髓性移植。非清髓性移植克服了以上缺点，更适合不能耐受或不需要清髓移植的患者。非清髓性预处理具有一定程度的免疫抑制性，可以保证输注的供者淋巴细胞和造血干细胞在供、受体混合嵌合的状态下植入，然后通过供者免疫细胞的作用逐步清除宿主造血和免疫细胞，最终形成完全供体嵌合。由于非清髓移植以上特点，所以更适用于老年患者及非恶性血液系统疾病患者。因此 2016 年非清髓造血干细胞移植工作更多集中于对老年患者及骨髓衰竭性疾病的移植治疗中。

张曦等的一项前瞻性随机对照临床研究分析了第三军医大学新桥医院移植中心采用 E-CAG 和 DA 方案治疗老年初诊 AML 患者，并序贯非清髓移植的疗效和安全性。结果显示：E-CAG 方案诱导化疗完全缓解率与DA方案相似（55.1% *vs*.48.9%，*P*=0.158），但患者对E-CAG方案的耐受性明显优于DA方案，消化道反应和骨髓移植程度均较轻。E-CAG组的中位生存时间优于DA组（14.3个月 *vs*.10.3个月，*P*=0.042），2年OS分别为24.2%和11.3%。该中心同年的另一项研究结果显示，采用E-CAG方案达到完全缓解的患者序贯采用非清髓性异基因造血干细胞移植后2年OS和DFS均为40%。综合以上研究结果得出结论：E-CAG诱导方案治疗老年初诊AML具有满意的疗效和较低的化疗相关不良反应，桥接非清髓造血干细胞移植有望显著提高老年急性髓系白血病的治疗效果。Li等回顾性分析了56例恶性血液病患者分别采用氟达拉滨或ATG为主的方案进行HLA相合亲缘供者非清髓移植后的疗效，重点比较了二者对造血重建、复发率、GVHD和生活质量的影响。结果显示，氟达拉滨组的血小板重建速度明显快于ATG组；100天内aGVHD的发生率ATG组显著低于氟达拉滨组；100天后慢性广泛性GVHD的发生率ATG组显著高于氟达拉滨组；ATG组的复发率较低但移植相关死亡率较高；氟达拉滨组移植后1年的生活质量较好，但两组患者的OS和DFS均无差别。Guo等比较了HLA不相合微移植与HLA全相合非清髓性移植治疗CR1期中危组AML的疗效。57例有HLA相合亲缘供者的AML患者选择了非清髓性移植并给予了GVHD预防，99例无相合供者的患者接受了微移植而且未予GVHD预防。微移植组与非清髓性移植组的OS和DFS相似，分别为70.7%、61.4%和59.6%、57.9%。非清髓性移植组获得了更高的供者细胞嵌合率（96.5%），但GVHD发生率也较高（33.3%）；微移植组的复发率较高（32.3% *vs*.22.8%），但非复发相关死亡率明显降低（6.9% *vs*.19.3%，*P*=0.021），而且未发生GVHD。在微移植条件下中，$WT1^{+}$ $CD8^{+}$ T细胞增多患者的LFS与未增多者相比显著提高（92.0% *vs*.40.0%，*P*=0.003），而复发率显著降低（8.0% *vs*.50%，*P*=0.009）。此研究结果显示微移植与非清髓移植相比疗效相当，但具有移植相关死亡率低、无GVHD发生等优点，并在一定程度上克服了HLA免疫屏障的限制。对于中危组、尤其是无HLA相合供者的AML-CR1患者是一种安全和有效的治疗选择。

目前普遍认为ATG与CY联合是SAA患者allo-HSCT的标准非清髓预处理方案，近年来的工作都围绕如何改良非清髓预处理方案的临床探讨。

王丽等探讨改良FC/ATG预处理方案用于HLA同胞全相合（MSD）、亲缘单倍体相合（HFD）非清髓性造血干细胞移植治疗SAA的安全性和可行性。作者回顾性分析2011年1月至2016年6月解放军总医院第一附属医院行非清髓性造血干细胞移植治疗的56例SAA患者临床资料（HFD 38例/MSD 18例），比较2种移植方式对造血重建、GVHD、移植相关并发症及OS的影响。改良FC/ATG预处理方案包括减低剂量CTX（总量100mg/kg）和给予第三方间充质干细胞输注。结果：56例行MSD-HSCT或HFD-HSCT的患者全部造血重建。比较中性粒细胞植入时间（*P*=0.58）、血小板植入时间（*P*=0.61）、Ⅲ～Ⅳ级aGVHD发生率（*P*=0.83）、广泛性cGVHD发生率（*P*=0.95）、重度移植相关并发症发生率（*P*=0.69），均显示差别无统计学意义。随访32（2～66）个月，48例存活。HFD-HSCT组和MSD-HSCT组1年OS分别为86%和89%，差异无统计学意义（*P*=0.58）。结论：采用改良FC/ATG非清髓预处理方案的HSCT治疗 SAA 植入稳定，毒副作用弱，GVHD 发生率低，预后良好。同时对于无 MSD 的 SAA 患者，HFD-HSCT 疗效与 MSD-HSCT 相当，可以作为替代治疗。Xu 等回顾性分析了 52 例儿童 SAA 患者接受非清髓 HFD-HSCT 的结果。在预处理中采用了减低剂量的白消安、CTX 和 ATG。51 例患者获得了植入，1 例患者死于预处理相关毒性，3 例患者发生了继发植入失败。Ⅱ～Ⅳ级和Ⅲ～Ⅳ级 aGVHD 的发生率分别为 39.2%±0.5%和 13.7%±0.2%，cGVHD 发生率为 34.2%±0.5%，中位随访 744.5 天（100～32 943 天），3 年 OS 和 EFS 分别为 84.5%±5.0% 和 82.7%±5.2%。ECPG 评分是 OS 和 EFS 的唯一预测因素，移植用于一线治疗和挽救治疗的疗效相似。此研究结果提示，不论是对于初次诊断的还是复发难治的儿童 SAA，在没有同胞全相合供者的情况下，HFD-HSCT 都是理想的治疗选择，尤其在患者一般状况比较好时。马洪霞等对比了改良非清髓性造血干细胞移植和 IST 治疗对 SAA 患者的临床治疗效果。将 40 例 SAA 患者随机分为试验组和对照组各 20 例。试验组给予改良非清髓性造血干细胞移植治疗，对照组给予鼠抗人 T 淋巴细胞细胞 CD3 单克隆抗体治疗，比较两组患者治疗效果与生存质量。结果显示试验组患者总有效率与 Karnofsky 评分显著性高于对照组，差异均具有统计学意义（$P<0.01$）。因此得出结论：改良非清髓性造血干细胞移植对 SAA 患者的临床治疗效果显著，具有借鉴性。张银银等观察了单倍体非清髓造血干细胞移植治疗 PNH 的疗效。预处理方案为非清髓的 Flu /CTX＋ATG 方案，GVHD 预防采用 CsA＋MTX＋MMF 方案。单倍体造血干细胞供者为其子，患者移植单个核细胞 6.51×10^{8}/kg，$CD34^{+}$ 细胞 4.62×10^{6}/kg。患者移植后第 15 天中性粒细胞 $>0.5\times 10^{9}$/L，第 19 天血小板 $>20\times 10^{9}$/L。第 35 天糖水试验、Ham 试验均转阴，CD55、CD59、ELAER 检测结果均正常。随访 406 天，患者血常规、骨髓象检查正常，未发生 aGVHD。

十一、自体造血干细胞移植治疗恶性淋巴瘤

自体造血干细胞移植（ASCT）是治疗恶性肿瘤的一种重要手段，1978 年美国国家癌症研究所的 Appelbaum 等首次报道了 HDT 联合自体骨髓移植治疗 Burkitt 淋巴瘤，可使部分既往化疗疗效不佳的患者获得治愈。在中国，自体造血干细胞的首次尝试是 1989 年中国医学科学院肿瘤内科治疗实体肿瘤。经过近 30 年的发展 ASCT 的适应证更加明确，有效性和安全性也在不断提高。恶性淋巴瘤是我国十大肿瘤之一，在血液肿瘤中的发病率已经超过白血病排名第一。淋巴瘤分为霍奇金淋巴瘤（HL）和非霍奇金淋巴瘤（NHL）两大类，治疗的主要手段包括：放疗、化疗、生物靶向治疗、细胞治疗、造血干细胞移植及外科治疗等，其中，自体造血干细胞移植是其重要治疗手段之一。

HL 大多预后良好，大部分经过一线 ABVD（多柔比星＋博来霉素＋长春新碱＋达卡巴嗪）方案化疗或联合放疗可取得长期生存，但复发难治性 HL（RRHL）的治疗目前仍是一种挑战。ASCT 是 RRHL 的标准治疗。

NHL 病理类型复杂多样，治疗方式和手段也具有多样性。ASCT 治疗 NHL 的适应证主要包

括了年轻、高危 DLBCL 患者，适合移植的套细胞淋巴瘤（mantle cell lymphoma，MCL）患者，年轻、适合移植的 NK/T 细胞淋巴瘤、血管免疫母性 T 细胞淋巴瘤（angioimmunoblastic T-cell lymphoma，AITL）、间变性大细胞淋巴瘤（anaplastic large cell lymphoma，ALCL）等 PTCL 患者，达到 CR 后一线进行 ASCT。复发/难治的 DLBCL、MCL、FL、PTCL 等，再次诱导达到 CR/PR 后选择进行 ASCT。

DLBCL 是 NHL 中最常见的类型。军事医学科学院附属医院赵世华等回顾性分析了 120 例初治、年轻、中危/高危 DLBCL 的治疗措施及预后因素单因素及多因素分析均显示，自体移植对 PFS、OS 的影响均具有统计学意义。

MCL 约占 NHL 的 6%，生物学具有高度异质性，同时具有侵袭性及惰性淋巴瘤的特征，对治疗初始反应率高但复发率也高。ASCT 作为适合移植的 MCL 的一线巩固治疗已被国际指南及 EBMT 推荐。由于 MCL 易复发的生物特性，移植前达到深度缓解及移植后的维持治疗对其长期生存显得尤为重要。北京肿瘤医院平凌燕等认为含有阿糖胞苷的强诱导化疗，随后行 ASCT 巩固，可以显著延长 MCL 的生存期，但 MCL 仍然属于不可治愈的淋巴瘤类型。近年来，随着对 MCL 发病机制的深入研究，更多的新药如 Btk 抑制药、PI3K 抑制药、免疫调节药等在 MCL 中得到应用。初治、复发难治 MCL 都具有更多的治疗选择，如何将新药和现有的化疗更为有机地结合，更好地改善 MCL 患者的生存期是未来研究的重点。

PTCL 是一组具有很强异质性的疾病的总和，约占 NHL 的 10%。PTCL 中除了 ALK 阳性的渐变大细胞性淋巴瘤（ALK 阳性 ALCL）预后较好外，其余类型总体预后较差。5 年生存率低于 30%。苏州大学一附院血液科王强力等比较了 ASCT 和 allo-HSCT 治疗高危 PTCL 的疗效差异。ASCT 和 allo-HSCT 组的 5 年 PFS 分别为 61%和 60%（$P=0.724$）、5 年 OS 分别为 62%和 61%（$P=0.724$）、5 年 TRM 分别为 22.7%和 41.8%（$P=0.250$）、5 年累计复发率分别为 37.2%和 10.1%（$P=0.298$）。表明高危 PTCL 患者选择 ASCT 或 allo-HSCT 治疗长期生存无明显差异，但 allo-HSCT 组患者移植前多为未缓解（NR）状态，表明对于 NR 患者，allo-HSCT 效果可能较好。

综上所述，在这一领域，从 2016 年文献检索情况来看，我国学者的学术呈现还不充分，临床研究总结报告较少，特别是在国外 SCI 期刊的刊发方面还需要加强。所幸的是，近 3 年来国内学者逐渐开始重视自体造血干细胞移植在恶性淋巴瘤治疗中的作用和地位，许多有意义的临床研究正在进行，比如上海瑞金医院牵头的恶性淋巴瘤自体造血干细胞移植 005 研究，重庆新桥医院牵头的自体造血干细胞移植新预处理方案治疗高危恶性淋巴瘤的临床研究等。

总之，ASCT 是恶性淋巴瘤的重要治疗方案，对于年轻高危 DLBCL、适合移植的 MCL、PTCL 等 ASCT 一线治疗均明显提高了疗效，对于复发/难治性 DLBCL，挽救性化疗达 PR 患者行 ASCT 仍有一定疗效；而复发/难治性 MCL 行 ASCT 效果欠佳，治疗目前主要是移植前尽可能使疾病达到更深层次缓解，移植后疾病的维持进而减少疾病的复发；复发难治性 PTCL 行 ASCT 仍有一定效果，对于 NR 的 PTCL 患者 allo-HSCT 也是一种选择。正确掌握恶性淋巴瘤自体造血干细胞移植适应证，积极推进临床研究，多学科协同，让这一领域有更多的中国声音。

十二、自体造血干细胞移植治疗多发性骨髓瘤

自体造血干细胞移植（autologous stem cell transplantation，ASCT）作为多发性骨髓瘤（multiple myeloma，MM）的一线治疗方案，其循证医学依据建立于传统化疗时代。随着新药的广泛应用，MM的疗效得到很大提升，其地位亦引起争议。新药与传统化疗药物随机化临床试验显示，在新药时代，ASCT后仍能使CR/VGPR比例提高。王海雪等检索PubMed、Medline、the Cochrane Library、CNKI、VIP和万方等数据库，检索时间从建库至2014年12月，对硼替佐米联合沙利度胺和地塞米松（VTD）治疗后序贯ASCT的MM患者进行综合评估，纳入5项研究共1271例患者，Meta分析结果显示，较传统诱导方案，VTD诱导序贯ASCT显著提高了MM患者的CR+nCR和总有效率。邝丽芬等回顾了244例初诊MM患者的数据，其中合并髓外病变（extra medullary disease，EMD）者66例。按治疗方案分为3组：传统化疗组，持续新药治疗组和新药序贯ASCT组。结果显示，传统化疗组中伴有EMD患者的中位PFS显著低于不伴EMD患者（7.433 *vs*. 25.4个月，P=0.024)；持续新药治疗组和含硼替佐米诱导治疗序贯ASCT组中伴有EMD患者的中位PFS与不伴EMD者比较，差异均无统计学意义（15.133 *vs*. 27.1个月，P=0.269)。硼替佐米序贯ASCT治疗组中伴有EMD患者的中位PFS与不伴EMD患者比较，亦差异无统计学意义（46.667 *vs*. 44.867个月，P=0.743)。在EMD患者中，硼替佐米序贯ASCT组与传统化疗组及持续新药治疗组相比，均可显著提高患者的中位PFS（46.667 *vs*. 7.433个月，P=0.000；46.667 *vs*. 15.133个月，P=0.020)，而传统化疗组及持续新药治疗组间比较中位PFS，差异无统计学意义（P=0.323)。传统化疗组中伴有EMD患者的中位OS显著低于不伴EMD患者（21.033 *vs*. 34.667个月，P=0.043)，持续新药治疗组中伴有EMD患者的中位OS显著低于不伴EMD患者（10.400 *vs*. 44.300个月，P=0.004)，而在硼替佐米序贯ASCT治疗组中，伴有EMD与不伴EMD患者间OS比较，差异无统计学意义（P=0.325)。在EMD患者中，硼替佐米序贯ASCT组与传统化疗组及持续新药治疗组相比，均可显著提高患者的OS（P=0.000，P=0.002)，而传统化疗组及持续新药治疗组间中位OS比较，差异并无统计学意义（P=0.633)。结果提示含硼替佐米诱导治疗序贯ASCT的治疗方案可显著提高初诊伴EMD的MM患者的生存，克服EMD的不良预后影响。金丽娜等分析了201例接受诱导治疗序贯自体外周血造血干细胞移植（autogenetic peripheral blood stem cells transplantation，APBSCT）的MM患者，PFS为22.87个月，中位总生存期为69.63个月，5年PFS、OS分别为17%、49%。移植后是否达CR及ISS分期是影响MM患者OS的独立预后因素，达CR者OS更长，ISS分期为Ⅲ期患者即使接受ASCT，其OS较ISS分期Ⅰ、Ⅱ的患者短。移植后是否达CR，MM IgD型是影响PFS的独立预后因素，移植后达CR的患者其PFS更长，IgD型MM其PFS更短。颜霜等回顾了56例接受PAD诱导治疗的初发MM患者，其中23例患者接受APBSCT，未接受APBSCT者33例。

23 例患者接受 APBSCT 后，其≥VGPR 率、CR/sCR 率分别由 69.6%、34.8%提升至 91.3%、65.2%。将中位随访 6 个月以上的 46 例患者分为移植组和非移植组，随访至 63 个月时，移植组 OS 率高于非移植组（57.1% *vs*. 31.1%）。王焰等回顾了 343 例初诊 MM 患者中的 23 例（7%）IgD 型 MM 患者数据，骨损害 18 例（78%），髓外累及 5 例（22%），肾功能受损 9 例（39%），贫血 20 例（87%），比较移植组和非移植组，中位 OS 期分别为（69.2±10.2）个月和（44.2±6.6）个月，IgD 型 MM，新药应用能提高其缓解率和缓解程度，ASCT 有进一步延长生存的趋势。王国蓉等回顾了过去 10 年治疗的 68 例 IgD 型 MM 患者，其中 37 例仅接受硼替佐米（硼替佐米组），13 例接受硼替佐米序贯 ASCT（硼替佐米＋ ASCT 组），18 例接受传统化疗（非硼替佐米组），各组的总有效率分别为 91.9%、100%和 77.8%。68 例患者 OS 和 PFS 分别为 24 个月和 15.5 个月，3 年 OS 和 5 年 OS 分别为 64%和 45%，3 年 PFS 和 5 年 PFS 分别为 39%和 13%。3 个组（硼替佐米组，硼替佐米＋ASCT 组，非硼替佐米组）3 年 OS 及 5 年 OS 分别为 69%和 43%；78%和 64%；55%和 42%。硼替佐米＋ ASCT 组明显优于其他二组。IgD 型 MM 的生存期短于其他类型，硼替唑米序贯 ASCT 可能会提高治疗应答并改善生存。王焰等分析了 136 例年龄在 65 岁下初发 MM 患者，单药或随后用 ASCT 治疗的随访数据，非 ASCT 组的中位 PFS 为 23 个月，而 ASCT 组为 42 个月，5 年 OS 分别为 58.9%和 81.2%（$P=0.03$）。在 VGPR 亚组中，ASCT 后维持治疗显著改善了 PFS。在 PR 的患者中，ASCT 后维持治疗显著延长 PFS 和 OS。因此新型药物时代的 ASCT 在年轻 MM 患者中依然有重要作用，维持治疗是所有 MM 患者长期生存的关键因素。康晓芳等系统检索截至 2016 年 6 月发表的关于沙利度胺在 MM 维持治疗的随机对照研究，进行 Meta 分析，共纳入 4694 例患者，显示在 ASCT 后，沙利度胺维持组可延长 PFS，但不能在 OS 方面获益。王平等回顾 2006—2011 年沙利度胺一线治疗 MM 的相关随机对照试验（RCT），纳入 l6 个 RCT，包括 6097 例患者进行 Meta 分析，与常规化疗组相比，仅移植后应用沙利度胺维持治疗对复发后生存率无影响，移植前应用沙利度胺诱导治疗及移植前诱导治疗 ＋ 移植后维持治疗会降低患者复发后生存率，且差异有统计学意义。刘艳等分析 72 例 MM 患者，将患者按疗程阶段分为 1 个疗程、3 个疗程及 6 个疗程。患者均采用以硼替佐米为主的联合地塞米松和阿霉素的中西医结合方案治疗，治疗前与硼替佐米治疗 1 个疗程、3 个疗程及 6 个疗程后的检测结果相比较，术后自体造血干细胞膜表达因子 $CD3^{-}$ $CD16^{+}$，$CD3^{-}CD56^{+}$ 的阳性率均显著优于术前。硼替佐米治疗 3 个疗程和 6 个疗程后患者外周血 IL-12 均显著优于术前，硼替佐米治疗 3 个疗程和 6 个疗程后患者的 MM 常规指标的综合评估均显著优于术前。提示硼替佐米序贯移植方案对 MM 患者的临床疗效好，且 3 个疗程和 6 个疗程的疗效更为显著。王晓雪等荟萃分析了 17 项随机对照试验（RCTs）中包括 6742 名 MM 患者，硼替佐米 ＋ ASCT 组中位 OS 为 27 个月，硼替佐米 ＋ ASCT 组的中位 PFS 为 24 个月。基于硼替佐米方案不伴 ASCT 的 PFS 合并危险比（hazard ratios，HRs）0.55（95%CI 0.37～0.81，$P=0.002$），基于硼替佐米方案序贯 ASCT 组 HRs 0.72（95%CI 0.64～0.82，$P<0.000\ 01$）；沙利度胺合并 ASCT 的 HRs 为 0.62（95%CI 0.55～0.69，$P<0.000\ 01$），沙利度胺不伴 ASCT 的 HRs 为 0.68（95%CI 0.57～0.81，$P<0.0001$）；基于硼替佐米方案序贯

ASCT 的 OS 汇总 HR 为 0.79（95%CI 0.65～0.96，$P=0.02$），不伴 ASCT 的 OS 汇总 HR 为 0.70（95%CI 0.57～0.85，$P=0.0005$）。这表明基于硼替佐米的方案可以改善 OS。对于基于沙利度胺方案，伴或不伴 ASCT 的 HRs 分别为 0.91（95%CI 0.73～1.14，$P=0.41$）及 0.80（95%CI 0.70～0.90，$P=0.0004$），ASCT 没有显著改善基于沙利度胺方案的 OS，而来那度胺伴移植是否对预后获益尚不明确。菅原等回顾性分析了 229 例新诊断的 MM 患者，间期荧光原位杂交（interphase fluorescence in situ hybridization，iFISH）检测细胞遗传学异常，分析 iFISH 异常与患者结果之间的相关性，结果显示 del（17p），t（4；14）和 1q21 扩增常均为 PFS 独立的不良预后因素，中位 PFS 时间，del（17p）*vs.* 非 del（17p）：20.0 *vs.* 35.0 个月（$P<0.001$）；t（4；14）*vs.* 非 t（4；14）：20.0 *vs.* 33.0 个月（$P<0.01$）；1q21 扩增 *vs.* 非 1q21 扩增：25.0 *vs.* 36.0 个月（$P<0.001$）。del（17p）也是 OS 的独立不良预后因素［3 年预测：（74.2±10.1）% *vs.*（85.9±3.5）%，$P<0.01$）。在 229 例患者中，总共 54 例患者（23.6%）接受了 ASCT。分析 ASCT 与高危 iFISH del（17p），t（4；14）和 1q21 扩增之间的关系，结果显示 ASCT 延长高危患者的中位 PFS 时间（从 21.0 个月延长至 28.0 个月，$P=0.08$）。然而，在接受 ASCT 的患者中，高危 iFISH 仍然是 PFS 的一个不利因素（中位 PFS 时间：高危患者 28 个月 *vs.* 低危患者未达到，$P=0.03$），表明 ASCT 可以改善 PFS，但没有最终克服高危 iFISH 异常的不良预后影响。

蓝梅等对 10 例 MM 患者进行 APBSCT 治疗，采用环磷酰胺（CTX）＋ 粒细胞集落刺激因子（G-CSF）方案动员干细胞，CS-3000 血细胞分离机采集外周血干细胞并保存于－80℃冰箱；移植后 10 例患者均获得造血重建，达到中性粒细胞计数＞0.5×10^9/L、血小板计数＞20×10^9/L 的中位时间分别是 13.3 天、15 天，提示－80℃低温保存 APBSCT 治疗 MM 安全有效，近期疗效好。

十三、自体造血干细胞移植治疗急性白血病

随着 allo-HSCT 的迅猛发展，自体造血干细胞移植（autologous hematopoietic stem cell transplantation，AHSCT）作为急性白血病缓解后治疗的一种方式一度较少应用。但近年国内外研究表明 AHSCT 对于 AML 标危及中危组患者仍然是一种重要的缓解后治疗手段，首次完全缓解期（CR1）AML 患者无论是与同胞全相合 allo-HSCT，还是半倍体、无关供者 allo-HSCT 均可达到同等疗效，虽然 AHSCT 治疗 AML CR1 患者 RR 高于 allo-HSCT，但其 TRM 通常低于 allo-HSCT，最终 AML CR1 患者 AHSCT 后 OS 与 allo-HSCT 无明显差异。尤其是预后良好的 APL CR2 患者 AHSCT 疗效优于同胞全相合 allo-HSCT，是 APL CR2 患者首选治疗；对于 AML-M2b 及 M4EO CR1 患者 AHSCT 后长期 OS 与同胞全相合 allo-HSCT 无明显差异。高危组 AML 患者及移植前微小残留病（minimal residual disease，MRD）阳性 AML 患者适合 allo-HSCT 治疗，移植前患者体内及移植物 MRD 阴性是 AHSCT 取得良好疗效的关键性因素，采用改良预处理方案如白消安（BU）联合美法仑（Mel）或 BU 联合去甲氧柔红霉素是 AML 患者 AHSCT 获得成功的重要手段。AHSCT 同样适合于标危组成人 ALL 患者及 TKI 时代 *bcr-abl* 基因转阴的 Ph^+ ALL 患

者，移植前残留病 MRD 阴性是 AHSCT 治疗成人 ALL 取得疗效的关键性因素，包含 TBI 预处理及移植后维持化疗是 AHSCT 获得成功的重要手段。

检索 2016 年国内学者发表有关 AHSCT 治疗急性白血病论文只有中文论文 2 篇，中文综述 1 篇，表明我国在该领域的研究亟待加强。

（一）急性髓系白血病

AHSCT 是 AML 患者缓解后有效治疗手段。韩明哲等对 55 例 AML CR1 患者 APBSCT 疗效及影响因素进行分析。55 例患者中 48 例采用高三尖杉酯碱、蒽环类药物和阿糖胞苷（Ara-C）三药联合方案诱导缓解治疗，5 例采用蒽环类药物和 Ara-C 联合方案诱导缓解治疗，2 例外院转诊患者诱导治疗方案不明。获得 CR1 后行多个疗程包含蒽环类药物联合标准剂量/中剂量/大剂量 Ara-C 方案的强化巩固治疗。中枢神经系统白血病的预防采用氨甲蝶呤、地塞米松、Ara-C 鞘内注射。外周血干细胞动员均采用由蒽环类药物＋中剂量 Ara-C＋重组人粒细胞集落刺激因子方案，当白细胞升至 5.0×10^{9}/L 后，单采自身 MNC 后冻存于液氮（－196℃）中。回输 MNC、$CD34^{+}$ 细胞中位数分别为 6.8（1.0～13.6）$\times 10^{8}$/kg、2.4（0.3～7.8）$\times10^{6}$/kg。细胞采集后均在 6 个月内回输。结果全部 55 例患者中，男 35 例，女 20 例，移植时中位年龄 28（12～51）岁。移植后中位随访 1091（20～3024）天，3 年 OS、DFS 分别为 77.1%（95%CI 71.2%～83.8%）、73.7%（95%CI 67.2%～80.3%）。移植前 MRD 转阴时间＜200 天组（27 例）患者 DFS 率高于≥200 天转阴组（8 例）（88.9% *vs*. 46.9%，P＝0.042）；移植前 MRD 持续阴性患者 3 年 DFS 达 90.0%，MRD 非持续阴性组患者仅为 61.1%，但差异无统计学意义（P＝0.090）。从确诊到 MRD 转阴时间为影响 AML 患者 CR1 期行 APBSCT 独立预后因素［RR＝0.022（95%CI 0.001～0.604），P＝0.024］。结果表明 APBSCT 是 CR1 期 AML 患者的有效治疗方法。移植前监测 MRD 水平有助于判断 APBSCT 预后。王劲等对所在医院 2006 年 3 月至 2015 年 12 月 19 例 CR1 急性白血病（acute leukemia，AL）患者 APBSCT 疗效进行分析，其中 AML 12 例，ALL 7 例；男 10 例，女 9 例；平均年龄 39.4（16～64）岁。均在诱导缓解和巩固强化后采集自体外周血干细胞并行 APBSCT，术后定期随访及维持治疗。结果 19 例患者均获得造血功能重建，无 1 例发生移植相关死亡；12 例 AML 患者平均随访 38.3（9～93）个月，6 例（50%）仍存活，6 例（50%）持续 CR，3 年 OS 50%；7 例 ALL 患者平均随访时间 28.7（3～106）个月，4 例（57.1%）存活，3 例（42.9 %）持续 CR，3 年 OS 71.4%；所有患者的死亡均因白血病本病复发所致。结果表明 APBSCT 可提高 AL 患者的 OS 和 DFS，是无条件行 allo-HSCT 的 AL 患者可供选择的一个治疗方案。

AHSCT 对具有预后不良基因突变的 AML 患者也能提高疗效。Ma 等对 FLT3/ITD 阳性 AML 患者不同缓解后治疗疗效进行荟萃研究，对符合要求的 9 篇论著进行比较分析，结果发现，与联合化疗相比较，allo-HSCT 及 AHSCT 均能降低 RR（P＜0.01），提高 OS（P＜0.01）及 DFS（P＜0.01），而 allo-HSCT 与 AHSCT 相比较，OS（P＝0.27）及 DFS（P＝0.19）无明显差异，AHSCT 患者 RR 高于 allo-HSCT 患者（P＜0.01）。作者认为 allo-HSCT 是 FLT3/ITD 阳性 AML 患者有效的治疗方法，因其化疗效果较差，AHSCT 能改善此类患者 OS 及 DFS，但 RR 相对较高。

（二）急性淋巴细胞白血病

AHSCT 是成人 ALL 患者 CR1 后重要的治疗方法。韩明哲等为研究 AHSCT 在成人 ALL 及 Ph 染色体阴性急性 B 淋巴细胞白血病（B-ALL）中的地位及其预后因素。对 1996 年 1 月至 2014 年 2 月期间进行 AHSCT 的 86 例成人 B-ALL CR1 患者的疗效及预后因素进行分析。患者危险度分层标准，具有以下任一危险因素即视为高危（HR）患者：①发病时高白细胞计数（WBC 30×10^9/L）；②染色体核型示亚二倍体；③MLL 重排阳性。无以上因素的患者纳入标危（SR）组。SR 组 63 例，HR 组 23 例。维持化疗：移植后白细胞恢复至 3.0×10^9/L，PLT 恢复至 50×10^9/L 时，患者开始接受 1～1.5 年的维持化疗。化疗方案通常基于 VP（VCR＋Pred）方案，与 MM 方案（6-巯基嘌呤＋MTX）交替进行。结果 5 年 OS 和 DFS 分别为 63.8%±5.6%和 60.9%±5.6%，5 年 NRM 和 RR 分别为 4.70%±0.05%和 34.40%±0.31%。年龄≥35 岁、诊断时乳酸脱氢酶水平高、高白细胞起病、首次诱导治疗第 15 天骨髓原始细胞比例≥5%、获得 CR1 至移植时间间隔＞6 个月及回输移植物中 $CD34^+$ 细胞数≥3.8×10^6/kg 均为不良预后因素。且 CR1 至移植时间间隔＞6 个月是影响预后的独立不良因素。34 例患者具有 MRD 检测结果，研究发现移植前 MRD 阳性（MRD≥0.01%）、首次诱导化疗后 MRD 未转阴或巩固化疗过程中 MRD 转阳均提示不良预后，且巩固化疗中 MRD 转阳是影响 DFS 的独立不良因素。同时，韩明哲等对 1994 年 1 月到 2014 年 2 月期间进行 APBSCT 的 135 例成人 ALL 患者结果进行分析，5 年 OS 与 DFS 分别为 59.1%±4.5%、59.0%±4.4%，5 年累计 TRM 与 RR 分别为 4.5%±0.03%、36.6%±0.19%。针对 OS 及 DFS 进行单变量分析发现 T-ALL、诊断时 LDH 高、诱导化疗第 15 天原始细胞≥5%、移植前存在髓外浸润是不良预后因素，此外，年龄≥35 岁也是 DFS 不良预后因素，而 T-ALL 与初诊时高 LDH 水平是 ALL 患者 AHSCT 后 OS 与 DFS 独立预后因素。对 44 例患者移植前 MRD 结果分析表明：MRD 阳性（MRD≥0.01%）患者预示 OS（P＝0.044）及 DFS（P＝0.008）较差，而且标危组患者移植前 MRD 阴性（MRD＜0.01%）疗效较好，18 个月 OS 达 90.0%±9.5%，而阳性者仅 50.0%±35.4%，P＝0.003；MRD 阴性者 18 个月 DFS 达 90.0%±9.5%，而阳性者为 0，P＜0.001。作者认为 AHSCT 联合移植后维持化疗是成人 ALL 有效的治疗手段，移植前 MRD 状态对于指导成人 ALL 治疗可以起到关键性作用。

邱录贵等也对 2000 年 1 月至 2007 年 12 月接受 BDHALL2000/02 方案治疗，在 CR1 期行 AHSCT 的 56 例成人（15～60 岁）Ph^- ALL 患者进行研究，对其 OS 及影响预后因素进行分析。危险分组按照德国多中心成人 ALL 研究组（German multicenter study group for adult，ALL GMALL）方案分组：① 高白细胞（B-ALL＞30×10^9/L，T-ALL＞100×10^9/L）；②Pro-B 免疫表型；③细胞遗传学异常［t（4；11）或其他包括 11q23 重排的异常］；④缓解时间超过 4 周。患者若符合第③条或除第③条外上述 2 条以上时划分为高危组，若符合除第③条外的其中 1 条划分为中危组，不具备上述任何一条的归为标危组。诱导和早期巩固/强化：所有患者接受成人 ALL 的标准诱导和早期强化方案。诱导治疗为长春新碱（VCR）、柔红霉素、环磷酰胺（CTX）、泼尼松（Pred）±左旋门冬酰胺酶（L-ASP）（VDCP±L）方案，28 天为 1 个疗程。达到 CR 的患者进一步接受 4 个疗程的早期强化治疗，包括大剂量 MTX，中/大剂量的阿糖胞苷（Ara-C）和（或）大剂量/高分次量的 CTX，为 2 个循环的 Hyper-CVAD/HD-MA 强化巩固治疗。中枢神经系统白血病（central nervous system leukemia，CNSL）预防：患者在诱导和巩固化疗期间接受 8～10 次三联药物（MTX 10 mg、Ara-C 50 mg、地塞米松 10 mg）鞘内注射。AHSCT 后维持治疗：WBC ≥3×10^9/L 和 PLT≥80×10^9/L 后开始维持化疗，持续 1.0～1.5 年。维持化疗采用 VMMP［VCR、6-巯嘌呤（6-MP）、MTX、Pred］方案，部分患者与化疗交替应用 IL-2 和（或）IFN-α 免疫治疗。结果 56 例患者中标危、中危和高危者分别为 23 例（41.1%）、19 例（33.9%）和 14 例（25.0%）。中位随访 75（7～177）个月。5 年 OS、EFS、RFS、RR 分别为 51.8%±6.7%、51.8%±6.7%、60.5%±6.9%、39.1%±6.9%。标危、中危、高危组患者的 5 年 OS 分别为 60.9%±10.2%、52.6%±11.5%和 35.7%±12.8%，EFS 分别为 60.9%±10.2%、52.6%±11.5%和 35.7%±12.8%，RFS 分别为 68.3%±9.9%、62.5%±12.1%和 44.9%±14.1%；复发率分别为 31.7%±9.9%、37.5%±12.1%和 55.1%±14.1%。标危和中危组、中危和高危组患者的上述指标比较差异均无统计学意义（*P* 值均>0.05）；标危组患者的 OS、EFS 高于高危组（*P* 分别为 0.040 和 0.029），而 RFS 和 RR 差异则无统计学意义（*P* 均>0.05）。对年龄≥35 岁、完全缓解时间超过 5 周、初诊白细胞水平、免疫表型（B/T）、伴髓系表达、超二倍体染色体核型、复杂核型、完全缓解至 AHSCT 间隔时间、预处理方案是否包含 TBI 等进行单因素分析，均未显示对预后存在影响（*P* 均>0.05）。结果表明成人 Ph^- ALL 患者经 BDHALL2000/02 方案治疗可以获得较高的缓解率，缓解后给予早期序贯强化/巩固治疗后进行 AHSCT 疗效显著，是标危、中危组及无合适供者的高危组患者的合适选择。

以上研究均表明 AHSCT 是成人 ALL 患者重要的 CR 后治疗手段。为对比分析成人 ALL AHSCT 和 allo-HSCT 疗效差异，申昱妍等对 2007 年 1 月至 2010 年 12 月进行造血干细胞移植（HSCT）的 106 例成人 ALL 患者进行比较研究，其中 AHSCT 50 例，CR1 46 例，CR2 4 例，高危组患者 21 例，移植 MRD 均阴性；allo-HSCT 患者 56 例，CR1 51 例，CR2 5 例，高危组患者 44 例，移植前 14 例患者 MRD 阳性。结果 106 例患者移植后中位随访 22.9（0.8～63.3）个月，29 例患者发生血液学复发。其中 AHSCT、allo-HSCT 患者移植后 3 年累计 RR 分别为 29.9%±8.0%和 32.7%±6.8%（*P*＝0.402）。标危组患者 AHSCT 和 allo-HSCT 后 RR 差异无统计学意义（*P*＝0.554），高危组患者 AHSCT 和 allo-HSCT 后 RR 差异亦无统计学意义（*P*＝0.967）。allo-HSCT 患者 2 年累计 NRM（22.3%±6.0%）显著高于 AHSCT 患者（0）（*P*＝0.001）。标危组患者 AHSCT 和 allo-HSCT 后 3 年 OS 分别为（77.1%±13.2%）和（90.9%±8.7%），（*P*＝0.739）。高危组患者 AHSCT 和 allo-HSCT 后 3 年 OS 分别为（68.7%±10.8%）和（45.2%±8.5%）（*P*＝0.094）。结果表明成人 ALL 患者 AHSCT 和 allo-HSCT 同样有效，如果患者 MRD 持续阴性，AHSCT 可成为 allo-HSCT 的有效替代治疗手段。

（夏凌辉　徐雅靖　许兰平　黄晓军　唐晓文　吴德沛　杨　婷　王顺清　张玉平　莫文健　王　昱　罗　依　黄　河　汤宝林　孙自敏　姜尔烈　韩明哲　周　沙　张　曦　刘　佳　侯　健　冯四洲）

参考文献

[1] 叶珂，廖明燕，唐晓琼，等. 造血干细胞移植治疗急性髓系白血病 40 例临床观察. 现代医药卫生，2016，32（7）：986-989，992.

[2] Tang FF，Huang XJ，Zhang XH，et al. Allogeneic hematopoietic cell transplantation for adult patients with treatment-related acute myeloid leukemia during first remission：comparable to de novo acute myeloid leukemia. Leuk Res，2016，47：8-15.

[3] Fang J，Zhang R，Wang H，et al. Idarubicin-intensified BUCY2 conditioning regimen improved survival in high-risk acute myeloid，but not lymphocytic leukemia patients undergoing allogeneic hematopoietic stem cell transplantation：a retrospective comparative study. Leuk Res，2016，46：61-68.

[4] Yang H，Huang S，Zhu CY，et al. The superiority of allogeneic hematopoietic stem cell transplantation over chemotherapy alone in the treatment of acute myeloid leukemia patients with mixed lineage leukemia（MLL）rearrangements. Med Sci Monit，2016，22：2315-2323.

[5] Sun Y，Beohou E，Labopin M，et al. Acute Leukemia Working Party of the EBMT. Unmanipulated haploidentical versus matched unrelated donor allogeneic stem cell transplantation in adult patients with acute myelogenous leukemia in first remission：a retrospective pair-matched comparative study of the Beijing approach with the EBMT database. Haematologica，2016，101（8）：e352-354.

[6] Mo XD，Zhang XH，Xu LP，et al. Unmanipulated haploidentical hematopoietic stem cell transplantation in first complete remission can abrogate the poor outcomes of children with acute myeloid leukemia resistant to the first course of induction chemotherapy. Biol Blood Marrow Transplant，2016，22（12）：2235-2242.

[7] He X，Wang Q，Cen J，et al. Predictive value of high EVI1 expression in AML patients undergoing myeloablative allogeneic hematopoietic stem cell transplantation in first CR. Bone Marrow Transplant，2016，51（7）：921-937.

[8] Qin YZ，Wang Y，Zhu HH，et al. Low WT1 transcript levels at diagnosis predicted poor outcomes of acute myeloid leukemia patients with t（8；21）who received chemotherapy or allogeneic hematopoietic stem cell transplantation. Chin J Cancer，2016，35：46.

[9] Zhao XS，Qin YZ，Liu YR，et al. The impact of minimal residual disease prior to unmanipulated haploidentical hematopoietic stem cell transplantation in patients with acute myeloid leukemia in complete remission. Leuk Lymphoma，2016，PubMed PMID：27733089.

[10] 曹晶，唐晓文，崔巍，等. 移植前状态对难治复发急性淋巴细胞白血病异基因造血干细胞移植预后的影响. 第三军医大学学报，2016，38（12）：1374-1378.

[11] Xu N，Li Y，Xuan L，et al. Correlation between deletion of the CDKN2 gene and tyrosine kinase inhibitor resist-

ance in adult philadelphia chromosome-positive acute lymphoblastic leukemia. J Hematol Oncol, 2016, 9 (1): 40.

[12] 颜红菊，唐伦，高蕾，等. 单倍体与同胞全相合造血干细胞移植治疗高危急性淋巴细胞白血病疗效观察. 第三军医大学学报，2016，38 (12)：1340-1346.

[13] Liu AP, Lee V, Li CK, et al. Refractory acute lymphoblastic leukemia in Chinese children: bridging to stem cell transplantation with clofarabine, cyclophosphamide and etoposide. An Hematol, 2016, 95 (3): 501-507.

[14] 黄清昕，涂三芳，黄睿，等. 异基因造血干细胞移植治疗 100 例白血病的临床总结. 中国实验血液学杂志，2016，24 (2)：556-561.

[15] 马艳茹，黄晓军，莫晓冬，等. 艾曲波帕治疗异基因造血干细胞移植后难治性血小板减少的临床研究. 中华血液学杂志，2016，37 (12)：1065-1069.

[16] Xiao H, Wang LM, Luo Y, et al. Mutations in epigenetic regulators are involved in acute lymphoblastic leukemia relapse following allogeneic hematopoietic stem cell transplantation. Oncotarget, 2016, 7 (3): 2696-2708.

[17] Zhang GF, Zhou M, Bao XB, et al. Imatinib mesylate versus allogeneic hematopoietic stem cell transplantation for patients with chronic myelogenous leukemia. Asina Pac J Cancer Prev, 2016, 17 (9): 4477-4481.

[18] Ma YR, Huang XJ, Xu ZL, et al. Transplantation from haploidentical donor is not inferior to that from identical sibling donor for patients with chronic myeloid leukemia in blast crisis or chronic phase from blast crisis. Clin Transplant, 2016, 30 (9): 994-1001.

[19] Xu LP, Xu ZL, Zhang XH, et al. Allogeneic stem cell transplantation for patients with T315I BCR-ABL mutated chronic myeloid leukemia. Biol Blood Marrow Transplant, 2016, 22 (6): 1080-1086.

[20] Xu LP, Wu DP, Han MZ, et al. A review of hematopoietic cell transplantation in China: data and trends during 2008-2016. BMT, 2017, 52 (11): 1512-1518.

[21] Xu LP, Chen H, Chen J, et al. The consensus on allogeneic hematopoietic cell transplantation for hematological diseases in China—focused on indication, conditioning regimen, and donor selection on behalf of HSCT workgroup in Chinese Society of Hematology. Chinese Medical Association, JHO 2018.

[22] 王利军，刘明娟，赵小利，等. 异基因造血干细胞移植治疗 45 例骨髓增生异常综合征临床及预后分析. 中国实验血液学杂志，2016，24 (2)：502-509.

[23] Mo XD, Zhang XH, Xu LP, et al. Haploidentical hematopoietic stem cell transplantation for myelodysplastic syndrome. Biol Blood Marrow Transplant, 2017, 23: 2143-2150.

[24] 顾彩红，李彩霞，叶璐，等. 祛铁治疗对伴铁过载骨髓增生异常综合征患者异基因造血干细胞移植的影响. 中华血液学杂志，2016，37 (3)：189-193.

[25] Zuo WL, Wang SA, DiNardo C, et al. Acute leukaemia and myelodysplastic syndromes with chromosomal rearrangement involving 11q23 locus, but not MLL gene. J Clin Pathol, 2016, 0: 1-6.

[26] HongM, Hao SY, Patel KP. Whole-arm translocation of der (5; 17) (p10; q10). with concurrent TP53 mutations in acute myeloid leukemia (AML) and yelodysplastic syndrome (MDS): a unique molecular-cytogenetic subgroup. Cancer Genetics, 2016, 209: 205-214.

[27] 王晓果，陈婷，刘焕凤，等. 小剂量地西他滨在异基因造血干细胞移植后早期复发及 cGVHD 治疗中的作用. 第三军医大学学报，2016，38 (12)：1362-1365.

［28］ Pan ZY，Yuan XN，Li Y，et al. Dynamic detection of anti-human leukocyte antigen（hla）antibodies but not hla-dp loci mismatches can predict acute graft-versus-host disease and overall survival in hla 12/12-matched unrelated donor allogeneic hematopoietic stem cell transplantation for hematological malignancies. Biol Blood Marrow Transplant，2016，22：86-95.

［29］ Yan CH，Xu LP，Wang FR，et al. Causes of mortality after haploidentical hematopoietic stem cell transplantation and the comparison with HLA-identical sibling hematopoietic stem cell transplantation. Bone Marrow Transplantation，2016，51：391-397.

［30］ Wang Y，Wang HX，Lai YR，et al. Haploidentical transplant for myelodysplastic syndrome：registry-based comparison with identical sibling transplant. Leukemia，2016，30：2055-2063.

［31］ 李伟达，高志勇，喻新建，等，两种 HLA 不全相合异基因造血干细胞移植治疗恶性血液病. 中国实验血液学杂志，2016；24（2）：562-567.

［32］ Hu KX，Sun QY，Guo M，et al. A study of human leukocyte antigen mismatched cellular therapy（stem cell microtransplantation）in high-risk myelodysplastic syndrome or transformed acute myelogenous leukemia. Stem Cells Ranslational Medicine，2016，5：524-529.

［33］ Mo XD，Qin YZ，Zhang XH，et al. Minimal residual disease monitoring and preemptive immunotherapy in myelodysplastic syndrome after allogeneic hematopoietic stem cell transplantation. Ann Hematol，2016，95：1233-1240.

［34］ Mo XD，Zhang XH，Xu LP，et al. Salvage chemotherapyfollowed by granulocyte colonystimulating factor-primed donor leukocyte infusion with graft-vs. -host disease control for minimal residual disease in acute leukemia/myelodysplastic syndrome after allogeneic hematopoietic stem cell transplantation：prognostic factors and clinical outcomes. European Journal of Haematology，2016，96：297-308.

［35］ 王莉，缪扣荣，范磊，等. 减低强度预处理的异基因造血干细胞移植治疗伴 p53 基因异常的慢性淋巴细胞白血病. 中华血液学杂志，2016，37（4）：308-312.

［36］ 杨萍，赵伟，景红梅，等. 30 例 T 淋巴母细胞淋巴瘤患者临床特点及疗效分析. 中国实验血液学杂志，2016，24（4）：1056-1060.

［37］ 王强力，黄海雯，金正明，等. 自体和异基因造血干细胞移植治疗 60 例高危外周 T 细胞淋巴瘤患者的疗效比较. 中华血液学杂志，2016，37（11）：952-956.

［38］ 徐婷，陈佳，金正明，等. 单倍型造血干细胞移植治疗 26 例复发难治侵袭性非霍奇金淋巴瘤疗效和安全性研究. 中华血液学杂志，2016，37（8）：656-660.

［39］ 王萌，董玉君，邱志祥，等. 83 例单倍体相合造血干细胞移植治疗恶性血液病的临床疗效及预后分析. 中国实验血液学杂志，2016，24（3）：833-839.

［40］ Li HH，Li F，Gao CJ，et al. Similar incidence of severe acute GVHD and less severe chronic GVHD in PBSCT from unmanipulated，haploidentical donors compared with that from matched sibling donors for patients with haematological malignancies. Br J Haematol，2017，176（1）：92-100.

［41］ 魏华萍，赵小利，黄文荣，等. 异基因外周血造血干细胞移植治疗成人 T 淋巴母细胞淋巴瘤 14 例疗效观察. 中国实验血液学杂志，2016，24（2）：433-437.

［42］ 孙自敏，刘会兰，吴月，等. 强化清髓不含 ATG 方案与清髓方案单份非血缘脐血移植治疗恶性血液病的对比观

察. 中华医学杂志，2016，96（28）：2214-2219.

［43］ 龚芳，陈亨，赵林艳，等. 异基因造血干细胞移植治疗T淋巴母细胞性淋巴瘤10例临床观察. 中国实验血液学杂志，2016，24（6）：1759-1763.

［44］ Huang WR，Li HH，Gao CJ，et al. Haploidentical，unmanipulated G-CSF-primed peripheral blood stem cell transplantation for high-risk hematologic malignancies：an update. Bone Marrow Transplantation，2016，51（11）：1464-1469.

［45］ 郭智，杨凯，刘晓东，等. 白介素-11对异基因造血干细胞移植治疗复发难治性淋巴瘤血小板恢复的影响. 解放军医药杂志，2016，3（17）：72-75.

［46］ Luo Y，Zeng HQ，Shen Y，et al. Allogeneic hematopoietic stem cell transplantation following donor CIK cell infusion：A phase I study in patients with relapsed/refractory hematologic malignancies. Leukemia Research，2016，48：6-10.

［47］ 曾添美，奚昊，杜鹃，等. 异基因造血干细胞移植治疗年轻多发性骨髓瘤患者的安全性及预后分析. 中华医学杂志，2016，96（2）：118-120.

［48］ 隋伟薇，邹德慧，徐燕，等. 来那度胺治疗多发性骨髓瘤异基因造血干细胞移植后cGVHD 1例并文献复习. 山东医药，2016，56（24）：81-83.

［49］ 李志峰，方志鸿，赵金涛，等. 侵袭性自然杀伤细胞白血病三例并文献复习. 白血病·淋巴瘤，2016，25（7）：423-424.

［50］ Fu L，Wang J，Wei N，et al. Allogeneic hematopoietic stem-cell transplantation for adult and adolescent hemophagocytic lymphohistiocytosis：a single center analysis. International Journal of Hematology，2016，104（5）：628-635.

［51］ 宋媛，宋宁霞，刘希民，等. 异基因造血干细胞移植治疗重型再生障碍性贫血71例临床分析. 中华血液学杂志，2016，37（2）：151-153.

［52］ 周健，张粪莉，符粤文，等. 异基因造血干细胞移植治疗41例重型再生障碍性贫血疗效分析. 中华血液学杂志，2016，37（8）：661-665.

［53］ 周健，符粤文，梁利杰，等. 无关供者与同胞相合供者异基因造血干细胞移植治疗儿童和青少年重型再生障碍性贫血疗效比较. 中华内科杂志，2016，55（12）：927-931.

［54］ 王玲，王恒湘，朱玲，等. HLA相合无关供者造血干细胞移植联合脐带间充质干细胞输注治疗儿童重型再生障碍性贫血19例疗效及安全性研究. 中华血液学杂志，2016，37（6）：453-457.

［55］ Xu LP，Wang SQ，Wu DP，et al. Haplo-identical transplantation for acquired severe aplastic anaemia in a multicentre prospective study. Br J Haematol，2016，175（2）：265-274.

［56］ 王丽，吴亚妹，曹永彬，等. 采用改良FC/ATG预处理方案的单倍体相合及HLA全相合造血干细胞移植治疗重型再生障碍性贫血的临床疗效分析. 中国实验血液学杂志，2016，24（6）：1817-1823.

［57］ Zhu H，Luo RM，Luan Z，et al. Unmanipulated haploidentical haematopoietic stem cell transplantation for children with severe aplastic anaemia. Br J Haematol，2016，174（5）：799-805.

［58］ 卢岳，吴彤曹，星玉，等. 亲缘半相合与无关供者造血干细胞移植治疗重型再生障碍性贫血的疗效比较. 中华血液学杂志，2016，37（1）：35-38.

［59］ Guo Z，Gao HY，Zhang TY，et al. Analysis of allogeneic hematopoietic stem cell transplantation with high-dose cyclophosphamide-induced immune tolerance for severe aplastic anemia. Int J Hematol，2016，104（6）：720-728.

[60] 梁敏，莫文健，毛平，等. 再生障碍性贫血患者异基因造血干细胞移植后免疫功能重建的研究. 中华器官移植杂志，2016，37（4）：198-202.

[61] Chang YJ，Huang XJ. Haploidentical stem cell transplantation：anti-thymocyte globulin-based experience. Semin Hematol，2016，53（2）：82-89.

[62] 王昱，黄晓军. 造血干细胞移植 人人都有供者. 中国肿瘤临床，2016，43（24）：1-5.

[63] 王昱，黄晓军. 单倍型移植治疗中高危急性髓系白血病第一次缓解期：指南与实践. 中华血液学杂志，2016，38（8）：721-725.

[64] Huang WR，Li HH，Gao CJ，et al. Haploidentical，unmanipulated G-CSF primed peripheral blood stem cell transplantation for high-risk hematologic malignancies：an update. Bone Marrow Transplant，2016，51（11）：1464-1469.

[65] Xu ZL，Huang XJ，Liu KY，et al. Haploidentical hematopoietic stem cell transplantation for paediatric high-risk T-cell acute lymphoblastic leukaemia. Pediatr Transplant，2016，20（4）：572-580.

[66] Mu Y，Qin M，Wang B，et al. Haploidentical hematopoietic stem cell transplantation without total body irradiation for pediatric acute leukemia：a single-center experience. OncoTargets Ther，2016，9：2557-2563.

[67] Luo RM，Da WM，Zhang XM，et al. Tumorablative haploidentical hematopoietic cell transplantation for treatment of hematologic malignancy in children. Bone Marrow Transplant，2016，51（4）：587-588.

[68] Liu L，Wang X，Jin S，et al. Haploidentical hematopoietic stem cell transplantation for nonresponders to immunosuppressive therapy against acquired severe aplastic anemia. Bone Marrow Transplant，2016，51（3）：424-427.

[69] Tian H，Liu L，Chen J，et al. Haploidentical hematopoietic stem cell transplant in paroxysmal nocturnal hemoglobinuria. Leuk Lymphoma，2016，57（4）：835-841.

[70] Zhu H，Luo RM，Luan Z，et al. Unmanipulated haploidentical haematopoietic stem cell transplantation for children with severe aplastic anaemia. Br J Haematol，2016，174（5）：799-805.

[71] Yu S，Fan Q，Sun J，et al. Haploidentical transplantation without in vitro T-Cell depletion results in outcomes equivalent to those of contemporaneous matched sibling and unrelated donor transplantation for acute leukemia. Medicine（Baltimore），2016，95（11）：e2973.

[72] Long H，Lu ZG，Song CY，et al. Long-term outcomes of HLA-haploidentical stem cell transplantation based on an FBCA conditioning regimen compared with those of HLA-identical sibling stem cell transplantation for haematologic malignancies. Bone Marrow Transplant，2016，51（11）：1470-1475.

[73] Yan CH，Xu LP，Wang FR，et al. Causes of mortality after haploidentical hematopoietic stem cell transplantation and the comparison with HLA-identical sibling hematopoietic stem cell transplantation. Bone Marrow Transplant，2016，51（3）：391-397.

[74] Sun Y，Beohou E，Labopin M，et al. Unmanipulated haploidentical versus matched unrelated donor allogeneic stem cell transplantation in adult patients with acute myelogenous leukemia in first remission：a retrospective pair-matched comparative study of the Beijing approach with the EBMT database. Haematologica，2016，101（8）：e352-354.

[75] Wang Y，Liu QF，Xu LP，et al. Haploidentical versus matched-sibling transplant in adults with philadelphia-neg-

ative high-risk acute lymphoblastic leukemia: a biologically phase 3 randomized study. Clin Cancer Res, 2016, 22 (14): 3467-3476.

[76] Mo XD, Tang BL, Zhang XH, et al. Comparison of outcomes after umbilical cord blood and unmanipulated haploidentical hematopoietic stem cell transplantation in children with high-risk acute lymphoblastic leukemia. Int J Cancer, 2016, 139 (9): 2106-2115.

[77] Wang Y, Wang HX, Lai YR, et al. Haploidentical transplant for myelodysplastic syndrome: registry-based comparison with identical sibling transplant. Leukemia, 2016, 30 (10): 2055-2063.

[78] 中华医学会血液学分会干细胞应用学组. 中国异基因造血干细胞移植治疗血液系统疾病专家共识(Ⅱ)——移植后白血病复发(2016年版). 中华血液学杂志, 2016, 38 (10): 846-851.

[79] Wang Y, Zhao XY, Chang YJ. Lower incidence of acute GVHD is associated with the rapid recovery of $CD4^{+}$ $CD25^{+}CD45RA^{+}$ regulatory T cells in patients who received haploidentical allografts from NIMA-mismatched donors: a retrospective (development) and prospective (validation) cohort-based study. Oncoimmunology, 2016, 5 (12): e1242546 (13 pages).

[80] Chang YJ, Luznik L, Fuchs EJ, et al. How do we choose the best donor for T-cell-replete, HLA-haploidentical transplantation? J Hematol Oncol, 2016, 9: 35.

[81] Pan Z, Yuan X, Li Y, et al. Dynamic detection of Anti-Human leukocyte antigen (HLA) antibodies but not HLA-DP loci mismatches can predict acute Graft-versus-Host disease and overall survival in HLA 12/12-Matched unrelated donor allogeneic hematopoietic stem cell transplantation for hematological malignancies. Biol Blood Marrow Transplant, 2016, 22: 86-95.

[82] Sun YQ, Beohou E, Labopin M, et al. Unmanipulated haploidentical versus matched unrelated donor allogeneic stem cell transplantation in adult patients with acute myelogenous leukemia in first remission: A retrospective pair-matched comparative study of the Beijing approach with the EBMT database. Haematologica, 2016, 101: e352-e354.

[83] Bao XJ, Wang M, Zhou H, et al. Donor killer Immunoglobulin-Like receptor profile bx1 imparts a negative effect and centromeric B-Specific gene motifs render a positive effect on Standard-Risk acute myeloid Leukemia/Myelodysplastic syndrome patient survival after unrelated donor hematopoietic stem cell transplantation. Biol Blood Marrow Transplant, 2016, 22: 232-239.

[84] 杨志洛, 邱桥成, 丁子轩, 等. Il10-592位点aa基因型对hla-10/10全相合无关供者异基因造血干细胞移植预后的影响. 中华血液学杂志, 2016: 372-376.

[85] Zheng C, Zhu X, Tang B, et al. The impact of pre-transplant minimal residual disease on outcome of intensified myeloablative cord blood transplant for acute myeloid leukemia in first or second complete remission. Leuk Lymphoma, 2016, 57 (6): 1398-1405.

[86] Zhou H, Zheng C, Zhu X, et al. Decitabine prior to salvaged unrelated cord blood transplantation for refractory or relapsed childhood acute leukemia. Pediatr Transplant, 2016, 20 (8): 1117-1124.

[87] Gao L, Feng YM, Yan HJ, et al. Efficacy and safety of etoposide in combination with G-CSF, low-dose cytarabine and aclarubicin in newly diagnosed elderly patients with acute myeloid leukemia. Haematologica, 2016, 101: 387.

［88］ 朱丽丹，张曦，冯一梅，等．依托泊苷联合 G-CSF、低剂量阿糖胞苷、阿克拉霉素治疗初诊老年急性髓系白血病的临床研究．中国输血杂志，2016，29（10）：1099-1101.

［89］ Li QS，Meng FY，Zhou M，et al. Clinical comparison of non-myeloablative conditioning with anti-thymocyte globulin and fludarabine for patients with hematologic malignancies. Med Sci Monit，2015，21：2257-2265.

［90］ Guo M，Yu CL，Dong Z，et al. HLA-mismatched microtransplantation vs. HLA-matched nonmyeloablative transplantation for acute myeloid leukemia in intermediate-risk：Comparable survival but avoids of GVHD. Blood，2015，126：23（156）.

［91］ Xu LP，Zhang XH，Wang FR，et al. Haploidentical transplantation for pediatric patients with acquired severe aplastic anemia. Bone Marrow Transplantation，2017，52：381-387.

［92］ 马洪霞，陈蕾，董秀娟，等．改良非清髓造血干细胞移植治疗重型再生障碍性贫血的临床探讨．中国现代药物应用，2016，10（1）：55-56.

［93］ 张银银，姜中兴，郭荣，等，单倍体造血干细胞移植治疗阵发性睡眠性血红蛋白尿症的临床疗效：附 1 例报告．山东医药，2016，56（21）：4-6.

［94］ 周晓慧，李建勇，徐卫，霍奇金淋巴瘤治疗研究进展．白血病・淋巴瘤，2016，25（12）：714-716.

［95］ 赵世华，肖秀斌，仲凯励．120 例初治、年轻、中高/高危弥漫大 B 细胞淋巴瘤的临床分析．现代生物医学进展，2016（4）：682-687.

［96］ 平凌燕，朱军．套细胞淋巴瘤诊疗进展．中国肿瘤临床，2016，43（19）：835-839.

［97］ 王海雪，叶云．硼替佐米联合沙利度胺和地塞米松治疗自体造血干细胞移植多发性骨髓瘤的 Meta 分析．医药导报，2016，35（3）：308-313.

［98］ 邝丽芬，李娟，黄蓓晖，等．含硼替佐米方案的诱导治疗序贯自体造血干细胞移植治疗初诊时合并髓外病变的多发性骨髓瘤的疗效分析．临床血液学杂志，2016，29（1）：24-28.

［99］ 金丽娜，傅卫军，奚昊，等．诱导治疗序贯自体外周血造血干细胞移植后 201 例多发性骨髓瘤患者的疗效及预后影响因素．中华血液学杂志，2016（1）：14-19.

［100］ 颜霜，傅琤琤，马玲，等．PAD 方案治疗 56 例初治多发性骨髓瘤患者的疗效与预后分析．中华血液学杂志，2016，37（6）：520-522.

［101］ 王焰，张赟翔，范青叶．23 例免疫球蛋白 D 型多发性骨髓瘤的临床诊治经验．内科理论与实践，2016，11（3）：165-169.

［102］ Wang GR，Sun WJ，Chen WM，et al. Immunoglobulin d multiple myeloma：disease profile，therapeutic response，and survival. Acta Haematol，2016，136（3）：140-146.

［103］ Wang Y，Xu P，Chen Y，et al. Novel agent induction therapy alone or followed by autologous stem cell transplantation in younger patients with multiple myeloma：a single-center retrospective study of 114 cases. Mol Clin Oncol，2016，4（1）：107-113.

［104］ 康晓芳，许晶，刘玮，等．沙利度胺在多发性骨髓瘤维持治疗中的 Meta 分析．中华临床医师杂志（电子版），2016，10（23）：3778-3782.

［105］ 王平，盛志新．沙利度胺一线治疗策略对骨髓瘤患者复发后生存率影响的 Meta 分析．中国循证医学杂志，2016，16（1）：66-72.

［106］ 刘艳．硼替佐米序贯移植方案治疗多发性骨髓瘤患者不同疗程的疗效观察．临床和实验医学杂志，2016，15

(15)：1511-1514.

[107] Wang X, Li Y, Yan X, et al. Efficacy and safety of novel agent-based therapies for multiple myeloma: a meta-analysis. Biomed Res Int, 2016, 2016: 6848902.

[108] Jian Y, Chen X, Zhou H, et al. Prognostic impact of cytogenetic abnormalities in multiple myeloma: a retrospective Analysis of 229 Patients. Medicine (Baltimore), 2016, 95 (19): e3521.

[109] 蓝梅，林金盈，汤杨明，等．－80℃低温保存自体外周血干细胞移植治疗多发性骨髓瘤的临床研究．中国临床新医学，2016，9（7）：571-574.

[110] 曹易耕，姜尔烈，何祎，等．自体外周血造血干细胞移植治疗55例急性髓系白血病患者的疗效及预后分析．中华血液学杂志，2016，37（6）：464-468.

[111] 刘瑜，曾艳，彭翠翠，等．急性白血病行自体外周血造血干细胞移植治疗的临床疗效分析．成都医学院学报，2016，11（2）：201-205.

[112] 丁喆，韩明哲，陈书连，等．86例成人Ph染色体阴性急性B淋巴细胞白血病自体造血干细胞移植疗效及微小残留病检测的临床意义．中华血液学杂志，2015，36（7）：587-592.

[113] Ding Z, Han MZ, Chen SL, et al. Outcomes of adults with acute lymphoblastic leukemia after autologous hematopoietic stem cell transplantation and the significance of pretransplantation minimal residual disease: analysis from a single center of China. Chinese Medical Journal, 2015, 128 (15): 2065-2071.

[114] 王婷玉，邹德慧，章艳茹，等．60岁以下成人Ph阴性急性淋巴细胞白血病患者自体造血干细胞移植疗效分析——单中心BDHALL2000/02方案临床研究结果．中华血液学杂志，2015，36（6）：480-484.

[115] 申昱妍，陈书连，杨栋林，等．成人急性淋巴细胞白血病自体和异基因造血干细胞移植疗效对比分析．中华血液学杂志，2015，36（3）：210-215.

第八章　中国血液学研究精选文摘与评述

第一节　造血衰竭疾病研究进展

文选 1

【题目】miR34a/DGKζ相互作用的失调可增强获得性再生障碍性贫血的T细胞活化（Dysregulated miR34a/diacylglycerol kinase zeta interaction enhances T-cell activation in acquired aplastic anemia）

【来源】Oncotarget，2017，8（4）：6142-6154

【文摘】miRNA在T细胞中的异常表达会导致某些自身免疫性疾病。Sun等对再障患者的骨髓$CD3^+$T细胞进行了miRNA表达分析，发现41例再障患者存在骨髓单核细胞miR34a过表达及其靶基因二酰基甘油激酶（DGK）ζ低表达，且与疾病的严重程度相关。再障患者的初始T细胞中miR34a的表达水平高于正常对照。Sun等利用$miR34a^{-/-}$小鼠建立了骨髓衰竭模型，进一步研究miR34a和DGKζ在再障中的作用。与野生型C57BL6对照小鼠相比，$miR34a^{-/-}$小鼠的淋巴结T细胞在体外经过T细胞受体刺激后，表现出活化和增殖降低，且DGKζ表达下调、ERK磷酸化降低。向亚致死量照射后的CB6F1受鼠中输注5×10^6个$miR34a^{-/-}$小鼠的淋巴结T细胞，会导致$Lin\text{-}Sca1^+CD117^+$细胞增加、$CD8^+$T细胞增殖减少，而输注相同数量的野生型淋巴结细胞则没有这一现象。说明miR34a/DGKζ失调可增加再障的T细胞活化，miR34a靶向治疗可能为成为再障患者的新型分子治疗方法。

【评述】在再障患者中发现骨髓单核细胞miR34a过表达及其靶基因DGKζ低表达，且与疾病的严重程度相关；进而建立小鼠模型，进一步验证$miR34a^{-/-}$小鼠的淋巴结T细胞经体外刺激后，表现出活化和增殖降低；从多角度说明miR34a/DGKζ失调可增加再障的T细胞活化，为再障T细胞异常活化的免疫发病机制提供思路。

（张连生　邵宗鸿）

文选 2

【题目】再生障碍性贫血患者TCR信号通路的分子改变（Molecular alterations in the TCR signaling pathway in patients with aplastic anemia）

【来源】J Hematol Oncol，2016，9：32

【文摘】再障CD3ζ基因表达水平增加。Li等通过RT-PCR从48名健康对照和67例AA患者

（包括 37 例 SAA 和 30 例 NSAA）的 PBMCs 中鉴定出 CD3ζ3′-UTR 剪接变异体，通过实时定量 PCR 分析 *CD3ζ*、*CD28*、*CTLA-4* 和 *Cbl-b* 基因表达，通过 PCR-RFLP 分析 *CTLA-4* 基因的 *SNPrs231775*。结果发现，AA 患者 CD3ζ 和 CD28 表达明显升高，CTLA-4 和 Cbl-b 表达明显降低，且 NSAA 的 CD3ζ 表达高于 SAA。64％AA 患者具有相同的基因型 WT（＋）AS（＋）CD3ζ3′-UTR；22％具有 WT（＋）AS（－）CD3ζ3′-UTR 基因型，14％具有 WT（－）AS（＋）CD3ζ3′-UTR 基因型。WT（－）AS（＋）基因型 AA 患者 CD3ζ 表达水平是最高的。AA 患者 *CTLA-4* 基因中 *SNPrs231775* 的 GG 基因型（突变型，纯合子）的频率明显更高。在 AA 和 AG 基因型的健康人中发现 *CTLA-4* 和 *Cbl-b* 基因表达水平呈正相关，而 AA 患者中没有。结论：T 细胞活化异常可能与 AA 中 T 细胞活化的第一和第二信号有关。*CTLA-4* 基因 *SNPrs231775* 的 GG 基因型可能与中国人群的 AA 风险相关。CD3ζ3′-UTR 选择性剪接的特征可能是评估 AA 患者，特别是 SAA 患者的 T 细胞活化状态的指标。

【评述】该文从 T 细胞活化的第一和第二信号角度研究再障 T 细胞活化异常的可能原因，通过 67 例样本群得出结论：AA 患者 CD3ζ 和 CD28 表达明显升高，CTLA-4 和 Cbl-b 表达明显降低。并通过统计基因型发现：*CTLA-4* 基因 *SNPrs231775* 的 GG 基因型可能与中国人群的 AA 风险相关，CD3ζ3′-UTR 选择性剪接的特征可能是评估 AA 患者的 T 细胞活化状态的指标。该文对 T 细胞活化异常进行了较为深入的研究，思路和方法均值得借鉴。

（张连生　邵宗鸿）

文选 3

【题目】白介素-35 在获得性再生障碍性贫血中的抗炎作用（Anti-inflammatory effects of interleukin-35 in acquired aplastic anemia）

【来源】Cytokine，2015，76（2）：409-416

【文摘】IL-35 是主要由调节性 T 细胞分泌的一种调节性细胞因子，在调节免疫稳态中起重要作用。Yu 等发现，AA 血浆中 IL-35 的水平显著降低，且与疾病严重程度密切相关。体外刺激实验进一步证实了 IL-35 的抗炎作用，即通过 AA 患者外周血单核细胞抑制 $CD4^+$ 和 $CD8^+$ T 细胞的增殖，抑制 IFN-γ、TNF-α 和 IL-17 的分泌，促进 TGF-β 的产生。此外，IL-35 可抑制 1 型 T 细胞和 Th17 细胞的分化，但促进 2 型 T 细胞的分化。经 IL-35 治疗后可诱导 GATA3 的表达，而 T-bet 和 RORγt 的表达则被抑制。

【评述】该文证实了 IL-35 的抗炎作用，即抑制 $CD4^+$ 和 $CD8^+$ T 细胞的增殖，抑制 IFN-γ、TNF-α 和 IL-17 的分泌，促进 TGF-β 的产生，抑制 1 型 T 细胞和 Th17 细胞的分化，促进 2 型 T 细胞的分化。而 AA 血浆中 IL-35 的水平显著降低，即上述抗炎作用也随之减低，符合当前再障免疫发病机制的主流研究结果，为调节性 T 细胞的功能的进一步研究提供了思路。

（张连生　邵宗鸿）

文选 4

【题目】 重型再生障碍性贫血患者 $CD8^+$ T 细胞组蛋白乙酰化异常（Abnormal histone acetylation of $CD8^+$ T cells in patients with severe aplastic anemia）

【来源】 Int J Hematol，2016，104（5）：540-547

【文摘】 Qi 等对 SAA 患者骨髓 $CD8^+$ T 细胞组蛋白 H3 乙酰化水平及其与 SAA 免疫发病的相关性进行了研究。结果显示，SAA 初治组、恢复组和对照组 $CD8^+$ T 细胞组蛋白 H3 乙酰化百分率分别为 1.21%±0.08%、1.05%±0.36%和 1.00%±0.41%，无明显统计学差异。初治组 $CD8^+$ T 细胞组蛋白乙酰化定量为（176.21±32.22）μg/mg protein，明显高于恢复组（104.29±62.06）μg/mg protein 和对照组（133.94±56.27）μg/mg protein（$P<0.05$）。$CD8^+$ T 细胞组蛋白 H3 乙酰化水平与外周血中性粒细胞、网织红细胞百分比、T 亚群、骨髓红系百分比均呈显著负相关，与外周血血小板计数、血红蛋白、骨髓粒系百分比、骨髓巨核细胞数量均呈一定程度的负相关，与骨髓淋系百分比呈一定程度正相关（相关性的结果）。提示 $CD8^+$ T 细胞组蛋白乙酰化的异常可能参与再生障碍性贫血免疫发病机制。

【评述】 表观遗传学是当今生命科学普遍关注的前沿，在基因调控中起重要作用，其涉及的机制主要包括 DNA 甲基化，组蛋白修饰及染色质重塑等。该研究发现 SAA 患者的 CTL 存在乙酰化水平异常，且与患者免疫状态及造血功能相关，为进一步探索 SAA 患者 CTL 细胞损伤骨髓造血的具体成因提供线索。

（张连生　邵宗鸿）

文选 5

【题目】 重型再生障碍性贫血与正常对照骨髓 $CD34^+$ 细胞的蛋白质组学比较分析（Comparative proteomic analysis of $CD34^+$ cells in bone marrow between severe aplastic anemia and normal control）

【来源】 Cell Immunol，2016，304-305：9-15

【文摘】 SAA 是由异常激活的 T 淋巴细胞破坏造血细胞而导致的自身免疫性疾病，然而细胞毒性 T 细胞识别和攻击 $CD34^+$ 细胞的机制尚不清楚。Qi 等对 SAA 患者 $CD34^+$ 细胞的蛋白组学进行研究，磁珠分选 $CD34^+$ 细胞，提取总蛋白并将蛋白质酶解，应用 iTRAQ 试剂标记样品，应用多维液相色谱分离样品并串联质谱 QExactive 进行蛋白质分析，结果共筛选出高可信的差异蛋白 156 个，其中上调蛋白 53 个，下调蛋白 103 个。具体而言，蛋白酶体亚基、组蛋白变体、细胞色素二磷酸寡糖-蛋白糖基转移酶亚基（DAD1）和 ATPase 抑制药、线粒体亚型前体 1（IF1）的异常表达可能与 SAA 免疫反应亢进和 $CD34^+$ 细胞的过度凋亡有关。

【评述】 该研究首次将 iTRAQ 技术用于骨髓细胞的蛋白组学研究之中，并成功获得了 SAA 患者骨髓 $CD34^+$ 细胞的蛋白质组差异表达图谱。该研究在 SAA 骨髓 $CD34^+$ 细胞中共筛选出高可信的差异蛋白156个，其中上调蛋白53个，下调蛋白103个。差异蛋白功能主要涉及细胞凋亡、细胞周期、蛋白质修饰及转运、RNA处理及剪接、泛素-蛋白酶体系统等方面，初步预测了可能导致SAA免疫"瀑布"激活的抗原物质，为进一步阐明SAA免疫发病机制打下基础。

（张连生　邵宗鸿）

文选6

【题目】猪抗人胸腺细胞免疫球蛋白联合环孢素治疗重型再生障碍性贫血的长期随访研究（Long-term follow-up study of porcine anti-human thymocyte immunoglobulin therapy combined with cyclosporine for severe aplastic anemia）

【来源】Eur J Haematol，2016，96（3）：291-296

【文摘】Chen等在一项回顾性研究中分析了应用pATG+CsA治疗的102例SAA患者，中位年龄29岁（12～72岁），中位随访时间59.6（0.2～176.8）个月。总缓解率为74.5%（CR 42.1%，PR 32.4%），复发率为9.9%，死亡率为16.7%。中位生存时间尚未达到，5年生存率为81.8%。7.8%的患者观察到其他血液异常，包括症状性PNH、MDS和AML。多变量分析显示性别、年龄、疾病严重程度、治疗时间和PNH克隆等因素对生存率无显著影响。pATG联合CsA治疗可达到显著的长期疗效和高生存率。

【评述】在中国，马ATG（hATG）尚未上市，猪ATG（pATG）的价格仅为兔ATG（rATG）的1/3，因此对pATG疗效的长期随访研究有助于为SAA治疗提供价值。该文分析了应用pATG+CsA治疗的102例SAA患者，总缓解率为74.5%（CR 42.1%，PR 32.4%），5年生存率为81.8%，证实了pATG的长期疗效和高生存率，比较适合中国国情。

（张连生　邵宗鸿）

文选7

【题目】猪抗人淋巴细胞球蛋白与兔抗人胸腺细胞球蛋白治疗重型再生障碍性贫血的比较：一项回顾性单中心研究（Comparison of porcine anti-human lymphocyte globulin and rabbit anti-human thymocyte globulin in the treatment of severe aplastic anemia：a retrospective single-center study）

【来源】Eur J Haematol，2016，96（3）：260-268

【文摘】Ma等回顾性分析了77例SAA患者，其中45例应用pALG（pALG组），32例应用rATG（rATG组）。结果显示，pALG组1年的总反应率（83.78%）明显高于rATG组（66.67%，P=0.036），pALG组5年总生存率（82.22%）也高于rATG组（68.75%，P=0.32）。两组不良事件发生率相似，无治疗相关死亡。提示pALG的疗效、生存期和安全性与rATG相似甚至优于rATG。这些结果可能有助于指导pALG在SAA免疫抑制治疗中的应用。

【评述】该文对比分析了45例应用pALG和32例应用rATG治疗SAA的疗效，提示pALG 1年总反应率与5年总生存率均高于rATG，再一次证实了pALG的长期疗效和高生存率，比较适合中国国情。

（张连生　邵宗鸿）

文选8

【题目】单倍体造血干细胞移植治疗免疫抑制剂治疗无效的获得性重型再生障碍性贫血（Haploidentical hematopoietic stem cell transplantation for nonresponders to immunosuppressive therapy against acquired severe aplastic anemia）

【来源】Bone Marrow Transplant，2016，51（3）：424-427

【文摘】初始免疫抑制治疗无效或发生克隆演变的SAA患者可以考虑替代供体移植，其中单倍体造血干细胞移植（haplo-HSCT）一直被认为是高风险方案。部分匹配的家族供体移植尽管能让几乎所有患者得到供体，但由于移植物衰竭（GF）和难治性GVHD高发，很难获得成功。免疫恢复延迟和高感染率也是主要的临床障碍。这些缺点影响着SAA haplo-HSCT的发展，虽然过去10年已大大改善，但单倍体HSCT仍然被认为是SAA的三线治疗。Liu等回顾性地总结了26例之前治疗无效而进行单倍体HSCT的患者，结果显示，1例发生血小板GF，1例在HSCT后5个月发生继发性GF。移植6个月成功率达80.77%，所有患者均成功植入。随访期间没有复发或出现继发性克隆性疾病（PNH、MDS和白血病）。11.54%（3/26）患者发生Ⅲ～Ⅳ级aGVHD，4.35%（1/23）患者发生严重cGVHD，仅有1例死于GVHD。感染是最常见的并发症，共17例（65.38%）患者感染。3年OS和FFS均为78.6%±8.8%。

【评述】该文总结了26例之前治疗无效而进行单倍体HSCT的患者，移植6个月成功率达80.77%，11.54%（3/26）患者发生Ⅲ～Ⅳ级aGVHD，4.35%（1/23）患者发生严重cGVHD，17例（65.38%）患者感染。有一定的临床价值，但GVHD高发、免疫恢复延迟和高感染率仍然是影响疗效的重要因素。

（张连生　邵宗鸿）

文选9

【题目】儿童重型再生障碍性贫血的单倍体移植（Haploidentical transplantation for pediatric patients with acquired severe aplastic anemia）

【来源】Bone Marrow Transplant，2017，52（3）：381-387

【文摘】单倍体造血干细胞移植技术近来有所改善。Xu等对52例接受了单倍体HSCT的SAA患儿进行分析。治疗方案使用G-CSF引发的骨髓与G-CSF动员的PBSCs而不体外去除T细胞。调理方案包括白消安/环磷酰胺和ATG。51例患者获得初次移植，1例患者在Day +1死于方案相关的毒性反应，3例患者发生继发性GF。aGVHD Ⅱ～Ⅳ级和Ⅲ～Ⅳ级的累计发生率分别为（39.2%±0.5%）和（13.7%±0.2%），cGVHD的累计发生率为（34.2%±0.5%）。3年总生存率和无失败生存率分别为（84.5%±5.0%）和（82.7%±5.2%），存活患者的中位随访时间为744.5天（100～3294）。美国东部肿瘤协作组评分（ECOG）是整体和无失败生存率的唯一预测因子。该结果表明，新诊断和难治性儿童SAA患者均受益于单倍体HSCT，特别是当患者状况良好时。因此，单倍体HSCT可能是没有HLA匹配同胞供体的儿童SAA患者的替代疗法。

【评述】该文分析了52例单倍体HSCT的SAA患儿，aGVHD Ⅱ～Ⅳ级和Ⅲ～Ⅳ级的累计发生率分别为（39.2%±0.5%）和（13.7%±0.2%），cGVHD的累计发生率为（34.2%±0.5%）。3年总生存率和无失败生存率分别为（84.5%±5.0%）和（82.7%±5.2%），存活患者的中位随访时间为744.5天（100～3294）。单倍体HSCT可作为替代疗法使部分患者受益。

（张连生　邵宗鸿）

文选 10

【题目】造血刺激因子受体在PNH/AA综合征患者GPI^-和GPI^+造血干细胞中的表达及功能（Expression and function of hematopoiesis-stimulating factor receptors on the GPI^- and GPI^+ hematopoietic stem cells of patients with paroxysmal nocturnal hemoglobinuria/aplastic anemia syndrome）

【来源】Exp Ther Med，2016，11（5）：1668-1672

【文摘】阵发性夜间血红蛋白尿/再生障碍性贫血（PNH/AA）综合征表现为糖基磷脂酰肌醇缺乏的细胞（GPI^-细胞）明显增加，同时合并骨髓衰竭，需要造血细胞因子如G-CSF和SCF进行治疗。然而，这些刺激因子对GPI^-细胞的影响知之甚少。为了探索刺激因子在PNH/AA中的作用，Fu等通过流式细胞仪检测GPI^+和GPI^-造血干细胞（HSC）的G-CSF受体（CD114）和SCF受体（CD117）表达水平。在体外用G-CSF或SCF刺激后，FCM检测GPI^+和GPI^- HSCs信号转导因子和转录激活因子5（STAT5）及磷酸化P-STAT5的平均荧光强度（MFI）值。结果显示，PNH/AA患者GPI^- HSCs上CD114和CD117的表达显著低于GPI^+ HSC，PNH/AA患者GPI^-和GPI^+ HSCs中STAT5与正常对照无显著差异。PNH/AA患者GPI^- HSCs中P-STAT5显著低于G-CSF或SCF刺激前和刺激后PNH/AA患者和正常对照的GPI^+ HSC中的P-STAT5。PNH/AA患者GPI^- HSC对造血刺激因子的刺激反应不佳，提示这些因子可以安全地用于PNH/AA患者。

【评述】该文通过检测发现，PNH/AA患者GPI^- HSCs上CD114和CD117的表达显著低于GPI^+ HSC，PNH/AA患者GPI^- HSC对造血刺激因子的刺激反应不佳，揭示了PNH/AA需要造血细胞因子G-CSF和SCF进行治疗的原因，提示这些因子可以安全地用于PNH/AA患者，有一定的临床价值。

（张连生　邵宗鸿）

文选 11

【题目】重型再生障碍性贫血细胞毒性T细胞免疫攻击靶点的体外实验

【来源】中华医学杂志，2016，22（96）：1728-1732

【文摘】刘春燕等对SAA患者细胞毒性T细胞所攻击的靶细胞及各系、各阶段骨髓造血细胞的凋亡配体表达进行研究。应用FCM检测骨髓$CD34^+$、$CD14^+$、$CD33^+$、$GlycoA^+$细胞Fas蛋白的表达量；免疫磁珠分选SAA患者骨髓中$CD8^+$ T细胞和对照骨髓中去除$CD3^+$细胞的骨髓单个核细胞（靶细胞），并进行共培养，FCM分析$CD34^+$、$CD14^+$、$CD33^+$、$GlycoA^+$细胞群凋亡率。结果显示，SAA患者骨髓$CD34^+$细胞Fas蛋白的表达量（46.59%±27.60%）明显高于对照骨髓（8.89%±7.28%，$P<0.01$）；SAA患者骨髓$CD14^+$、$CD33^+$、$GlycoA^+$细胞Fas蛋白的表达量（29.29%±9.23%、46.88%±14.30%、15.15%±9.26%）明显低于对照骨髓（51.25%±38.36%、72.06%±39.88%、50.38%±39.88%，P均<0.05）。体外实验中，实验组（SAA患者骨髓$CD8^+$ T细胞与对照骨髓$CD3^-$细胞混合培养组）的$CD34^+$、$CD33^+$、$CD14^+$细胞凋亡率（55.43%±20.50%、38.13%±20.10%、61.87%±21.65%）均明显高于对照组（对照骨髓$CD8^+$ T细胞与对照骨髓$CD3^-$细胞混合培养组）（35.02%±13.95%、23.44%±10.33%、37.04%±22.41%，P均<0.05）。提示SAA细胞毒性T细胞对正常的骨髓造血干/祖细胞、粒系细胞、单核系细胞均具有杀伤作用，而Fas/Fas配体系统介导的细胞凋亡在SAA免疫发病中发挥了重要作用，同时$CD34^+$细胞Fas表达明显增加，可能是SAA免疫损伤的主要靶细胞。

【评述】该研究通过FCM检测和体外细胞实验说明，SAA细胞毒性T细胞对正常的骨髓造血干/祖、粒系、单核系细胞均具有杀伤作用，而Fas/Fas配体系统介导的细胞凋亡在SAA免疫发病中发挥了重要作用，同时$CD34^+$细胞Fas表达明显增加，可能是SAA免疫损伤的主要靶细胞，为AA免疫发病机制的揭示添砖加瓦。

（张连生　邵宗鸿）

文选 12

【题目】伴染色体异常的非重型再生障碍性贫血患儿临床及预后分析

【来源】中华儿科杂志，2016，11（54）：814-818

【文摘】朱帅等回顾性分析304例符合NSAA临床特征且具有可分析的染色体核型结果的患儿的临床资料，结果发现其中有28例伴染色体核型异常，8号染色体三体异常7例（25.0%），7号染色体异常5例（17.9%），其他染色体异常16例（57.1%）。伴有和不伴有染色体异常患儿在治疗反应率[40.9%（9/22）*vs*.58.6%（119/203），$\chi^2=2.539$，$P=0.111$]、脱离血制品输注率[54.5%（6/11）*vs*.65.0%（39/60），$\chi^2=6.455$，$P=0.086$]、5年无进展生存率（49.2% *vs*.70.8%，$\chi^2=0.849$，$P=0.357$）及5年累计生存率（79.1% *vs*.92.8%，$\chi^2=0.330$，$P=$

0.556）方面差异无统计学意义。伴有与不伴有染色体异常的患儿疾病进展率［41.7%（10/24）*vs*.22.3%（48/215），χ^2=4.394，*P*=0.045］、MDS或AML发生率［20.8%（5/24）*vs*.0.9%（2/215），χ^2=30.082，*P*=0.000］、5年累计AML或MDS发生率（33.4% *vs*.0.8%，χ^2=17.798，*P*=0.000）方面差异有统计学意义。提示符合NSAA临床特征患儿染色体异常发生率9.2%，伴与不伴染色体异常患儿临床特征及治疗反应相似，但伴有染色体异常的患儿较不伴染色体异常患儿预后差，更容易进展为MDS或AML。

【评述】该文分析了304例符合NSAA临床特征的患儿，发现伴有与不伴有染色体异常的患儿疾病进展率、MDS或AML发生率、5年累计AML或MDS发生率均有统计学差异。伴有染色体异常的患儿按常规AA治疗预后较差，早期筛查染色体异常有助于临床鉴别“真性AA”与“假性AA”（即可能是MDS/AML），进而选择合适的治疗方案方能提高疗效。

（张连生　邵宗鸿）

文选 13

【题目】免疫抑制治疗后合并血流感染的重型再生障碍性贫血患者临床特征及预后分析

【来源】中华血液学杂志，2016，9（37）：807-812

【文摘】李星鑫等回顾性分析了264例ATG治疗的SAA患者，发现其中49例（18.6%）ATG治疗后出现血流感染。49例患者中男31例，女18例，中位年龄20（4～62）岁，其中极重型AA（VSAA）38例，SAA 11例，治疗后至发生血流感染的中位时间为13（2～233）天．大肠埃希菌、铜绿假单胞菌和肺炎克雷伯杆菌为最常见的菌种，分别占28.4%、20.9%及14.9%。23例（46.9%）患者合并耐药菌血流感染。VSAA患者ATG治疗后血流感染发生率为28.4%（38/134），显著高于SAA患者的8.5%（11/130）（*P*<0.001）。VSAA（RR=4.77，95%CI 1.97～11.52，*P*=0.001）、ATG治疗前1周仍合并感染（RR=4.76，95%CI 2.05～11.11，*P*<0.001）是患者发生血流感染的危险因素。ATG治疗后血流感染患者与无感染者比较，3个月血液学反应率分别为10.6%及35.6%（*P*<0.001），6个月血液学反应率分别为17.0%及55.6%（*P*<0.001）；5年OS分别为36.4%（95%CI 21.3%～51.5%）及74.5%（95%CI 68.4%～80.7%）（*P*<0.001）。提示VSAA患者ATG治疗后血流感染发生率高于SAA，VSAA和ATG治疗前合并感染为发生血流感染的危险因素，ATG治疗后合并血流感染患者较无感染者近期疗效及远期预后差。

【评述】该文分析了264例SAA患者，49例ATG治疗后出现血流感染，且VSAA患者血流感染发生率高于SAA，VSAA和ATG治疗前合并感染为发生血流感染的危险因素，该文为SAA合并血流感染的特点提供了数据，有临床价值。

（张连生　邵宗鸿）

文选 14

【题目】 伴 PNH 克隆的获得性再生障碍性贫血临床特征及 PNH 克隆演变分析

【来源】 中华血液学杂志，2016，2（37）：124-129

【文摘】 AA 和 PNH 关系密切，文献报道高达 57%～70%的初诊 AA 患者伴发 PNH 克隆，AA 患者 IST 后亦常出现 PNH 克隆。张静等回顾分析了 316 例 AA 患者的临床特点及 PNH 克隆大小演变对疗效和生存的影响，结果发现其中 90 例（28.5%）PNH 克隆阳性，有随访资料的 83 例患者 CR 36 例（43.4%），PR 28 例（33.7%），有效率为 77.1%。3 年及 5 年 OS 分别为 79.4% 与 76.1%。24 例 IST 后 PNH 克隆转为阳性，PNH 克隆持续阳性者 22 例，PNH 克隆消失者 10 例，三组间有效率、OS、Ret 绝对值、总胆红素、间接胆红素、LDH 差异均无统计学意义，共 10 例患者进展为 PNH-AA 综合征，中位进展时间 15.6 个月，有效率及 OS 与其他 46 例患者比较差异无统计学意义。单因素分析显示年龄≥55 岁、合并感染、VSAA、中性粒细胞绝对计数（ANC）$<0.5\times10^9$/L、Ret 绝对值$<0.012\times10^{12}$/L 为影响患者 OS 的因素（*P* 分别为 0.026、0、0.001、0.000 及 0.010）；而多因素 Cox 回归模型分析显示年龄≥55 岁（RR＝2.871，95% CI 0.998～8.263，*P* ＝0.050）、合并感染（RR＝2.165，95%CI 0.064～0.712，*P* ＝0.012）及 ANC$<0.5\times10^9$/L（RR＝4.902，95%CI 0.041～1.004，*P* ＝0.050）为影响患者 OS 的独立预后因素。单因素及多因素分析均未发现 PNH 克隆大小与疗效及长期生存的相关性。提示 PNH 克隆的大小及其演变对患者疗效及长期生存无明显影响。

【评述】 该研究统计了 316 例 AA 患者，分析了 90 例伴有 PNH 克隆阳性的临床特点，并提示 PNH 克隆的大小及其演变对患者疗效及长期生存无明显影响。该文为 AA 合并 PNH 的特点提供了数据，有临床价值。

（张连生 邵宗鸿）

文选 15

【题目】 地拉罗司对伴有铁过载的再生障碍性贫血患者的祛铁疗效及安全性——一项单臂、多中心、前瞻性临床研究

【来源】 中华血液学杂志，2016，1：1-6

【文摘】 AA 患者常需输注红细胞，但由于骨髓造血功能衰竭铁利用减少，因此高风险发生铁过载。铁过载致活性氧自由基大量产生，不仅加重骨髓造血功能损伤，不利于骨髓造血恢复，更严重影响患者肝脏、心脏、胰岛等重要脏器的功能，导致患者生存质量明显降低。因而，祛铁治疗对改善伴有铁过载 AA 患者的重要脏器功能、提高生存质量、减轻骨髓造血功能损伤非常重要，相关临床研究也逐渐成为热点。地拉罗司是对铁具有高亲和力的口服祛铁药物，能够促进机体通过胃肠道途径将铁排出，已有研究证实其对地中海贫血、镰状细胞贫血、MDS、AA 等

输血依赖性疾病铁过载患者有良好的祛铁疗效及安全性。但是，地拉罗司在中国AA患者中祛铁疗效和安全性的研究尚缺如。施均等进行了一项单臂、多中心、前瞻性临床研究，所有患者地拉罗司的起始剂量为20.0mg/（kg·d），平均剂量为（18.6±3.60）mg/（kg·d）。经12个月治疗后，中位血清铁蛋白（serum ferritin，SF）水平由基线的4924（2718～6765）μg/L（64例）降到3036（1474～5551）μg/L（23例），降幅达38%，SF降低量的中位数为651（126～2125）μg/L；23例完成12个月治疗的患者SF中位水平由基线的5271（3420～8278）μg/L降到3036（1474～5551）μg/L，降幅达到42%，SF降低量的中位数为1167（580～4806）μg/L。血肌酐增高（40.98%）、胃肠道不适（40.98%）是地拉罗司治疗期间最主要的不良事件，其次为肝转氨酶增高（ALT：21.31%；AST：13.11%）、蛋白尿（24.59%）。血肌酐增高呈可逆性、非进行性。合并使用环孢素的38例患者中，12例（31.8%）连续2次肌酐值>正常值上限（ULN），10例（26.3%）连续2次肌酐值>1.33基线值，仅1例（2.6%）血清肌酐升高超过1.33基线值并超过ULN。对于AST和ALT，整个研究中都没有患者发生两次基线后值>5×ULN或>10×ULN。对于基线PLT水平低于50×10^9/L的患者，地拉罗司治疗期间中位PLT未降低。提示地拉罗司治疗伴有铁过载的AA患者可获得较好祛铁疗效，药物耐受性良好，无临床不可控的严重不良事件。

【评述】地拉罗司是对铁具有高亲和力的口服祛铁药物，该研究提示地拉罗司治疗伴有铁过载的AA患者可获得较好祛铁疗效，药物耐受性良好，无临床不可控的严重不良事件，值得推广。

（张连生　邵宗鸿）

文选16

【题目】PNH/PNH-AA综合征患者GPI^-和GPI^+造血干细胞上造血刺激因子受体表达和功能情况的相关研究（Expression and function of hematopoiesis-stimulating factor receptors on the GPI^- and GPI^+ hematopoietic stem cells of patients with paroxysmal nocturnal hemoglobinuria/aplastic anemia syndrome）

【来源】Exp Ther Med，2016，11（5）：1668-1672

【文摘】邵宗鸿带领的团队应用DA/HA（柔红霉素、阿糖胞苷/高三尖杉酯碱、阿糖胞苷）方案联合G-CSF等造血刺激因子方案治疗PNH，能够明显改善患者血常规、缓解溶血发作、减少肾上腺糖皮质激素用量，而且能减少异常克隆，增加正常克隆扩增，取得了一定的疗效。然而，进一步的体外研究发现PNH患者BMMNC（骨髓单个核细胞）体外培养的生长能力明显弱于正常人BMMNC，加入G-CSF刺激后明显增加正常组CFU-GM和CFU-GM，PNH患者BMMNC对G-CSF反应较差。为进一步分析PNH患者联合化疗后采用细胞因子刺激促进正常克隆扩增，清除异常克隆的机制，评价PNH患者骨髓$CD34^+CD59^+$与$CD34^+CD59^-$细胞表面受体功能状态，付蓉等纳入了23例PNH/PNH-AA综合征的患者，通过流式细胞术、蛋白磷酸化流式细胞分析技术等方法探讨2种克隆CD114、CD117表达情况及其胞内信号通路蛋白STAT5表达情况及体外应用G-CSF或SCF刺激后STAT5磷酸化水平。结果发现PNH患者骨髓造血干细胞异常克隆CD114、CD117表达明显低于正常克隆，但STAT5表达正常；PNH克隆在体外应用G-CSF、SCF刺激后，STAT5磷酸化明显低于正常造血克隆。这提示PNH克隆细胞膜CD114和CD117数量和功能低下，异常克隆对细胞因子反应差的特点，对PNH患者联合化疗后加用G-CSF、SCF治疗，逐渐用正常克隆代替异常克隆，从而达到治疗PNH的目的。

【评述】迄今为止，PNH尚缺乏根治的方法。治疗方法包括激素在内的传统治疗及抑制补体的单克隆抗体依库珠单抗、骨髓移植及化疗联合造血刺激因子方案等。化疗联合造血刺激因子治疗PNH取得了一定的疗效，但是具体机制仍在研究中。本文通过研究GPI$^-$和GPI$^+$细胞造血刺激因子受体及下游信号通路情况，揭示PNH克隆对造血刺激因子反应较弱的特点，为化疗联合造血刺激因子治疗PNH提供了理论依据，为PNH治疗提供了新的方法和思路。

（董喜凤　邵宗鸿）

文选17

【题目】半相合的造血干细胞移植治疗PNH（Haploidentical hematopoietic stem cell transplant in paroxysmal nocturnal hemoglobinuria）

【来源】Leuk Lymphoma，2016，57（4）：835-841

【文摘】Tian等总结了苏州血液病研究所在2013—2017年期间对18例PNH患者进行骨髓移植治疗的疗效及不良反应。入选标准为：经典PNH即PNH克隆≥5%，且合并骨髓衰竭，此外这些患者存在以下情况中的一种：输血依赖、反复发生的溶血危象及血栓病史。所有的患者均无异常造血或者染色体异常，这些患者均未接受过eculizumab的治疗。患者严重依赖输血的，且血清铁蛋白超过1000mg/L，给予移植前祛铁治疗。其中10例半相合异基因骨髓移植，8例全相合的骨髓移植（5例来自同胞供者、3例来自无关供者）。结果，1例患者接受无关供者的HSCT移植失败，在经历了第二次亲缘半相合的HSCT（HRD-HSCT）达到血液学缓解后死于巨细胞病毒肺炎；其他17例患者达到了移植物移植成功并完全供者嵌合状态。但是10例HRD-HSCT患者中，4例患者出现了Ⅱ～Ⅲ级aGVHD；在8例HLA全相合的HSCT患者中，5例出现了Ⅱ级aGVHD。在所有的18例患者中，10例出现了cGVHD，仅有1例接受HRD-HSCT的患者出现了广泛的cGVHD。随访过程中，9例接受HRD-HSCT的患者和所有接受HLA全相合的HSCT患者均存活且脱离输血。

【评述】目前PNH的治疗尚无治愈的方法。骨髓移植是唯一有可能治愈PNH的方法。本研究总结了18例半相合的骨髓移植治疗PNH患者的疗效及出现的不良反应。首先入选的为病情严重、对传统的糖皮质激素治疗效果差或合并危及生命并发症的患者，结果18例患者中，仅1例死亡，其他接受造血干细胞移植者均移植成功并达到完全供者嵌合状态。但是从不良反应分析可以看出GVHD仍然是主要的并发症。本实验为造血干细胞移植治疗PNH提供了理论依据，为PNH治疗提供了新的参考。

（董喜凤　邵宗鸿）

文选18

【题目】中国304例骨髓增生异常综合征患者复发ASXL1，U2AF1，SF3B1，SRSF2和EZH2突变的遗传学分析（Genetic landscape of recurrent ASXL1，U2AF1，SF3B1，SRSF2，and EZH2 mutations in 304 Chinese patients with myelodysplastic syndromes）

【来源】Tumour Biol，2016，37（4）：4633-4640

【文摘】Wu等应用二代测序技术检测304例中国MDS患者复发及预后相关基因突变（包括ASXL1、U2AF1、SF3B1、SRSF2和EZH2），其中97例患者（31.9%）有5个基因中至少有一个突变，ASXL1、U2AF1、SF3B1、SRSF2和EZH2突变发生率分别为11.8%、8.6%、8.2%、4.3%和3.6%。合并U2AF1、SRSF2和EZH2突变的患者通常为高危MDS，而MDS伴环状铁粒幼细胞增多时常出现SF3B1突变。ASXL1突变患者出现复杂染色体核型比例较高，U2AF1突变常见于伴+8或$20q^-$的MDS患者。尤其是124例正常核型患者中，48例（38.7%）至少有以上一个基因突变。伴U2AF1或SRSF2突变患者与无该突变患者相比，其OS显著缩短，多变量分析显示SRSF2突变是OS预后不良的独立预后因素。因此提出在中国MDS患者中，表观遗传修饰和剪接基因的突变是常见的，U2AF1和SRSF2突变可能预示预后不良。

【评述】应用二代测序技术检测MDS复发及预后相关基因突变，并发现U2AF1和SRSF2突变可能预示预后不良，SRSF2是OS预后不良独立预后因素，值得进一步扩大病例数并进行临床推广。

（张　薇　邵宗鸿）

文选19

【题目】在MDS中Th17细胞可能通过增强$CD8^+$ T细胞的功能表现出抗肿瘤作用（Th17 cells exhibit antitumor effects in MDS possibly through augmenting functions of $CD8^+$ T cells）

【来源】J Immunol Res，2016：9404705

【文摘】Li等发现低危MDS中Th17细胞数量和功能增高，而在高危MDS中则降低。Th17细胞的上游分子水平IL-6和IL-23在低危MDS中较高，但在高危MDS患者中较低。Th17细胞比例异常与临床参数密切相关，包括核型，骨髓原始细胞百分比，外周中性粒细胞绝对计数和血红蛋白浓度等。此外，BM $CD3^+CD8^+$细胞（细胞毒性T淋巴细胞，CTL）中穿孔素和颗粒酶B的表达率与IL-17的水平呈正相关，但与骨髓原始细胞百分比呈负相关，且应用人重组IL-17刺激后可显著增加。研究结果表明Th17细胞可能通过IL-17/CTL途径在MDS发病过程中起抗肿瘤作用。

【评述】MDS存在免疫耐受，免疫监视异常，Th17细胞在MDS患者中表现出数量及功能异常，并与临床指标密切相关，通过基础研究发现Th17细胞可能通过IL-17/CTL途径在MDS发病过程中起抗肿瘤作用。关于MDS免疫异常的研究仍需要进一步深入发掘。

（张　薇　邵宗鸿）

文选 20

【题目】中国骨髓增生异常综合征与染色体异常现状（The prevalence of chromosomal aberrations associated with myelodysplastic syndromes in China）

【来源】Ann Hematol，2016，95（8）：1241-1248

【文摘】Hu等进行了全国多中心研究，对比传统的中期细胞遗传学（MC）分析、荧光原位杂交（FISH）与Affymetrix CytoScan 750 K genechip平台进行全基因组检测染色体畸变的区别。76例患者鉴定出染色体增加，+8最普遍（17.9%）。亦可见+9、+19p和+X。最常见的染色体缺失5q（21.0%）。一些缺失和获得未被MC或FISH鉴定，但由genechip鉴定。51例患者经genechip检测发现存在UPD，最普遍的是UPD 7q（4.94%）和UPD 17p（4.32%）。此外，56例患者检测到复杂染色体畸变。得出结论，Affymetrix CytoScan 750 K genechip在检测与MDS相关的隐性染色体畸变时比MC和FISH更精确。分析中国不同染色体畸变的发病率和分布情况，可以改善MDS诊断和治疗的策略。

【评述】本文通过对比MC、FISH和genechip平台对检测染色体畸变的区别，发现genechip比MC和FISH更为精确，因此，在临床上应用genechip检测MDS染色体畸变准确度更高，有益于早期诊断，指导治疗，了解预后。

（张　薇　邵宗鸿）

文选 21

【题目】地西他滨与CHG方案（低剂量阿糖胞苷，高三尖杉酯碱和粒细胞集落刺激因子）在高风险骨髓增生异常综合征患者中的疗效和毒性：一项回顾性研究［Efficacy and toxicity of decitabine versus CHG regimen（low-dose cytarabine，homoharringtonine and granulocyte colony-stimulating factor）in patients with higher risk myelodysplastic syndrome：a retrospective study］

【来源】Leuk Lymphoma，2016，57（6）：1367-1374

【文摘】Wu等回顾分析了132例高危MDS患者分别应用地西他滨和CHG方案（低剂量阿糖胞苷和高三酰甘油与G-CSF）的疗效和毒性。两组间CR无统计学差异。在不良核型患者中，地西他滨（58.8%）的CR率明显高于CHG（7.7%）（P=0.007）。23例（21.7%）未应用地西他滨的患者中有5例患有CHG CR，而CHG失败后，2例患者中的1例患者接受了地西他滨CR。地西他滨和CHG方案都对高危MDS有效；且没有交叉耐药。对不良核型的MDS患者选择地西他滨效果可能更好。

【评述】 对于高危 MDS 患者的治疗，目前临床上多应用地西他滨和（或）联合化疗，本文评价了地西他滨和 DHG 方案的疗效，两者完全缓解率无差异，对治疗高危 MDS 均有效，且无交叉耐药，为临床提供了更多的治疗选择。

（张　薇　邵宗鸿）

文选 22

【题目】 异基因造血干细胞移植后骨髓增生异常综合征的微小残留病监测和抢先免疫治疗（Minimal residual disease monitoring and preemptive immunotherapy in myelodysplastic syndrome after allogeneic hematopoietic stem cell transplantation）

【来源】 Ann Hematol，2016，95（8）：1233-1240

【文摘】 Mo 等研究调查了接受同种 HSCT 的高危 MDS 患者 MRD 监测，以及应用 MRD 指导的抢先免疫治疗疗效。MRD 评估包括 PCR 检测 WT1 与和 FCM 检测白血病相关免疫表型。结果发现 HSCT 后，31 例患者为 WT1 阳性，8 例为 FCM 阳性；WT1 阳性或 FCM 阳性患者较阴性患者相比 2 年复发率更高，复发率分别为（18.6% *vs*. 6.1%，$P=0.040$）（62.5% *vs*. 3.6%，$P<0.001$）。21 例患者 MRD 阳性，MRD 的存在与 2 年复发率相关（27.3% *vs*. 4.5%，$P=0.003$）。在 PRAME 和 MRD 双阳性的患者中，尽管进行抢先免疫治疗，但复发率仍为 60%。多变量分析证实 PRAME 和 MRD 阳性可增加复发率（风险比＝42.8，$P=0.001$）。监测 MRD 可预测高危 MDS 后 HSCT 患者的复发，PRAME 和 MRD 双阳性患者不受益于先期免疫治疗。

【评述】 通过对异基因造血干细胞移植后 MRD 的检测，预测复发率，并发现若 PRAME 和 MRD 双阳性患者复发率，尽管抢先免疫治疗，仍效果不佳，为临床治疗及评价提供依据，并需要寻找更好的解决方法。

（张　薇　邵宗鸿）

文选 23

【题目】 5/7 染色体单体核型是中国骨髓增生异常综合征患者预后不良的独立因素（Monosomal karyotype of chromosome 5/7 was an independent poor prognostic factor for Chinese myelodysplastic syndrome patients）

【来源】 Cancer Genet，2016，209（9）：423-429

【文摘】 Zhang 等回顾性分析了 2080 例初治 MDS 患者，在 8.1%的患者（168/2080）中观察到单体核型（MK），染色体 5/7 的单体是 MK 的最常见类型。进一步发现 MK 与老年患者，骨髓母细胞较高，细胞遗传学较差显著相关。且 MK（$n=59$）MDS 患者与非 MK 组（$n=491$）相比，存活率显著降低（$P<0.001$），在相对较差细胞遗传学组中，MK 组（$n=56$）与非 MK 组（$n=$

53）相比，总生存 OS 差（$P=0.0025$）。将 MK 纳入 IPSS-R 可进一步将 MDS 患者分为不同的预后组（$P<0.001$）。通过多变量分析，染色体 5/7 与短 OS（HR＝2.709，$P<0.001$）显著相关。8.1%MDS 患者出现 MK，MK 发生率随着细胞遗传学异常数量的增加而增加。染色体 5/7 单体是中国 MDS 患者中最常见的 MK 及独立的 OS 风险因素。

【评述】回顾性分析 2080 例 MDS 患者的 MK，多变量分析发现，染色体 5/7 与短生存期相关，且染色体 5/7 单体是中国 MDS 患者中最常见的 MK 及独立的 OS 风险因素。文章应进一步阐明染色体 5 单体与 $5q^-$ 的在预后方面的区别。

（张　薇　邵宗鸿）

第二节　白血病研究进展

文选 24

【题目】砷剂治疗急性早幼粒细胞白血病的生存及慢性毒副反应的 12 年随访研究（The 12-year follow-up of survival，chronic adverse effects，and retention of arsenic in patients with acute promyelocytic leukemia）

【来源】Blood，2016，128（11）：1525-1528

【文摘】砷剂对急性早幼粒细胞白血病的治疗效果已获得广泛的认可，但因为其具有潜在的毒性和致癌性，其长期安全问题亟待研究。研究者报道了 265 例接受砷剂联合维 A 酸治疗的初诊急性早幼粒细胞白血病患者的长期预后和毒副作用。研究发现，中位随访时间 83 个月，患者预估的 12 年 EFS、OS 和 DFS 分别为 80.9%、87.4%和 89.1%。停止输注砷剂 6 个月内患者血浆、尿液中 TA 含量降至正常水平，而头发、指甲中的 TA 含量在 6 个月后降至正常。患者发生轻度肝功能不全和脂肪肝的比例较年龄性别配对的健康对照组增高（15.2% *vs*. 1.8%，42.9% *vs*. 17.9%，$P<0.001$）。有 1 例患者发生了乳腺癌，但认为和砷剂的应用可能无关。暂未发现如心血管事件、慢性肾功能不全、肝硬化、糖尿病、长 Q-T 间期、神经功能障碍等慢性砷剂毒性反应发生率升高。因此，研究者认为 APL 接受 ATO 治疗是安全有效的。

【评述】砷剂对早幼粒细胞有促进凋亡和诱导分化的双重作用机制，其对 APL 的治疗已获得广泛认可。意大利和德国的 APL0406 方案指出维 A 酸联合亚砷酸治疗中低危组 APL 患者疗效优于维 A 酸联合化疗方案，且 2017 年最新结果显示这种优势随着时间的推移而增加。澳大利亚 APL4 方案结果显示维 A 酸联合亚砷酸的巩固方案具有良好的总生存，这些研究都肯定了砷剂用于 APL 治疗的长期疗效。但作为一种潜在毒性和致癌性药物，砷剂可能会造成人体多脏器损伤、继发第二肿瘤、胎儿致畸性等远期不良影响。因此，砷剂应用后的长期毒性是下一步需要关注的问题。该项研究对265例APL患者进行了12年的长期随访，测定砷剂在患者体液和毛发指甲中的蓄积与代谢，发现TA含量以半年为节点均恢复正常。除肝功能与正常对照有显著差异外，在其他脏器均未发现慢性毒性反应所致受累事件，故进一步证实砷剂对APL的治疗有效且长期安全。

（魏 辉 王建祥）

文选25

【题目】不同PML-RARA突变对三氧化二砷的治疗反应的影响（Varying responses of PML-RARA with different genetic mutations to arsenic trioxide）

【来源】Blood，2016，127（2）：243-250

【文摘】砷剂耐药是治疗APL亟待解决的问题。PML-RARA融合基因的PML的获得性基因突变被发现于部分复发/难治性APL。这些点突变是否均与砷剂耐药相关不得而知。Huang等通过对复发难治的APL患者PML-RARA基因突变进行分析，试图探讨亚砷酸耐药的机制和影响因素。体外实验发现，PML-RARA基因的PML部分发生A216V、S214L和A216T突变可以减弱砷剂对PML-RARA基因的负调控从而造成癌蛋白的残留。而发生L217F和S220G突变则此作用较弱。此外，研究者还证明，在体外提高三氧化二砷的浓度，或联合ATRA可以克服突变引发的砷剂耐药。除此以外，研究者提供了更多PML-RARA获得性基因突变在体外和体内的功能影响。研究结果可能可以帮助预测预后和在APL治疗中选择更加有效的治疗策略。

【评述】维A酸与砷剂联合作为急性早幼粒细胞白血病治疗首选方案根治率达到90%以上。但即便如此，仍有部分患者复发，复发后再用砷剂治疗效果差，死亡率较高。砷剂耐药逐渐成为APL研究的关键问题。既往研究发现，砷剂主要通过直接与癌蛋白PML端“锌指”结构结合，介导蛋白质的泛素化修饰，最终导致白血病细胞分化和凋亡。PML获得性基因突变可能会影响砷剂与PML结合，使其对砷剂的敏感性减弱。北京大学血液病研究所课题组在13例砷剂耐药病例中，通过基因测序发现9例患者存在PML基因突变。在国际上首次发现5个新的PML突变位点：A216V、S214L、A216T、L217F、S220G，并提出砷剂耐药时PML突变存在一个“突变热点区”（S214-S220）。该研究完善了对急性早幼粒细胞白血病患者砷剂耐药机制的认识，有助于急性早幼粒细胞白血病患者在砷剂治疗过程中进行耐药监测，实现耐药APL的分层和个体化治疗，并为下一步克服耐药的研究提供靶点。

（魏 辉 王建祥）

文选26

【题目】首次诱导化疗应用伊达比星12 mg/m^{2}对比8 mg/m^{2}联合阿糖胞苷治疗成人急性白血病的对比研究（A comparative study of idarubicin 12 mg/m^2 and 8 mg/m^2 combined with cytarabine as the first induction regimen for adult acute myeloid leukemia patients)

【来源】 Onco Targets Ther，2016，9：985-991

【文摘】 Sun 等比较了不同剂量 IDA 联合阿糖胞苷的诱导治疗方案对成年急性髓系白血病患者的疗效。在此研究中，100 例 14～80 岁的初诊 AML 患者随机接受 IDA 12 mg/m^2 或 IDA 8 mg/m^2 联合阿糖胞苷的治疗。高剂量 IDA 组和低剂量 IDA 组在首次诱导化疗的完全缓解率分别为 80%和 75%。对于细胞遗传学中等危险组的患者，在第二次诱导化疗后，高剂量 IDA 组有更高的完全缓解率（96.4% *vs*.76.5%，P=0.026）。两组患者在输注红细胞数量、粒细胞缺少时间或感染率方面没有统计学差异。平均随访 13 个月后，高剂量 IDA 组患者具有更长的 OS（54.0 个月 *vs*.26.7 个月，P=0.021）和 DFS（54.0 个月 *vs*.18.3 个月，P=0.031），且这种改善在细胞遗传中等风险患者中更为显著（OS：54.0 个月 *vs*.29.5 个月，P=0.009；DFS 54.0 个月 *vs*.15.3 个月，P=0.014）。研究者认为，高剂量 IDA 联合阿糖胞苷是一种安全的初始缓解诱导方案，尤其是细胞遗传中等风险患者。

【评述】 在急性髓细胞白血病诱导治疗过程中，提高蒽环类药物的剂量可以提高缓解率，延长患者总生存的治疗策略得到广泛认可。但蒽环类药物使用的具体剂量还在摸索过程中。对于柔红霉素，我国及多家国外中心在临床实践中选择了 60～90mg/m^2 的治疗方案，主要是因为 2009 年 ECOG1900 方案通过随机对照研究证实 DNR 90mg/m^2 联合阿糖胞苷的方案优于 DNR 45mg/m^2 联合阿糖胞苷的方案，后经法国及英国多个研究组证实，DNR 90mg/m^2 与 DNR 60mg/m^{2}疗效相当。对于 IDA，尽管 NCCN 指南中推荐 AML 诱导化疗 IDA 用量为 12mg/m^2。对于高剂量 IDA 是否一定优于低剂量 IDA，目前尚无定论。该随机临床对照研究显示虽然高低剂量 IDA 在首次诱导化疗后 CR 上并无显著差别，但在第二次诱导化疗后，高剂量 IDA 组的 CR 更高。长期随访后，高剂量组患者的 OS 和 DFS 较低剂量组更具优势，而且这种优势在中危组患者中表现更为显著。在毒副反应方面，两组患者并无统计学差异。提示，高剂量 IDA（12mg/m^2）联合阿糖胞苷可以作为初诊 AML 患者诱导化疗的首选治疗方案。鉴于澳大利亚最新发表于 JCO 的报道指出，成人 AML 巩固治疗中增加累计剂量 IDA 可能延长患者的无白血病生存而不显著增加毒性，进一步探讨巩固治疗期间合适的 IDA 剂量将会是下一个研究方向。

（魏　辉　王建祥）

文选 27

【题目】 低剂量地西他滨联合全反式维 A 酸治疗无法接受强化疗的髓系肿瘤患者的疗效分析（Low-dose decitabine plus all-trans retinoic acid in patients with myeloid neoplasms ineligible for intensive chemotherapy）

【来源】 Ann Hematol，2016，95（7）：1051-1057

【文摘】 Gu 等给予 31 例无法接受强化疗的髓系肿瘤患者使用低剂量的地西他滨联合 ATRA

方案治疗，以探讨其体内实验效果。具体方案：地西他滨 15mg/m^2，1 h，连续 5 天；ATRA 20mg/m^2 口服，连续 28 天（第 1 周期：从第 4 天开始至第 28 天）。地西他滨共使用 6 个周期，之后 ATRA 继续持续维持治疗。中位治疗时间为 2 周期，7 例患者（22.6%）达到完全缓解，7 例患者达到骨髓完全缓解（mCR），4 例患者（12.9%）达到部分缓解。总体缓解率（CR、mCR、PR）为 58.1%，最佳疗效评估（CR 和 mCR）为 45.2%。中位总生存期为 11.0 个月，1 年 OS 为 41.9%，2 年 OS 为 26.6%。单因素分析显示，年龄、状态评分、并发症、诊断时的白血病和血小板计数、骨髓原始细胞比例和核型对 OS 没有影响。主要副作用是可耐受的血液毒性。综上所述，低剂量的地西他滨联合 ATRA 对于无法接受强化疗的髓系肿瘤患者是一种值得进一步研究的治疗方法。

【评述】将不同作用机制的药物联合使用，以增强对白血病细胞杀伤作用，减轻药物的毒副作用是急性髓系白血病治疗的重要研究方向。多个临床前研究证实去甲基化药物地西他滨联合 ATRA 可以抑制细胞生长、促进分化和凋亡，具有较好的协同抗肿瘤作用。Gu 等前期研究指出在 K562 细胞中，ATRA 可以增强地西他滨对 p16 的去甲基化作用，两药联合可以激活 RAR-B 的表达，具有较为明显的抗肿瘤效应。该研究中他们进一步将基础研究的结论转化为临床研究，并取得了令人满意的结果。对于不能耐受强化疗的髓系肿瘤患者，接受地西他滨联合维 A 酸的治疗，总体有效率接近 60%，且耐受性良好。众所周知，对于不能耐受强化疗的老年患者，地西他滨单药治疗具有一定的效果。该研究在地西他滨的基础上加入维 A 酸的治疗，取得了更为明显的临床疗效，提示两药物联用具有联合抗肿瘤效果。对于无法耐受强化疗的患者此种治疗方法具有广阔的临床应用前景。

（魏　辉　王建祥）

文选 28

【题目】地西他滨序贯单倍体的淋巴细胞输注提高老年急性白血病治疗效果（Decitabine-based chemotherapy followed by haploidentical lymphocyte infusion improves the effectiveness in elderly patients with acute myeloid leukemia）

【来源】Oncotarget，2017，8（32）：53654-53663

【文摘】Yu 等率先探讨了地西他滨（20mg/m^2，×5 天）序贯单倍体的淋巴细胞输注（HLI）在老年 AML 患者的诱导治疗中的作用。本研究为多中心、单臂、Ⅱ期临床试验。同时，HLI 的作用在动物实验中也进行了探讨。临床试验入组了 29 例老年 AML 患者（中位年龄：64 岁，范围：57～77 岁）。在第一次治疗后，16 例达完全缓解和 9 例达部分缓解。在 PR 患者中，5 例受试者在第二次诱导达到完成缓解，总 CR 为 72.4%。2 年 OS 和 DFS 分别为 59.6%和 36.9%。且此治疗方案耐受性较好，仅有 1 例患者在第一次治疗后的 1 个月内出现肺炎而死亡。研究者通过动物实验表明，DAC/HLI 可以延长白血病小鼠的生存时间。这些结果表明，地西他滨的化疗序贯单倍体淋巴细胞输注有可能提高老年急性髓细胞白血病患者的疗效。

【评述】老年 AML 患者传统化疗方案的效果并不令人满意。地西他滨（DAC）是无法耐受标准化疗的老年 AML 患者的常用治疗药物。越来越多的证据表明，DAC 不仅可以下调 DNA 甲基化水平，还可以通过上调免疫相关基因的表达及激活机体的抗肿瘤 CTL 反应，具有较好的治疗前景。Yu 等率先设计了一个多中心、单臂、Ⅱ期临床试验，即在地西他滨化疗后序贯给予单倍体的淋巴细胞输注，探讨治疗模式是否能够克服患者免疫功能不全的局限性，并提高地西他滨的疗效。研究发现采用地西他滨为基础的化疗方案后序贯给予单倍体的淋巴细胞输注，总 CR 可达 72.4%，明显高于地西他滨单药治疗，且耐受性良好。该一开创性的治疗模式有望成为老年 AML 患者的一线诱导方案，具有一定的临床应用前景。

（魏　辉　王建祥）

文选 29

【题目】248 例老年 AML 患者接受标准剂量或低强度诱导化疗的治疗结果及预后因素分析（The outcome and prognostic factors of 248 elderly patients with acute myeloid leukemia treated with standard-dose or low-intensity induction therapy）

【来源】Medicine (Baltimore)，2016，95 (30)：e4182

【文摘】Hu 等回顾性分析了接受标准剂量或低强度诱导方案的老年 AML 患者的治疗结果和预后因素。248 例（ECOG PS≤2）老年 AML 患者中 144 例接受了标准剂量阿糖胞苷＋伊达比星（IA，n＝144）、42 例接受阿糖胞苷＋ 柔红霉素（DA，n＝42），62 例接受 CAG（n＝62）方案治疗。第一轮诱导化疗过后 CR 为 42.7%。IA 组患者的 CR 高于 DA 或 CAG 组（49.3%、35.7%、32.3%，P＝0.046）。1 年、3 年、5 年的 OS 为 42.2%、18.9%和 13.5%，中位生存时间为 9.2 个月。IA 组患者长期生存优于 DA 或 CAG 组。IA 组 1 年、3 年、5 年 OS 分别为 45.9%、23.5%和 19.4%，而 DA 组分别为 39.8%、8.3%和 2.4%，CAG 组分别为 34.9%、15.9%和 6.3%。早期诱导死亡率和 2 年复发率在三组中没有差异。单因素及多因素分析提示乳酸脱氢酶 LDH 超过正常值上限的 2 倍被认为是不良预后的危险因素，与标准剂量 DA 或低强度 CAG 方案相比，标准剂量 IA 方案可以改善老年 AML 患者的预后。

【评述】老年急性髓系白血病患者多同时存在预后不良的相关因素和化疗耐受性差的临床特点，对这些患者选用强化疗还是减低强度化疗方案仍有争议。近年来，国际上就老年人给予强化疗方案的可行性进行了研究。多数研究者认为在患者可以耐受的情况下，强烈化疗的疗效优于低强度的化疗，而低强度的化疗优于支持治疗。还有报道指出 90mg/m^2 DNR 联合阿糖胞苷的方案能使体能状态较好的老年患者获益。但由于国人体质的差异，中国老年患者能否耐受强化疗甚至是标准剂量化疗还有待进一步研究。该研究使用标准 IA、DA 方案及低强度的 CAG 方案治疗老年 AML 患者，发现 IA 组的 CR 率及长期疗效均明显优于 DA 及 CAG 组，而三组患者的早期诱导死亡率并无明显差异。该研究提示对于体能状况较好的老年 AML 患者，应该积极地选择标准化疗方案，可以明显改善患者生存。而对于体能状况较差的老年患者，CAG 方案仍然是安全有效的治疗选择。

（魏　辉　王建祥）

文选 30

【题目】 剂量增强的预激方案治疗难治性急性髓系白血病及中高危骨髓异常增生综合征：一项单中心、回顾性队列研究（Dose-enhanced combined priming regimens for refractory acute myeloid leukemia and middle-and-high-risk myelodysplastic syndrome：a single-center，retrospective cohort study）

【来源】 Onco Targets Ther，2016，9：3661-3669

【文摘】 Wang 等进行了一项单中心回顾性研究，比较新的预激方案（CHAG、CHTG、CHMG 或 CTMG）和传统的 CAG 和 CHG 方案对难治性 AML 和中高危 MDS 的治疗疗效，试图寻找具有协同增效、剂量增强的新的预激疗法。研究中，33 例难治性 AML 和 36 例 MDS 患者接受了新预激方案治疗，而 77 例治疗难治性 AML 和 52 例 MDS 患者接受常规预激方案治疗。结果显示，采用新方案治疗的 AML 和 MDS 患者完全缓解和部分缓解率（RRs）显著高于常规治疗（68.2% *vs.* 13.6%，55.6% *vs.* 19.4%，$P<0.05$）。然而，尽管第 1 年的 OS 有显著性差异，但新方案并没有显著改善患者的 3 年 OS。毒性方面，新预激方案骨髓抑制更重（$P<0.05$），但没有出现严重的不良事件或与治疗相关的死亡，而非血液病副作用发生率没有明显差异。结论：新治疗方案可以提高缓解率，降低复发率，提高 AML 和中高危 MDS 患者生存率，不显著增加不良反应率。

【评述】 难治复发急性髓系白血病患者再次完全缓解率在 30%左右，1 年的总生存率在 25%左右，预后极差。选择合适的再诱导化疗方案是血液科医师面临的棘手问题。1995 年日本学者 Yamada 等首先应用 CAG 预激治疗方案，通过 G-CSF 促使 G_0 期白血病细胞进入 S 期以加强化疗药物细胞毒作用，在难治复发性急性髓系白血病治疗上取得了较好的疗效。但由于 CAG 方案缓解率相对较低，FLAG 方案骨髓抑制重、费用较高等问题，临床上急需探索更加有效安全的预激方案。该研究在传统预激方案基础上增加化疗药物的改良预激方案与传统方案相比具有更高的缓解率（CR+PR），两组患者第 1 年 OS 也有显著性的差异。在毒副反应方面，改良方案虽比传统方案骨髓抑制更为明显，但尚可安全可控。该研究提供了一种新的预激治疗方案，可以使更多的难治性 AML 和中高危 MDS 患者获得缓解。如果后期缓解的患者可以桥接异基因造血干细胞移植，将会更明显地改善此类患者的预后。

（魏　辉　王建祥）

文选 31

【题目】CLAG 方案治疗 33 例难治复发急性髓系白血病的疗效及安全性

【来源】中华血液学杂志，2016，37（7）：571-575

【文摘】段明辉等回顾性分析 2014 年 4 月 1 日至 2015 年 12 月 9 日采用 1 个疗程 CLAG（克拉屈滨＋阿糖胞苷＋ G-CSF）方案治疗的 33 例难治复发 AML 患者的临床资料。结果发现，33 例难治复发 AML 患者中，男 16 例，女 17 例，中位年龄 49（14～68）岁。按照 WHO 分类（第 4 版）诊断：伴有重现性遗传学异常 AML 7 例（21.2%），伴有多系病态造血 AML 5 例（15.2%），治疗相关 AML 2 例（6.1%），其他类型 19 例（57.5%）。NCCN 危险分层低危、中危、高危组分别为 6、18、9 例，其中*FLT3-ITD* 基因突变 5 例。复发 16 例，难治 17 例，既往化疗疗程中位数为 2（1～36）个。经 CLAG 方案 1 个疗程化疗后，26 例（78.8%）获得 CR，难治组 CR 率低于复发组［64.7%（11/17）*vs*. 93.8%（15/16），P＝0.041］。5 例*FLT3-ITD* 基因突变患者均获 CR。所有患者均出现Ⅳ级白细胞减少和血小板减少和不同部位感染，3 例因感染而早期死亡。5 例患者 CR 后接受异基因造血干细胞移植。中位随访 142（9～525）天，复发 10 例，死亡 13 例，中位无事件生存期为 230（9～525）天，中位总生存期为 419（9～525）天。获 CR 患者（26 例）中位总生存期长于未缓解患者（7 例）［447（165～525）天 *vs*. 52（9～162）天，P＜0.001］。因此，CLAG 方案对难治复发 AML 疗效肯定，复发患者 CR 率高于难治患者。控制感染是治疗成功的关键。

【评述】复发难治性 AML 患者既往多接受过多次化疗，蒽环/蒽醌类药物已接近终生累计量或对蒽环/蒽醌类药物不敏感，再次使用此类药物将增加心脏毒性或治疗无效的风险。克拉屈滨作为新型核苷类似物，在既往研究中表现出优于氟达拉滨的单药抗白血病活性，且和阿糖胞苷具有协同作用，更重要的是因其较低的心脏毒性和较少的耐药性受到医生的青睐。2000 年，波兰成人白血病协作组首先报道了使用 CLAG 方案治疗复发难治成人急性髓系白血病的新方案，并显示了高达 50%的完全缓解率及 42%的 1 年 OS。段明辉等也对 CLAG 方案治疗难治复发急性髓系白血病中国患者的疗效和安全性进行了评估。他们指出，CLAG 方案的总体缓解率高达 80%，尤其在复发组取得 93.8%缓解率，可能成为复发难治性 AML 患者较好的治疗选择。但遗憾的是，CLAG 方案虽然具有较高 CR 率，但并不能使患者长期维持 CR 状态，且 CLAG 方案骨髓抑制较重。同时需要指出的是，此研究样本量较小，且属于单中心的结果。CLAG 方案的有效性和安全性还需要更大规模的临床试验证实。

（魏　辉　王建祥）

文选 32

【题目】环磷酰胺联合米托蒽醌及阿糖胞苷治疗可作为初诊诱导失败或复发急性髓系白血病患者的挽救方案（Cyclophosphamide combined with mitoxantrone and cytarabine is an effective salvage regimen for patients with acute myeloid leukemia who experienced primary induction failure or relapse)

【来源】 Mol Clin Oncol，2016，4（2）：285-289

【文摘】 Wang 等探讨了 MAC 方案在治疗初诊诱导失败或复发急性髓系白血病患者的价值。包含米托蒽醌的化疗方案可以用于初诊诱导失败或复发急性髓系白血病患者，但是环磷酰胺联合米托蒽醌及阿糖胞苷（MAC）在这些患者中的疗效尚未评估。研究纳入 91 例患者，包括初诊诱导失败 44 例，复发患者 47 例。CR 为 74.7%（68/91），初诊诱导失败患者中 CR 为 72.7%（32/44），复发患者 CR 为 76.6%（36/47）。1 年 OS 和 DFS 分别为 72.1%和 59.7%，3 年 OS 和 DFS 分别为 42.9%和 47.1%，5 年 OS 和 DFS 分别为 36.7%和 43.0%。只有 1 例患者在接受诱导治疗期间死亡。研究指出，在初诊诱导失败或复发的患者中，MAC 是一种非常有效且耐受性良好的治疗方案。

【评述】 成人急性髓系白血病国际标准诱导治疗方案包含阿糖胞苷和蒽环类药物。虽然大剂量化疗能使患者短期受益，但是大部分患者终经历疾病复发，无论疾病复发还是初治未达缓解，可供选择的治疗策略有限。本文中新的化疗组合方案将较少用于髓系白血病治疗的烷化剂环磷酰胺与米托蒽醌和阿糖胞苷联合，在初次诱导不缓解和复发的急性髓系白血病患者中取得较高的完全缓解率，为其后的巩固治疗及移植争取了时机，从而获得较好的长期生存。

（魏　辉　王建祥）

文选 33

【题目】 索拉非尼治疗伴 FLT3-ITD 突变急性髓系白血病 42 例临床分析

【来源】 中华内科杂志，2016，55（4）：293-297

【文摘】 吴德沛等回顾性分析 2012 年 1 月至 2015 年 2 月苏州大学附属第一医院确诊的 42 例伴 FLT3-ITD 突变 AML 患者资料，其中 32 例为化疗后未缓解或复发，10 例为 allo-HSCT 后复发。前者给予索拉非尼或联合化疗再诱导治疗，后者给予索拉非尼或联合供体淋巴细胞输注或化疗再诱导治疗。化疗后未缓解或复发的 32 例患者中，13 例后续桥接 allo-HSCT 治疗，其余 19 例给予索拉非尼或联合化疗巩固治疗。结果显示，42 例患者给予含索拉非尼方案再诱导治疗的总体有效率为 73.8%，其中 4 例（9.5%）获得分子生物学完全缓解（CMR），9 例（21.4%）获得 CR，8 例（19%）获得伴有不完全血液学恢复的完全缓解（CRi），10 例（23.8%）获得 PR，11 例（26.2%）为 NR。化疗后未缓解或复发的 32 例中，17 例给予索拉非尼单药治疗，总体有效率为 70.6%，而 15 例联合化疗患者的总体有效率为 66.7%，两者差异无统计学意义（$P=0.555$）。13 例后续桥接 allo-HSCT 治疗，其中移植前获得 CMR/CR/Cri 者共 6 例，PR 者 4 例，NR 者 3 例。42 例患者的 2 年 OS、PFS 率分别为 36.9%、28.7%，中位 OS、PFS 时间分别为 18 个月和 9 个月；其中索拉非尼联合 allo-HSCT 治疗组与索拉非尼或联合化疗治疗组的 2 年 OS 分别为 45.5%

和 23.9%（$P=0.041$），2 年 PFS 分别为 44.0%和 9.7%（$P=0.014$），差异均有统计学意义。患者主要死亡原因是疾病复发进展（12 例）；另有 4 例死于感染，1 例死于移植后慢性移植物抗宿主病。提示索拉非尼联合化疗能有效提高伴 *FLT3-ITD* 突变 AML 的诱导缓解率，索拉非尼联合 allo-HSCT 治疗能获得更好的长期生存。

【评述】合并 *FLT3-ITD* 突变的 AML 患者诱导缓解率低，复发率高，预后不良。酪氨酸激酶抑制药索拉非尼参与竞争 ATP 位点而抑制 FLT3 激酶活性，阻断血管新生，促进细胞凋亡，进而抑制髓系原始细胞的生长。全球多个研究组的报道均肯定了索拉非尼单药治疗复发/难治或不耐受化疗的 FLT3-ITD 阳性 AML 患者的有效性。还有研究指出移植后的移植物抗白血病效应有可能和索拉非尼发挥更大的协同作用。为了评价索拉非尼在 FLT3-ITD 阳性的初诊或难治复发中国 AML 患者中的疗效，吴德沛等选取了 FLT3-ITD 阳性的未达缓解或化疗及移植后复发的高危急性髓系白血病患者群，应用索拉非尼单药或联合化疗再诱导治疗。结果显示，索拉非尼单药诱导缓解率高达 70.6%，取得较理想疗效。值得一提的是，与 allo-HSCT 联合治疗，患者可获得了良好的长期生存。不仅肯定了索拉非尼治疗 FLT3-ITD 阳性的未达缓解或化疗及移植后复发的 AML 患者的有效性，也为我们下一步探讨造血干细胞移植和索拉非尼的联合治疗疗效奠定了基础。

（魏 辉 王建祥）

文选 34

【题目】下调 RUNX1 靶点，解旋酶样转录因子，可导致基因组不稳定并与急性髓系白血病复杂细胞遗传学特性有关（Helicase-like transcription factor is a RUNX1 target whose downregulation promotes genomic instability and correlates with complex cytogenetic features in acute myeloid leukemia）

【来源】Haematologica，2016，101（4）：448-457

【文摘】Cheng 等通过检测 204 例成年急性髓系白血病患者骨髓中的解旋酶样转录因子 mRNA 表达探讨其在急性髓系白血病发病中的作用。结果发现，与正常对照组相比，低表达患者组的解旋酶样转录因子水平显著降低（$n=40$）（$P<0.0001$）。低解旋酶样转录因子表达与 M4/M5 亚型（$P<0.0001$）和复杂的细胞遗传学异常（≥3 染色体异常 $P=0.02$；≥5 染色体异常 $P=0.004$）正相关，但与 CEBPA 双突变（$P=0.012$）负相关。此外，细胞遗传学分组等风险组 AML 患者中，低解旋酶样转录因子低表达与较差的 OS（$P=0.005$）和 EFS（$P=0.006$）有关。在白血病细胞中，解旋酶样转录因子下调可促进细胞增殖和染色体不稳定性增高，并伴随着有丝分裂的和 DNA 损伤修复反应下调。正常的人类 $CD34^+$ 造血干细胞中其显著升高的表达也证实了螺旋转录因子在基因组维持中的重要作用。同时，解旋酶样转录因子是 RUNX1 的一个靶点，通过其启动子上复制的 RUNX1 结合区域被 RUNX1-ETO 和位点特异性 DNA 甲基化转录抑制。综上所述，螺旋转录因子下调与基因组不稳定性有关，并进一步说明了 SWI/SNF 蛋白作为抑癌因子在急性髓

系白血病中的作用。

【评述】解旋酶样转录因子是一种涉及多种生物过程的 SWI/SNF 染色质重塑因子，在细胞谱系基因的表达和干性的维持中发挥重要的作用。近年来，越来越多的证据表明 HLTF 参与了肿瘤的发生。如有研究指出，HLTF 在直肠癌和胃癌中低表达，且恢复 HLTF 表达可以抑制肿瘤细胞增殖。HLTF 的抑癌作用主要考虑与其参与了 DNA 修复有关，下调 HLTF 可能导致基因突变和染色体异常发生。与实体肿瘤不同，HLTF 在血液恶性肿瘤中的作用仍不清楚。Cheng CK 的研究提示，AML 患者组的解旋酶样转录因子水平显著降低。在白血病细胞中，解旋酶样转录因子下调可促进细胞增殖和染色体不稳定性增高，与患者的复杂核型发生和预后不良有关。在 CBF-AML 患者中也发现了低 HLTF 表达与染色体不稳定有关。这项研究揭示了 AML 患者基因组不稳定的分子机制，肯定了 SWI/SNF 在 AML 发生中的作用，并为 AML 治疗寻找到了潜在靶点。

（魏　辉　王建祥）

文选 35

【题目】Serum-resistant CpG-STAT3 decoy 在靶向急性髓系白血病生存和免疫检查点信号途径中的应用（Serum-resistant CpG-STAT3 decoy for targeting survival and immune checkpoint signaling in acute myeloid leukemia）

【来源】Blood，2016，127（13）：1687-1700

【文摘】靶向致癌转录因子信号传感器和转录激活因子（signal transducer and activator of transcription-3，STAT3）具有诱导急性髓系白血病（AML）死亡和抑制肿瘤免疫逃避的作用。Zhang 等将对 STAT3 转录活性具有竞争性抑制作用的 STAT3dODN 与 Toll 样受体 9（TLR9）配体（免疫刺激分子 CpG 寡核苷酸）联系在一起，形成一个新的 CpG-STAT3dODNS 结合物。这种结合物可以很快被人类和小鼠 TLR9$^+$ 免疫细胞（树突状细胞，B 细胞）和大多数患者的 AML 细胞（包括白血病干细胞/祖细胞）内化。而后，摄取的 CpG-STAT3dODNS 从内质网中释放，结合并阻断 STAT3，抑制靶细胞的下游基因表达，并可通过减少精氨酸酶的表达方式逆转肿瘤免疫逃避，从而部分恢复 T 细胞的增殖。将 CpG-STAT3dODNS 进行化学修饰，使其血清半衰期＞60 小时，从而能够静脉注射给药。CpG-STAT3dODN 的重复给药改善 mv4-11 AML 小鼠的生存。这种抗肿瘤效果在免疫能力强的小鼠中进一步增强，其主要机制可能包括 CpG-STAT3dODN 能够直接将白血病特异性细胞毒性与 STAT3 阻断/TLR9 触发的免疫效应相结合，同时 CpG-STAT3dODNS 能有效降低各器官的 AML 负担，并通过 CD8/CD4 T 细胞介导的免疫应答，消除白血病干细胞/祖细胞。相比之下，小分子 Janus 激酶 2/STAT3 抑制药未能重现细胞选择性 CpG-STAT3dODNS 策略的治疗效果。这些结果显示了 CpG-STAT3dODNS 抑制药的治疗潜力，对 AML 和潜在的其他血液恶性肿瘤的治疗有广泛的影响。

【评述】肿瘤免疫治疗由于其卓越的疗效和创新性，有望成为肿瘤治疗领域的一场革新。原癌基因信号传导及STAT3持续激活不仅在急性髓系白血病的发生、发展中发挥了重要作用，还在许多环节参与肿瘤免疫逃逸的调节。靶向抑制STAT3通路、逆转肿瘤免疫耐受是肿瘤免疫治疗领域的重点。Zhang等将STAT3转录活性具有竞争性抑制作用的STAT3dODN与免疫刺激分子CpG寡核苷酸联系在一起，形成CpG-STAT3dODN。体内外实验证实CpG-STAT3dODN不仅可以准确地将STAT3dODN投递至髓系肿瘤细胞中，还可以阻断STAT3及下游通路，部分恢复免疫功能，逆转肿瘤免疫逃避，同时通过CD8/CD4 T细胞介导的免疫反应，消除白血病干细胞/祖细胞。这项研究显示了CpG-STAT3dODN抑制药的治疗潜力，也为AML的治疗提供了新的思路。

（魏 辉 王建祥）

文选36

【题目】 高效FLT3激酶抑制剂治疗FLT3-ITD-阳性AML（Discovery of a highly potent FLT3 kinase inhibitor for FLT3-ITD-positive AML）

【来源】 Leukemia，2016，30（10）：2112-2116

【文摘】 Liu等报道了一种高效的FLT3激酶抑制药。他们发现BTK激酶抑制药ibrutinib（pci-32765）对FLT3-ITD突变AML细胞系（如MOLM13、MOLM14、mv4-11）具有抑制作用，但对c-kit激酶突变的细胞无治疗活性。因此他们对ibrutinib进行了改进，发现了一种高效的FLT3激酶抑制药CHMFL-FLT3-165，由于对FLT3高度选择性抑制，CHMFL-FLT3-165不仅对FLT3-ITD阳性AML癌细胞系和具有FLT3突变的患者细胞具有明显抑制作用，能够减少白血病动物模型中白血病生长，而且相较其他的FLT3激酶抑制药AC220（quizartinib）和PKC412（midostaurin）可能具有更小的骨髓抑制毒性。

【评述】 FLT3-ITD突变阳性约占成人AML的30%，具有缓解率低、容易复发、预后差的临床特点。目前FDA新批准的或者正在进行临床研究的一些FLT3激酶的小分子抑制药，如PKC412和AC220（quizartinib)，具有明显的骨髓抑制作用。这种副作用被认为与其对c-kit激酶的抑制有关。Liu等前期研究发现BTK激酶抑制药ibrutinib（pci-32765）可选择性抑制FLT3激酶，但是对c-kit激酶无抑制作用。因此他们对ibrutinib进行了改进，增强其对FLT3激酶的选择性抑制作用，进而发现了一种高效的、毒副作用少的FLT3激酶抑制药CHMFL-FLT3-165。为FLT3-ITD突变阳性的AML患者提供了潜在新型治疗药物。

（魏 辉 王建祥）

文选37

【题目】 SLC2A5介导的果糖途径利用增强是AML独特的代谢形式和潜在治疗靶点（Enhanced fructose utilization mediated by SLC2A5 is a unique metabolic feature of acute myeloid leukemia with therapeutic potential）

【来源】 Cancer Cell，2016，30（5）：779-791

【文摘】 快速增殖的白血病祖细胞消耗大量葡萄糖，可能导致骨髓中葡萄糖相对不足，而AML细胞可以上调果糖转运体谷氨酸，加强果糖代谢，从而代偿葡萄糖缺乏。值得注意的是，上调谷氨酸编码基因*SLC2A5*或果糖代谢的AML患者预后较差。下调果糖摄取可改善leukemic phenotypes，并增强抗肿瘤药物如阿糖胞苷的治疗效果。综上所述，AML具有高的果糖利用率，靶向果糖代谢的治疗可成为AML潜在的治疗目标。

【评述】 肿瘤细胞的物质代谢过程与正常细胞有明显的差异，2011年Robert A. Weinberg在其重要论著"*Hallmark of Cancer*：*the next generation*"中指出，肿瘤细胞的代谢异常不仅是恶性肿瘤发生发展的重要机制，更是极具潜力的治疗靶点。近年来，大规模的基因表达分析也表明在血液系统恶性肿瘤中编码糖酵解途径分子的基因表达选择性上调。Chen等通过代谢组学研究进一步证实了，AML细胞果糖转运体谷氨酸上调，并且上调谷氨酸编码基因*SLC2A5*或果糖代谢的AML患者预后较差。下调果糖摄取对患者白血病表型及化疗耐药有一定改善作用。提示我们相对于有氧磷酸化、糖酵解这种低产能的代谢方式更能适应肿瘤细胞的需求，靶向糖酵解可能成为治疗AML的可行策略。

（魏　辉　王建祥）

文选 38

【题目】 TP53相关的联合基因缺失可不通过p53相关机制促进肿瘤发展（Deletions linked to TP53 loss drive cancer through p53-independent mechanisms）

【来源】 Nature，2016，531（7595）：471-475

【文摘】 p53是人体内非常关键的抑癌基因。很多研究报道TP53的错义突变会促进肿瘤发生和进展，但目前仍不清楚其相关的抑癌基因缺失是否同样会促进肿瘤发生与进展。Liu Y等在小鼠模型上，对其染色体11B3（对应人染色体17p13.1）大约400万碱基区域进行杂合缺失后，发现将11B3这段区域缺失可以造成包括Eif5a和Alox15b（也称为Alox8）等一些基因的联合缺失，这些基因的缺失与TP53缺失产生协同作用，增强TP53促进肿瘤的生成。提示在人的染色体上高频率出现17b区域缺失，可出现TP53基因及其他肿瘤相关的抑癌基因减少，共同造成一个更综合性地促进肿瘤发生和进展的环境。

【评述】 抑癌基因*p53*介导的细胞周期暂停，细胞衰老和凋亡在阻止肿瘤起始和发展中发挥着关键性作用。既往研究表明，*p53*基因突变会失去原本*p53*所具有的抑癌功能，促进急性髓系白血病的发生。但是，*p53*及相关基因缺失是否同样会促进AML发生与进展还有待进一步研究。Liu等研究指出，在小鼠模型中杂合缺失染色体11B3（对应人染色体17p13.1）也可以促进肿瘤，包括血液系统恶性肿瘤的发生。主要机制：11B3这段区域缺失可以造成了包括Eif5a和Alox15b（也称为Alox8）等一些基因的联合缺失，这些基因的缺失与TP53缺失产生协同作用，增强TP53

促进肿瘤的生成。这项研究揭示了 p53 缺失促肿瘤发展的新机制，为靶向 p53 治疗提供了基础依据。

（魏　辉　王建祥）

文选 39

【题目】 Bcl-2 选择性抑制剂 ABT-199 在急性髓系白血病细胞中通过抑制 CHK1 促进细胞死亡（Inhibition of CHK1 enhances cell death induced by the Bcl-2-selective inhibitor ABT-199 in acute myeloid leukemia cells）

【来源】 Oncotarget，2016，7（23）：4785-4799

【文摘】 治疗耐药仍然是制约 AML 治疗疗效提高的主要因素。Bcl-2 选择性抑制药 ABT-199 在前临床试验中显示出了令人鼓舞的疗效，但其耐药现象仍然值得关注。Mcl-1 被报道与 ABT-199 耐药有关，因此联合 Mcl-1 的治疗可能解决 ABT-199 耐药问题。Zhao J 等发现 CHK1 inhibitor，LY2603618 可下调 Mcl-1 表达，提高 ABT-199 疗效。他们发现 LY2603618 可以取消 G_2/M 细胞周期阻滞，增加 DNA 损伤。Mcl-1 过表达能够显著减弱 LY2603618 导致的细胞凋亡。LY2603618 与 ABT-199 联用可以协同发挥促进白血病细胞（AML 细胞系或病人标本）凋亡的作用。研究揭示了 ABT-199 的耐药机制，提示可以开发 ABT-199 及 CHK1 抑制药联合应用的治疗方法。

【评述】 Bcl-2（B 细胞淋巴瘤/白血病-2）基因是抑制细胞凋亡途径的关键基因。Bcl-2 高表达与 AML 发生及治疗耐药相关，同时是 AML 预后不佳的独立影响因素。ABT-199 单药靶向 AML 的治疗在前期临床实验中均取得令人鼓舞的疗效。但是，部分患者疗效并不持久，早期发生耐药。有研究指出，ABT-199 耐药的关键机制是其他抑制凋亡分子的上调，如 MAPK/Mcl-1、MEK 等通路的激活导致的凋亡途径的抑制。Zhao 等也对 ABT-199 耐药机制进行了探讨，结果发现，Mcl-1 与 ABT-199 耐药有关，而且他们还发现 CHK1 inhibitor、LY2603618 可通过下调 Mcl-1 表达，促进细胞凋亡，提高 ABT-199 疗效。这项研究为 ABT-199 联合 CHK1 抑制药治疗急性髓系白血病提供了理论基础。

（魏　辉　王建祥）

文选 40

【题目】 PBX3 与 MEIS1 共同促进造血干细胞向伴 MLL 重排核心转录组特征的急性髓系白血病发展（PBX3 and MEIS1 cooperate in hematopoietic cells to drive acute myeloid leukemias characterized by a core transcriptome of the MLL-rearranged disease）

【来源】 Cancer Res，2016，76（3）：619-629

【文摘】 Li 等研究证明了 PBX3 和 MEIS1（PBX3/MEIS1）的共表达，不需要 *HOX* 基因的异

位表达，足以促使正常小鼠造血干细胞/祖细胞恶性转化。此外，体内实验也证实 PBX3/MEIS1 过度表达可诱导了 AML 发生。同时，造血细胞的基因表达谱显示是 PBX3/MEIS1 过度表达，而不是 HOXA9/MEIS1、HOXA9/PBX3 或 HOXA9 过表达，重现了 MLL 重排介导的核心转录组，尤其是内源性 *Hoxa* 基因的上调。干扰 MEIS1 与 PBX3 的结合可抑制 PBX3/MEIS1 介导的细胞转化和 *HOX* 基因的上调。提示 PBX3/MEIS1 相互作用可成为细胞转化和白血病起源的驱动因素，并提示这 PBX3/MEIS1 轴可能在 MLL 重排和 HOX 过表达 AML 激活的核心转录程序的调控中起关键作用。因此，靶向 MEIS1/PBX3 交互作用可能是治疗这些 AML 亚型的一种有希望的治疗策略。

【评述】 HOXA9/MEIS1/PBX3 homeobox 同源异形框基因的过度表达是 MLL 重排 AML 的标志。既往研究认为 HOXA9 和 MEIS1 共表达可导致白血病发生，但 MEIS1 和 PBX3 并不能单独导致细胞恶性转化，因此被认为是 HOXA9 的辅因子。Li 等研究证明是 PBX3/MEIS1 过度表达，而不是 HOXA9/MEIS1、HOXA9/PBX3 或 HOXA9 过表达，重现了 MLL 融合基因介导的核心转录组，尤其是内源性 *Hoxa* 基因的上调，进而促进 AML 的发生。PBX3/MEIS1 轴可能在 MLL 重排和 HOX 过表达 AML 激活的核心转录程序的调控中起关键作用。这一研究揭示了 MLL 重排 AML 的发生发展机制，为靶向 MEIS1/PBX3 的药物用于 MLL 重排 AML 治疗打下理论基础。

（魏　辉　王建祥）

文选 41

【题目】 真实世界中伊马替尼在 BCR-ABL 阳性急性淋巴细胞白血病中的应用

【来源】 中华血液学杂志，2016，37（10）：886-891

【文摘】 万玉玲等探讨了真实世界中伊马替尼（IM）联合化疗治疗 BCR-ABL 阳性急性淋巴细胞白血病（ALL）的疗效及相关预后因素。该研究共纳入 209 例治疗中包含 IM 的 BCR-ABL 阳性 ALL 患者。初诊时 WBC≥100×10^9/L 是 OS 的不良预后因素（$P=0.043$）。未接受 HSCT、诱导治疗 4 周内未达 CR 和治疗过程中未达到分子生物学完全缓解（CMR）是 OS（P 分别为＜0.001、＜0.009 和＜0.001）和无复发生存（RFS）（P 均＜0.001）的不良预后因素。接受异基因 HSCT 和自体 HSCT 的患者，其 OS 和 RFS 的差异均无统计学意义（P 均＞0.05）。首次诱导治疗时联用 IM 的患者较未联用者显示出更高的 5 年 RFS（37.0％ *vs*. 24.0％，$P=0.005$）。在治疗过程中持续规律服用 TKI 的患者生存情况最佳，其次为骨髓抑制期间断停用 TKI 的患者，不规律服用 TKI 的患者生存情况最差，三组 5 年 OS 分别为 46.0％、28.0％、17.0％（$P=0.004$），5 年 RFS 分别为 38.0％、28.0％、17.0％（$P<0.001$）。TKI 联合化疗获得 CMR，序贯以 HSCT 可改善 BCR-ABL 阳性 ALL 患者预后，持续规律地联用 TKI 有助于 BCR-ABL 阳性 ALL 患者疗效的提高。

【评述】目前 Ph$^+$ ALL 的治疗是以 TKI 为基础的治疗（联合化疗或糖皮质激素）模式。由于多种原因（医师和患者对疾病的认识水平、经济因素等）所致，这一理念在真实世界中的执行情况并不理想。具体可体现在多个方面：用药的时机、用药的剂量、用药持续的时间和累计量、用药过程中疗效的监测（微小残留病监测）和治疗的调整、缓解后治疗策略的制定等。因为用药的不规范在相当程度上影响了患者的疗效。本文总结分析了单中心、较大系列患者的实际用药、疗效情况，提出了提高疗效的一些措施。这些经验值得推广、借鉴，使我国 Ph$^+$ ALL 的治疗更加规范，使更多的患者获益。

（弓晓媛　秘营昌）

文选 42

【题目】伊马替尼联合干扰素-α 的维持治疗可以改善不适合异基因造血干细胞移植的 Ph$^+$ 急性淋巴细胞白血病患者生存（Sustaining integrating imatinib and interferon-α into maintenance therapy improves survival of patients with philadelphia positive acute lymphoblastic leukemia ineligible for allogeneic stem cell transplantation）

【来源】Leuk Lymphoma，2016，57（10）：2321-2329

【文摘】Kuang 等报道了该中心对于不适合 allo-HSCT 的 Ph$^+$ ALL 患者使用持续伊马替尼联合干扰素-α 维持治疗的临床研究结果。该维持治疗共持续 5 年，具体用法为伊马替尼 400mg，每日 1 次，干扰素-α 300 万 U 每周 2～3 次，同时使用长春新碱联合地塞米松的化疗（第 1 年每个月 1 次，第 2 年每 2 个月 1 次，第 3 年每 3 个月 1 次）。该研究共入组 41 例患者，中位随访时间为 32 个月，3 年 DFS 以及 OS 分别为（42.7%±8.6%）及（57.9%±8.4%）。该研究表明持续伊马替尼、干扰素-α 维持治疗联合低剂量化疗可以改善不适合进行 allo-HSCT 的成人 Ph$^+$ ALL 患者的生存，甚至有治愈的可能。6 个月和 9 个月时 *BCR/ABL* 融合基因持续阴性有助于筛选适合伊马替尼/干扰素-α 维持治疗的患者。

【评述】Ph$^+$ ALL 是 ALL 的一个重要亚型，其发生率随年龄增长逐渐增加，儿童＜5%，成人为 20%～30%，中老年人群可达 50%，主要发生于 CD10 阳性的 B-ALL。TKI 为基础的治疗（联合化疗或糖皮质激素）是 Ph$^+$ ALL 的基本治疗模式。由于该类型 ALL 属于高危组，异基因造血干细胞移植仍然是治愈的唯一手段。但随着 TKI 应用的推广、治疗经验的增加，许多患者（尤其是中老年患者）通过 TKI＋化疗或 TKI、化疗＋自体干细胞移植也可以获得较好疗效。不管采用哪种治疗方式，都存在维持治疗的问题（尤其是非异基因干细胞移植的患者）。在慢性粒细胞白血病中有多个临床研究（如 CMLⅣ、SPIRIT 研究等）探讨了 TKI 和干扰素联合应用，取得一定经验。本文将 TKI 和干扰素联合的用药模式应用于不适合接受异基因干细胞移植的 Ph$^+$ ALL 患者，取得了较好的疗效［3 年的 DFS 及 OS 分别达（42.7%±8.6%）、（57.9%±8.4%）］，有一定的推广价值。

（弓晓媛　秘营昌）

文选 43

【题目】 *CDKN2* 基因缺失与酪氨酸激酶抑制剂耐药在成人 Ph^+ 急性淋巴细胞白血病中的关系（Correlation between deletion of the CDKN2 gene and tyrosine kinase inhibitor resistance in adult Philadelphia chromosome-positive acute lymphoblastic leukemia）

【来源】 J Hematol Oncol，2016，9：40

【文摘】 为了进一步研究*CDKN2* 基因与 TKI 耐药的关系，Xu 等采用间期染色体 FISH 的方法研究了 135 例 Ph^+ 急性淋巴细胞白血病（Ph^+ ALL）患者*CDKN2* 基因缺失与临床特征的关系。结果表明*CDKN2* 基因缺失（44/135）的患者与非缺失的患者在性别、年龄、诱导化疗后 CR 方面没有差异。*CDKN2* 基因缺失患者起病时白细胞更高（$P=0.012$）、肝脾大发生率更高（$P=0.006$）、CD20 表达率更高（$P=0.001$）。即使接受了异基因造血干细胞移植，*CDKN2* 基因缺失患者的完全分子学反应率也更低、累计复发率更高、OS 及 DFS 更短（$P<0.05$）。44 例*CDKN2* 基因缺失的患者中，有 18 例患者使用达沙替尼治疗，26 例患者使用伊马替尼治疗，这两组的 OS（$P=0.508$）及 DFS（$P=0.555$）无统计学差异。该研究表明*CDKN2* 基因缺失在 Ph^+ ALL 中较常见，提示预后不佳，即使采用二代 TKI 药物治疗仍不能改善预后。

【评述】 和其他类型白血病相似，Ph^+ ALL 也存在一定的异质性。较早认识的是*BCR/ABL1* 融合基因转录本以 P210 和 P190 为主的模式存在。随着 TKI 药物在 Ph^+ ALL 中的广泛应用，这类患考的疗效有了较大的提高——初诊患者的 CR 超过 90%，3～5 年的生存率多超过 40%；但仍有相当比例的患者会出现耐药、复发。分析影响 Ph^+ ALL 预后、导致耐药复发的原因，多可以发现 ABL1 激酶突变、其他分子学异常等。随着基因拷贝数研究、二代测序技术等的应用，在初诊时即可以发现 Ph^+ ALL 存在不同的其他基因异常（如本文报道的*CDKN2* 缺失，*IKZF1* 基因缺失等）。本文研究结果证明，*CDKN2* 的缺失直接影响 Ph^+ ALL 患者的疗效，尤其是患者生存。提示，疾病诊断时应尽可能得到更多、更详细的生物学信息，指导治疗策略的制定。

（弓晓媛　秘营昌）

文选 44

【题目】 在急性淋巴细胞白血病中重建 Ikaros 功能可以降低 DNM2 表达［Targeting high dynamin-2（DNM2）expression by restoring ikaros function in acute lymphoblastic leukemia］

【来源】 Sci Rep，2016，6：38004

【文摘】 发动蛋白（dynamin-2，DNM2）是一种鸟苷三磷酸酶（guanosine triphosphatase，GTPase），对于细胞内囊泡形成及运输、胞质分裂、受体胞吞等细胞功能的发挥至关重要。DNM2 突变在早期前体 T 细胞急性淋巴细胞白血病（ETP-ALL）中十分常见，但在其他类型 ALL 中 DNM2 的表达情况尚不明确。Ge Z 等研究了成人 B-ALL 以及 T-ALL 中 DNM2 的 mRNA 水平，发现与正常对照组相比，DNM2 的表达水平在 B 和 T-ALL 中均明显升高。DNM2 高水平表达与一些临床及实验室特征、不良预后、白血病细胞增殖相关。该研究同时发现 Ikaros 可直接结合至 DNM2 的启动子部位，从而抑制了 DNM2 的表达。因此*IKZF1* 的缺失可导致 DNM2 的高表达。而酪蛋白激酶 2（casein kinase 2，CK2）抑制药可以增加 Ikaros 的功能，进而抑制 DNM2 的表达。DNM2 表达的下调又可以进一步抑制白血病细胞的增殖。DNM2 高水平表达可能与 Ikaros 功能下调相关，对 B-ALL 的发生具有重要的作用。

【评述】ALL 的治疗越来越强调分子靶向治疗、免疫靶向治疗，而作为分子治疗靶标的基因往往可以体现出疾病的特点，并常与预后相关。*IKZF1* 基因编码淋巴细胞转录因子 Ikaros，正常的 Ikaros 包含 4 个 DNA 结合必需的 N 末端锌指结构，以及 2 个促成 Ikaros 和自身或其他 Ikaros 家族成员形成二聚体的 C 末端锌指结构。在正常造血细胞和白血病原始细胞中可检测到不同的 Ikaros 转录本，N 末端锌指结构大部分或全部缺失的 Ikaros 亚型 DNA 结合能力会减弱，但是仍然保留着形成同源二聚体和异二聚体的能力。正常 Ikaros 活性的减弱和因此产生的淋巴细胞成熟阻滞使得白血病细胞相对耐药。目前研究发现，约 84%的 BCR-ABL1 阳性 ALL 中检测到*IKZF1* 缺失，预示 Ikaros 异常是 BCR-ABL1 阳性白血病发病和进展中非常重要的事件。具有*IKZF1* 异常的 BCR-ABL1 阴性 ALL 与 BCR-ABL1 阳性基因表达特征相似，这表明 IKZF1 异常的 BCR-ABL 阴性 ALL 可能存在迄今为止尚未鉴别出的活化的酪氨酸激酶异常。本文研究发现，DNM2 的表达水平在 B 和 T-ALL 中均明显升高；DNM2 高水平表达与不良预后、白血病细胞增殖相关。研究同时发现 Ikaros 可直接结合至 DNM2 的启动子部位，从而抑制了 DNM2 的表达；而*IKZF1* 的缺失可导致 DNM2 的高表达。CK2 抑制药可以增加 Ikaros 的功能，抑制 DNM2 的表达，进而进一步抑制白血病细胞的增殖，具有潜在的治疗价值。

（弓晓媛　秘营昌）

文选 45

【题目】全基因组单核苷酸多态性阵列分析可以改善急性淋巴细胞白血病/淋巴瘤的预后分组（Genome-wide single-nucleotide polymorphism array analysis improves prognostication of acute lymphoblastic leukemia/lymphoma）

【来源】J Mol Diagn，2016，18（4）：595-603

【文摘】染色体核型异常对于 ALL 危险度分组至关重要，然而，大约 30%儿童 ALL 及 50%成人 ALL 通过传统的细胞遗传学检测方法并不能检出具有临床预后意义的染色体异常。Wang 等采用染色体核型分析、染色体原位荧光杂交（FISH）、全基因组单核苷酸多态性（SNP）阵列分析检测了 60 例初诊 ALL 患者。细胞遗传学和（或）FISH 的检测方法发现了 33 例 B-ALL 的重现性遗传学异常，包括 t（9；22）、超二倍体、KMT2A 异位、*ETV6-RUNX1*、21 号染色体内部扩增、近单倍体或低二倍体以及 t（8；22）。SNP 阵列分析在 21 例 B-ALL 及 2 例 T-ALL 患者中发现了其他具有预后意义或对治疗有指导意义的遗传学异常，包括*IKZF1* 缺失、21 号染色体内部扩增（1例患者染色体核型检查正常）、低二倍体（2例患者染色体核型检查正常），以及伴有以下融合基因的患者各1例（*ETV6-NTRK3*、*CRLF2-P2RY8*、*NUP214-ABL1*、*SET-NUP214*）。伴有*IKZF1*缺失的患者，9例为合并t（9；22）的B-ALL，1例为合并t（4；11）的B-ALL，5例正常核型的B-ALL及3例伴有非重现性染色体异常的B-ALL。将SNP阵列分析与染色体核型及FISH结合起来，可将具有预后意义的遗传学异常的检出率从56％提升至75％，对ALL患者的危险度分组具有十分重要的意义。推荐SNP阵列分析作为初诊ALL患者的常规检测。

【评述】染色体核型特点是ALL诊断分型、危险度评估的重要依据，也是发现能否使用靶向治疗药物的基础。而30％～50％的ALL患者通过传统的细胞遗传学检测方法不能检出具有临床预后意义的染色体异常；常规细胞遗传学分析也不能解决基因缺失、扩增、突变等重要异常的问题。多方位的遗传学研究对于深入了解ALL的生物学特征，发现重要的遗传学问题至关重要。组学研究（包括全基因组单核苷酸多态性分析）是目前较为活跃的研究方向，这些方法的推广，尤其是应用于临床对于提高ALL诊断、预后评估的准确性有重要意义。

（弓晓媛　秘营昌）

文选46

【题目】CD73在急性B淋巴细胞白血病残留病监测中的应用（The application of CD73 in minimal residual disease monitoring using flow cytometry in B-cell acute lymphoblastic leukemia）

【来源】Leuk Lymphoma，2016，57（5）：1174-1181

【文摘】Wang等采用流式细胞的方法分别检测了急性B-ALL MRD阳性及阴性患者的CD73表达情况，同时检测了18例健康人群骨髓中的B祖细胞及成熟B细胞的CD73表达情况作为对照。结果发现，MRD阳性患者CD73平均水平是MRD阴性患者的6倍，41.82％MRD阳性患者的CD73高表达，以CD73为基础的MRD检测敏感度可达10^{-4}。由于CD73的表达水平随着B细胞成熟度增加，为了减少成熟B细胞的干扰，在检测CD73表达时最好同时检测CD34、CD10及CD20。该研究推荐CD73作为B-ALL流式残留病监测的一个标志。

【评述】MRD指白血病患者治疗过程中体内残存的数量不等的白血病细胞，是疾病复发的根源。高敏感度、准确地检测出急性白血病患者的MRD是治疗成功的关键之一。目前MRD结果不仅是急性淋巴细胞白血病动态危险度评估的主要依据，而且可以根据MRD的水平调整治疗强度。目前常用于白血病MRD检测的方法主要是定量PCR和多色流式细胞技术。流式细胞技术适用于95％以上的患者，成功的关键是了解患者的免疫表型、合理的抗体组合；敏感度的提高主要是参数的设置。本文研究发现CD73的表达水平和B-ALL患者的MRD水平直接相关，为B-ALL患者流式MRD检测提供了一个新靶标。

（弓晓媛　秘营昌）

文选 47

【题目】成人 Ph 染色体阴性急性淋巴细胞白血病获得首次完全缓解时的微小残留病水平可预测预后（Minimal residual disease at first achievement of complete remission predicts outcome in adult patients with philadelphia chromosome-negative acute lymphoblastic leukemia）

【来源】PLoS One，2016，11（10）：e0163599

【文摘】Zhang 等分析了成人 Ph 染色体阴性 ALL 在获得（CR1）时 MRD 水平对预后的价值。该研究对该中心 2007－2012 年收治的 97 例 ALL 患者进行了回顾性分析。根据缓解后治疗的选择（单纯化疗或异基因造血干细胞移植）将患者分为 2 组。MRD 水平采用四色流式细胞仪进行检测，使用受试者 ROC 进行分析时，将 0.02%及 0.2%作为危险度分组的临界值。所有患者的 3 年 OS 及无白血病生存（LFS）率分别为 46.2%及 40.5%。首次获得缓解时的 MRD 水平与生存成明显的负相关。化疗组患者，依据 CR1 时 MRD 水平划分为低、中、高 3 组，3 组患者的 3 年 OS 分别为 70.0%、25.2%及 0（P=0.003）。对于移植组患者，相应 3 组患者的 3 年 OS 分别为 81.8%、64.3%及 27.3%（P=0.005）。多因素分析显示，CR1 时高水平的 MRD 是 OS 及 LFS 的独立预后因素。与化疗相比，造血干细胞移植可以改善 CR1 时中等水平（P=0.005）以及高水平（P=0.022）MRD 患者的预后，而对于低水平（P=0.851）MRD 的患者并无影响。该研究结果显示，首次获得缓解时的 CR1 水平对于成人 ALL 具有重要的预后价值，中、高 MRD 水平的患者可从异基因造血干细胞移植中获益。

【评述】ALL 的 MRD 检测涉及多方面的问题和意义：①MRD 检测方法的标准化（目前残留流式细胞仪技术检测多采用 6 色以上的方法，特异性、敏感度进一步提高）。②MRD 监测时间点的规范化——在 ALL 治疗过程中要定期进行 MRD 监测，根据监测结果进行动态的危险度评估。目前评估的关键时间点多包括诱导治疗结束（4～6 周）、治疗 3 个月（16 周左右）、6 个月（24 周左右）。③依据 MRD 监测结果进行治疗调整——包括化疗强度的调整、干细胞移植人群的选择。我国成人 ALL 诊断治疗指南 2016 版也强调 MRD 监测，并建议：早期——诱导治疗期间（第 14 天）和（或）结束时（第 28 天左右）；缓解后定期监测，应保证治疗第 16、22 周左右的残留病监测。

MRD 监测的意义有大量的报道。如 AEIOP-BFM 2000 研究中，根据第 33 天和第 78 天的 MRD 结果划分危险组。①MRD（SR）：第 33 天和第 78 天 MRD 均呈阴性；②MRD（IR）：在 1 个或 2 个时间点 MRD 阳性，但第 78 天$<10^{-3}$；③MRD（HR）：第 78 天 MRD$\geqslant 10^{-3}$。上述三组患者的 5 年 EFS 分别为 92.3%、77.6%、50.1%（B-ALL）；94.7%、82.5%、47.4%（T-ALL）；GMALL 07/03 方案中第 16 周分子学检测 MRD 失败的患者（Mol F）如果接受异基因造血干细胞移植（allo-HSCT）5 年总生存 53%，而未进行 allo-HSCT 的患者仅有 28%。PETHEMA ALL-AR-03 研究（成人 ALL）规定：诱导治疗第 14 天骨髓原始细胞≥10%者接受强烈诱导

治疗；诱导治疗第 14 天骨髓原始细胞≥10%或早期巩固治疗结束时流式残留≥5×10^{-4} 者接受配型相合的异基因干细胞移植；诱导治疗早期反应较好，早期巩固结束时流式残留<5×10^{-4} 者按计划继续后期强化、维持治疗（至缓解后 2 年）。本文的结果进一步证明了 MRD 监测的重要性。

（弓晓媛　秘营昌）

文选 48

【题目】采用 IGH 深度测序法对急性 B 淋巴细胞白血病进行微小残留病监测及 IGH 克隆演变分析（Minimal residual disease detection and evolved IGH clones analysis in acute B lymphoblastic leukemia using IGH deep sequencing）

【来源】Front Immunol，2016，7：403

【文摘】急性 B 淋巴细胞白血病是最常见的儿童恶性肿瘤之一，化疗是其最主要的治疗方式。虽然大多数患儿化疗反应率较高，但许多患者最终仍会复发。MRD 持续阳性是复发的高危因素。在疾病的发展及治疗过程中白血病细胞的克隆演变可能具有十分重要的临床意义。为了进一步提高 MRD 监测的敏感度，明确克隆演变对该疾病的意义，Wu 等对 51 例 B-ALL 患儿的初诊及治疗后标本的免疫球蛋白重链（immunoglobulin heavy chain，IGH）组分进行高通量测序（high-throughput sequencing，HTS），在 92.2%的初诊标本中确定了白血病 IGH 克隆，并发现几乎50%的患者都具有多个克隆。大约 1/3 白血病克隆的 IGH 互补决定区 3（CDR3）具有正确的开放阅读框，提示白血病细胞起源于细胞发育的较早阶段。该研究还证实了 HTS 在 MRD 监测上具有更高的敏感性，并探讨了使用外周血监测 MRD 及 IGH 克隆演变的临床价值。除此以外，该研究还发现，由于 IGH 可变区基因的替代，白血病克隆存在持续广泛的 IGH 克隆演变，在化疗的选择压力下，可出现动力频率的改变及新的 IGH 克隆。

【评述】MRD 监测是 ALL 诊疗中的重要内容，对于疾病预后的判断、治疗调整具有十分重要的意义。目前用于 ALLMRD 检测的方法主要包括 IGH 和 TCR 重排的 PCR 分析、特异融合基因的 PCR 定量分析和多参数流式细胞仪。高通量的方法分析 IGH 和 TCR 重排作为残留病检测手段，覆盖患者人群广（95%以上的 B-ALL，90%～95%的 T-ALL），敏感度高。但也存在方法学复杂、耗时长、费用高等推广困难的不利之处。

难治/复发 ALL 患者的遗传学特征和初诊患者可能有很大的差别，追踪、比较 ALL 患者治疗前、难治/复发后的基因表达差异，有助于阐述每个具体患者克隆演变的模式、明确疾病进展/耐药的机制，可以探索克服/预防疾病进展耐药的措施，具有重要的意义。高通量 IGH 分析在一定程度上揭示了 ALL 的克隆变化。

（弓晓媛　秘营昌）

文选 49

【题目】 采用二代测序的方法检测*ETV6-RUNX1*基因断裂点（Determination of ETV6-RUNX1 genomic breakpoint by next-generation sequencing）

【来源】 Cancer Med，2016，5（2）：337-351

【文摘】 由 t（12；21）（p13；q22）形成的*ETV6/RUNX1*融合基因是儿童急性淋巴细胞白血病中最常见的染色体易位。伴有该染色体异位的儿童 ALL 预后较好，虽然常出现晚期复发，但 5 年 EFS 仍可达 80%～97%。虽然目前可采用染色体核型分析、染色体原位荧光杂交（FISH）及定量 PCR 的方法检测 t（12；21）（p13；q22）或*ETV6/RUNX1*融合基因的存在，但每种检测方法都存在各自的局限性。Jin 等建立了一种采用二代测序方法检测*ETV6-RUNX1*基因断裂点的方法。该检测方法具有敏感性高、特异性强、标本用量少等优点，同时还发现 26 例*ETV6-RUNX1*阳性的 ALL 患者中有 5 例患者为复杂异位。有趣的是，这 5 例患者中，有 4 例患者在治疗中或治疗后即出现疾病的复发，而 21 例非复杂易位的患者则处于持续缓解状态（$P<0.0001$），提示复杂易位有可能是*ETV6-RUNX1*阳性 ALL 患者复发的高危因素。

【评述】 遗传学研究是了解白血病患者生物学特征的重要手段，意义重大。遗传学研究包括多方面的内容，如常规细胞遗传学、融合基因检测、疾病相关基因突变、基因拷贝数变异等。ALL 的遗传学研究关系到疾病的精确诊断、预后判断、靶向治疗等，而 ALL 的常规细胞遗传学分析往往会遇到细胞培养不理想、分裂象不够的问题，影响检查结果。另外，近年在急性白血病复发机制、复发后克隆演变的研究中发现患者往往存在不同的亚克隆，这些亚克隆的发现主要基于遗传学特征的不同。本文建立的二代测序检测*ETV6-RUNX1*基因断裂点的方法，具有敏感性高、特异性强、标本用量少的优点，不仅附加染色体异常的检出率增加，对于研究亚克隆的存在、克隆大小的变化也有一定价值。

（弓晓媛　秘营昌）

文选 50

【题目】 国产与原研伊马替尼治疗初发慢性髓性白血病慢性期患者有效性和安全性比较的单中心、前瞻性队列研究

【来源】 中华内科杂志，2016，12：922-926

【文摘】 目的：评价原研甲磺酸伊马替尼和国产仿制品治疗新诊断慢性髓性白血病慢性期（CML-CP）患者的有效性和安全性。方法：新诊断的 CML-CP 患者根据经济承担能力分别接受原研药伊马替尼或国产仿制药治疗，药物起始剂量均为 400mg/d，定期评价有效性和安全性。结果：从 2014 年 1 月至 2015 年 9 月，共纳入 145 例患者，其中国产药组 89 例，原研药组 56 例，疗程均>3 个月。3 个月时，国产药组和原研药组的完全血液学反应率分别为 95.5%（85/89）和

100%（56/56），主要细胞遗传学反应率分别为 74.2%（66/89）和 80.4%（45/56），国际标准化 BCR-ABL 融合基因转录本水平（BCR-ABL1）≤10%的比例分别为 76.1%（67/88）和 82.1%（46/56），两组间差异均无统计学意义（*P* 均>0.05）。在 6 个月、12 个月和 18 个月时可评估病例中，两组治疗反应率相似（*P* 均>0.1）。中位追踪随访期约为 1 年，国产药组和原研药组各有 2 例患者疾病进展至加速期或急变期。两组血液学和非血液学不良反应发生率相似。结论：初发 CML-CP 患者采用原研伊马替尼或国产仿制药治疗的早期治疗反应、疾病进展及不良反应无明显差异。

【评述】原研药伊马替尼成功改变 CML 的病程，TKI 治疗的大多数生存期已接近同龄人群。但是长期治疗尤其是采用原研药物的高昂费用不仅增加患者经济负担，也成为社会医疗保障的阻碍。疗效可靠、质量稳定、价格低廉仿制药取代原研药物逐步成为趋势。长期以来我国仿制药上市主要参考生物等效性数据，临床实际效果的一致性评价缺乏数据。本研究采用前瞻性设计，比较原研药伊马替尼和国产仿制药在新诊断 CML-CP 患者的有效性和安全性，结果显示二组的早期治疗反应、疾病进展及不良反应无明显差异。为国产仿制药的广泛使用提供理论依据。但是 TKI 治疗反应评价包括使用近期替代指标预测远期疗效，直接的指标是远期的生存和无进展生存。本研究因随访时间较短，采用近期替代指标早期分子学反应、细胞遗传学反应和血液学反应评价原研药与国产药的疗效，显示二者并无显著差异，短期内不良反应相似。但远期分子学反应情况、长期疾病进展情况和生存情况，长期使用安全性数据是否存在差异仍需要参照长期随访数据明确。

（刘兵城　王建祥）

文选 51

【题目】慢性粒细胞白血病慢性期治疗 3 个月 BCR-ABL1>10%患者早期转为尼洛替尼治疗获得深度分子学缓解（Deep molecular responses achieved in chronic myeloid leukemia in chronic phase patients with BCR-ABL1 >10% at 3 months who are early switched to nilotinib）

【来源】Hematology，2016，21（4）：213-217

【文摘】本文回顾性分析 495 例一线伊马替尼治疗的患者，伊马替尼治疗 3 个月 BCR-ABL1 >10%的 117 例（23.6%）患者，其中 46 例根据 ELN-2013 建议定义为警告反应的患者，26 例患者继续进行伊马替尼治疗，20 例患者早期转为尼洛替尼治疗。结果显示与伊马替尼组相比，尼洛替尼组在 6 个月时显示达到 BCR-ABL1 <1%的比例更高（85.0% *vs*. 19.2%，*P*＝0.0004），4 年显示更高的 MR 3.0 和 MR 4.0 的累计发生率（82.1% *vs*.41.2%，*P*＝0.0091；61.5% *vs*. 18.6%，*P*＝0.035）。提示伊马替尼治疗 3 个月未达到 EMR 患者，相比继续应用伊马替尼治疗，更换尼洛替尼治疗能获得更快更深的分子学反应。

【评述】大量的数据表明早期分子学反应与长期预后密切相关，因此早期的分子学反应已纳入国内外 CML 指南疗效评价标准，但能否作为早期治疗调整的依据依然存在广泛争议。本研究证实早期分子学反应警告的患者更换二代 TKI 后取得更佳的分子学反应，但长期的累计分子学反应，尤其长期生存包括无进展生存和总生存是否优于未更换或晚期更换的患者依然需要更多临床数据回答。

（刘兵城　王建祥）

文选 52

【题目】中国慢性髓系白血病酪氨酸激酶抑制剂治疗的分子监测（Molecular monitoring of tyrosine kinase inhibitor therapy of chronic myeloid leukemia in China）

【来源】J Cancer Res Clin Oncol，2016，142（7）：1549-1555

【文摘】Jiang 等采用问卷调查，分析中国患者的 TKI 治疗的分子监测模式，并确定与监测模式相关的变量。接受 TKI 治疗中国 CML 患者，每 3 个月、6 个月进行一次分子检查者比例分别为 31%、34%，并不符合推荐标准。多变量分析表明，年龄越大，在诊断后 1 年开始 TKI 治疗和使用仿制 TKI 患者监测情况与指南推荐的监测频率存在偏差有关；TKI 治疗持续时间大于 3 年、使用伊马替尼者与每 3 个月检测不足相关。农村家庭户籍与每 3 个月或 6 个月监测减少有关。最普遍的测试不足的原因是医师没有要求（60%），其次是成本原因（19%）、认为没有必要（10%）及附近没有合格的实验室（10%）等。上述结果提示老年、经济负担和医师不遵守指南建议与低监测频率有关。

【评述】以伊马替尼为代表的 TKI 显著延长 CML 患者生存期，长期治疗过程中的依从性对疾病的预后影响显得尤为重要。CML 治疗中良好的治疗依从性包括规律服药、定期进行治疗反应评估。TKI 治疗擅自中断及长期低剂量服药导致不良临床结果，定时监测评价可及时发现治疗中存在的问题并调整治疗方案是确保患者获得最佳疗效。大量研究表明，依从性不佳导致治疗失败及总体治疗费用的显著上升。本研究显示中国患者 TKI 治疗期间分子学监测频率低于指南推荐，除患者因素外，医师对指南的不遵守是最普遍的原因。医护人员对于指南、治疗监测依从性意义的正确理解和执行是提高患者依从性的关键。

（刘兵城　王建祥）

文选 53

【题目】酪氨酸激酶抑制剂治疗慢性期老年人慢性粒细胞白血病的疗效及安全性分析

【来源】国际输血及血液学杂志，2016，39（6）：471-475

【文摘】任薇如等回顾性分析华西医院 2005 年 1 月至 2016 年 1 月采用 TKI 治疗且发病年龄≥60 岁的 CML 患者治疗情况。33 例患者的一线治疗方案选择伊马替尼治疗，2 例患者一线治疗方案选择二代 TKI 尼洛替尼治疗，其余 17 例患者接受伊马替尼治疗前经过干扰素治疗。所有患者累积完全血液学缓解（complete hematologic remission，CHR）、主要细胞遗传学缓解（maior cytogenetic response，MCyR）、完全细胞遗传学缓解（complete cytogenetic remission，CCyR）和主要分子学缓解（major molecular remission，MMR）率分别为100.0％（52/52）、82.7％（43/52）、80.8％（42/52）和71.2％（37/52）。所有患者1年、5年和10年OS分别为100.0％、95.1％和75.3％，EFS分别为92.3％、73.3％和51.4％。25例患者诊断为CML时存在伴随疾病，所有52例患者查尔森合并症指数（CCI）评分均≤2分。32例CCI评分＝0分与20例CCI评分＞0分的患者相比，累计CCyR、MCyR、MMR率，以及Ⅲ～Ⅳ级血液学与非血液学不良反应发生率差异均无统计学意义。50例接受伊马替尼治疗患者中，Ⅲ～Ⅳ级中性粒细胞减少、血小板减少、贫血发生率分别为16.0％（8/50）、28.0％（14/50）及18.0％（9/50），Ⅲ～Ⅳ级非血液学不良反应发生率为28.0％（14/50）、5例（10.0％，5/50）患者因为伊马替尼不耐受而选择二代TKI治疗。结果显示TKI对慢性期中国老年患者具有良好的疗效及安全性，轻微的伴随疾病不影响疾病治疗。

【评述】中国CML患者中位发病年龄45岁，远低于欧美国家患者中位发病年龄60～65岁，另外有小部分年轻成人甚至儿童患者。对于儿童和老年患者TKI治疗情况我国数据缺乏报道。年轻成人患者诊断时间延迟，晚于成年和老年患者，年轻成人诊断时白血病负荷更高，脾大的比例更高，脾大程度更为严重，更高比例的进展期患者。在化疗和干扰素治疗组中年轻成人总生存显著优于成年和老年患者，但在在TKI治疗情况下，年轻成人和成人的总生存差异消失。年轻成人的完全细胞遗传学反应、主要分子学反应均显著低于成年和老年组，疾病进展风险显著增高。老年组患者的完全细胞遗传学反应、主要分子学反应、疾病进展情况与成年组相似。二代TKI能够获得更快更深的细胞遗传学和分子学反应，使更多患者获得停药的可能。因此对于年轻成年患者，尤其是具有高危因素的年轻患者，应当采取更为积极的治疗策略，疗效的检测应当更细致严谨。针对老年患者而言，伊马替尼依然是使用经验最丰富的TKI，伊马替尼治疗获得细胞遗传学和分子学反应在成年和老年患者群无显著差异，伊马替尼治疗获得完全细胞遗传学反应患者8年生存超过80％。伊马替尼等TKI治疗老年患者总生存低于成年组，若仅分析CML相关死亡，则老年和成年组生存无显著差异。因此对于老年患者而言，伊马替尼依然是一线治疗选择，而且完全细胞遗传学反应应当成为老年患者疗效评价的主要指标。相比年轻患者，老年患者对伊马替尼耐受性差，导致更高比例的治疗中断和依从性降低。不同TKI的毒性反应谱成为老年患者初始治疗选择的重要影响因素。对老年患者，采用最低有效剂量的TKI治疗获得并维持完全细胞遗传学反应是否为最佳治疗策略需要更多临床数据支持。

（刘兵城　王建祥）

文选54

【题目】中国慢性髓细胞白血病酪氨酸激酶抑制剂停药的临床表现（A clinical observation of Chinese chronic myelogenous leukemia patients after discontinuation of tyrosine kinase inhibitors）

【来源】Oncotarget，2016，7（36）：58234-58243

【文摘】Li 等报道了单中心 CML 患者中 TKIs 停止治疗的临床观察，以及 CML 白血病干细胞（leukemia stem cells，LSCs）和复发之间的可能联系。在 1057 例患者中，有 22 例获得持续完全分子学反应（complate molecular response，CMR）患者终止 TKI 治疗。10 例患者出现分子学复发，停止 TKI 治疗后维持完全分子学反应的平均时间为 12.73 个月。22 例患者中 20 例患者采用流式细胞检测可发现 LSC，提示 TKI 治疗获得 CMR 患者依然无法清除 LSC。采用放射处理后 NOD/SCID 小鼠，移植患者 LSC 检测其致白血病能力。5 例复发和 1 例停药维持 CMR 患者来源骨髓致小鼠形成白血病。在复发者和非复发者之间，LSCs 的数量没有差别。提示 TKI 停药后的复发似乎与 LSC 的数量无显著相关性。

【评述】无治疗的持续缓解 TFR 逐步由临床试验走向临床实践。大量停药试验显示 TKI 治疗后获得持续深度分子学患者，停止治疗后 40%～50%患者维持持久的分子学无复发。目前数据显示停药后复发患者 TKI 再治疗反应良好，罕有获得性耐药的发生。由于分子学检测敏感性、无法准确预测停药后复发等问题，中国患者获得持久深度分子学反应后的停药研究鲜见报道。本研究中 22 例患者在研究期间 12 例停药后维持 CMR，提示在真实世界中科学指导下停止 TKI 治疗是安全可行的。如何提高停药的成功率、成功停药的影响因素成为停药研究领域的热点。部分停药研究数据显示初诊 Sokal 评分、NK 细胞数量、TKI 治疗时间等均可能与停药成功与否相关。本研究进一步探讨了 CML-LSC 与停药后复发的关系，显示即使获得 CMR 的患者依然能够检测到 LSC，提示残留 LSC 对 TKI 耐药。然而，流式细胞仪检测的 LSC 数量在复发和非复发患者间并无显著差异，早期复发组和晚期复发组患者 LSC 同样无显著差异。相比 LSC 数量，LSC 功能可能与停药后复发关系更为密切。寻找 TKI 停药后复发的相关因素，为提高 TFR 提供理论依据。

（刘兵城　王建祥）

文选 55

【题目】酪氨酸激酶抑制剂治疗慢性粒细胞白血病第二肿瘤的发生率（Incidence of second malignancies of chronic myeloid leukemia during treatment with tyrosine kinase inhibitors）

【来源】Clin Myeloma Leuk，2016，16（10）：577-581

【文摘】回顾性分析 223 例伊马替尼治疗 CML 患者的第二肿瘤（SMs）的频率和特点，并与国家中央癌症登记处的预期数据相比较评估 CML 患者的 SMs 可能的风险因素。中位随访 64 个月，7 例患者（3.14%）发生了 6 种不同的 SMs，包括结肠、胃、乳房、肾、颈部和淋巴组织。SMs 的风险高于预期（P＝0.018）。进一步分析未发现影响伊马替尼等 TKI 暴露的时间长短和 TKIs 的累计剂量与 SMs 发生的相关性。

【评述】在非 TKI 治疗时代，CML 患者主要因病情进展导致死亡，CML 进展包括出现急性髓系白血病、急性淋巴细胞白血病、骨髓增生异常综合征等。TKI 治疗使因 CML 疾病进展导致死亡显著减少，显著改善 CML 患者的长期生存。TKI 治疗时代 CML 患者第二肿瘤的风险仍不明确。除了高龄因素，CML 患者第二肿瘤发生不仅考虑 TKI 长期治疗是否相关，尚需明确 CML 患者本身是否存在肿瘤易发的遗传背景。瑞典、丹麦、德国、捷克等国研究者数据显示 CML 患者第二肿瘤标准化发病率（standardized incidence ratios，SIR）增加，这些研究不仅包含了 TKI 治疗患者，也包含大量 TKI 治疗前的数据。瑞典 CML 和癌症登记处资料显示，2002—2011 年 868 例接受 TKI 治疗的 CML 患者，中位随访 3.7 年，65 例（7.5%）发生血液肿瘤外 75 种肿瘤，其中 52 种为侵袭性肿瘤。与非 CML 正常人群相比，CML 人群标化第二肿瘤 SIR 为 1.52，诊断前及 TKI 治疗 1 年后 SIR 分别为 1.58、1.47。第二肿瘤类型显示胃肠、鼻、咽喉部位肿瘤明显增加。美国肿瘤预防中心（SEER）数据显示 CML 第二肿瘤 SIR 为 0.6，但该研究仅纳入首次发生的 CML 外肿瘤，仅纳入 28%的美国人口数据作为对比，导致结果可能低估了 CML 患者第二肿瘤 SIR。如果采用瑞典 CML 和癌症登记处资料数据模型分析，SEER 数据结果同样显示 CML 患者第二肿瘤 SIR 显著增加。上述研究均未能发现 TKI 使用是否增加第二肿瘤的发生，中国学者的研究显示伊马替尼使用不影响第二肿瘤发生，瑞典数据显示 CML 诊断前及 TKI 治疗后第二肿瘤 SIR 接近，提示 CML 第二肿瘤发生并非 TKI 治疗导致。

（刘兵城　王建祥）

第三节　淋巴瘤研究进展

文选 56

【题目】儿童霍奇金淋巴瘤 83 例临床研究

【来源】白血病·淋巴瘤，2016，25（5）：275-280

【文摘】段彦龙等探讨了儿童霍奇金淋巴瘤（HL）的病理及临床特点，初步分析患者 EB 病毒感染状态，总结根据危险度分层治疗即化疗联合低剂量受累野放疗的疗效及相关不良反应。选择回顾性分析 2003 年 1 月至 2013 年 3 月接受规范化治疗的 83 例 HL 患儿的临床资料。全部行活组织检查病理形态及免疫组织化学检查，参照 WHO 2001 病理分型标准诊断，按 HL Ann Arbor 分期标准分期，根据不同的危险因素及对治疗的反应，将患儿分成低危、中危、高危 3 个治疗组。结果发现 83 例患儿中，男性 69 例，女性 14 例；Ⅲ～Ⅳ期 59 例（71.1%），1 例为结节性淋巴细胞为主型，其余 82 例均为经典型 HL，其中 64 例（77.1%）为经典混合细胞型。侵犯部位广泛、巨大瘤块 34 例（41.0%），大于 4 个淋巴结区受累 26 例，有 B 组症状 35 例。70 例行 EB 病毒感染指标［潜伏膜蛋白（LMP）和（或）EB 病毒编码 RNA（EBER）染色］检测，65 例（92.9%）阳性，随访时间（72±32）个月。低危组 3 例，中危组 27 例，高危组 53 例。OS 97.5%，5 年

EFS 92.8%。结论：儿童 HL 男性多于女性，与 EB 病毒相关，病理以混合细胞型居多，预后相对较好。根据疾病危险度进行联合化疗及低剂量受累野放疗的近期疗效可靠，但随访时间尚短，需进一步观察远期不良反应。

【评述】 HL 是儿童淋巴瘤的常见类型，关于其预后分型特点及其与成人 HL 的区别鲜见文献报道。本文通过探讨 83 例儿童 HL 的病理特点、EBV 感染状态、化疗疗效等因素，为儿童 HL 的诊断和治疗提供了临床数据。

（曾东风　马　军　贡铁军）

文选 57

【题目】 沙利度胺联合 R-CHOP 方案一线治疗年轻人高危弥漫大 B 细胞淋巴瘤

【来源】 白血病·淋巴瘤，2016，25（4）：243-245

【文摘】 王亚兰等探讨了沙利度胺联合 R-CHOP 方案一线治疗年轻高危弥漫大 B 细胞淋巴瘤（DLBCL）患者的疗效及安全性。选择经病理学确诊的 $CD20^+$ 的 DLBCL 患者 60 例，男性 34 例，女性 26 例，中位年龄 48 岁（18～60 岁），年龄调整国际预后指数（aaIPI）≥2 分，随机分为 2 组，每组 30 例。A 组采用沙利度胺联合 R-CHOP 方案治疗，标准 R-CHOP：利妥昔单抗 $375mg/m^2$ 第 0 天，长春新碱 $1.4mg/m^2$。第 1 天，多柔比星 $50mg/m^2$ 第 1 天，环磷酰胺 $75mg/m^2$ 第 1 天，泼尼松 60mg/d 第 1～5 天，21 天为 1 个周期，共 6 个周期，并给予阿司匹林预防血栓形成，高凝血状态患者给予低分子肝素钙预防血栓。沙利度胺 150mg，1 次/d，口服，持续 6 个月；B 组采用标准剂量 R-CHOP 方案治疗，21 天为 1 个周期，共 6 个周期。结果发现 A、B 两组 CR 分别为 77%（23/30）与 57%（17/30），EFS 分别为 81%与 67%，PFS 率分别为 87%与 73%，差异均有统计学意义（均 $P<0.05$），两组Ⅲ级以上粒细胞减少分别为 12 例与 8 例，均无毒性相关死亡。研究表明沙利度胺联合 R-CHOP 一线治疗年轻 DLBCL 可明显提高患者 CR 率，且安全性好，可改善患者生命质量，值得临床研究。

【评述】 在美罗华时代，年轻人 DLBCL 的治疗效果已经得到显著提高，但是仍有相当数量的患者复发。对于高危的 DLBCL，R-CHOP 的治疗模式正有被 RX-CHOP 代替的趋势。但是大多是 X 靶向或小分子药物由于其高昂的价格在国内难以推广，而沙利度胺作为廉价的 X 药物，其治疗价值日益受到重视。本研究探讨了沙利度胺联合 R-CHOP 方案一线治疗年轻人高危弥漫大 B 细胞淋巴瘤的有效性和安全性，对于适合中国国情的年轻高危 DLBCL 患者的治疗选择提供了参考价值。

（曾东风　马　军　贡铁军）

文选 58

【题目】 *c-myc* 基因重排对弥漫大 B 细胞淋巴瘤预后影响的 Meta 分析

【来源】 白血病·淋巴瘤，2016，25（1）：61-64

【文摘】 目的：探讨 *c-myc* 基因重排对 DLBCL 远期疗效的影响，为 DLBCL 预后判断提供循证医学依据。方法：计算机检索中英文数据库，收集国内外公开发表的关于 *c-myc* 基因重排 DLBCL 的相关文献，采用 RevMan5.2 软件进行 Meta 分析。结果：筛选文献，共有 8 篇纳入研究。Meta 分析显示，*c-myc* 重排阳性的 DLBCL 患者 5 年无进展生存和总生存较 *c-myc* 重排阴性患者差（HR＝2.28，95％CI 1.64～3.18；lib＝2.35，95％CI 1.93～2.85）。结论：*c-myc* 基因重排是潜在的 DLBCL 预后不良的生物标志物。

【评述】 *c-myc* 基因作为与肿瘤细胞增殖密切相关的基因，其在淋巴瘤的价值日益得到重视，本研究通过文献荟萃的 Meta 分析，证实了 *c-myc* 基因重排指导 DLBCL 不良预后的价值。

（曾东风　马　军　贡铁军）

文选 59

【题目】 PDGFRA 和 CMYC 在结外 NK/T 细胞淋巴瘤中的表达及预后相关因素探讨

【来源】 中华病理学杂志，2016，45（12）：825-830

【文摘】 陈燕坪等分析探讨了结外 NK/T 细胞淋巴瘤（extranodal NK/T-cell lymphoma，ENKTL）中 PDGFRA 和 CMYC 蛋白表达及其与临床病理特征和预后的关系。通过收集 54 例 ENKTL 石蜡标本，采用免疫组织化学的方法检测 CD20、CD2、CD3、CD56、T 细胞胞质内抗原（TIA）1、颗粒酶 B、Ki-67、PDGFRA 和 CMYC 等蛋白的表达，原位杂交检测 EB 病毒编码的小 RNA（EBER），用 50 例鼻咽黏膜淋巴组织增生的标本作为正常对照组。结果发现：①54 例 ENKTL 中，CD20 全部阴性，CD3、CD2、TIA1、颗粒酶 B 全部阳性，81.0％（47/54）CD56 阳性，83.3％（45/54）Ki-67＞60％阳性。EBER 原位杂交全部阳性（100％）。②PDGFRA 和 CMYC 蛋白阳性表达率分别为 51.9％（28/54）和 53.7％（29/54），均高于鼻咽黏膜淋巴组织增生标本中的表达率（P 均＜0.05）。PDGFRA 和 CMYC 蛋白在 ENKTL 中的表达呈正相关（$r=0.295$，$P<0.05$）。③CMYC 蛋白表达与患者的性别、年龄、临床分期、B 症状以及治疗方案无关（$P>0.05$），与临床疗效显著相关（$P<0.05$）；PDGFRA 蛋白表达与患者的性别、年龄、临床分期、治疗方案及临床疗效无关（$P>0.05$），与 B 症状显著相关（$P<0.05$）；PDGFRA 和 CMYC 蛋白同时表达与患者的性别、年龄、临床分期、B 症状、治疗方案及临床疗效均无相关性（$P>0.05$）。④单因素生存分析显示，临床分期、CMYC 蛋白及 PDGFRA 和 CMYC 蛋白同时表达与 ENKTL 的预后相关，而性别、年龄、B 症状、治疗方案、疗效和 PDGFRA 蛋白与预后差异无统计学意义（$P>0.05$）。进一步多因素 COX 分析结果显示：临床分期、CMYC 蛋白阳性表达及 PDGFRA 和 CMYC 蛋白同时表达可作为 ENKTL 独立的预后因子（$P<0.05$）。结论证实 PDGFRA 和 CMYC 在 ENKTL 中高表达，CMYC 蛋白阳性表达及 PDGFRA 和 CMYC 蛋白同时表达可作为 ENKTL 独立的预后因子、评估预后，提示有风险。

【评述】既往对结外 NK/T 细胞淋巴瘤预后指标的评判集中于临床分期和部分非特异性基因突变的检测，本研究通过分析 PDGFRA 和 CMYC 蛋白表达及其与临床病理特征及预后的关系，初步证实了两种蛋白对于结外 NK/T 细胞淋巴瘤的独立预后价值。

（曾东风　马　军　贡铁军）

文选 60

【题目】间变性淋巴瘤激酶阳性和阴性间变性大细胞淋巴瘤分子遗传学研究

【来源】白血病·淋巴瘤，2016，25（11）：641-644，650

【文摘】陈宝珍等研究间变性大细胞淋巴瘤（anaplastic large cell lymphoma，ALCL）的遗传学特征，探讨其发病机制，寻找有助于 ALCL 诊断、分类及预后评估的新分子靶标。方法：收集 ALCL 病例石蜡包埋组织 10 例，其中 4 例间变性淋巴瘤激酶（anaplastic lymphoma kinase，ALK）阳性，6 例 ALK 阴性。采用免疫组织化学染色及荧光原位杂交技术分别检测表型及 2p23 重排，利用 OncoScan 芯片在全基因组水平上扫描分析 10 例 ALCL 的拷贝数变异。结果：10 例 ALCL 均存在拷贝数变异，拷贝数获得者多于拷贝数缺失者。拷贝数获得主要累及 17q11.2、Xp22.3、Xq28，拷贝数缺失主要累及 3q26.1、14q11.2、22q11.23。ALK 阴性者拷贝数变异比 ALK 阳性者更为复杂：ALK 阴性者拷贝数获得主要累及 9q24.3-24.1、14q32.33，拷贝数缺失主要累及 2p11.2、16p13.3，而 ALK 阳性者并无此变异。结论：ALCL 存在复杂的遗传学不平衡，染色体片段获得多于缺失，ALK 阴性 ALCL 遗传学不平衡更为复杂。ALCL 是异质性明显的一类肿瘤。

【评述】本文从 ALCL 的遗传学角度入手，分析了 ALK 激酶阳性和阴性的 ALCL 差异，对于后续从遗传学角度了解分析其异质性并指导临床治疗提供了相关数据。

（曾东风　马　军　贡铁军）

文选 61

【题目】H3K27 的三甲基化蛋白在初治弥漫大 B 细胞淋巴瘤的表达及对预后的影响

【来源】中国实验血液学杂志，2016，24（5）：1379-1385

【文摘】邓玉洁等探讨 H3K27me3 在 DLBCL 中的表达及对预后的影响。方法：收集福建省肿瘤医院 102 例初治 DLBCL 石蜡标本，利用 TMA 技术制成组织芯片，免疫组织化学方法检测 H3K27me3 等蛋白的表达，收集临床数据和随访信息，用 Kaplan-Meier 法分析治疗水平，用 Cox 比例风险模型分析预后因素，比较不同表达与患者临床病例特征及预后关系。结果：DLBCL 组织芯片位点完整。H3K27me3 高表达者占 59.8%，与老年（>60 岁）、ECOG≥2、侵犯结外病灶数目≥2、高 LDH、IPI 高-中风险组相关。H3K27me3 高表达组治疗 CR 和 OR 均低于低表达组，分别为 20%、57.5%和 41.8%、90%（$P<0.001$）；高表达组中位生存时间 21.5 个月，较低表达组

中位生存期明显缩短（$P<0.0001$）。COX 多因素分析显示，H3K27me3 高表达是 DLBCL 预后不良的危险因素（$P=0.007$）。结论：TMA 技术可用于 DLBCL 组织芯片构建，部分 DLBCL 存在 H3K27me3 高表达。该类型患者对治疗反应差，生存期短，检测 H3K27me3 蛋白表达对预测 DLBCL 预后具有一定临床价值。

【评述】基因甲基化异常在淋巴瘤领域的研究日益得到重视，本研究以 H3K27 的三甲基化蛋白为切入点，分析了其高表达对于临床预后的意义，为淋巴瘤发病机制研究和去甲基化治疗提供了有意义的数据。

（曾东风　马　军　贡铁军）

文选 62

【题目】不同基因检测指标在 B 细胞淋巴瘤表达及其临床意义

【来源】中国临床药理学杂志，2016，32（11）：996-998

【文摘】郭健欣等研究 Bcl-2 蛋白、P53 蛋白、细胞周期蛋白 D1 在 B 细胞淋巴瘤中的表达及临床意义。方法：选取 2010 年 1 月至 2015 年 8 月在本院诊治的 30 例 B 细胞淋巴瘤患者资料，选取同期治疗的 20 例淋巴结反应性增生（reactive hyperplasia，RH）进行对照。用组织芯片技术对入选患者制备高通量样本，用免疫组织化学 SP 方法对采集标本的 Bcl-2 蛋白、P53 蛋白、细胞周期蛋白 D1（Cyclin D1）水平进行检测，分析 Bcl-2、P53、Cyclin D1 在 B 细胞淋巴瘤患者中的表达。结果：不同类型的 B 细胞淋巴瘤患者的 Bcl-2、P53、Cyclin D1 表达不尽相同。Bcl-2：在 DLBCL、FL、SLL、MALT 及 MCL 的阳性率分别为 64.3%、50.0%、100.0%、50.0%、100.0%，阳性率显著高于 RH 20%（$P<0.05$）。P53：在 DLBCL、FL、SLL、MALT 阳性率分别为 57.1%、50.0%、33.3%、50.0%，且 DLBCL、FL 阳性率，显著高于 RH 的 30%（$P<0.05$）。Cyclin D1：仅在 MCL 中表达为 100%，显著高于 RH（$P<0.05$）。结论：B 细胞淋巴瘤与 Bcl-2、P53 协同表达途径及 Cyclin D1 水平异常存在紧密联系。

【评述】B 细胞淋巴瘤作为一大类异质性淋巴系统肿瘤，其基因表达异常是其异质性的重要特点之一。本研究通过对常见的 B 淋巴肿瘤的基因表达进行分析，初步明确了相关基因的发生率和协同表达水平，为明确 B 细胞淋巴瘤的发病特点和基因表达规律提供了依据。

（曾东风　马　军　贡铁军）

文选 63

【题目】合并桥本甲状腺炎/甲状腺癌的弥漫大 B 细胞淋巴瘤临床特点及预后分析

【来源】山东医药，2016，56（25）：75-77

【文摘】目的：总结合并桥本甲状腺炎（Hashimoto thyroiditis，HT）/甲状腺癌（thyroid carcinoma，TC）的 DLBCL 临床特点及生存情况。方法：根据是否合并 HT/TC，将 214 例常规行甲状腺B超的DLBCL患者分为HT组、疑似TC组、甲状腺结节/正常组，并分析各组患者的临床特点、病理类型、生化指标、诊治、疗效及生存情况。结果：HT组DLBCL患者占18.7%（40/214），中位年龄66（42～83）岁，≥60岁者占67.5%（27/40），男女比例为1∶3。病理类型：生发中心B细胞样（GCB）型23例，非GCB型16例，类型不明1例。Ann Arbor分期为Ⅰ、Ⅱ期27例，Ⅲ、Ⅳ期13例。疑似TC组DLBCL患者占8.4%（18/214），其中6例行甲状腺活检，4例病理学检查确诊TC；疑似TC组患者中位年龄59（42～76）岁，≥60岁者占44.4%（8/18），男女比例为1∶1.57。病理类型：GCB型7例，非GCB型11例。Ann Arbor分期为Ⅰ、Ⅱ期12例，Ⅲ、Ⅳ期6例。甲状腺结节/正常组DLBCL患者占72.9%（156/214），中位年龄57（3～92）岁，≥60岁者占37.8%（59/156），男女比例为1∶11。病理类型：GCB型52例，非GCB型91例，类型不明13例。Ann Arbor分期为Ⅰ、Ⅱ期73例，Ⅲ、Ⅳ期82例。三组DLBCL患者的年龄、性别、病理类型、临床分期比较均有统计学差异（P均<0.05）。HT组、疑似TC组、甲状腺结节/正常组生存期分析无统计学差异（P均>0.05）。结论：HT及疑似TC均好发于女性，且HT多为老年人、病理类型GCB多见；HT及疑似TC的DLBCL患者临床分期均多为早期。

【评述】桥本甲状腺炎/甲状腺癌作为一种与女性激素和免疫紊乱相关的疾病，其与DLBCL的发生及相关性是本文的研究重点。本文通过分析214例常规行甲状腺B超的DLBCL患者，明确了不同甲状腺疾病患者DLBCL的发病情况及其病理特点，为相关合并疾病的诊疗提供了依据。

（曾东风　马　军　贡铁军）

文选64

【题目】Burkitt淋巴瘤临床分析

【来源】现代肿瘤医学，2016，24（23）：3796-3799

【文摘】目的：分析我中心2007—2013年确诊的34例Burkitt淋巴瘤（BL）的病理、临床特征及12例临床特点和预后关系。方法：回顾分析2007—2013年我中心确诊的34例BL（占淋巴瘤总数1.43%，B细胞淋巴瘤2.03%）的病理资料及12例接受治疗的患者临床资料，治疗方法为［hyper CVAD（A+B）±R（利妥昔单抗）］±allo-HSCT，观察短期疗效（CR和PR）和长期疗效（包括1年和2年OS及PFS），分析预后影响因素。结果：34例患者中男∶女=10∶7，中位年龄23.5岁（3～74岁），0～14岁29.4%（10/34），15～22岁23.5%（8/34），>22岁47.1%（16/34）。全身各脏器均可发病，主要以浅表淋巴结、脑部及鼻咽部为主。Ki-67指数均>95%；c-myc阳性77%（10/13）。其中12例在我中心接受治疗，Ⅱ期1例（8.4%），Ⅲ～Ⅳ期11例（91.7%）。诱导治疗：11例（91.7%）采用hyper CVAD（A+B）方案化疗，3疗程后2例达PR，9例（82%）达CR。9例达CR的患者中有1例采用CHOPE方案巩固化疗，1年内复发；5例采用hyper CVAD（A+B）巩固化疗6疗程，1例1年后复发，2年OS及PFS（分别为

100%、80%。3例采用hyper CVAD（A+B）+利妥昔单抗（R）方案巩固化疗6个疗程，2年OS及PFS均为100%，PFS较未用R组高。3例在巩固、维持治疗后序贯allo-HSCT，随访至2年无复发，病情稳定，OS及PFS均为100%。随访2年无复发8例，年龄<15岁占50%（4/8），15～22岁占37.5%（3/8），>22岁占12.5%（1/8）。结论：BL主要发生在儿童和青少年，男性高于女性，可累及全身各个器官，诊断时临床分期常较高，需要高强度、高频率、足疗程、规律化疗，尤其是儿童及青少年患者。利妥昔单抗和大剂量化疗药物协同使用，序贯自体造血干细胞移植巩固治疗能提高OS率与PFS，但仍需要临床大样本研究。

【评述】本文系统分析了作者所在单位34例Burkitt淋巴瘤（BL）的病理、临床特征及12例临床特点和预后关系，初步明确了BL在单中心研究中的临床发病特点，并对治疗进行了初步分析。可以为BL的临床特点和诊疗提供一定临床依据。

（曾东风　马　军　贡铁军）

文选65

【题目】14-3-3-zeta在Ⅲ/Ⅳ期套细胞淋巴瘤患者中的表达及其临床意义

【来源】中华老年多器官疾病杂志，2016，15（11）：801-804

【文摘】目的：探讨14-3-3zeta蛋白表达与MCL患者疗效和预后的关系。方法：收集2007年3月至2012年3月期间于第四军医大学病理科确诊、血液科住院治疗的12例MCL患者的临床资料，采用免疫组织化学染色方法检测14-3-3zeta蛋白在12例MCL患者中的表达情况，分析其与MCL预后的关系。结果：与淋巴结反应性增生相比，12例MCL患者中8例细胞浆中表达14-3-3zeta阳性，阳性表达率为66.7%。14-3-3zeta阳性表达患者总反应率（ORR）、2年OS、2年PFS（分别为62.5%、50.0%、37.5%）均低于14-3-3zeta阴性表达患者（分别分75.0%、100.0%、75.0%），有待扩大样本量深入研究。结论：MCL中存在14-3-3zeta蛋白的异常高表达，其表达强弱可能与预后相关。

【评述】14-3-3zeta蛋白是一种涉及细胞增殖、黏附、凋亡等多种信号转导通路的蛋白，本研究首次通过研究其在MCL的表达，并结合MCL的临床特点进行分析，初步明确了其在MCL的生物学行为中的作用，为后续深入的机制研究提供了基础。

（曾东风　马　军　贡铁军）

文选66

【题目】原发骨淋巴瘤42例临床分析

【来源】中华老年多器官疾病杂志，2016，15（11）：841-844

【文摘】目的：探讨原发骨淋巴瘤（primary bone lymphoma，PBL）的临床特点及预后。方法：入选西京医院2006年至2014年期间收治的PBL患者42例，男24例，女18例，中位年龄

45.6（11～78）岁，收集患者的临床资料，包括性别、年龄、有无全身症状、发病部位、临床分期、病理类型、治疗方案、疗效评价等，进行回顾性分析，通过电话和门诊随访至2015年3月。结果：42例患者均以病变部位疼痛或牵涉性麻木为首发临床表现。病理分型均为NHL，50%（21/42）为DLBCL。其中17例患者接受了治疗，5例放化疗联合，12例单纯化疗，两组比较，近期疗效差异无统计学意义（$P>0.05$）。4个疗程后评估近期疗效，年龄、性别、分期、LDH水平、有无全身症状、病理分型、美国东部肿瘤协作组（ECOG）评分、国际预后指数（IPI）评分、是否应用利妥昔单抗治疗、是否联合放疗等对CR的影响无统计学意义（$P>0.05$）。中位随访时间13（2～48）个月，无进展生存期>3年的4例患者中3例应用了利妥昔单抗。结论：42例PBL患者病理类型主要为DLBCL，治疗以化疗为主，联合放疗未明显提高疗效，应用利妥昔单抗可能会改善预后，尚需扩大样本量进行研究。

【评述】骨淋巴瘤作为一种少见的淋巴瘤类型，其临床特点和病理分析目前尚缺乏国内多中心大样本的数据分析。本研究从单中心的42例骨淋巴瘤入手，分析了其临床特点、病理类型、治疗疗效评估，对骨淋巴瘤的临床分析具有一定指导意义。

（曾东风　马　军　贡铁军）

文选 67

【题目】23例套细胞淋巴瘤患者临床特征及预后相关因素分析

【来源】中华血液学杂志，2016，37（6）：491-496

【文摘】目的：观察MCL患者的临床特征并探讨预后相关因素。方法：回顾性分析23例MCL患者的临床资料，并采用免疫组化检测12例MCL患者的Mcl-1、磷酸化（p）NF-id3p65和14.3.3蛋白的表达，分析预后相关因素。结果：23例MCL患者中，国际预后指数（IPI）0～2分17例（73.9%），3～4分6例（26.1%），前者2年PFS优于后者（47.1% *vs*.0，$P=0.049$）；MCL国际预后指数（MIPI）<5.7分16例（69.5%），ORR、2年OS及PFS率均优于MIPI≥5.7组患者（7例）（ORR：81.3% *vs*.33.3%，$P=0.032$；OS：68.8% *vs*.16.7%，$P=0.041$；PFS：50.0% *vs*.0，$P=0.040$）。利妥昔单抗（R）+CHOP（E）［阿霉素、环磷酰胺、长春新碱、泼尼松（依托泊苷）］方案组ORR、2年OS及PFS分别为100.0%、80.0%及70.0%，均优于CHOP（E）方案组（分别为38.5%、30.8%及7.7%）（P分别为0.002、0.024、0.003）。12例患者中6例Mcl-1阳性，其中2例短期治疗有效（CR+PR），随访2年存活，1例随访2年持续CR；而Mcl-1阴性患者均达CR，随访2年存活，5例随访2年持续CR/PR。6例pNF. KBp65阳性患者中3例短期治疗有效，随访2年存活，1例随访2年持续CR；而6例pNF-κBp65阴性患者5例达到CR，随访2年持续CR/PR。8例14-3-3ζ阳性患者中5例治疗有效，4例随访2年存活，3例随访2年持续CR/PR；4例14.3.3阴性患者中3例达到CR，4例随访2年存活，3例随访2年持续CR/PR。结论：MCL患者异质性明显，MIPI较IPI具有更好的预后判

断意义。R+CHOP（E）方案较CHOP（E）方案疗效好。Mcl-1、pNF. vd3p65、14.3-3蛋白表达可能与MCL预后有一定关系。

【评述】本研究通过对单中心的23例MCL患者临床特征及预后相关因素进行分析，初步明确了对于MCL的预后评判中MIPI的价值及相关的蛋白表达对MCL预后的意义。为MCL的临床疗效指导及治疗提供了临床数据借鉴。

（曾东风　马　军　贡铁军）

文选68

【题目】FISH检测经典霍奇金淋巴瘤*TNFAIP3*基因缺失及其与EB病毒感染的相关性

【来源】中华血液学杂志，2016，37（12）：1060-1064

【文摘】目的：研究经典型霍奇金淋巴瘤（classical Hodgkin lymphoma，CHL）中肿瘤坏死因子α诱导蛋白3（TNFAIP3）基因及其编码的A20蛋白表达情况，并分析其与EB病毒（EBV）感染的相关性。方法：收集54例CHL患者的病理标本及临床资料，选取肿瘤细胞丰富区制作组织芯片。应用免疫组织化学染色法检测EBV编码的潜伏膜蛋白1（latent membrane protein-1，LMP-1），原位杂交法检测EBV编码的RNA（EBER1/2）以明确EBV感染状态。使用位点特异性间期荧光原位杂交（FISH）法检测*TNFAIP3*基因表达，免疫组织化学染色法检测A20蛋白表达。使用SPSS17.0统计学软件包进行数据分析。结果：LMP-1、EBER1/2阳性率均为25.9%（14/54），两者符合率为100%。27.8%（15/54）的标本存在A20表达丢失，20.4%（10/49）的标本存在TNFAIP3杂合或纯合缺失。两种方法的检测结果显示存在明显不一致，*TNFAIP3*缺失伴A20丢失仅有1例。此外，EBV感染阴性与A20丢失及*TNFAIP3*缺失无相关性（$P>0.05$）。结论：EBV阳性和阴性CHL病例均存在*TNFAIP3*基因和（或）A20蛋白表达丢失，FISH和免疫组织化学染色两种方法结果不一致，可能与技术因素有关。

【评述】EBV病毒感染在CHL中发病的意义及其预后价值目前尚无明确定论，本研究通过研究CHL中*TNFAIP3*基因及其编码的A20蛋白表达情况，并与EBV感染进行相关性分析，初步发现EBV感染与*TNFAIP3*基因表达和（或）A20蛋白表达丢失无相关性。

（马　军　曾东风）

文选69

【题目】CD137在北方地区经典型霍奇金淋巴瘤中的表达及辅助病理鉴别诊断价值探讨

【来源】中华血液学杂志，2016，37（6）：484-490

【文摘】目的：明确CD137在北方地区CHL中的表达，探讨其作为CHL辅助病理鉴别诊断新指标的可能应用价值。方法：收集54例CHL患者资料，以55例伴有“HRS样细胞”的非CHL患者为对照。在病理组织标本中选取“HRS细胞”或“HRS样细胞”丰富的区域制作组织芯片；以“HRS 细胞”或“HRS 样细胞”为观察对象，CHL 组应用 CD30、CD15、CD20、PAX5、CD3 免疫组织化学染色；同时对两组患者标本进行 CD137（BBK-2）抗体免疫组织化学染色及采用 EBV 编码的小 RNA（EBER）原位杂交法检测 EBV 感染状态。结果：54 例 CHL 患者均为淋巴结内原发，中位年龄 45.5（22.0～68.0）岁；男女比例 1.7∶1；对照组患者结内 54 例，结外（皮肤）1 例，中位年龄 50.0（12.0～81.0）岁；男女比例 1.9∶1。54 例 CHL 患者均表达 CD30，HRS 细胞主要诊断相关免疫标志物 CD30、CD15、CD20、CD3 阳性表达率依次为 100.0%、70.4%、18.5%和 0，可见 PAX5 弱至中等强度表达，阳性率 70.4%；EBV 感染阳性率 25.9%（对照组阳性率 21.8%）。CHL 组 CD137 阳性率 57.4%，对照组阳性率 14.5%，差异有统计学意义（$P<0.001$）。将 CHL 组及对照组按照患者年龄（≥60/<60 岁）、性别、有无 EBV 感染、组织学亚型及主要诊断相关标志物的表达与否进行分组，CD137 阳性率差异均无统计学意义（P 均>0.05）。以 2013 年为界进行分组，2013 年前后两组 CHL 患者的 CD137 阳性率差异有统计学意义（39.4% *vs*. 85.7%，$P=0.001$），对照组差异无统计学意义（12.5% *vs*. 16.1%，$P=0.705$）；2013 年以后存档的标本中 CHL 组与对照组患者 CD137 阳性率差异有统计学意义（85.7% *vs*. 16.1%，$P<0.001$）。结论：通过研究初步证实北方地区大多数 CHL 患者的 HRS 细胞表达 CD137，而对照组患者“HRS 样细胞”CD137 阳性率较低。保存期 3 年以内较保存期 3 年以上的 CHL 患者标本 CD137 阳性率高，更适于进行 CD137 免疫组织化学染色检测。CD137 有望作为辅助 CHL 病理鉴别诊断的新指标。

【评述】CD137 是一种肿瘤坏死因子受体超家族成员，广泛表达于激活后的 T 细胞、NK 细胞等人体免疫细胞的表面。其作为 CHL 辅助病理鉴别诊断新指标的可能应用价值尚无明确定论。本文研究了 54 例 CHL 患者和 55 例伴有“HRS 样细胞”的非 CHL 患者，初步证实北方地区大多数 CHL 患者的 HRS 细胞表达 CD137。该研究对提高 CHL 的诊断提供了新的指标数据。

（马　军　曾东风）

文选 70

【题目】EB 病毒阳性的胃弥漫大 B 细胞淋巴瘤特点及预后

【来源】中国肿瘤临床，2016，43（6）：255-259

【文摘】目的：探讨 EB 病毒阳性患者的胃 DLBCL 病理学特点及预后。方法：回顾性分析北京大学基础医学院病理学系 2009 年 1 月至 2015 年 1 月 75 例胃 DLBCL 患者的临床资料，15 例 EBV 阳性者为病例组，60 例 EBV 阴性者为对照组，采用免疫组织化学法和 EB 病毒 RNA 探针原位杂交法检测 Bcl-2、c-myc 蛋白表达及 EBV-EBER 情况，分析 EBV 阳性的胃 DLBCL 患者的病理学特点及预后。结果：EBV 阳性组在临床表现、年龄、性别、起源、细胞形态等方面与 EBV 阴性组相比，差异无统计学意义（$P>0.05$）；在 Bcl-2、c-myc 蛋白表达方面，EBV 阳性组与 EBV 阴性组相比，差异无统计学意义（$P>0.05$）；R-CHOP 方案治疗下，EBV 阳性组与 EBV 阴性组相比，中位 OS 分别为 15.1 个月和 31.4 个月，差异具有统计学意义（$P=0.01$）。结论：发生于胃 DLBCL 患者中，EB 病毒感染对临床表现、瘤细胞的起源、形态、蛋白表达等方面无明显影响；EB 病毒阳性的 DLBCL 患者并不局限于老年人；R-CHOP 治疗下 EB 病毒阳性患者的预后比 EB 病毒阴性的患者预后差。

【评述】 胃 DLBCL 既往研究多集中与幽门螺杆菌感染的相关性分析，本研究首次从 EBV 感染角度分析了其对胃 DLBCL 临床特点及预后的影响。结果发现胃 DLBCL 患者中，EBV 感染对临床表现、瘤细胞的起源、形态、蛋白表达等方面无明显影响。EBV 感染对于治疗中有影响预后的价值。

（贡铁军　马　军　曾东风）

文选 71

【题目】 miRNA-191 在 T 淋巴母细胞性白血病/淋巴瘤中的表达及其作用机制研究

【来源】 中华血液学杂志，2016，37（4）：273-277

【文摘】 目的：探讨 miRNA-191（miR-191）与 T 淋巴母细胞性白血病/淋巴瘤（T-ALL/LBL）的相关性及其作用机制。方法：采用荧光实时定量 PCR（qRT-PCR）法检测 20 例 T-ALL/LBL 患者肿瘤组织和 20 例淋巴结反应性增生（lymphoid reactive hyperplasia，LRH）患者淋巴结组织中 miR-191 的表达，并分析其与临床预后的关系。构建反义 miR-191 慢病毒载体（LV-miR-191-KD）和阴性对照载体（LV-NC-GFP）并转染 T-ALL 细胞系 Jurkat 细胞，qRT-PCR 法检测 miR-191 的表达水平。分别用 CCK-8 法和流式细胞术检测下调 miR-191 后的细胞活性、细胞周期和凋亡。结果：T-ALL/LBL 患者组 miR-191 表达水平明显高于 LRH 患者组[（1.875±0.079）*vs*.1.000，$P=0.001$），以 miR-191 表达量的中位数为界，将 T-ALL/LBL 患者分为高表达组（10 例）与低表达组（10 例），高表达组患者 3 年 OS 明显低于低表达组（26% *vs*.82%，$P=0.021$）。转染 48h 后，LV-miR-191-KD 组 Jurkat 细胞 miR-191 表达水平（0.578±0.012）较 LV-NC-GFP 组（1.011±0.053）和未转染对照组（1.000）显著降低（P 分别为 0.018 和 0.021），细胞凋亡比例显著升高（P 均<0.05），细胞周期阻滞于 G_0/G_1 期，并抑制从 G_1 期向 S 期转化。结论：miR-191 在 T-ALL/LBL 的发生、发展过程中起促进作用，可能作为 T-ALL/LBL。

【评述】 miR-191 作为一种与肿瘤发送密切相关的 miRNA，其在 T 淋巴母细胞性白血病/淋巴瘤中的表达及机制目前无相关数据。本研究 20 例 T-ALL/LBL 患者肿瘤组织和 20 例 LRH 患者淋巴结组织中 miR-191 的表达，初步明确了 miRNA-191 在 T-ALL/LBL 存在高表达且与预后可能相关，对于后续指导临床预后分析及探索其发病机制有重要意义。

（贡铁军　马　军　曾东风）

文选 72

【题目】 聚乙二醇脂质体阿霉素在CHOP方案治疗侵袭性非霍奇金淋巴瘤中的Ⅰ期剂量递增试验的安全性探索

【来源】 中华血液学杂志，2016，37（12）：1044-1048

【文摘】 目的：探索聚乙二醇脂质体多柔比星（PLD）在联合环磷酰胺、长春新碱和泼尼松组成改良CHOP方案中的最大耐受剂量（maximum tolerated dose，MTD）。方法：研究纳入21例初治侵袭性非霍奇金淋巴瘤患者。患者第1个周期使用PLD，分为4个剂量水平（30 mg/m^2、35 mg/m^2、40 mg/m^2、45 mg/m^2 第1天）按照3＋3方法进行剂量递增，第2～6个周期使用多柔比星（50 mg/m^2 第1天）。而联合方案中环磷酰胺（750 mg/m^2 第1天）、长春新碱（1.4 mg/m^2 第1天，最大剂量不超过2mg）和泼尼松（100mg/d 第1～5天）的剂量保持不变，仅统计第1个周期的不良反应。结果：21例患者中男14例，女7例，中位年龄49（25～67）岁。T细胞淋巴瘤15例，B细胞淋巴瘤6例。在PLD剂量递增至45 mg/m^2 剂量组时，3例患者中2例出现Ⅲ级口腔黏膜炎，达到剂量限制性毒性，因此剂量下调一个等级。在40 mg/m^2 剂量组时，12例患者中仅有1例出现肺炎伴Ⅳ级中性粒细胞下降。所有剂量组中，观察到的Ⅲ～Ⅳ级不良反应为中性粒细胞下降（13例，61.9%）、口腔黏膜炎（2例，9.5%）、血小板下降（1例，4.8%）和肺炎（1例，4.8%），经过抗感染、口腔护理、支持治疗后症状均可缓解。结论：在联合环磷酰胺、长春新碱和泼尼松治疗侵袭性非霍奇金淋巴瘤的治疗方案中，PLD的最大耐受剂量为40 mg/m^2，不良反应经对症处理后症状可缓解。

【评述】 聚乙二醇包裹的脂质体PLD性质稳定，能减少PLD的心脏毒性同时克服脂质体PLD稳定性较差的特点。本研究21例初治侵袭性非霍奇金淋巴瘤患者为研究对象，探索聚乙二醇脂质体PLD在联合环磷酰胺、长春新碱和泼尼松组成改良CHOP方案中的最大耐受剂量，经研究中国人应用PLD最大耐受剂量为40kg/m^2。其结果对于聚乙二醇脂质体PLD在淋巴瘤治疗中的应用提供了重要的参考价值。

（贡铁军　马　军　曾东风）

文选 73

【题目】 减低剂量利妥昔单抗联合CHOP方案治疗老年弥漫性大B细胞淋巴瘤的疗效观察

【来源】 国际输血及血液学杂志，2016，39（2）：93-99

【文摘】 目的：观察减低剂量利妥昔单抗＋环磷酰胺＋多柔比星＋长春新碱＋泼尼松（融CHOP）方案与减低剂量环磷酰胺＋多柔比星＋长春新碱＋泼尼松（CHOP）方案治疗老年DLBCL的临床疗效及不良反应。方法：选取2007年1月至2013年6月，四川省医学科学院·四川省人民医院血液科收治的老年DLBCL患者66例为研究对象。全部患者均经组织病理学及免疫组织化学检测，且均符合《世界卫生组织造血及淋巴组织肿瘤分类（2008 年版）》中关于 DLBCL 的诊断标准，明确诊断为 DLBCL。本研究纳入标准：①符合 DLBCL 的诊断标准；②年龄＞60 岁；③Ann Arbor 临床分期为Ⅱ～Ⅳ期。排除标准：①患者入院前已接受其他药物或手术治疗；②患者在本次入院前已合并严重的肝、肾疾病，以及恶性肿瘤等严重系统性疾病；③患者对本次治疗应用的药物有变态反应史。采用简单随机法将 66 例老年 DLBCL 患者分为 2 组，分别为减低剂量 R-CHOP 方案化疗组（$n=27$）与减低剂量 CHOP 方案化疗组（$n=39$）。66 例初治老年 DLBCL 患者 66 例应用减低剂量 CHOP 或 R-CHOP 方案进行化疗，每例患者治疗至少 3 个周期评估疗效，能够耐受减低剂量 R-CHOP 或 CHOP 方案的老年 DLBCL 患者，行化疗 4～6 个周期，即 1 个疗程。对老年 DLBCL 患者进行近期治疗反应的评估，并随访观察 OS 率、PFS 率及 EFS 率，并观察老年 DLBCL 患者接受减低剂量 CHOP 或 R-CHOP 方案进行化疗后的不良反应。本研究遵循的程序符合四川省医学科学院·四川省人民医院人体试验委员会所制定的伦理学标准，得到该委员会批准，征得受试对象的知情同意，并与之签署临床研究知情同意书。两组患者年龄、性别构成比等一般临床资料比较，差异均无统计学意义（$P>0.05$）。结果：①减低剂量 R-CHOP 方案化疗组 27 例老年 DLBCL 患者中，1 例患者因合并症而终止化疗，其余 26 例患者化疗后的 CR 为 69.2%（18/26），PR 为 19.2%（5/26），OR 为 88.5%（23/26）。减低剂量 CHOP 方案化疗组 39 例老年 DLBCL 患者中，1 例患者化疗 1 个周期后猝死，1 例化疗后因合并症而终止化疗，其余 37 例患者化疗后的 CR 为 43.2%（16/37），PR 为 21.6%（8/37），OR 为 64.7%（24/37）。减低剂量 R-CHOP 方案化疗组 CR、OR 均高于减低剂量 CHOP 化疗方案组，且差异有统计学意义（$\chi^2=4.15$、4.49，$P<0.05$）；但两组患者 PR 相比，差异却无统计学意义（$\chi^2=0.05$，$P>0.05$）。②本组中位随访时间为 42 个月，随访率为 95.5%。减低剂量 R-CHOP 方案化疗组可评估的 26 例老年 DLBCL 患者的 3 年 PFS 为 53.8%（14/26），3 年 EFS 为 57.7%（15/26），3 年 OS 为 80.8%（21/26）。减低剂量 CHOP 方案化疗组可评估的 37 例老年 DLBCL 患者的 3 年 PFS 为 51.4%（19/37），3 年 EFS 为 51.4%（19/37），3 年 OS 为 56.8%（21/37）。减低剂量 R-CHOP 方案化疗组老年 DLBCL 患者 3 年 OS 高于减低剂量 CHOP 方案化疗组患者，且差异有统计学意义（$\chi^2=3.96$，$P<0.05$）；两组患者 3 年 PFS、3 年 EFS 相比，差异却均无统计学意义（$\chi^2=0.04$、0.25，$P>0.05$）。③两组老年 DLBCL 患者接受减低剂量 CHOP 或 R-CHOP 方案进行化疗后常见化疗相关不良反应为粒细胞计数减低、血小板计数减低、贫血、合并感染、胃肠道反应、肝功能异常、心脏不良反应。减低剂量 R-CHOP 方案组与减低剂量 CHOP 方案化疗组不良反应率分别为 38.5%（10/26）与 40.5%（15/37），两者相比，差异无统计学意义（$P>0.05$）。结论：与减低剂量 CHOP 化疗方案相比，减低剂量 R-CHOP 化疗方案可以提高老年 DLBCL 患者的 OR 率、CR 率，并提高 OS 率，可作为初治老年 DLBCL 患者的化疗方案之一。

【评述】减低剂量 RCHOP 或 R-miniCHOP 方案在近年的国外的临床研究中已比较普遍，主要针对高龄或不耐受化疗的患者，但国内的相关数据欠缺，本研究以 66 例老年 DLBCL 为研究对象，分析了减低剂量 RCHOP 方案对国内单中心老年 DLBCL 患者疗效情况，对于指导临床治疗具有一定意义。

（贡铁军　马　军　曾东风）

文选 74

【题目】原发乳腺弥漫大 B 细胞淋巴瘤 12 例

【来源】中国实验血液学杂志，2016，24（2）：452-456

【文摘】目的：探讨原发乳腺弥漫大 B 细胞淋巴瘤患者的临床特征、免疫表型、预后因素及治疗策略。方法：对我院 2007 年 1 月至 2014 年 4 月收治的 12 例原发乳腺弥漫大 B 细胞淋巴瘤患者进行了回顾性总结。结果：所有患者均因自觉乳腺肿块就诊，行手术切除或肿块穿刺而发现本病。Ann Arbor 分期Ⅰ期 41.7%（5/12），Ⅱ期 58.3%（7/12）。病理免疫组织化学显示，生发中心型（GCB）来源 1 例（11.1%），非生发中心型（non-GCB）来源 8 例（89.9%），其余 3 例未明确细胞起源。中位随访 53（12～92）个月，除 1 例未接受相关治疗的患者死亡外，其余患者均存活。结论：原发乳腺弥漫大 B 细胞淋巴瘤较罕见，缺乏特异性的临床表现。患者对化疗敏感，预后较好。

【评述】原发乳腺弥漫大 B 细胞淋巴瘤属罕见的淋巴瘤类型，各单位均仅见个案或小样本报道。本研究汇总分析了单中心的 12 例原发乳腺弥漫大 B 细胞淋巴瘤患者，并对其临床特征、免疫表型、预后因素及治疗策略进行了分析。该研究对于指导这种特殊类型的大 B 细胞淋巴瘤的诊断和治疗具有很好的借鉴。

（贡铁军　马　军　曾东风）

文选 75

【题目】FISH 检测 t（11；14）对于 7 例不典型套细胞淋巴瘤的诊断意义

【来源】中华医学遗传学杂志，2016，33（1）：13-16

【文摘】目的：探讨 7 例不典型 MCL 的临床特点与诊断。方法：对 7 例因免疫表型积分为 4 分而误诊为 CLL 的 MCL 患者的临床特点和诊断进行回顾。结果：7 例患者中浅表淋巴结肿大但难以触及者 6 例。所有患者均因广泛浸润骨髓被分为Ⅳ期，CLL 免疫表型积分为 4 分，间期荧光原位杂交检测 t（11；14）均为阳性。结论：部分 MCL 患者临床表现与 CLL 相似，间期荧光原位杂交检查将有助于其诊断。

【评述】通过对 7 例不典型套细胞淋巴瘤免疫表型检测和 FISH t（11；14）检测的对比，将容易误诊的 MCL 病例鉴别出来，对于指导 MCL 的临床诊断具有实践意义。

（贡铁军　马　军　曾东风）

文选 76

【题目】 CXCL12/CXCR4 与 T 淋巴母细胞淋巴瘤/白血病预后的相关性

【来源】 中华病理学杂志，2016，45（12）：838-843

【文摘】 目的：探讨 CXCL12/CXCR4 与 T 淋巴母细胞淋巴瘤/白血病（T-LBL/ALL）预后的相关性。方法：选取 72 例 T-LBL/ALL 及 30 例 LH 患者标本作为对照，进行 CXCL12、CXCR4 和 Ki-67 等 IHC 检测，并采用 real-time RT-PCR 法测量 CXCL12 和 CXCR4mRNA 表达量。结果：①IHC 结果，T-LBL/ALL 中 CXCL12 和 CXCR4 表达阳性率分别为 84.7%（61/72）和 91.6%（66/72），与 LH 组相比，差异无统计学意义。Ki-67＜80%和≥80%分别为 34.7%（25/72）和 65.3%（47/72）。②real-time RT-PCR 结果：T-LBL/ALL 中 CXCL12 和 CXCR4 的 mRNA 相对表达量分别是 LH 组的 62.4%和 71.5%，差异有统计学意义（$P<0.05$）。③单因素分析结果：在 T-LBL/ALL 中，CXCL12mRNA 表达量与 Ann Arbor 分期、卡氏评分呈正相关（$P<0.05$）。CXCL12 蛋白与脾大呈正相关（$P<0.05$）。CXCR4mRNA 表达量与国际预后指数评分、临床症状、纵隔增宽、骨髓侵犯呈正相关（$P<0.05$）。CXCR4 蛋白与纵隔增宽呈正相关（$P<0.05$）。CXCL12mRNA 表达量与 CXCL12 蛋白、CXCR4 蛋白表达呈正相关（$P<0.05$）。④多因素 COX 回归分析结果：CXCR4 蛋白高表达、肝脾大和骨髓累犯均为影响 T-LBL/ALL 预后的危险因素。结论：CXCL12/CXCR4 表达与 T-LBL/ALL 的进展、纵隔增宽、骨髓侵犯和预后差等有关，提示趋化轴 CXCL12/CXCR4 在 T-LBL/ALL 的发生发展中起着必不可少的作用。然而，CXCL12 和 CXCR4 的蛋白表达并不能完全由 mRNA 转录水平来反映，可能存在其他分子参与 CXCL12/CXCR4 的表达和调控。随着 CXCR4 拮抗药进入临床试验，CXCL12/CXCR4 可能成为改善 T-LBL/ALL 患者预后的治疗靶点。

【评述】 CXCL12/CXCR4 作为造血干细胞归巢的重要信号通路，其在恶性肿瘤尤其是淋巴瘤的转移、浸润及耐药中的作用日益得到重视。本研究通过对 72 例 T-LBL/ALL 及 30 例 LH 患者标本进行分析，发现 CXCR4 蛋白的高表达与 T-LBL/ALL 密切相关，并可以指导临床预后。该研究对于针对 CXCL12/CXCR4 的治疗提供了依据。

（贡铁军　马　军　曾东风）

文选 77

【题目】 DICE 方案治疗 97 例复发/难治非霍奇金淋巴瘤患者的疗效及生存分析

【来源】 中华血液学杂志，2016，37（9）：790-794

【文摘】 目的：观察 DICE 方案（顺铂＋异环磷酰胺＋依托泊苷＋地塞米松）治疗复发/难治 NHL 患者的疗效和安全性。方法：回顾性分析 2008 年 9 月 1 日至 2013 年 12 月 31 日在北京大学肿瘤医院接受 DICE 方案治疗的 97 例复发/难治 NHL 患者的临床资料。结果：①97 例患者中男

64 例（65.08%），女 33 例（34.02%），中位年龄 49（13～84）岁。T 细胞淋巴瘤 9 例，B 细胞淋巴瘤 88 例［其中 DLBCL 71 例（73.20%）］。难治（原发耐药）60 例（61.86%），一线治疗后复发 37 例。35 例 B 细胞淋巴瘤患者联合应用利妥昔单抗。26 例患者在挽救化疗结束后行自体造血干细胞移植（auto-HSCT）。②治疗后达到 CR、PR 患者分别为 22、24 例，ORR 为 47.42%（46/97）。复发组 ORR 高于难治组［67.57%（25/37）*vs*.35.00%（21/601，22＝9.736，*P*＝0.002）。③全部 97 例患者中位随访时间为 15.0（1.5～80.0）个月，预期中位 PFS、OS 时间分别为 12.0（95%CI 5.0～19.0）、26.0（95%CI 6.0～45.9）个月。④auto-HSCT 组（26 例）与非 auto-HSCT 组（71 例）中位 OS 时间差异无统计学意义［41.0（95%CI 8.9～73.1）个月 *vs*.22.0（95%CI 8.5～35.5）个月，*P*＝0.361］。DICE 方案获得 CR/PR 患者（46 例）中位 OS 时间长于疾病稳定/进展患者（51 例）（56.0 个月 *vs*.18.5 个月，*P*＜0.001）。利妥昔单抗组的中位 OS 时间长于非利妥昔单抗组（51.5 个月 *vs*.28.5 个月，*P*＝0.041）。多因素分析结果显示 DICE 方案近期疗效是 OS 的独立预后因素［HR＝4.24（95%CI 2.12～8.50），*P*＜0.001］。⑤82 例（84.54%）患者出现粒细胞减少，43 例（41.24%）患者出现血小板减少，66 例（68.04%）出现贫血，14 例（14.43%）出现肝功能损伤，1 例出现急性肾功能损伤，64 例（65.98%）出现不同程度的消化道反应。无治疗相关死亡。结论：DICE 方案治疗复发/难治 NHL 患者有效，安全性良好；DICE 方案治疗有效（CR/PR）的患者预期生存较好；DICE 联合利妥昔单抗可延长 B 细胞淋巴瘤患者 OS 时间。

【评述】作者通过对接受 DICE 方案治疗的 97 例复发/难治 NHL 患者进行的临床研究，发现 DICE 方案在临床应用中安全性良好，可以提高部分患者生存期，该方案可作为复发难治性 NHL 治疗的一个重要选择。

（贡铁军 马 军 曾东风）

文选 78

【题目】浆母细胞性淋巴瘤 11 例临床病理分析及文献复习

【来源】中华病理学杂志，2016，45（1）：37-42

【文摘】目的：探讨浆母细胞性淋巴瘤的临床病理特征及病理诊断。方法：复习 11 例 PBL 患者临床病理资料并随访，结合国内外 PBL 文献报道，分析浆母细胞性淋巴瘤与人类免疫缺陷病毒（human immunodeficiency virus，HIV）及 EB 病毒感染的关系。结果：10 例浆母细胞性淋巴瘤患者血清 HIV 抗体均阴性。男 8 例，女 3 例，中位年龄 57 岁。结外累及 10 例，淋巴结 1 例。中线部位病例 5 例（鼻咽鼻窦 3 例，口腔 2 例）。根据组织学特点，6 例为口腔黏膜型，5 例为伴浆细胞分化型；11 例瘤细胞表达 CD138 和 MUM-1，均不表达 CD20 和 CD3ε，Ki-67 阳性指数为 80%；EBER1/2 原位杂交阳性 5 例。5 例进行免疫球蛋白 IgH/IgK 基因重排分析，均检出克隆性重排。结论：本组多数患者无先天性或获得性免疫缺陷，死亡病例多为 EBER 阴性、Ⅳ期；肿瘤细胞主要呈免疫母样/浆母细胞样、可见浆细胞样细胞，具有浆细胞肿瘤免疫表型；浆母细胞性淋巴瘤与浆细胞肿瘤鉴别存在困难，需要更多病例积累。

【评述】 浆母细胞性淋巴瘤临床发病率较低，临床病理类型与浆细胞肿瘤鉴别难度大，本研究通过分析11例浆母细胞性淋巴瘤的临床病理特点及基因重排，对该疾病的病理诊断提供了重要的临床分析数据。

（贡铁军　马　军　曾东风）

文选79

【题目】 36例T细胞淋巴瘤患者一线应用沙利度胺治疗的临床分析

【来源】 中华血液学杂志，2016，37（6）：529-531

【文摘】 沙利度胺具有抗血管生成及免疫调节作用，同时具有一定的抗肿瘤作用。自20世纪90年代以来，沙利度胺被美国FDA正式批准应用于多发性骨髓瘤的治疗。目前仍被广泛用于多发性骨髓瘤的一线治疗。近年来，沙利度胺尝试用于复发难治性淋巴瘤的治疗。本研究旨在探讨沙利度胺联合化疗一线治疗NHL患者的疗效及安全性。

【评述】 沙利度胺作为抗血管新生、抗肿瘤和免疫调控药物，在淋巴瘤的二线应用已逐渐为人接受，但其作为一线治疗应用于淋巴瘤鲜有报道。本研究通过对36例T细胞淋巴瘤患者的临床分析，首次探讨了沙利度胺作为其一线治疗的应用价值。

（贡铁军　马　军　曾东风）

文选80

【题目】 不同分层方法对早期弥漫大B细胞淋巴瘤预后价值的比较

【来源】 中华血液学杂志，2016，37（4）：269-272

【文摘】 目的：探讨不同分层方法对早期DLBCL患者预后的价值。方法：回顾性分析2007年1月至2012年12月所诊断的97例初治Ⅰ/Ⅱ期DLBCL患者资料，所有患者至少接受2个周期R-CHOP（利妥昔单抗、环磷酰胺、多柔比星、长春新碱、泼尼松）方案免疫化疗。比较国际预后指数（IPI）、修订国际预后指数（R-IPI）、强化国际预后指数（NCCN-IPI）的预后价值。结果：97例患者中男50例，女47例，中位年龄58（15～88）岁。中位随访34.7（7.3～77.4）个月，全组患者的预计5年OS为82%。IPI分层中，低危、低中危和高中危组患者的5年OS分别为95%、38%和60%（$P<0.001$）；R-IPI分层中，预后非常好、良好和差组患者的5年OS分别为93%、75%和60%（$P=0.226$）；NCCN-IPI分层中，低危、低中危和高中危组患者5年OS分别为92%、85%和29%（$P<0.001$）。结论：NCCN-IPI是早期DLBCL患者的理想预后指标。

【评述】 弥漫大B细胞淋巴瘤的预后与其不同的临床分层密切相关，本研究通过对97例初治Ⅰ/Ⅱ期DLBCL患者资料进行临床汇总分析，结合其国际预后指数（IPI）、修订国际预后指数

（R-IPI）、强化国际预后指数（NCCN-IPI）进行预后分层，分析得出强化国际预后指数可作为早期 DLBCL 患者理想的预后指标。该研究对于指导早期 DLBCL 的治疗和预后评估有较大的临床意义。

（贡铁军　马　军　曾东风）

文选 81

【题目】脾边缘区淋巴瘤患者 IGHV 突变状态分析

【来源】中华血液学杂志，2016，37（9）：774-778

【文摘】目的：研究脾边缘区淋巴瘤（SMZL）患者 *IGHV* 基因突变状态及典型模式的分布情况，并与国外报道的数据进行对比，以探讨其差异。方法：对 40 例 SMZL 患者资料进行回顾性分析。采用克隆测序法检测 IGHV 的 VDJ 序列并进行比对及聚类分析，明确是否存在 B 细胞受体的典型模式，分析 IGHV 突变患者与未突变患者的临床特征。结果：40 例患者中，IGHV 突变者 30 例（75.0%），未突变者 10 例（25.0%），两者比例与国外报道相当。在 V 区基因，V2-70 的使用频率高于国外报道（10.3% *vs*.0.8%，*P*=0.002），而 V3-23 明显减低（2.6% *vs*.18.0%，*P*=0.006）。在 D 区基因中，D2-21 和 D6-13 均高于国外报道（17.9% *vs*.2.3%，12.8% *vs*.3.8%，*P* 分别为 0.000、0.046）。40 例患者中发现 1 对新的典型模式，同时 SMZL 特异性的 V1-2 基因使用频率也最高（25.6%）。与 IGHV 突变组相比，未突变组患者的 IgG、IgA 表达水平显著增高[10.70（5.28～15.50）g/L *vs*.12.90（7.71～23.50）g/L，1.06（0.21～3.13）g/L *vs*.1.66（0.81～2.93）g/L，*P* 分别为 0.038、0.040）]，2 例 17p 缺失患者的 IGHV 均呈未突变状态。与 IGHV 未突变组相比，突变组患者的无进展生存期显著延长（*P*=0.009），但总生存期差异无统计学意义（*P*=0.430）。结论：在 SMZL 患者中，IGHV 突变与未突变患者比例与国外报道相当，但 V 区和 D 区基因的使用频率仍存在差异，而且 VI-2 基因的使用呈现疾病特异性，同时发现 1 例新的典型模式。IGHV 突变可降低患者的 IgG、IgA 表达水平。

【评述】作者通过对 40 例 SMZL 患者资料进行回顾性分析，明确了 IGHV 突变发生率、突变频率区及其与患者的 IgG、IgA 表达水平的关系。为 SMZL 的临床特点分析与发病机制探讨提供了初步数据。

（贡铁军　马　军　曾东风）

文选 82

【题目】荧光原位杂交检测 TP53 缺失与套细胞淋巴瘤患者预后关系

【来源】临床血液学杂志，2016，29（3）：363-365，370

【文摘】目的：分析遗传学异常对侵袭性 MCL 预后的影响。方法：回顾性分析 50 例伴外周血及骨髓侵犯的 MCL 患者资料。使用荧光原位杂交方法检测患者 D13S25/13q14、ATM/11q22、

P53/17p13 和 IGH/CCND1/t（11；14）共 4 种 DNA 探针，分析遗传学相关性及预后的影响。结果：Del 13q、Del 11q 和 Del 17p 的发生率分别为 36.0％、18.0％和 34.0％。单因素分析显示 MIPI 预后评分系统，Del 13q 和 Del 17p 均为无进展生存的影响因素，而 Del 13q、Del 17p 和不同治疗方案为总生存的影响因素。结论：p53 缺失在 MCL 患者中作为常见的细胞突变，在患者预后中对无进展生存和总生存具有独立的不良预后影响。

【评述】作者通过回顾性分析 50 例伴外周血及骨髓侵犯的 MCL 患者资料，初步明确了 TP53 基因的缺失频率及其与患者预后的关系，为指导 MCL 的预后和治疗提供数据支撑。

（贡铁军　马　军　曾东风）

文选 83

【题目】正电子发射计算机体层摄影和磁共振扩散加权成像评价淋巴瘤骨髓浸润的初步研究

【来源】中华肿瘤杂志，2016，38（11）：853-860

【文摘】目的：探讨 PET-CT 和磁共振扩散加权成像（diffusion-weighted imaging，DWI）评价淋巴瘤骨髓浸润的临床价值。方法：回顾性分析 93 例初治淋巴瘤患者的骨髓状况，其中行 PET-CT 检查 61 例，行 DWI 检查 32 例。以骨髓活检结果作为金标准，分析各病理类型淋巴瘤骨髓浸润的发生率及浸润部位，并比较 PET-CT 和 DWI 对不同病理类型淋巴瘤骨髓浸润的检出率。结果：在 93 例淋巴瘤患者中，根据常规部位骨髓检查及 PET-CT、DWI 引导下的骨髓检查，共检出骨髓浸润 39 例。PET-CT 诊断淋巴瘤骨髓浸润的敏感度、特异度、正确率、阳性预测值和阴性预测值分别为 80.8％、88.6％、85.3％、84.0％和 86.1％，DWI 诊断淋巴瘤骨髓浸润的敏感度、特异度、正确率、阳性预测值和阴性预测值分别为 84.6％、89.5％、87.5％、84.6％和 89.5％。PET-CT 和 DWI 对侵袭性淋巴瘤骨髓浸润的检出率分别为 37.5％（18/48）和 38.1％（8/21），对惰性淋巴瘤骨髓浸润的检出率分别为 23.1％（3/13）和 27.3％（3/11）。PET-CT 对侵袭性淋巴瘤骨髓浸润的检出率略高于惰性淋巴瘤骨髓浸润，但差异无统计学意义（$P=0.521$）。DWI 对侵袭性淋巴瘤骨髓浸润的检出率略高于惰性淋巴瘤骨髓浸润，但差异无统计学意义（$P=0.660$）。DWI 对侵袭性淋巴瘤骨髓浸润和惰性淋巴瘤骨髓浸润的检出率均略高于 PET-CT，但差异均无统计学意义（$P=0.963$，$P=1.000$）。结论：PET-CT 和 DWI 均对淋巴瘤骨髓浸润有较高的诊断价值；PET-CT 和 DWI 对侵袭性淋巴瘤骨髓浸润和惰性淋巴瘤骨髓浸润的诊断价值一致；PET-CT 和 DWI 均不可替代骨髓检查；联合影像学检查进行针对性的骨髓穿刺可进一步提高淋巴瘤骨髓浸润的检出率。

【评述】作者通过回顾性分析 93 例初治淋巴瘤患者的临床资料，比较分析了 PET-CT 和 DWI 评价淋巴瘤骨髓浸润的临床价值，对其在临床指导评判骨髓浸润的意义进行了初步探讨。

（贡铁军　马　军　曾东风）

文选 84

【题目】 原发性胃肠道弥漫大 B 细胞淋巴瘤 195 例的临床特征和预后分析

【来源】 中华消化杂志，2016，36（8）：519-525

【文摘】 目的：探讨原发性胃肠道弥漫性大 B 细胞淋巴瘤（PGI-DLBCL）患者的临床病理特征和预后因素。方法：纳入 2007 年 1 月至 2014 年 1 月初治的 195 例 PGI-DLBCL 患者，收集其临床资料，回顾性分析其临床病理特征、生存情况，以及治疗方案对预后的影响。采用 Kaplan-Meier 法进行生存分析。采用 Log-rank 检验进行单因素分析，采用 Cox 回归模型进行多因素分析。结果：195 例 PGI-DLBCL 患者中，男 117 例，女 78 例，中位年龄为 55 岁；发病部位在胃部者 123 例（63.1%），在肠道者 64 例（32.8%，其中小肠 24 例，回盲部 19 例，结直肠 21 例），胃肠多部位受累 8 例（4.1%）。184 例具备完整随访资料的患者 1 年、3 年和 5 年的累计生存率分别为 81.7%、66.2%和 61.0%。单因素分析显示，年龄、美国东部肿瘤协作组体能状态（ECOG PS）评分、发病部位、大包块病变、Lugano 分期、国际预后指数（IPI）评分、LDH、β_2 微球蛋白、外周血淋巴细胞与单核细胞的绝对数比值（ALC/AMC）和低白蛋白血症为影响总生存期的预后因素。Cox 回归模型多因素分析显示，胃肠多部位受累（RR＝1.378，95%CI 1.144～1.661，P＝0.001）、Lugano 分期为晚期（RR＝3.731，95%CI 1.657～8.398，P＝0.001）与 ALC/AMC＜2.6（RR＝1.816，95%CI 1.055～3.127，P＝0.031）为独立的不良预后因素。手术组和非手术组的 5 年累计生存率分别为 65.0%和 53.3%，差异无统计学意义（$\chi^2=2.159$，$P=0.142$）；联合和不联合放射治疗组的 5 年累计生存率分别为 77.5%和 58.0%，差异无统计学意义（$\chi^2=3.667$，$P=0.056$）；加用和不加用利妥昔单克隆抗体治疗组的 5 年累计生存率分别为 62.4%和 58.6%，差异无统计学意义（$\chi^2=1.352$，$P=0.243$）。结论：胃肠多部位受累、Lugano 分期较晚、ALC/AMC 较低的 PGI-DLBCL 患者预后较差。手术和放射治疗均不能改善 PGI-DLBCL 患者的总生存情况。

【评述】 作者通过大样本单中心回顾性数据分析，研究了 195 例 PGI-DLBCL 患者的临床病理特征和预后因素，明确了胃肠多部位受累、Lugano 分期较晚、ALC/AMC 较低的 PGI-DLBCL 患者预后较差。关于其治疗的探讨，也比较了手术和放疗的治疗价值，明确了手术和放射治疗均不能改善 PGI-DLBCL 患者的总生存情况。对于原发性胃肠道弥漫性大 B 细胞淋巴瘤的预后评价和治疗具有一定参考价值。

（贡铁军　马　军　曾东风）

文选 85

【题目】 Hyper-CVAD/MA 和 CHOP 方案治疗外周 T 细胞淋巴瘤非特指型的 78 例临床分析

【来源】 中国肿瘤临床，2016，43（11）：486-492

【文摘】目的：比较 Hyper-CVAD/MA 与 CHOP 方案一线治疗外周 T 细胞淋巴瘤-非特指型（peripheral T-cell lymphoma，not other? wise specified，PTCL-NOS）的临床疗效和不良反应。方法：回顾性分析天津医科大学肿瘤医院和天津市人民医院肿瘤中心 2004 年 6 月至 2012 年 6 月收治的 78 例初诊 PTCL-NOS 患者，根据一线治疗分成 Hyper-CVAD/MA 方案组（21 例）和 CHOP/CHOP 样方案组（57 例），采用 χ^2 检验分析近期疗效及不良反应，应用 Kaplan-Meier 法进行生存分析。结果：Hyper-CVAD/MA 组中 CR 为 42.9%，ORR 为 85.7%，中位 PFS 为 20 个月，3 年 OS 为 56.9%；CHOP/CHOP 样组中 CR 为 28.1%，ORR 为 59.6%，中位 PFS 为 13 个月，3 年 OS 为 49.6%。Hyper-CVAD/MA 组总有效率和中位 PFS 显著高于后者（$P<0.05$）。而两组患者复发率（57.1% *vs*. 77.2%）和 3 年 OS 差异无统计学意义（$P>0.05$）。不良反应方面，两组Ⅲ/Ⅳ级粒细胞减少发生率分别为 66.7%和 22.8%，Ⅲ/Ⅳ级血小板减少发生率分别为 61.9%和 14.0%，Hyper-CVAD/MA 组骨髓抑制显著高于后者（$P<0.05$）。结论：Hyper-CVAD/MA 方案治疗 PTCL-NOS 疗效较好，不良反应较高但可控，建议在粒细胞集落刺激因子支持下进行。

【评述】本文通过分析 78 例初诊 PTCL-NOS 患者的临床资料，对比其应用 Hyper-CVAD/MA 和 CHOP 方案后不良反应发生率及生存预后指标，明确了 Hyper-CVAD/MA 方案对于 PTCL-NOS 的价值。对于 PTCL-NOS 的一线化疗选择提供了临床数据。

（贡铁军　马　军　曾东风）

文选 86

【题目】原发性中枢神经系统淋巴瘤 31 例临床特点及预后分析

【来源】中国实验血液学杂志，2016，24（4）：1061-1065

【文摘】目的：分析原发性中枢神经系统淋巴瘤（primary central nervous system lymphoma，PCNSL）的其临床特点、治疗和预后。方法：患者收集 31 例 PCNSL 患者的临床资料，回顾性分析其临床特点，采用 Kaplan-Meier 法和 Cox 比例风险模型分析生存和预后。结果：患者发病中位年龄 52 岁，男女比例近 1∶1；首发症状以头痛、头晕、肢体麻木为多见。常见发病部位为顶、额、颞叶和胼胝体；行手术切除 25 例，手术活检 6 例，其中立体定向活检术 3 例；病理类型均为 DLBCL，生发中心型 6 例，非生发中心型 25 例。综合治疗为化疗后序贯放疗，共计 17 例，另单纯化疗 3 例，单纯放疗 8 例，支持治疗 3 例。患者中位随访 24 个月。1 年、3 年和 5 年 OS 分别为 80.6%、55.1%和 36.4%。综合治疗组 OS 时间显著长于单纯放疗组，是否接受利妥昔单抗治疗对 OS 无显著影响。预后分析显示，ECOG PS≥2 分和血清 LDH 异常为不良预后因素。结论：PCNSL 临床表现复杂多样，目前尚无最佳治疗方案，综合治疗组患者中位 OS 时间显著长于单纯放疗组。发病时 ECOG PS≥2 分和血清 LDH 异常为不良预后因素。

【评述】原发性中枢神经系统淋巴瘤起病隐匿，预后差，在淋巴瘤的治疗中属于难治类型。作者通过对 31 例 PCNSL 患者进行的回顾性分析，初步明确了其临床特点和预后因素，同时对治疗中放疗的价值进行了分析比较，为 PCNSL 的临床诊断和治疗选择提供了依据。

（贡铁军 马 军 曾东风）

文选 87

【题目】自体和异基因造血干细胞移植治疗 60 例高危外周 T 细胞淋巴瘤患者的疗效比较

【来源】中华血液学杂志，2016，37（11）：952-956

【文摘】目的：比较 auto-HSCT 和 allo-HSCT 治疗高危 PTCL 疗效的差异。方法：回顾性分析苏州大学附属第一医院 60 例接受 HSCT 治疗的高危 PTCL 患者临床资料。结果：60 例 PTCL 患者均为高危组患者（IVI 评分≥3 分），接受移植时中位年龄 31（12～58）岁。包括 PTCL 非特指型 22 例、ALK 阴性的间变大细胞淋巴瘤 22 例、血管免疫母细胞淋巴瘤 16 例。其中接受 auto-HSCT 的有 39 例（63.5%），接受 allo-HSCT 的有 21 例（36.5%）。移植前 40 例 CR，2 例 PR，18 例 NR。40 例 CR 患者中 10 例接受 allo-HSCT，30 例接受 auto-HSCT。20 例 PR+NR 患者中 11 例接受 allo-HSCT，9 例接受 auto-HSCT。移植后中位随访时间为 39（1～96）个月，auto-HSCT 和 allo-HSCT 组的 5 年无进展生存率分别为 61%和 60%（$P=0.724$）。auto-HSCT 和 allo-HSCT 组的 5 年总生存率分别为 62%和 61%（$P=0.724$）。auto-HSCT 和 allo-HSCT 组的 5 年移植相关死亡率分别为 22.7%和 41.8%（$P=0.250$）。截至末次随访时间，auto-HSCT 中 7 例患者复发，allo-HSCT 组中 2 例复发，auto-HSCT 和 allo-HSCT 组的 5 年累计复发率分别为 37.2%和 10.1%（$P=0.298$）。结论：高危 PTCL 患者选择 auto-HSCT 或 allo-HSCT 治疗长期生存无明显差异，但 allo-HSCT 组患者移植前多为 NR 状态，表明对于 NR 患者，allo-HSCT 效果可能较好。

【评述】作者通过回顾性分析了 60 例接受 HSCT 治疗的高危 PTCL 患者临床资料，比较了高危 PTCL 患者接受 auto-HSCT 或 allo-HSCT 治疗长期生存的差异，虽然异基因移植在 NHL 的治疗价值目前普遍持保守观点，但作者比较的结论认为对于 NR 的 PTCL 患者，allo-HSCT 效果可能较好。该研究对于难治高危 PTCL 的移植治疗的选择提供了研究数据。

（贡铁军 马 军 曾东风）

文选 88

【题目】单倍型造血干细胞移植治疗 26 例复发难治侵袭性非霍奇金淋巴瘤疗效和安全性研究

【来源】中华血液学杂志，2016，37（8）：656-660

【文摘】目的：探讨 haplo-HSCT 治疗复发难治侵袭性 NHL 患者的疗效和安全性。方法：回顾性分析 2004 年 1 月至 2015 年 3 月采用亲缘 haplo-HSCT 治疗的 26 例复发难治侵袭性 NHL 患者临床资料。结果：26 例患者中 DLBCL 4 例，滤泡性淋巴瘤 1 例，B 淋巴母细胞淋巴瘤/白血病 5 例，T 淋巴母细胞淋巴瘤/白血病 9 例，间变性大细胞淋巴瘤（ALK 阴性）1 例，外周 T 细胞淋巴瘤（非特指型）5例，NK/T细胞淋巴瘤1例。Ann Arbor分期：Ⅲ期6例，Ⅳ期20例。26例患者移植前状态：CR1 7例，CR2 4例，PR 7例，SD 1例，PD 7例。其中复发难治性病例19例。移植后26例患者均获粒系造血重建，粒细胞中位植入时间为12（11～17）天。25例患者获巨核系造血重建，血小板中位植入时间为14（11～31）天。所有患者在＋30天经植入鉴定证实为完全供者嵌合体。中位随访时间14（4～136）个月，26例患者中20例（76.92％）存活，15例（57.69％）无病存活，7例（26.92％）复发（其中2例死亡，5例存活）。预处理相关不良反应经对症处理后症状均消失。haplo-HSCT后2年累计复发率为42.20％；2年OS率为71.60％；2年DFS为48.90％。移植前CR患者移植后2年OS与DFS率均明显高于移植前未达CR的患者（OS：100.0％ *vs*. 52.4％，*P*＝0.023；DFS：88.9％ *vs*. 27.0％，*P*＝0.013）。结论：对于不适合行自体造血干细胞移植且无完全相合供者的复发难治侵袭性NHL患者，尝试进行haplo-HSCT有效、安全。

【评述】作者通过研究26例复发难治侵袭性NHL患者行亲缘haplo-HSCT治疗的临床资料，分析了患者haplo-HSCT治疗后对于疾病缓解状态、远期生存等数据，发现其2年OS为71.60％；2年DFS为48.90％。该研究对于复发难治侵袭性NHL患者进行移植治疗选择具有重要的参考价值。

（贡铁军　马　军　曾东风）

文选89

【题目】外科手术及利妥昔单抗对原发胃弥漫大B细胞淋巴瘤患者生存的影响

【来源】中华血液学杂志，2016，37（7）：602-606

【文摘】目的：探讨手术联合化疗与单纯化疗对原发胃弥漫大B细胞淋巴瘤（PG-DLBCL）患者生存的影响，并分析化疗过程中联合应用利妥昔单抗（R）对其预后的影响。方法：回顾性分析83例PG-DLBCL患者的临床资料，并分析外科手术及利妥昔单抗对患者生存的影响。结果：83例患者中男43例，女40例，中位年龄52（20～76）岁，中位随访时间为36（4～59）个月。手术联合化疗组（40例）和单纯化疗组（43例）患者的5年OS分别为68.4％、85.9％（*P*＝0.117），PFS分别为66.7％、82.6％（*P*＝0.258），差异均无统计学意义。手术联合化疗患者中R.CHOP方案组（23例）和CHOP方案组（17例）患者的5年OS分别为73.6％、64.2％（*P*＝0.113），PFS分别为71.2％、62.5％（*P*＝0.147）；单纯化疗患者中R-CHOP方案组（24例）和CHOP方案组（19例）患者的5年OS分别为85.7％、83.5％（*P*＝0.152），PFS分别为83.4％、81.8％（*P*＝0.307）。单纯化疗组和手术联合化疗组Lugano分期早期（Ⅰ～Ⅱ1期）患者的5年OS分别为86.4％、78.7％，差异无统计学意义（*P*＝0.283）；晚期（Ⅱ2～Ⅳ期）患者分别为74.6％、58.5％，差异有统计学意义（*P*＝0.040）。多因素分析显示IPI评分是影响预后的独立因素（RR＝0.370，95％CI 0.089～3.537，*P*＝0.015）。结论：单纯化疗或手术联合化疗对PG-DL-

BCL患者长期生存的影响差异无统计学意义，但由于手术可能造成患者生存质量的下降，因此对于无手术指征者更倾向于推荐单纯化疗。本研究中利妥昔单抗的联合应用未能使大部分这类患者的生存显著获益，但这需要进一步多中心、大样本的研究来证实。

【评述】外科手术治疗在胃肠淋巴瘤的治疗价值一直存有争议，本研究回顾性分析83例PG-DLBCL患者的临床资料，并分析外科手术及利妥昔单抗对患者生存的影响。发现虽然单纯化疗或手术联合化疗对PG-DLBCL患者长期生存的影响差异无统计学意义，但由于手术可能造成患者生存质量的下降，因此对于无手术指征者更倾向于推荐单纯化疗。该研究对于胃肠淋巴瘤的治疗方式选择具有指导意义。

（贡铁军　马　军　曾东风）

文选90

【题目】介于弥漫大B细胞淋巴瘤和伯基特淋巴瘤之间的未分类淋巴瘤

【来源】中国肿瘤临床，2016，43（3）：105-110

【文摘】目的：分析介于弥漫大B细胞淋巴瘤和伯基特淋巴瘤之间的未分类的B细胞淋巴瘤（B-cell lymphoma，unclassifiable，with features intermediate between DLBCL and Burkitt lymphoma，DLBCL/BL）的临床特点、治疗与预后，增加对该病的认识。方法：收集郑州大学第一附属医院2013年1月至2014年12月收治的13例DLBCL/BL患者临床病理资料，采用Kaplan-Meier法进行生存分析，采用Logrank检验对临床分期、年龄、LDH水平、IPI评分、初治化疗方案等进行单因素分析。结果：13例患者中12例存在结外侵犯，13例患者的中位OS为10个月，中位PFS为6个月。单因素分析显示IPI评分、LDH水平与预后有统计学相关性，行CHOP、CHOP样与高强度化疗方案患者之间生存差异具有统计学意义（$P=0.054$）。结论：DLBCL/BL恶性程度高，生存期短，结外侵犯多见，对CHOP及CHOP样方案治疗反应差，高强度化疗可能改善预后，IPI评分≥3分及LDH升高是其不良预后因素。

【评述】作者通过分析13例介于弥漫大B细胞淋巴瘤和伯基特淋巴瘤之间的未分类淋巴瘤，初步明确了该类型淋巴瘤的临床特点及其治疗和预后，虽然样本数偏少，但能够给该疾病的诊断和治疗提供一定的临床数据资料和经验。

（贡铁军　马　军　曾东风）

文选91

【题目】16例伴有睾丸侵犯的伯基特淋巴瘤患儿的临床特征及疗效分析

【来源】中华血液学杂志，2016，37（9）：768-773

【文摘】目的：总结伴有睾丸侵犯的儿童伯基特淋巴瘤的临床特征，以及应用大剂量氨甲蝶呤（HD-MDX，5～8g/m^2）等联合化疗取代睾丸放疗的临床疗效及预后。方法：收集16例伴有睾丸侵犯的伯基特淋巴瘤患儿资料，分析其临床特征，按前瞻性方案设计及分层。全部患儿进入高危组分层治疗，并定期追踪随访。方案采用北京儿童医院淋巴瘤治疗方案中的 NHL-BCH-2009. 成熟 B 细胞淋巴瘤方案（来自改良的 LMB-89 方案联合利妥昔单抗治疗）。结果：137 例伯基特淋巴瘤患儿中伴睾丸侵犯的患儿 16 例（11.7%）。16 例患儿均为Ⅳ期，发病中位年龄为 6.5（2.25～13.5）岁。16 例患儿中 8 例存在骨髓侵犯（其中 5 例已达白血病期），9 例存在中枢神经系统受累（其中 5 例为中枢神经系统白血病，4 例为颅内或脊髓占位）；5 例为双侧睾丸侵犯，11 例为单侧睾丸侵犯；1 例病初存在近期 EBV 感染（EBV-IgM＋）。中位随访时间为 31.8（0.5～79.0）个月，16 例患儿中死亡 2 例（1 例因早期化疗合并症放弃治疗死亡，1 例于早期停药后复发死亡）；1 例停药 2 年 8 个月后出现膀胱部位肿瘤复发，经治疗目前处于完全缓解；13 例无事件生存，无睾丸复发。3 年 OS 为 87.5%，3 年 EFS 为 72.9%。追踪其中＞10 岁患儿（3 例）的睾酮水平，均在正常范围。结论：对于伴有睾丸侵犯的伯基特淋巴瘤患儿，为减少放疗的远期不良反应、保留睾丸功能，应用 HD-MTX 等联合化疗取代睾丸放疗，疗效好，不增加睾丸复发率，性腺功能正常，但远期不良反应及睾丸功能仍有待观察。

【评述】伯基特淋巴瘤作为一种高侵袭性淋巴瘤，睾丸是其重要的浸润靶器官。而对于儿童患者，伴有睾丸侵犯除了要考虑疗效，还需尽可能保护睾丸功能。本研究通过分析 16 例伴有睾丸侵犯的伯基特淋巴瘤患儿资料，明确了应用 HD-MTX 等联合化疗取代睾丸放疗的价值，为该类患者的治疗提供了重要的临床循证医学证据。

（贡铁军　马　军　曾东风）

文选 92

【题目】30 例 T 淋巴母细胞淋巴瘤患者临床特点及疗效分析

【来源】中国实验血液学杂志，2016，24（4）：1056-1060

【文摘】目的：探讨 T 淋巴母细胞淋巴瘤（T-LBL）的临床特点及疗效分析。方法：回顾性分析 30 例 T-LBL 患者的临床资料，对患者临床特征、实验室指标生存和预后因素进行分析。结果：30 例患者中位年龄 24.5 岁，国际预后指数（IPI）评分中高危/高危 25 例（83.3%），22 例患者（73.3%）存在结外受累，17 例（56.7%）存在骨髓受累；19 例（63.3%）有纵隔大包块。治疗总有效率为 80%，完全缓解率为 36.7%，3 年和 5 年生存率分别为 37.1%和 26.0%。ALL 样化疗方案显著优于 NHL 样方案，3 年生存率分别为 59.1%、27.3%。成年的 T-LBL 患者 HSCT 组与单纯化疗组比较，两者中位生存期分别为 35 个月和 13 个月，两者比较具有显著统计学差异（P＝0.019）。单因素预后分析显示 ECOG 评分、IPI 评分、贫血、血清 LDH 水平、β_2 微球蛋白水平、诱导治疗方案、近期疗效、血纤维蛋白原水平为预后相关因子。结论：T-LBL 好发于青年男性，易发生纵隔大包块及骨髓侵犯，在治疗方面 ALL 样化疗方案显著优于 NHL 样方案，化疗联合造血干细胞移植可进一步改善成年患者预后、减少复发。化疗联合异体 DC/CIK 免疫细胞治疗可作为移植后复发患者的一种尝试性治疗。

【评述】作者回顾性分析了30例T-LBL患者的临床资料，并对患者临床特征、实验室指标生存和预后因素进行分析，初步总结了T-LBL患者常见的临床浸润部位和好发人群，并对治疗方案的选择提出了指导意见。该研究一定意义上可以为T-LBL的诊疗提供参考。

（贡铁军　马　军　曾东风）

文选93

【题目】肾脏弥漫大B细胞淋巴瘤患者临床特点及疗效分析

【来源】中国实验血液学杂志，2016，24（6）：1737-1742

【文摘】目的：探讨肾DLBCL患者的临床特点及疗效。方法：回顾性分析24例肾DLBCL患者的临床资料，对患者临床特征及实验室指标进行分析，同时进行生存和预后因素分析。结果：肾DLBCL在本中心占DLBCL的发生率为5.3%，3例为原发肾DLBCL，21例为继发性肾DLBCL；24例患者中位年龄52.5岁，21例（87.5%）患者临床分期为Ⅲ～Ⅳ期，国际预后指数（IPI）评分中高危/高危20例（83.3%），12例患者（50.0%）患有3个及以上的结外器官受累。病理因素方面18例患者（75.0%）的增殖指数为Ki-67≥80%。治疗总有效率为66.7%，完全缓解率为37.5%，3和5年无进展生存分别为49.5%和49.5%；3和5年总生存率分别为66.0%和49.5%。美罗华治疗组优于未使用美罗华治疗组，其3年无进展生存率为71.4%、30.0%；初始治疗组优于CHOP样方案治疗组，其3年PFS分别为75%、41.3%；化疗联合造血干细胞移植可进一步改善患者预后。单因素预后分析显示：临床分期、IPI评分、白细胞水平、血清LDH水平、清蛋白水平、是否存在有肾衰竭、是否存在凝血异常、结外受累器官的数目、近期疗效、Ki-67水平等均为预后相关因素。结论：肾DLBCL临床发病率低，好发于中老年人，临床生物学特征及病理因素方面均表现为高度侵袭性，预后差。治疗方面，美罗华应用及高剂量化疗能够改善患者无进展生存率，化疗联合造血干细胞移植可进一步改善患者预后、减少复发。

【评述】肾DLBCL尤其是原发的肾DLBCL属于其罕见类型，关于其临床特点、生物学特征及治疗预后的研究罕见报道。本研究通过分析24例肾DLBCL的临床资料，初步明确了其分期预后特点，并初步确定了单因素相关的预后指标，同时对治疗提供了建议。该研究对于这种少见类型的DLBCL的诊疗提供了有意义的指导。

（贡铁军　马　军　曾东风）

文选94

【题目】不同荧光原位杂交探针检测DLBCL中*Myc*基因的异常形式及意义

【来源】肿瘤，2016，36（5）：560-566

【文摘】目的：观察2种FISH探针检测*Myc*基因在DLBCL中的异常形式及意义。方法：选用*Myc*断裂分离探针及*IgH/Myc*/8号染色体着丝粒探针（chromosome enumeration probe 8，CEP8）双融合探针对40例DLBCL患者的淋巴结进行FISH检测，并选择20例反应性增生淋巴结作为对照用于FISH探针正常阈值的确立。应用免疫组织化学法检测40例DLBCL患者淋巴结中Myc蛋白的表达。结果：*Myc*断裂分离探针检测有3种荧光信号模式，40例DLBCL患者中有5例（12.5%）患者发生*Myc*基因重排，7例（17.5%）患者发生*Myc*基因扩增，28例（70.0%）患者为正常荧光模式。IgH/Myc/CEP8双融合探针检测可出现5种荧光信号模式，40例DLBCL患者中有3例（7.5%）患者发生*IgH/Myc*基因融合，5例（12.5%）患者发生*Myc*基因的低拷贝数获得，3例（7.5%）患者出现*Myc*基因扩增，6例（15.0%）患者表现为8号染色体多体，23例（57.5%）患者为正常荧光模式。40例DLBCL患者中，Myc蛋白阳性者10例，其中5例出现*Myc*基因重排或*IgH/Myc*基因融合，3例出现*Myc*基因扩增。结论：2种不同的Myc荧光探针用于DLBCL检测会出现多种异常信号模式，二者相互结合可以准确发现*Myc*基因的异常。

【评述】*myc*基因异常在DLBCL的发病及预后转归评价中具有重要意义，关于其突变导致的单打击和双打击淋巴瘤已成为DLBCL治疗的重点和难点。本研究通过观察两组针对*myc*基因的荧光原位杂交技术在DLBCL中的应用，明确了其诊断*myc*基因易位的价值，为临床获取*myc*基因异常的诊断数据提供了重要的方法。

（贡铁军　马　军　曾东风）

文选95

【题目】外周血淋巴与单核细胞绝对计数比值在滤泡性淋巴瘤中的预后意义

【来源】中国癌症杂志，2016，26（10）：861-865

【文摘】背景与目的：在利妥昔单抗时代，滤泡性淋巴瘤（follicular lymphoma，FL）国际预后指数（follicular lymphoma international prognostic index，FLIPI）等传统预后参数在FL中的预后作用存在局限性。该研究旨在探讨外周血淋巴细胞与单核细胞绝对计数比值（absolute lymphocyte count/absolute monocyte count，ALC/AMC）在中国人群FL中的意义。方法：对2003年1月—2013年12月以利妥昔单抗联合环磷酰胺、多柔比星、长春新碱及泼尼松（R-CHOP）样化疗方案治疗136例初治FL患者的情况进行回顾性分析，收集所有患者的外周血ALC/AMC数据，并进行FLIPI评分。结果：根据FLIPI评分，低危（评分0～1分）61例（44.9%），中危（评分2分）42例（30.9%），高危（评分3～5分）33例（24.2%）；FLIPI低危、中危和高危组的治疗有效率分别为88.5%、95.2%和78.8%（$P=0.090$），2年无进展生存率（progression-free suivival，PFS）分别为91.4%、74.6%和47.8%（log-rank＝23.3，$P<0.001$）；ALC/AMC≥4.7及＜4.7患者的有效率分别为91.9%和68.6%（$P=0.005$），2年PFS分别为96.0%和69.7%（log-rank＝13.0，$P<0.001$）。多因素分析显示，ALC/AMC≥4.7是独立于FLIPI的预

后因素。对 FLIPI 无法区分的低危及中危患者，可通过 ALC/AMC 进一步细分为预后不同的两组（log-rank＝7.535，P＝0.006）。结论：对使用 R-CHOP 样方案的 FL 患者，ALC/AMC 是简单可行的预后指标，反映患者机体免疫及肿瘤微环境并具有独立于 FLIPI 的预后意义。对于 FLIPI 难以区分的低危及中危患者，应当考虑 ALC/AMC 作为综合判断患者长期生存的预后指标。

【评述】本研究通过对 136 例初治 FL 患者临床资料和外周血 ALC/AMC 数据进行相关性分析，初步明确了对于 FLIPI 难以区分的低危及中危患者，外周血 ALC/AMC 数据评判预后的意义，该研究对于辅助评判 FL 的预后具有重要意义。

（贡铁军　马　军　曾东风）

文选 96

【题目】利妥昔单抗追加治疗对初次完全缓解的弥漫大 B 细胞淋巴瘤患者的疗效评估

【来源】中华血液学杂志，2016，37（9）：756-761

【文摘】目的：研究利妥昔单抗追加治疗对获得初次 CR 的 DLBCL 患者的疗效。方法：对 2003 年 3 月至 2012 年 3 月以标准 R-CHOP21（利妥昔单抗联合环磷酰胺、多柔比星、长春新碱及泼尼松）方案为初始治疗的 351 例 DLBCL 患者资料进行回顾性分析。采用 Kaplan-Meier 方法计算国际预后指数（IPI）、修订的国际预后指数（R-IPI）及国立综合癌症网络国际预后指数（NCCN-IPI）分组和生发中心来源（GCB）和非生发中心来源（non-GCB）患者的 PFS 和 OS。结果：351 例患者经标准 R-CHOP21 方案治疗 6 个疗程后，282 例（80.3%）获得 CR，根据患者意愿，其中 132 例（46.8%）继续接受 2 次利妥昔单抗追加治疗（追加组），150 例（53.2%）进入随访（对照组）。两组患者的性别、年龄、AnnArbor 分期、ECOG 评分、结外累及器官数、LDH 水平、B 症状及 IPI、R-IPI、NCCN-IPI 分组和 Hans 分型分布的差异均无统计学意义（P 均＞0.05）。追加组与对照组患者的 3 年 PFS 分别为 80.0%和 78.1%（P＝0.334）。3 年 OS 分别为 89.7%和 86.1%（P＝0.452）。亚组分析中，两组 R-IPI 分层低危患者的 3 年 PFS 分别为 100.0%和 87.5%（P＝0.017），NCCN-IPI 分层低危患者分别为 100.0%和 87.1%（P＝0.017），差异均有统计学意义。结论：对标准 R-CHOP21 方案治疗 6 个疗程后获得初次 CR 的 DLBCL 患者继续 2 个疗程利妥昔单抗追加治疗，虽未明显改善患者的总体预后，但能够使 R-IPI 和 NCCN-IPI 低危组患者的无病生存获益。

【评述】DLBCL 患者在治疗结束后是否追加利妥昔单抗一直存在争议，该研究通过研究 351 例经标准 R-CHOP21 方案足疗程治疗的患者，对比分析了追加与不追加利妥昔单抗患者的生存数据，结果发现利妥昔单抗追加治疗，虽未明显改善患者的总体预后，但能够使 R-IPI 和 NCCN-IFI 低危组患者的无病生存获益。该研究对于指导 DLBCL 化疗后巩固治疗具有重要价值。

（贡铁军　马　军　曾东风）

文选 97

【题目】非霍奇金淋巴瘤合并噬血细胞综合征的临床与预后分析

【来源】上海交通大学学报・医学版，2016，36（8）：1187-1190

【文摘】目的：比较 NHL 合并噬血细胞综合征（HPS）与不合并 HPS 患者的临床特征和预后差异。方法：对 2006 年 1 月至 2014 年 5 月住院治疗的 NHL 合并 HPS 患者 33 例（合并 HPS 组）及同时期未合并 HPS 的 NHL 患者 76 例（对照组）进行回顾性分析。采用 Kaplan-Meier 法进行生存分析，利用 Cox 回归模型对可能影响生存的因素进行单因素和多因素分析。结果：合并 HPS 组多以发热起病，大部分骨髓样本（29/33）中可以找到噬血细胞，血清铁蛋白、三酰甘油、总胆红素和 LDH 明显升高，分期晚、体能状态差、病情重，总体预后较对照组差（$P=0.000$）。合并 HPS 及治疗未达完全缓解是 NHL 患者预后差的独立危险因素。结论：NHL 合并 HPS 的患者病情重，总体预后较差。

【评述】本研究通过回顾性分析 33 例 NHL 合并 HPS 患者的临床资料及预后，明确了该类型患者总体临床特点、分期、检测指标特点，指出合并 HPS 及治疗未达完全缓解是 HPS 患者预后差的独立危险因素。该结论对于指导 NHL 合并 HPS 的诊疗具有一定价值。

（贡铁军　马　军　曾东风）

文选 98

【题目】216 例惰性 B 细胞淋巴瘤患者临床特征及治疗预后分析

【来源】中华血液学杂志，2016，37（1）：61-64

【文摘】根据 WHO 分型，惰性 B 细胞淋巴瘤主要包括滤泡性淋巴瘤（follicular lymphoma，FL）、边缘区细胞淋巴瘤（marginal zone lymphoma，MZL）、慢性淋巴细胞白血病/小淋巴细胞淋巴瘤（chronic lymphocytic leukemia/small lymphocytic lymphoma，CLL/SLL）、淋巴浆细胞淋巴瘤/华氏巨球蛋白血症（lympho plastic lymphoma/Waldstrom macroglobulinemia，LPL/WM）等。在过去的几年中，对于惰性淋巴瘤的生物学和临床行为的认识和治疗方法均发生较大变化。尽管惰性 B 细胞淋巴瘤患者临床进展缓慢及有较好的临床预后，但是不同亚型之间仍然存在一定差异。同时，在整体上，尚缺乏中国惰性 B 细胞淋巴瘤患者的分布及治疗转归数据。在本研究中我们对 216 例惰性 B 细胞淋巴瘤患者临床资料进行了回顾性分析，并对于不同亚型患者的基线数据、疗效和生存进行了讨论。

【评述】本研究通过系统回顾了 216 例惰性 B 细胞淋巴瘤患者临床特征及治疗预后数据，初步探讨了不同亚型惰性 B 细胞淋巴瘤患者的基线数据、疗效和生存，为指导该类疾病的诊断和预后评估提供了较大样本的数据资料。

（贡铁军　马　军　曾东风）

第四节　多发性骨髓瘤研究进展

文选 99

【题目】 多发性骨髓瘤紧密连接蛋白 1（TJP1）通过 EGFR/JAK1/STAT3 信号通路调节蛋白酶体活性和蛋白酶体抑制剂敏感性。（Tight junction protein 1 modulates proteasome capacity and proteasome inhibitor sensitivity in multiple myeloma via EGFR/JAK1/STAT3 signaling）

【来源】 Cancer Cell，2016，29（5）：639-652

【文摘】 张幸鼎等研究了紧密连接蛋白 1（tight junction protein 1，TJP1）表达在多发性骨髓瘤中的意义。本研究发现 TJP1 是影响浆细胞对 PIs 敏感性的决定性蛋白。TJP1 在体内和体外抑制具有催化活性的免疫蛋白酶体亚基 LMP7 和 LMP2 的表达，降低蛋白酶体的活性，并增强蛋白酶体抑制的敏感性。LMP7 和 LMP2 水平受 EGFR/JAK1/STAT3 信号通路调控，TJP1 可以直接与 EGFR 结合而抑制 EGFR/JAK1/STAT3 通路上多个分子的表达。基因探针富集分析（GSEA）库中的资料显示，高表达 TJP1 基因的 MM 患者对 PIs 更为敏感，反应持续时间也更长。数据库中 TJP1 基因表达与多个 EGFR 通路基因表达相关，证明 TJP1 的确通过调控 EGFR/JAK1/STAT3 通路影响细胞对蛋白酶体的敏感性。通过检测 TJP1 可以预测哪些患者对 PIs 药物更为敏感。

【评述】 蛋白酶体抑制药（PIs）的出现在 MM 治疗史上具有划时代的意义，使用 PIs 治疗患者的生存期得以延长约 1 倍；但难治/复发时的耐药问题也十分棘手。尚无对 PIs 敏感性判断的关键指标。本文开创性地发现瘤细胞表达的 TJP1 水平对预测 PIs 敏感性具有决定性的意义。文章从各个层面系统阐述这一核心问题，包括 PIs 耐药细胞株 TJP1 低表达，敲低 TJP1 后不仅骨髓瘤细胞株，对硼替佐米敏感的套细胞淋巴瘤细胞株都会产生 PIs 耐药；应用短发夹 RNA（shRNA）干扰 TJP1 后的骨髓瘤细胞在 SCID 小鼠体内生长更快，对硼替佐米治疗更不敏感；既往临床试验数据库的资料也证实了 TJP1 高表达与 PIs 疗效正相关，患者并因此获得生存优势。在 PIs 广泛成为一线治疗的今天，这一发现对预测 PIs 的临床疗效具有重要意义，对耐药机制的解释提供了理论依据，并为临床治疗方案的选择提供了参考和指导。

（庄俊玲）

文选 100

【题目】 *FOXM1* 是高危多发性骨髓瘤的治疗靶点（*FOXM1* is a therapeutic target for high-risk multiple myeloma）

【来源】 Leukemia，2016，30（4）：873-882

【文摘】 Gu 等研究了转录因子 forkhead box M1（*FOXM1*）表达对 MM 预后的意义。*FOXM1* 是一种确定的原癌蛋白，在多种实体瘤中的表达显著升高。本研究分析了 TT2 临床试验中样本的基因表达信息，结果发现，约有 15％患者高表达*FOXM1*，且多为*GEP70* 基因表达高危，总生存期显著短于*FOXM1* 低表达患者。在人骨髓瘤细胞株 H929 和 ARP1 中敲低*FOXM1* 表达后接种于免疫缺陷小鼠体内，经口服多柔比星化疗至 28 天，同一只小鼠体内敲低的肿瘤包块显著小于另一侧对照肿瘤体积。说明抑制*FOXM1* 能够在体内抑制肿瘤生长并提高对化疗药物的敏感性。而过表达 FOXM1 后结果正好相反。机制研究方面，基因分析发现细胞周期依赖性激酶 6（CDK6）和 NIMA 相关激酶 2（NEK2）在细胞株和患者标本中均显示和*FOXM1* 表达存在相关性，*FOXM1* 本身是 CDK6 磷酸化靶点之一。作用于这三种基因的小分子抑制物有可能成为抗骨髓瘤的新药物。上述结果说明高危 MM 高表达*FOXM1*，针对这部分高危病人可以设计出更有针对性的治疗药物。

【评述】 本研究最主要的发现是约 15％的高危骨髓瘤患者表达*FOXM1* 基因，这为高危患者的特征提出了一个新指标。这个基因对预后的影响超出了很多研究者的预想。发现*FOXM1* 基因是基于全面分析人和小鼠 B 细胞淋巴瘤基因表达谱的结果，同时对其可能影响肿瘤增殖和耐药的调节通路也进行分析和验证。这种方法在实体瘤中多次应用，而在骨髓瘤则被忽视。遗传工程小鼠模型（GEMMs）的方法值得被推广。

（庄俊玲）

文选 101

【题目】 泛素连接酶 HERC4 介导 c-Maf 泛素化并抑制裸鼠异种移植多发性骨髓瘤生长（The ubiquitin ligase HERC4 mediates c-Maf ubiquitination and delays the growth of multiple myeloma xenografts in nude mice）

【来源】 Blood，2016，127（13）：1676-1686

【文摘】 转录因子 c-Maf 广泛参与 MM 的病理生理过程中。本研究应用色谱和质谱方法鉴定出 c-Maf 泛素化相关蛋白，即 HERC4 这种 E3 泛素链接酶可以和 c-Maf 相互作用并催化 c-Maf 的 K85 和 K297 多聚泛素化；这一多聚泛素化过程可被异肽酶 USP5 抑制。针对多种细胞株检测结果显示 RPMI8226 中 HERC4 的表达量最低。骨髓原代细胞检测发现正常骨髓细胞高表达 HERC4，而在骨髓瘤形成过程中逐渐下降。这些结果证明 HERC4 是第一个被发现介导 c-Maf 泛素化和降解的泛素链接酶。HERC4 的作用是抑制 MM 细胞增殖和肿瘤生长。

【评述】 目前对 HERC4 的研究认为它可能是一种癌蛋白，多种实体瘤 HERC4 表达量显著升高且与疾病晚期相关，但骨髓瘤患者 HERC4 表达微弱，DNA 矩阵测定显示正常骨髓细胞表达 HERC4，而 MGUS 向 SMM 或 MM 转化过程中 HERC4 表达显著降低。说明 HERC4 在 MM 中的作用可能与其他实体瘤不同。另外，骨髓瘤细胞株中 HERC4 过表达则可抑制瘤细胞增殖，并在裸鼠模型中延缓 MM 体内生长。c-Maf 作为转录因子调控多种与细胞增殖相关的基因，例如细胞周期蛋白 D2，整合素 b7 和 CCR1 等，对 MM 增殖和黏附等至关重要，是一种名副其实的“癌蛋白”，而 HERC4 使 c-Maf 泛素化并促进其降解，因此，在 MM 中 HERC4 是一种抑癌蛋白，这说明通过调控 HERC4 来影响 c-Maf 的稳定性，可能成为治疗 MM 的新方法，值得进一步研究。

（庄俊玲）

文选 102

【题目】骨髓瘤衍生的巨噬细胞迁移抑制因子对瘤细胞黏附和化疗反应的影响（Role of myeloma-derived MIF in myeloma cell adhesion to bone marrow and chemotherapy response）

【来源】J Natl Cancer Inst，2016，108（11）：djw131

【文摘】Zheng 等研究了巨噬细胞迁移抑制因子（macrophage migration inhibitory factor，MIF）在骨髓瘤细胞黏附和 MM 归巢至骨髓过程中的作用。文章首先分析了临床试验 MM 患者中六个独立的基因表达谱数据库的结果。MM 患者血清 MIF 水平显著高于正常浆细胞，SMM 患者的 MIF 水平高于 MGUS，复发患者的 MIF 水平高于非复发患者。总体人群中 MIF 高水平患者总生存显著差于低水平患者。对硼替佐米和地塞米松反应好的患者 MIF 也较低。骨髓瘤细胞株中敲低 MIF 表达后（MIF-KD）瘤细胞增殖无改变，而接种至 SCID 小鼠体内后敲低细胞主要成瘤在腹腔等髓外部位，而正常表达小鼠肿瘤主要生长于下肢等骨骼部位，说明 MIF 敲低后骨髓瘤细胞归巢到骨髓的能力下降了。机制研究显示 MIF 通过细胞表面受体 CXCR4 和辅助因子 COPS5 调节黏附分子 ALCAM、ITGAV 和 ITGB5 的表达。MIF-KO 细胞在体内和体内外均对化疗的敏感性提高。本研究说明 MIF 介导骨髓瘤黏附分子表达和归巢至骨髓中，抑制 MIF 可以提高肿瘤对化疗的敏感，可能是今后抗骨髓瘤治疗的中药靶点。

【评述】骨髓瘤细胞很少播散至骨髓以外的部位生长，髓外病变细胞的克隆特征和生物学行为与髓内细胞有差异，黏附分子表达不同是可能的原因之一，但具体机制仍不明确。本文深入研究了 MIF 对骨髓瘤细胞黏附分子表达的影响，进而从细胞和动物模型两个层面印证了 MIF 降低后肿瘤细胞归巢能力下降，对化疗药物更为敏感。MM 患者高表达 MIF 提示预后不良，推测高 MIF 细胞易于归巢至骨髓，得到 BMSC 的生长支持，产生耐药。本文非常有说服力的结果对揭示骨髓瘤细胞髓外侵犯，肿瘤归巢和耐药机制做了进一步揭示，并对抑制肿瘤迁移归巢进而降低肿瘤耐药提供了思路。

（周道斌）

文选 103

【题目】根据人骨髓瘤体内斑马鱼模型的药敏研究预测临床疗效（A clinically relevant in vivo zebrafish model of human multiple myeloma to study preclinical therapeutic efficacy）

【来源】 Blood，2016，128（2）：249-252

【文摘】 患者来源的骨髓瘤细胞在小鼠动物模型中很难进行体内增殖。本研究应用斑马鱼建立了MM的异种移植模型，将骨髓瘤细胞株或患者骨髓分选的瘤细胞注射入受精48小时后的斑马鱼胚胎卵周间隙中。MM1S、MM1R细胞系和原代CD138骨髓瘤细胞注入胚胎前经CM-Dil红色荧光染色，之后重悬在基质胶中备用。注入的细胞在原位增殖，并扩散到胚胎和幼虫中。应用荧光显微镜可以定量评估肿瘤大小，连续观察4天。将幼虫放入24孔板中并给予各种药物治疗后，体内模型中肿瘤对药物的反应与体外处理类似。$CD138^{+}$的原代异种移植模型对药物的反应和临床疗效一致。通过这种技术，我们仅仅应用少量骨髓瘤细胞就可以在短时间内测试出药物的敏感性，为临床用药提供充足的依据。

【评述】 尽管有多种骨髓瘤细胞株可供体内体外试验应用，但其生物学行为和原代浆细胞仍有很大差别。患者来源的骨髓瘤细胞生长缓慢，体外培养难以存活。本研究成功地建立了斑马鱼胚胎异体移植模型，将少量原代骨髓瘤细胞接种于斑马鱼胚胎，肿瘤细胞即可获得稳定增殖，用于检测药物敏感性，并可能为临床前药物的筛选提供方法。但这一模型也有一些问题，例如注射部位在不同胚胎间可能有所不同，胚胎微环境与骨髓微环境不同，斑马鱼生长的温度也较低等。今后的实验可以通过注射更多细胞来弥补。总之，这种简便、经济的异种移植模型为筛选治疗药物提供了可靠方法。

（周道斌）

文选 104

【题目】 石蒜碱通过下调*HMGB1*抑制多发性骨髓瘤细胞自噬并增强硼替佐米敏感性（Lycorine downregulates HMGB1 to inhibit autophagy and enhances bortezomib activity in multiple myeloma）

【来源】 Theranostics，2016，6（12）：2209-2224

【文摘】 Liu等发现石蒜碱（lycorine）在体外、体内均能够抑制骨髓瘤细胞生长，机制主要通过调控自噬作用实现。研究应用石蒜碱体外作用于5种MM细胞系：ANBL6、ARP-1、ARH-77、H929和MM.1S，结果均具有抑制细胞增殖的作用，对照的B淋巴细胞系没有受到显著影响。石蒜碱作用细胞后经基因表达谱（GEP）分析发现*HMGB1*的表达改变最为显著，*HMGB1*是细胞自噬的重要调节剂。肿瘤细胞自噬可以清除细胞内有缺陷的细胞器，蛋白降解物，有利于肿瘤细胞稳定，并对抗肿瘤药物产生耐药。*HMGB1*高表达提示MM预后不良，这在MM患者CD138分选的原代瘤细胞和MM细胞系中均得到了证实。石蒜碱促进*HMGB1*的蛋白酶体降解，从而抑制了MEK-ERK通路激活，降低Bcl-2磷酸化，使Bcl-2无法从Beclin-1解离，不能发挥促进细胞增殖的作用。同时*HMGB1*水平降低后肿瘤细胞的自噬作用受到抑制，对化疗药物的耐药性随之降低。硼替佐米耐药细胞株表达*HMGB1*显著增高，体外和浆细胞瘤动物模型结果均证实，联合石蒜碱和硼替佐米治疗硼替佐米耐药细胞有效，石蒜碱作用后耐药细胞恢复了对硼替佐米的敏感性。

【评述】石蒜碱是存在于植物石蒜鳞茎内的生物碱，具有抗炎和催吐作用，而其抗肿瘤作用也逐渐受到关注。作者深入研究了石蒜碱的抗骨髓瘤作用和机制。发现药物抑制肿瘤增殖和抑制调控自噬作用的*HMGB1*基因有关。*HMGB1*基因高表达促进骨髓瘤细胞过度增殖，自噬作用增加，细胞稳定性增加。具体通过MEK-ERK通路激活和Bcl-2过度磷酸化实现。另外，随着蛋白酶体抑制药硼替佐米的广泛应用，复发患者对硼替佐米耐药的问题也逐渐凸显。长期使用某种药物后肿瘤细胞会对其作用通路产生回避，通过其他机制进行细胞增殖。本研究中石蒜碱作用后骨髓瘤细胞恢复对硼替佐米的敏感性，这对今后难治复发骨髓瘤患者的临床联合治疗方案提供了依据。

（周道斌）

第五节　血栓与止血疾病研究进展

文选 105

【题目】艾曲波帕治疗异基因造血干细胞移植后难治性血小板减少的临床研究

【来源】中华血液学杂志，2016，37（12）：1065-1069

【文摘】马艳茹等应用艾曲波帕（eltrombopag）治疗了10例allo-HSCT后难治性血小板减少（糖皮质激素等治疗无效）患者，来观察艾曲波帕治疗allo-HSCT后难治性血小板减少的疗效及安全性。10例患者中，男、女各5例，中位年龄34（17～54）岁。急性髓系白血病5例，急性淋巴细胞白血病3例，重型再生障碍性贫血2例。同胞HLA配型全相合移植1例，单倍型相合移植9例。allo-HSCT至接受艾曲波帕治疗的中位时间为221（73～917）天。艾曲波帕剂量为50～75 mg/d（口服）。治疗后，5例（50%）患者获得完全有效（PLT≥50×10^9/L且脱离血小板输注），用药30天累计完全有效率为35.7%，治疗后达到第1次PLT≥50×10^9/L的中位时间为16（10～56）天。至随访截止，3例完全有效患者已分别停药39天、342天、84天，PLT均≥100×10^9/L。5例患者无效。未发生药物相关不良反应。其研究结论为：艾曲波帕对于部分allo-HSCT后难治性血小板减少患者有效且耐受性良好，值得进一步研究。

【评述】allo-HSCT后5%～44%的患者发生血小板减少。严重的移植后血小板减少可能导致移植相关死亡，从而导致更差的生存。目前，移植后血小板减少的治疗并无标准方案。通常参照ITP的治疗指南，糖皮质激素作为一线治疗，静脉丙种球蛋白、雄激素、重组人血小板生成素（recombinant human thrombopoietin，rhTPO）、CD20单克隆抗体等作为二线治疗。然而，部分患者一线治疗失败，现有二线治疗效果欠满意，因此需要新药进一步改善疗效。艾曲波帕治疗慢性 ITP 的有效率为 59%～85%，已被列为慢性 ITP 患者的二线或三线治疗选择。本研究结果表明，艾曲波帕对于部分移植后难治性血小板减少患者有效，且停药后可获得持久应答；患者对 50～75 mg/d 艾曲波帕治疗的耐受性良好，尤其是乙型肝炎病毒感染的患者有良好的安全性。本研究局限性是病例数较少，患者异质性较大。

（胡　豫　梅　恒　王雅丹）

文选 106

【题目】霉酚酸酯治疗激素无效成人免疫性血小板减少症的临床研究

【来源】临床血液学杂志，2016，29（2）：192-196

【文摘】王敏等回顾性分析了 23 例服用霉酚酸酯（MMF）（1.0～2.0g/d）治疗的激素无效成人 ITP 患者，观察疗效及不良反应，探讨了以 MMF 为主的方案治疗激素无效的成人 ITP 的疗效和安全性。研究表明，MMF 治疗的总体有效率为 73.9%（17/23），其中 6 例（35.3%）完全缓解，11 例（64.7%）部分缓解。MMF 治疗中位起效时间为 27（20～35）天，血小板计数升至峰值的中位时间为 69（49～95）天。MMF 治疗后，14 例（82.4%）患者持续有效，随访时间为 15.0（8.5～30.5）个月。MMF 治疗有效患者的 ITP 病程明显短于 MMF 治疗无效患者的病程（$P<0.05$）；MMF 联合激素、环孢素或达那唑治疗的起效时间，明显短于 MMF 单药治疗的起效时间（$P<0.05$）。23 例患者服用 MMF 期间未发生严重并发症。结论：MMF 对于激素无效的成人 ITP 有较好的疗效，且不良反应小。

【评述】ITP 是一种获得性自身免疫性疾病，主要表现为单纯性血小板减少（$<100\times10^9$/L），骨髓巨核细胞数量正常或增多伴成熟障碍，可伴或不伴有皮肤和黏膜瘀点、瘀斑，严重时可合并脑出血、消化道出血等内脏出血，约占出血性疾病的 30%。在国内，ITP 的一线治疗包括糖皮质激素和静脉注射用丙种球蛋白，其中糖皮质激素是一线主要治疗药物。糖皮质激素在 50%～80% 的患者中有效，但药物减量或停药后易复发，仅 10%～30%的患者能够维持长期缓解；且糖皮质激素不良反应较多，部分患者无法耐受。无法耐受糖皮质激素、一线治疗无效或失败，并且血小板严重降低（$<30\times10^9$/L）、伴有出血症状或有出血风险的患者需要选择二线治疗药物，主要包括 TPO 受体激动药、脾切除术、免疫抑制药、细胞毒药物等。MMF 是一种新型的免疫抑制药，既往主要用于实体器官移植，以及造血干细胞移植后移植物抗宿主病等的防治，近期用于治疗各种自身免疫性疾病，包括系统性红斑狼疮、自身免疫性肝炎等疾病。本研究表明，在激素无效的 ITP 患者中，MMF 具有较高的有效率，并且不良反应发生率低、不良反应轻微；当一线治疗无效或失败时，可考虑选择 MMF 进行治疗。但 MMF 在 ITP 治疗中的作用尚未得到广泛关注和研究，本研究为小本量的回顾性分析，且具体用药方案及研究人群不一，因此 MMF 在 ITP 治疗中的地位和作用，需要进一步通过多中心的前瞻性随机对照临床试验来确定。

（胡　豫　梅　恒　王雅丹）

文选 107

【题目】糖皮质激素和静脉输注丙种球蛋白治疗妊娠期免疫性血小板症的比较（Corticosteroids compared with intravenous immunoglobulin for the treatment of immune thrombocytopenia in pregnancy）

【来源】Blood，2016，128（10）：1329-1335

【文摘】Sun 等对 195 个妊娠妇女总计 235 次妊娠进行了回顾性研究，比较了糖皮质激素和静脉注射丙种球蛋白（intravenous immune globulin，IVIg）治疗妊娠期免疫性血小板症的疗效。其中 137 例（58%）无须治疗，余下 98 例中，47 例（48%）采用 IVIg 作为初始疗法，而 51 例采用糖皮质激素治疗。生产时两组母亲的血小板计数平均值并无显著差异（IVIg 组 69×10^9/L *vs*. 糖皮质激素组 77×10^9/L，$P=0.71$），母亲血小板计数反应率也无显著差别（IVIg 组 38% *vs*. 糖皮质激素组 39%，$P=0.85$）。两组都未出现严重致死的母体、胎儿或新生儿出血。203 个新生儿中，56 例（28%）出生后血小板计数$<150\times10^9$/L，18 例（9%）$<50\times10^9$/L。2 例新生儿出现颅内出血，并未出现新生儿死亡。两组生产的新生儿情况相当。结论：这两种疗法治疗妊娠期免疫性血小板减少症没有明显差别，但应重点关注新生儿出生后 1 周的血小板计数，这有重要意义。

【评述】免疫性血小板减少影响着部分妊娠女性。大多数只有轻微血小板减少，30%～35%的女性需要接受治疗。其治疗手段与 ITP 类似，包括静脉输注免疫球蛋白和糖皮质激素。然而其对妊娠期 ITP 的疗效并未被充分评价。IVIg 有一些不良反应，如头痛、脑膜刺激、溶血性贫血等。而糖皮质激素常常和妊娠期糖尿病有关，而且妊娠头 3 个月使用会导致胎儿唇裂。该研究比较了这两种治疗方法，发现，这两种疗法治疗妊娠期免疫性血小板减少症没有明显差别，但强调重点关注新生儿出生后 1 周的血小板计数，这对新生儿的血小板技术情况有重要意义。该研究因其为回顾性研究而有一定的局限性，且糖皮质激素的合适剂量也未有结果。需要更深入的研究来评价两种疗法的安全性，并确定糖皮质激素使用的合适剂量，从而更好地评估其对新生儿的风险。

（胡　豫　梅　恒　王雅丹）

文选 108

【题目】病毒性肝炎合并血小板减少症 134 例的临床分析

【来源】临床医学工程，2016，23（1）：84-85

【文摘】何伟等对 134 例病毒性肝炎合并血小板减少症进行了临床分析。将 2014 年 7 月至 2015 年 8 月病毒性肝炎患者 134 例列为观察组，入选同期体检健康者 134 例为对照组，比较两组 γ-GT、ALP、AST、ALT 等临床指标；比较两组的血小板减少水平、PLT 等指标；应用流式细胞术检测血小板相关免疫球蛋白（PAIg）及其类别 PAIgG、PAIgA、PAIgM 水平。应用酶联免疫吸附法检测血清 TPO 水平。其结果为，观察组的 γ-GT、ALP、AST、ALT 等临床指标显著高于对照组，差异有统计学意义（$P<0.05$）；观察组 PLT 减少水平、PLT 等临床指标均显著低于

对照组，差异有统计学意义（$P<0.05$）；观察组的PAIg、PAIgG指标显著高于对照组，TPO显著低于对照组，差异有统计学意义（$P<0.05$），而两组的PAIgM、PAIgA指标差异无统计学意义（$P>0.05$）。研究结论为，病毒性肝炎合并血小板减少症与肝脏受损合成减少密切相关，同时介导PAIg的免疫机制。

【评述】 病毒性肝炎是由多种肝炎病毒引起的，以肝脏炎症和坏死病变为主的一组全身性传染病，最常见的为乙肝病毒感染。目前研究发现，病毒性肝炎常伴有不同程度的血小板减少，其具体的病理机制尚在研究中。血清血小板生成素可生成血小板，对巨核细胞成熟具有特异性刺激作用，病毒性肝炎损害肝实质细胞，肝脏产生血小板生成素缺乏引起病毒性肝炎患者血小板减少，同时TPO浓度上升后无法阻止患者血小板减少症病情的进展。血小板的减少程度与病毒性肝炎的病情严重程度呈正相关；血小板相关免疫球蛋白在慢性肝病患者中常出现增高现象，病毒性肝炎患者血小板减少与PAIg水平升高密切相关，感染肝炎病毒后可激发自身免疫反应及免疫异常，诱导生成血小板自身抗体，增加血小板破坏程度，引发血小板减少。该研究探讨病毒性肝炎合并血小板减少症的病理机制有助于评估病情严重程度及预后，其缺陷为样本量较小，且只选取了一家医院的患者，不具代表性。

（胡　豫　梅　恒　王雅丹）

文选 109

【题目】 蓝萼甲素A通过抑制微血管血栓可缓解小鼠的心肌缺血—再灌注损伤（Glaucocalyxin a ameliorates myocardial ischemia-reperfusion injury in mice by suppression of microvascular thrombosis）

【来源】 Med Sci Monit，2016，22：3595-3604

【文摘】 Liu等评估了蓝萼甲素A（Glaucocalyxin A，GLA）在心肌缺血再灌注损伤中的心脏保护作用，并探讨了潜在机制。通过短暂结扎野生型C57BL/6J小鼠左前降动脉的方式诱导心肌缺血再灌注。在再灌注前，对小鼠进行了GLA或对照剂（溶剂）的腹腔注射。经24小时心肌再灌注后，埃文斯蓝/TTC染色用于显示缺血大小。超声心动图评价心脏功能，通过免疫荧光染色对心脏组织进行微血管血栓形成评估。并测量了心肌中磷酸化的AKT、ERK、P-GSK-3b和裂解的caspase 3。研究结果发现，与溶剂治疗组相比，GLA治疗组的梗死面积显著减少［GLA组（13.85%±2.08%）*vs*. 对照组（18.95%±0.97%），$P<0.05$］，左室射血分数（left ventricular ejection fraction，LVEF）［GLA组（53.13%±1.11%）*vs*. 控制组（49.99%±1.25%），$P<0.05$］和左心室缩短分数（left ventricular fractional shortening，LVFS）［GLA组（28.34%±0.71%）*vs*. 对照组（25.11%±0.74%），$P<0.05$］在GLA治疗的心肌缺血再灌注小鼠中均有提高。在心肌再灌注损伤时，GLA还能减弱微血管血栓形成（$P<0.05$），增加促进存活的激酶AKT（$P<0.05$）和GSK-3b（$P<0.05$）磷酸化。其研究结论为，在再灌注前，使用GLA可以缓解小鼠心肌缺血再灌注损伤。GLA的这一心脏保护作用可能是通过减少微血管血栓实现。

【评述】冠心病是威胁全球健康的一大疾病，持续性缺血会导致心脏不可逆损伤，心肌细胞的尽早再灌注可挽救缺血的心机，改善预后。然而，再灌注带来的额外损伤可导致心源性休克和心律失常。很多药物和治疗方法用来保护心脏再灌注损伤，但用于临床治疗的甚少。GLA 最早从植物中提取，随后发现它对缺血性疾病、白血病、神经退行性疾病和乳癌中都有治疗作用。抑制血小板活化和聚集，以最小的出血风险。此外它还可以保护心肌氧化应激，缓解神经炎症。因此，该研究探索了急性心肌缺血再灌注后 GLA 对心肌的保护作用，表明 GLA 很可能是通过抑制微血管血栓形成，来减小梗死灶面积，改善小鼠心脏功能。关于 GLA 心肌保护功能的具体分子机制，如促存活蛋白激酶通路和氧化还原信号通路，还需要进一步的研究。

（胡　豫　梅　恒　王雅丹）

文选 110

【题目】PECAM-1 同嗜性结合的结构基础（Structural basis for PECAM-1 homophilic binding）

【来源】Blood，2016，27（8）：1052-1061

【文摘】血小板内皮细胞黏附分子-1（PECAM-1）相对分子质量为 130 000，属于免疫球蛋白超家族（IgSF），主要在循环血小板和白细胞上表达，并在内皮细胞间隙高度聚集。PECAM-1 介导的同嗜性结合是由氨基端两个免疫球蛋白同源域介导的，能将 PECAM-1 聚集到内皮细胞间隙中，使其参与白细胞渗出，维持血管完整性，传导细胞生存信号等过程。为了明确 PECAM-1 同嗜性相互作用的界面，Zhou 的研究团队解析了 PECAM-1 氨基端同源域 1（IgD1）和同源域 2（IgD2），这两个涉及同嗜性结合区域的晶体结构。其研究结果发现，IgD1 和 IgD2 都有着 IgSF 典型的折叠构象，由两个反向平行的 β 链形成 β 三明治的拓扑结构，并由 B 和 F 链之间标志性的二硫键稳定。尽管以前都将 Ig 域归为 C2 型，但 IgD1 的晶体结构表明它属于 IgSF 的 I2 型。Ig D1 和 Ig D2 都为 PECAM-1 反式同嗜性结合界面的重要结构，埋入的总交界面面积大于 2300 $Å^2$。PECAM-1 这些独特的结构特点为 PECAM-1 参与内皮细胞间连接中，形成同嗜性结合提供了原子水平的研究模型。

【评述】20 年前，Newton 等突变了 PECAM-1 IgD1 和 IgD2 上所有的带电荷氨基酸，并发现了数个氨基酸突变会影响 PECAM-1 同嗜性黏附作用。PECAM-1 的同嗜性功能，不仅为该分子在内皮细胞间连接聚集的必要条件，并且对于白细胞跨内皮运动，维持内皮细胞完整性，介导抗凋亡信号，感受传递机械应力等功能有重要作用。而已知的影响同嗜性功能的氨基酸位点并不在 PECAM-1 相互作用的界面，所以明确 PECAM-1 的 IgD1 和 IgD2 的晶体结构，有助于了解同嗜性作用的具体机制尤为重要。该研究解析了对同嗜性作用很重要的区域——IgD1 和 IgD2 的晶体结构，我们能从碱基水平研究 PECAM-1 介导的各种功能及涉及疾病的预防和控制。然而，此结构显示 IgD2 的尾部有反式交叉的一段序列，尚不清楚是因为晶体堆积所致还是原本分子结构，需要进一步解析 PECAM-1 全长分子的结构，以便对其同嗜性和异嗜性功能进行精细调控。

（胡 豫 梅 恒 王雅丹）

文选 111

【题目】机械损伤致小鼠血栓形成的活体小鼠模型的标准化（Standardization of a well-controlled in vivo mouse model of thrombus formation induced by mechanical injury）

【来源】Thromb Res，2016，141：49-57

【文摘】机械性损伤导致细胞外基质暴露，引起的血栓栓塞是研究血栓形成的理想模型。Tang 等研究并规范了先前建立的小鼠体内血栓形成的机械损伤模型。用止血钳夹闭腹主动脉 15 秒（中度损伤）或 60 秒（重度损伤），进行机械损伤。用带荧光显微镜的 CCD 摄像机实时监测血栓形成 20 分钟。在中度损伤时，形成的血栓在损伤后约 1 分钟达到峰值，并在 3 分钟内溶解，其平均 AUC（曲线下的面积）为（165.2±17.29）mm^2，而在严重伤害时观察到更大的血栓，其平均 AUC 为（600.5 ±37.77）mm^2。用扫描电镜和 HE 染色观察到，中度损伤模型中内皮细胞的完全变形，重度损伤模型中血管中层暴露。另外还评估了该模型应用于靶向 GP Ⅱb-Ⅲa（依替巴肽，eptifibatide），ADP 受体 P2Y1（MRS2500）和 P2Y12（氯吡格雷，clopidogrel），凝血酶（水蛭素）的抗血栓药物影响血栓形成的作用。其研究改进了已有的血管损伤模型，使其具有最佳重复性和可操作性，评价血栓药物对体内血栓形成的影响。

【评述】现已有使用不同方法的小鼠血栓模型用于模拟人血管疾病，如在颈动脉中用氯化铁（$FeCl_3$）引起的化学损伤，对提睾肌或肠系膜动脉的激光损伤或动脉压迫、结扎，导管和气囊所致的机械损伤。暴露丰富细胞外基质的机械损伤是模拟血栓形成的理想模型，可用于评价血小板治疗的一系列靶点。此前，作者建立了血管钳压迫动脉所致机械损伤，并用于评估胶原蛋白和 GP-VI、vWF 和 GPⅠb，以及与层黏连蛋白及其受体 α6β1 的相互作用。然而，这种血栓模型的潜在机制尚不清楚，且由于缺乏标准化而未被广泛使用。该研究对此模型进行了中度损伤和重度损伤的标准化，实时分析了血栓形成的动态变化，并对损伤血管壁的组织学变化进行了研究。此外，通过测量血小板和抗血栓药物对体内血栓形成的影响，评价了该模型的适用性。对中度和重度损伤的标准化，能更好地推广此模型，关于这一模型和其他模型的对比，还需要进一步的研究。

（胡 豫 梅 恒 王雅丹）

文选 112

【题目】人血小板内皮细胞黏附分子 1（PECAM-1）上的唾液酸糖基在反式同嗜性结合和内皮细胞屏障功能中的作用［The role of sialylated glycans in human platelet endothelial cell adhesion molecule 1（PECAM-1）-mediated trans homophilic interactions and endothelial cell barrier function］

【来源】 J Bio Chem，2016，291（50）：26216-26225

【文摘】 血小板内皮细胞黏附分子 1（PECAM-1）是位于内皮细胞间连接的主要成分。此前的研究表明，PECAM-1 的同嗜性结合主要由氨基端的免疫球蛋白同源域 1 所介导，并参与维持血管通透性，以及在炎症和血栓刺激下重建血管屏障。PECAM-1 的糖基占其分子量的 30%，而最新解析的 PECAM-1 免疫球蛋白同源域 1 的晶体结构表明，从位于同嗜性结合界面的 25 号天冬氨酸残基（Asn-25）上有一个糖基伸出，提示该糖基有可能参与 PECAM-1 的同嗜性结合功能。同样的，无偏倚的分子模拟对接研究表明带负电荷的 2，3 唾液酸基团可和 PECAM-1 同嗜性界面紧密结合，其伸展方向有益于和带正电荷的 Lys-89 残基形成静电链接，而 Lys-89 的突变可干扰 PECAM-1 的同嗜性结合。为了证实 Asn-25 糖基对内皮细胞屏障功能的影响，Panida 等建立了 N25Q PECAM-1 突变体，使得此残基无法被糖基化，并在内皮样 REN 细胞中，研究其对血管完整性的作用。共聚焦显微镜表明，尽管 N25Q PECAM-1 可在细胞间连接处正常聚集，但用凝血酶破坏通透性屏障后，PECAM-1 突变体无法帮助重建屏障。该研究的结论是，Asn-25 残基上的含唾液酸糖基通过稳定 PECAM-1 同嗜性结合界面加强了动态内皮细胞的相互作用。

【评述】 20 年前，Newton 等发现突变的 PECAM-1 IgD1 和 IgD2 上所有的带电荷氨基酸，并发现了数个氨基酸突变会影响 PECAM-1 同嗜性黏附作用，其中包括第 89 位赖氨酸（K89）。将其突变为丙氨酸时，PECAM-1 丧失其同嗜性功能，并且该分子在内皮细胞间连接处聚集，白细胞跨内皮运动，维持内皮细胞完整性，介导抗凋亡信号等重要功能皆受到影响。最新解析的 PECAM-1 晶体结构却表明 K89 并不在 PECAM-1 相互作用的界面。PECAM-1 是一个被广泛糖基化的分子，该研究通过结构预测分析发现 N25 位糖基可能参与到同嗜性界面，并提出了 K89 参与同嗜性结合功能的一种假设，即与 N25 位糖基之间的作用力有助于维持同嗜性界面的稳定。该研究的缺陷是，CHO 细胞为非内皮细胞，如果能在内皮细胞系统证实相关结论，并探讨更多 PECAM-1 糖基的功能和结构影响，则需要进一步的研究。

（胡 豫 梅 恒 王雅丹）

文选 113

【题目】 与中国人群静脉血栓患者相关的*SERPINC1* 热点突变：一个病例对照研究（Predominant mutations in a hotspot of *SERPINC1* associated with venous thromboembolism in the Chinese population：a case-control study）

【来源】 Lancet，2016，388：S39-S39

【文摘】 Tang 等揭示了中国人群中静脉血栓栓塞患者*SERPINC1* 的突变。通过病例对照研究，在同一时间点从湖北省血栓与止血临床研究中心的病例库中选择静脉血栓栓塞患者和相应的无血栓性疾病史的对照作为研究对象。在中国人群中选择了 1304 例静脉栓塞患者和 1334 例对照，同时也纳入了一组来自西班牙的病例，包括 165 例抗凝血酶缺陷的病例，86 例静脉血栓患者，100

例对照。对 190 例静脉血栓的中国患者的*SERPINC1* 进行测序，使用 BstUI 的 PCR-RFLP 方法对整个研究人群进行基因型突变检测，测定血浆中抗凝血酶抗原浓度、活性及凝血酶的产生；采用 Logistic 回归控制其他影响静脉血栓形成的危险因素得到（ORs）值。结果发现在西班牙白人群体中，纳入的个体都没有发现热点突变；而在中国人群的队列中在抗凝血酶的 294 位和 295 位发现了热点突变。确定了 c. 883G ＞A（p. Val295Met）突变发生在 11 例静脉血栓患者和 1 例对照中，c. 881G＞T（p. Arg294Leu）突变发生在 6 例静脉血栓患者中，c. 880C＞T（p. Arg294Cys）突变发生在 2 例静脉血栓患者中，然而 c. 881G＞A（p. Arg294His）突变只存在于 1 例健康对照中。总的来说，这些突变明显增加了静脉血栓栓塞的风险（OR＝11. 4，95％CI 2. 6～49. 4；*P* ＝0. 001）；对这些携带突变基因的患者检测发现抗凝血酶抗原浓度（79. 1～116. 0 U/dl）和功能活性（75. 3～136. 3 U/dl）均正常，但内源性凝血酶水平（2. 0～2. 7 倍）明显增加。此项研究结果表明在中国人群中确实存在*SERPINC1* 热点突变，增加了静脉血栓栓塞的风险但不影响抗凝血酶的活性。

【评述】易栓症不是单一的疾病，而是指遗传性或获得性缺陷或存在获得性危险因素而容易发生血栓栓塞的疾病状态，临床表现多以静脉血栓形成为主，而静脉血栓又是危害人类健康的常见血管疾病。天然抗凝蛋白的缺陷似乎是亚洲人种最常见的遗传性易栓因素，而抗凝血酶缺陷是易栓症时预测发生静脉血栓栓塞危险度最高的。此项研究通过对中国人群的静脉血栓患者及健康者及对部分西班牙白种人群样本的*SERPINC1* 测序、基因型突变检测及血清中抗凝血酶浓度和功能检测分析，发现在中国静脉血栓患者人群中确实存在*SERPINC1* 热点突变，位于抗凝血酶的 294 位和 295 位，这些突变增加了患静脉血栓栓塞的风险。但检测发现抗凝血酶的活性和功能并没有发生改变，内源性凝血酶水平增高，所以凝血酶水平升高可能是静脉血栓风险增加的原因。在西班牙白种人群中未发现此突变。这项研究对进一步阐明中国人群中抗凝血酶基因突变与静脉血栓形成的关系有重要意义。但是，针对该基因突变而未导致抗凝血酶功能改变及内源性凝血酶升高的原因还需要进一步探索。

（胡　豫　梅　恒　王雅丹）

文选 114

【题目】两种新型复合杂合子突变与表型异常的Ⅰ型和Ⅱ型蛋白 C 缺陷有关（Two novel compound heterozygous mutations associated with types Ⅰ and Ⅱ protein C deficiency with unusual phenotypes）

【来源】Thromb Res，2016，145：93-99

【文摘】Deng 等揭示了两组具有遗传性蛋白 C（PC）缺陷的中国家庭的 PC 基因的新型复合杂合突变（p. Arg194Cys/Gly324Ser 和 p. Glu274X/Asp297His），旨在评估这种突变对 PC 的活性、抗原性、结构及细胞内定位的影响。通过提取这两组家族成员的基因组 DNA，经 PCR 扩增然后测序，发现了两例先证者分别属于Ⅰ型和Ⅱ型 PC 缺陷。对有基因突变的先证者构建突变型

PC表达载体，并进行表型分析，细胞内定位和分子建模。结果在该家系的一例Ⅱ型PC缺陷的先证者中发现了PC基因的复合杂合突变（p. Arg194Cys/Gly324Ser），该先证者经历过两次血栓事件。表型分析表明p. Arg194Cys突变导致PC活性降低但抗原水平正常。细胞内定位表明p. Arg194Cys和p. Gly324Ser突变均定位在内质网和高尔基体。分子建模表明p. Gly324Ser突变破坏了PC轻链与重链相互作用。该家系的一例Ⅰ型PC缺陷的先证者中发现了PC基因的复合杂合突变p. Glu274X/Asp297His，该先证者出现了复发性自然流产和右腘静脉血栓形成。表型结果与存在PC异常的患者一致，出现了PC转运缺陷。结构模型表明p. Glu274X突变使重链和轻链之间二硫键不能形成。上述结果证实了两种新的复合杂合性PROC基因突变是导致这两例先证者PC缺陷的原因。

【评述】PC是一个重要的抗凝蛋白酶，对维持生理性凝血与抗凝系统平衡具有重要作用。遗传性PC缺陷症为常染色体显性遗传性易栓症，分纯合子型和杂合子型，杂合子患者血浆PC水平为正常值的30%～70%，发生静脉血栓的危险性增加，是血栓性疾病的独立危险因子；而纯合子或复合杂合子患者其血浆PC水平小于正常值的1%，为新生儿暴发性紫癜和广泛静脉血栓的高危人群。根据PC抗凝活性与抗原含量的关系分为两型：Ⅰ型为PC抗凝活性和抗原含量均下降；Ⅱ型为抗凝活性下降但抗原含量正常。本研究对两组PC缺陷的中国家庭基因筛选发现两例分别为Ⅰ型和Ⅱ型PC缺陷的先证者，经PC基因测序发现了（p. Arg194Cys/Gly324Ser和p. Glu274X/Asp297His）复合杂合突变，p. Arg194Cys损害了蛋白质的催化作用，p. Gly324Ser突变破坏了PC轻链与重链相互作用，p. Glu274X毁坏了重链结构使蛋白质不能正确折叠，p. Asp297His与转运障碍有关；相应的实验室检查发现PC活性下降。临床表现也对应于上述检测结果，两例患者均有血栓事件发生，其中Ⅰ型PC缺陷的患者出现过两次自然流产，不能排除与PC缺陷有关。上述复合杂合突变导致PC缺陷，进而影响PC活性致静脉栓塞，但对于不同临床表型的PC缺陷的确切机制及PC缺陷与自然流产的关系还需要进一步研究。

（胡　豫　梅　恒　王雅丹）

文选115

【题目】*SERPINC1*上小段基因缺失通过促进内质网应激导致Ⅰ型抗凝血酶缺陷（A small deletion in SERPINC1 causes type Ⅰ antithrombin defciency by promoting endoplasmic reticulum stress）

【来源】Oncotarget，2016，7（47）：76882-76890

【文摘】Su等探讨了在*SERPINC1*上基因片段缺失导致Ⅰ型抗凝血酶缺陷。抗凝血酶缺陷是一种常染色体显性疾病，明确AT的各种突变能提高我们对这种丝氨酸蛋白酶抑制药（SERPIN）抗凝血功能及其分子通路障碍的认识。通过对一组有深静脉血栓家族史的中国家庭进行了抗凝血酶全外显子测序，发现在*SERPINC1*基因的外显子4上面有4个氨基酸缺失（INEL）。这种缺失造成抗凝血酶在细胞内滞留，从而导致Ⅰ型抗凝血酶缺陷。抗凝血酶滞留导致内质网应激，进一步抑制抗凝血酶释放；另外，内质网应激导致内质网相关降解，进一步导致了抗凝血酶降解。抑制内质网应激使抗凝血酶分泌增加，内质网相关降解减少，抗凝血酶释放增加。这项研究发现了一个新的突变（INEL 缺失）导致的Ⅰ型抗凝血酶缺陷，并且发现通过内质网应激导致抗凝血酶释放受抑的新机制，这对治疗抗凝血酶缺陷提供了一种新方法。

【评述】抗凝血酶缺陷是易栓症的一个重要病因，会导致不同的血栓栓塞性疾病，如静脉血栓形成。通常将抗凝血酶缺陷分为两类：Ⅰ型抗凝血酶缺陷多由于合成减少导致量的缺陷，Ⅱ型抗凝血酶缺陷多由于结构和功能异常致质的缺陷。以往对抗凝血酶缺陷的研究也多从基因突变方面着手，但研究的重点多放在突变后的基因产物的活性和功能方面，较少对抗凝血酶与内质网的关系，以及突变对抗凝血酶释放量的影响的研究。本研究发现*SERPINC1* 基因的外显子 4 上面有 4 个 INEL，导致内质网处于应激状态，从而使抗凝血酶停留在细胞内（释放减少）及降解增加，导致血浆中抗凝血酶含量相对减少从而导致Ⅰ型抗凝血酶缺陷，增加了血栓栓塞的风险；而通过抑制内质网应激，则使血浆中抗凝血酶含量恢复，这为治疗抗凝血酶缺陷提供了一种新方法。但是内质网应激抑制抗凝血酶释放的确切机制还需要进一步研究。

（胡　豫　梅　恒　王雅丹）

文选 116

【题目】低分子肝素钙预防新生儿严重感染致 DIC 的临床研究

【来源】海峡药学，2016，28（7）：141-142

【文摘】该研究评估了低分子肝素预防新生儿严重感染致 DIC 的疗效。曾小玲纳入了 2013 年 8 月至 2015 年 10 月期间因严重感染入住广东省河源市妇幼保健院儿科的 30 例新生儿，治疗组和对照组各 15 例。对照组给予抗感染、维持内环境稳定、必要时机械通气等治疗，治疗组在此基础上加用低分子肝素钙，研究结果显示治疗组患儿 DIC 的发生率（0 *vs*. 20.0%，$P<0.05$）和死亡率（6.7% *vs*. 20.0%，$P<0.05$）均显著低于对照组，且有统计学意义。该结果表明，低分子肝素钙对严重感染的患儿具有一定预防 DIC 发生的作用。

【评述】DIC 并不是一种独立的疾病，而是在许多疾病基础上，致病因素损伤微血管体系，导致凝血活化，全身微血管血栓形成、凝血因子大量消耗并继发纤溶亢进，引起以出血及微循环衰竭为特征的临床综合征。DIC 与其基础疾病均有高的死亡率。感染性疾病是继发 DIC 的主要基础疾病之一，新生儿感染是造成新生儿发病率和死亡率增高的主要原因。感染可诱发 DIC，而 DIC 又加重患者感染，形成恶性循环，使患者病情加重，严重者可致死。患儿出现严重感染时其代谢产物、病原体、细胞因子等使机体凝血系-炎症统激活，机体处于高凝状态，同时抗凝及纤溶系统受到抑制。低分子量肝素钙具有明显的抗Ⅹa 活性，而只具有轻微的抗凝血凝活性。出血风险远低于肝素、对血小板几乎无影响。该研究采用了一定程度上的随机分组模式，前瞻性地评估了低分子肝素预防新生儿严重感染致DIC的疗效，表明低分子肝素钙对严重感染的患儿具有一定预防DIC发生的作用。

该研究纳入的样本量偏小，对于研究得出的结论，如果能在多中心、前瞻性大样本量研究中得到验证，将会更有说服力。

（胡　豫　梅　恒　王雅丹）

文选117

【题目】参麦注射液对气阴两虚型血瘀证脓毒症患者凝血功能障碍的影响

【来源】中国中西医结合急救杂志，2016，23（3）：240-244

【文摘】周袁申等探究了参麦注射液对脓毒症气阴两虚型血瘀证患者凝血功能障碍的影响。该研究前瞻性纳入了2014年3月至2015年2月期间广东省中医院本部重症医学科收治的脓毒症凝血功能障碍患者50例，随机分为参麦组和对照组，每组各25例。对照组采用脓毒症综合治疗方案，参麦组在此基础上加用具有益气扶正养阴功效的参麦注射液50 ml，每日2次，两组疗程均为7天。研究结果显示，参麦组治疗后APTT、PT、INR、D-二聚体和CRUSADE、APACHEⅡ、DIC评分均明显低于对照组，而AT、Fib、PLT、Hb均明显高于对照组，且均有统计学意义（$P<0.05$）。参麦组28天病死率明显低于对照组（20.0% *vs*.56.0%），且有统计学意义（$P<0.05$）。将DIC评分<5分的30例脓毒症非显性DIC期患者按是否使用参麦注射液治疗分为观察Ⅰ组（16例）和对照Ⅰ组（14例），而DIC评分≥5分的20例脓毒症显性DIC期患者按是否使用参麦注射液治疗分为观察Ⅱ组（9例）和对照Ⅱ组（11例）。观察Ⅰ组治疗后APTT、PT、INR、D-二聚体较对照Ⅰ组明显降低，而AT、Fib、PLT较对照Ⅰ组明显升高，且有统计学意义（$P<0.05$）。观察Ⅰ组28天病死率明显低于对照Ⅰ组（20.0% *vs*.56.0%，$P<0.05$），而观察Ⅱ组28天病死率低于对照Ⅱ组（44.4% *vs*.54.5%，$P>0.05$）。该结果表明参麦注射液对脓毒症凝血功能障碍的早期患者有一定积极治疗作用。

【评述】脓毒症是指由感染引起的全身炎症反应综合征，其本质是大量炎症因子的释放，在DIC的发生发展中起中促进作用，脓毒症伴DIC的患者预后极差。中医学认为脓毒症是瘀毒内盛、耗气伤阴损阳而导致的虚实夹杂的病理状态，其主要病因为正气不足、毒邪内蕴、络脉淤滞；治疗应以益气活血为法。而阴津与血液关系密切，互相转化，津液耗伤可致血虚，反之血虚也可加重阴液亏耗，故当养阴活血。由此可见，脓毒症的主要中医证候类型实证因素多为血瘀型，虚证因素多为气阴两虚型。气阴两虚兼血瘀理论与DIC早期表现的凝血功能障碍密切相关。既往有研究表明参麦注射液能抑制过度炎症反应、抑制血小板功能等功能、改善微循环等，从而发挥抗炎、抗凝、抗休克等作用。该前瞻性、单中心研究发现，随着脓毒症患者病情的进展可出现凝血功能恶化，参麦注射液能显著改善脓毒症患者的凝血指标，其作用机制可能与使用参麦注射液后抑制了全身炎症反应，减少了 PLT 的过度激活与消耗，改善了微循环状态有关，还可能与中西医结合治疗具有增效或协同辅助作用相关，值得深层次的探讨和研究。

（胡　豫　梅　恒　王雅丹）

文选 118

【题目】 重组人可溶性血栓调节蛋白与 DIC 感染患者短期死亡率的荟萃分析（Recombinant human soluble thrombomodulin and short-term mortality of infection patients with DIC：a meta-analysis）

【来源】 Am J Emerg Med，2016，34（9）：1876-1882

【文摘】 该研究系统评价了应用重组人可溶性血栓调节蛋白（recombinant human soluble thrombomodulin，rhTM）对感染性 DIC 患者短期死亡率的影响。通过检索 PubMed、Web of Science、Embase 和 Cochrane Library 数据库及浏览文献，纳入 2 个随机对照研究和 10 个观察性研究。随机对照研究有 821 例患者，观察性研究有 17 467 例患者，不同研究采用的 DIC 诊断标准不尽相同，或 JAAM 标准或 JMHW 标准或 ISTH 标准。研究组给予 rhTM 治疗 DIC，对照组给予抗凝血酶Ⅲ、普通肝素、加贝酯等治疗 DIC，所有患者均应用传统治疗手段。采用 Review Manager 5.1 软件进行 Meta 分析，评价研究的质量和提取数据。结果显示在随机对照研究中 28 或 30 天死亡 OR 为 0.81（95%CI 0.61～1.06），在观察性研究中 28 天或 30 天死亡 OR 为 0.96（95%CI 0.92～1.01），此外，观察组和对照组之间出血风险无显著差异。基于目前的研究结果，应用 rhTM 治疗感染性 DIC 并不会降低短期死亡率。

【评述】 感染相关 DIC 是最常见的 DIC 类型之一，大多数起病急骤，预后差。早期干预 DIC 的病理过程可以改善患者预后。血栓调节蛋白（thrombomodulin，TM）是内皮细胞表面的一种跨膜糖蛋白，TM 可通过不同机制调节机体凝血与抗凝血的平衡。TM 可与凝血酶结合从而抑制其促凝血活性，还可通过 TM/凝血酶复合物激活蛋白 C 成为活性形式（activated protein C，APC）。APC 可通过灭活凝血因子参与抗凝作用，通过与纤溶酶原活化抑制药形成复合物、促进纤溶酶原活化而发挥促纤溶作用。此外，TM 还可通过降解高迁移率蛋白-1（HMGB1）发挥抗炎作用。近年来，评估 rhTM 治疗 DIC 效果的研究逐渐增多，一些观察性或随机对照研究（RCT）表明 rhTM 可作为治疗 DIC 的有效有段。一个纳入多篇观察性研究的 Meta 分析结果表明 rhTM 能显著降低感染性 DIC 患者的短期死亡率，但是一个纳入 3 篇 RCT 的 Meta 分析结果表明 rhTM 并不影响感染性 DIC 患者的短期死亡率。该研究通过纳入 10 篇观察性和 2 篇 RCT 研究进行 Meta 分析，扩大了样本量，研究结果表明 rhTM 不能降低感染性 DIC 的死亡率。该研究仍有一定的局限性，按照纳入排除标准仅纳入了两篇 RCT，因为论文发表语言限制而排除了一些日本人开展的研究，存在发表偏倚；此外，可能因为纳入对象及研究方法的差异，Meta 分析存在较大的异质性，Meta 结果的可靠性有待进一步验证。更多高质量 RCT 实验的开展有利于得出可靠结论，从而指导临床治疗策略。

（胡　豫　梅　恒　王雅丹）

文选 119

【题目】 Sonoclot 凝血分析：预测显性弥散性血管内凝血死亡率的有用工具（Sonoclot coagulation analysis: a useful tool to predict mortality in overt disseminated intravascular coagulation）

【来源】 Blood Coagul Fibrinolysis，2016，27（1）：77-83

【文摘】 该研究评估了 Sonoclot 凝血分析对于预测显性 DIC 患者死亡率的价值。该队列研究纳入 237 例重症并发 ICU 的患者，用 Sonoclot 测量凝血实验、活化凝血时间（activated clotting time，ACT）、凝集速率、血小板功能。结果显示生存组和死亡组 Sonoclot 变量存在差异，死亡组的平均 ACT 显著延长（$P<0.05$）且血小板功能下降（$P<0.05$），而凝集速率两组不存在显著差异。Cox 比例风险模型显示 ACT 和血小板功能与患者生存独立相关，Kaplan-Meier 生存曲线分析表明仅有一项 Sonoclot 异常的预后较好。多因素逻辑回归分析发现，变量中加入 ACT 和血小板功能后，ROC 曲线下面积增大，预测 30 天死亡的敏感性为 80.5%。结论表明 Sonoclot 可以预测重症并发 DIC 患者的预后。

【评述】 严重的出血倾向是 DIC 的特征之一，其严重程度与 DIC 预后相关。早期评估 DIC 的严重程度及预后对于及时干预治疗是必要的。该文简要概述了几个传统的临床评估 DIC 预后的方法的局限性，包括急性生理与慢性健康评分（APACHE Ⅱ评分）及国际血栓与止血协会显性 DIC 积分（ISTH）。Sonoclot 分析仪是一种用于检测凝血和血小板功能的多用途分析仪，可提供全部止血过程的精确资料，检测一系列凝血疾病，包括血小板功能失调、凝血因子缺乏、高凝倾向及纤溶亢进等，可鉴别出血原因。该研究通过回顾性方法纳入一定数量的 ISTH 显性 DIC 患者，将其 Sonoclot 检测指标与 APACHE Ⅱ积分、ISTH 积分及 30 天生存结局进行关联分析，结论表明 Sonoclot 可以预测重症并发 DIC 患者的死亡风险。该研究为回顾性研究，同样存在回顾性研究所有的固有局限性，可开展多中心、前瞻性研究验证结果的可靠性。

（胡　豫　梅　恒　王雅丹）

文选 120

【题目】 降钙素原和血乳酸对脓毒症合并弥散性血管内凝血的诊断价值

【来源】 微循环学，2016，26（2）：3

【文摘】 该研究分析降钙素原（procallcitonin，PCT）和血乳酸（lactic acid，Lac）水平测定对脓毒症患者发生 DIC 的诊断价值。回顾性收集了南京明基医院 ICU 收治的 70 例脓毒症患者，按照国际血栓与止血学会 DIC 诊断标准（ISTH）对上述患者进行 DIC 诊断，其中 34 例诊断为 DIC，36 例诊断为非 DIC。在患者入住 24 小时内检测 PCT 和 Lac 浓度并同时检测 DIC 相关指标。

结果显示 DIC 组 PCT 和 Lac 水平明显高于非 DIC 组（$P<0.01$），ROC 曲线分析出 PCT、Lac 诊断 DIC 的敏感性分别为 91.2%、79.4%，特异度分别为 19.4%、25%，AUC 曲线下面积分别为 0.871、0.790。因此谢辉等认为 PLT 与 Lac 可作为脓毒症合并 DIC 诊断的敏感指标。

【评述】脓毒症是指由感染引起的全身炎症反应综合征。早期炎症反应可激活凝血系统，导致凝血-纤溶系统紊乱，最终导致 DIC 的发生，30%～50%的脓毒症患者合并有 DIC。已有研究表明血小板减少及凝血指标异常与脓毒症患者病情及预后密切相关，但在脓毒症早期，这些指标并未出现异常。PCT 是降钙素的前体蛋白，机体受到感染时可显著升高，其血清水平与病情危重度及预后相关。Lac 为葡萄糖无氧酵解产物，当组织微循环障碍时可显著升高。因此，这两个指标可能是诊断脓毒症 DIC 的敏感指标。该前瞻性研究比较了 DIC 组及非 DIC 组患者凝血指标和 PCT、Lac 水平的变化。通过 ROC 分析计算出这两个指标诊断 DIC 的敏感性和特异性，尽管有较高的敏感性，但是其特异性极低，若将两者作为早期诊断脓毒症合并 DIC 的指标，存在假阳性的概率将非常大，故评者认为应慎重考虑将 PCT 及 Lac 作为早期诊断脓毒症合并 DIC 的指标。

（胡　豫　梅　恒　王雅丹）

文选 121

【题目】产科 DIC 患者凝血检验结果的临床分析

【来源】中国继续医学教育 1674—9308（2016）29—0031—02

【文摘】目的：分析凝血检验结果在产科 DIC 中的应用价值。方法：选取 2013 年 4 月至 2016 年 3 月于本院产科接受治疗的 DIC 患者为研究对象，设定为观察组，随机选取同时期于本院产科接受体检的健康产妇作为对照组，各组产妇 34 例，两组均进行凝血及血常规项目检测。结果：观察组产妇的血小板、纤维蛋白原指标检验结果均低于对照组，差异具有统计学意义（$P<0.05$）；对比两组凝血酶时间、活化部分凝血活酶时间，差异具有统计学意义（$P<0.05$）。

【评述】DIC 是一种因患者机体凝血因子及血小板被激活而导致出血情况的凝血功能障碍性疾病。DIC 的病情发展相对较快，产科 DIC 患者可能会因此出现妊高征或羊水栓塞，威胁产妇及胎儿的生命安全，故及早发现 DIC 并予以确诊及积极治疗十分重要。结论：凝血检验结果对产科 DIC 患者的诊断及病情发展、转归有临床实用价值。该研究显示 DIC 产妇与正常产妇相比，血小板、纤维蛋白原、凝血酶时间、活化部分凝血活酶时间的结果差异均具有统计学意义（$P<0.05$），该结果为产科 DIC 早期诊断提供了凝血检验结果依据，同时也为临床判断患者产科术后的病情进展及转归提供必要依据。

（胡　豫　梅　恒　王雅丹）

文选 122

【题目】D-二聚体对 DIC 和非显性 DIC 的诊断标准的修正效果（Efficacy evaluation of D-dimer and modified criteria in overt and nonovert disseminated intravascular coagulation diagnosis)

【来源】 Int J Lab Hematol，2016，38（2）：151-159

【文摘】 Li等针对显性DIC和非显性DIC提出了新的D-二聚体临界值标准。该研究纳入360个病例，通过ISTH标准诊断显性、非显性DIC和非DIC，评价D-二聚体及其联合其他DIC诊断指标对DIC和非显性DIC的评价效能。当D-二聚体>3.0 μg/ml时，诊断DIC和非显性DIC的敏感性和特异性的总值最大，DIC为1.85，非显性DIC为1.83，同时漏诊率和误诊率的总值最低，DIC为0.15，非显性DIC为0.17。除了TT，排除D-二聚体、AT或者Fg，均会不同程度降低诊断DIC和非显性DIC的敏感性。结合D-二聚体>3.0 μg/ml和FDP>10mg/L，比起初筛进一步增加诊断DIC和非显性DIC的敏感性，分别为10.0%和19.1%。

【评述】 D-二聚体是交联纤维蛋白降解产物之一，高水平的D-二聚体是血栓形成和继发性纤溶的间接指标，因此被用于诊断和处理血栓形成相关的临床状况，包括静脉血栓栓塞症（venous thrombosis embolism，VTE），肺栓塞，怀孕监测，恶性肿瘤和DIC。该检查敏感度高，但是在DIC的诊断中，D-二聚体并没有确切的临界值标准。该研究显示当D-二聚体>3.0 μg/ml时，诊断DIC和非显性DIC的敏感性和特异性的总值最大，同时漏诊率和误诊率的总值最低，结合D-二聚体>3.0 μg/ml和FDP>10mg/L，比起初筛进一步增加诊断DIC和非显性DIC的敏感性，为DIC诊断标准的建立提供了实验室结果，但其可重复性还有待进一步研究。

（胡 豫 梅 恒 王雅丹）

文选123

【题目】 关节内注射^{32}P胶体治疗血友病性滑膜炎的临床研究（Effects of intraarticular ^{32}P colloid in the treatment of hemophilic synovitis of the knee：A short term clinical study）

【来源】 Indian J Orthop，2016，50（1）：55-58

【文摘】 Zhang等探讨关节内注射放射性核素制备的^{32}P胶体（^{32}P标记的胶体铬磷酸酯悬浮液）对血友病性膝关节病患者复发性关节内出血的短期临床疗效。选择符合纳入标准（$n=22$）的患者在2011年10月至2012年9月参加了一项临床研究，向膝关节内注射^{32}P胶体，并随访患者6个月。比较关节内注射胶体前、后的出血频率、视觉模拟疼痛评分、美国特种外科医院膝关节评分、膝关节周长、膝关节直径和膝关节活动度（ROM）的等。结果显示在22例参与试验的患者中，对24个膝关节进行了评估，在^{32}P胶体治疗后出血的次数显著减少，同时显著减轻了疼痛。然而，在治疗前后的治疗评估中，关节肿胀程度、肌肉萎缩程度和膝关节病变程度没有统计学上的显著变化。结论是血友病性膝滑膜炎患者通过向关节内注射^{32}P胶体可在短时间降低出血频率，改善局部症状。

【评述】 血友病患者反复发生的关节内出血导致慢性滑膜炎，将导致关节软骨退化。最终会导致关节炎、关节僵直等，给患者带来严重不便，影响他们的身心健康。因此，早期治疗血友病性滑膜炎已成为血友病治疗的一个重点。许多机构采用关节镜技术治疗血友病的滑膜炎，并通过这些技术取得了显著的临床疗效。然而，对于血友病患者来说，关节镜治疗仍然需要大量的凝血因子，以防止手术创伤引起的关节内出血。我们在关节内注射^{32}P胶体（^{32}P标记的胶态磷酸铬悬浮液）治疗血友病性滑膜炎方面取得了良好的临床效果，这是一种纯β粒子散发，不可吸收的放射性核素制剂。在研究中选择了^{32}P假体是由于它便宜，并且容易获得，而且是安全的。因其减少组织创伤，这种治疗不仅降低了医疗费用，还能使关节功能迅速恢复，是一种简单、安全、可靠、经济、使用的手术方法，与其他关节治疗相比，很少导致并发症的发生。但是这种治疗方法会导致复发，因为它只会减轻由出血引起的关节滑膜炎的症状。

（胡 豫 梅 恒 王雅丹）

文选 124

【题目】A 血浆源性人凝血因子Ⅷ治疗血友病 A 有效性和安全性多中心Ⅲ期临床研究（A multi-center clinical observation on safety and efficacy of a plasma derived coagulator factor Ⅷ for treatment of patients with hemophilia）

【来源】Zhonghua Nei Ke Za Zhi，2016，55（8）：624-627

【文摘】Zhang 等评价一种国产血浆源性人凝血因子Ⅷ（coagulator factor Ⅷ，FⅧ）治疗血友病 A 的有效性和安全性。符合入组标准的患者知情同意后进入试验，根据患者体重、病情严重程度等因素计算 FⅧ输注剂量，计算给药后 10 分钟、60 分钟的 FⅧ活性输注效率值，据临床症状改善情况进行有效性评级，记录不良事件，治疗后 3 个月及 6 个月检测病原微生物指标及 FⅧ抗体。结果共入组 65 例患者，其中可行安全性评价 65 例，可行有效性评价 60 例，完成临床试验全程观察 57 例。受试者以中、重度血友病为主（52 例），主要临床表现为关节出血（44 例）。治疗急性出血事件的总体有效性均被评为“显效”42 例（70.00%）或“好转”18 例（30.00%），“无效”为 0 例．首次给药后 10 分钟、60 分钟 FⅧ活性及 FⅧ活性输注效率均值明显升高［10 分钟：（123.66%±47.54%）；60 分钟：（108.05%±43.24%）］。无过敏反应、严重不良事件发生，不良反应发生率为 1.54%（1 例）。治疗后 3、6 个月检查甲型肝炎病毒 IgM 抗体、HBsAg、HCV 抗体、抗-HIV、梅毒螺旋体抗体、FⅧ抗体，未发现阴性转阳性病例。结论为该国产血浆源性 FⅧ治疗血友病 A 具有良好的有效性及安全性，可以作为血友病 A 患者急性出血事件的治疗选择。

【评述】血友病 A 是一种伴性遗传性出血疾病，患者由于 FⅧ缺陷，外伤后出血不止，需要输注足量的 FⅧ制剂。人 FⅧ是防治血友病 A 出血的特效制剂。由于 FⅧ在机体内的半衰期仅为 8～12 小时，故止血效果虽然显著但不能持久，再次出血时需反复输注。该病目前尚无根治的方法，因此患者需要终身使用 FⅧ制剂，对该制剂的需求量很大。因此，提供安全有效的血浆源性人 FⅧ是血友病患者的迫切需要。该研究说明此国产血浆源性人 FⅧ具有良好的有效性及安全性，可以作为血友病 A 患者急性出血事件的治疗选择。

（胡 豫 梅 恒 王雅丹）

文选 125

【题目】 获得性血友病甲 20 例临床研究

【来源】 海峡药学，2016，28（02）：142-144

【文摘】 杨树等探讨获得性血友病甲（acquired hemophilia A，AHA）的临床表现、诊断和治疗。方法：回顾分析 2010 年 1 月至 2015 年 6 月诊断的 20 例 AHA 患者的临床资料。结果：20 例 AHA 患者中男 11 例，女 9 例，主要症状表现为皮肤瘀斑及深部出血。实验室检查特点为 APTT 延长，FⅧ抑制物阳性。所有患者均接受止血治疗，17 例给予糖皮质激素，9 例联用其他免疫抑制药，共 18 例患者出院时出血症状得到不同程度的改善。结论：获得性血友病甲以止血及联合免疫抑制为主要治疗手段。

【评述】 AHA 为先天性 FⅧ缺乏所导致的出血性疾病，而某些患者基于后天原因循环血产生 FⅧ抑制物，抑制了 FⅧ活性，产生与 AHA 类似的出血症状，称获得性血友病甲。本病罕见，国内流行病学资料提示本病年发病率约为 1.5/10 万。本病罕发且可能与其他出血性疾病混淆，故可能存在相当部分漏诊、误诊病例。本病多发生于中老年人，儿童病例罕见。新近研究表明男女发病率无显著差异。本病的确切病因尚不清楚，根据统计，自身免疫性疾病、妊娠与分娩、恶性肿瘤、药物过敏、皮肤病、呼吸系统疾病都是可能的病因，但上述基础疾病导致获得性血友病的机制尚不明确。另有约一半的患者病因不明。本病的治疗包括原发病治疗、止血治疗及清除抑制物三方面。治疗原发病是本病彻底控制的前提，但部分患者原发病无法治愈甚至难以控制，对治疗造成困难。与遗传性血友病不同，由于 FⅧ抑制物的存在，FⅧ制剂的止血作用并不确切。同时，若 FⅧ抑制物不能得到有效清除，止血治疗效果常不理想。清除抑制物仍是 AHA 治疗的根基。清除抑制物包括免疫抑制药和机械清除两方面，以前者为主。糖皮质激素和环磷酰胺是首选的一线药物。部分本病患者病情凶险，出血量大且可发生在重要器官，随时危及生命，而免疫抑制药效果欠佳者并不鲜见，故以血浆置换为代表的物理疗法也占据一定地位。积极治疗原发病、正确使用止血药物和及早给予免疫抑制治疗是取得良好效果的关键。如何更好地治疗原发病，降低急性出血的死亡风险，提高免疫抑制治疗的有效率并减少不良反应，开发新的治疗措施都是本病治疗中仍然面临的挑战。

（胡 豫 梅 恒 王雅丹）

文选 126

【题目】 四川省儿童血友病 A 预防治疗临床分析

【来源】 血栓与止血学，2016，22（01）：66-71

【文摘】 谭清体等分析了儿童血友病 A 的病例资料，了解四川省儿童血友病 A 的预防治疗实施现状及成效。方法 2008 年 1 月 1 日至 2015 年 8 月 1 日在我院注册的血友病 A 患儿 156 例，61 例（39.1%）进行过预防治疗。预防治疗开始年龄：（6.8±4.7）岁（0.7～16.6 岁）；预防治疗剂量：（15.0±5.9）U/kg（5～33 U/kg）；预防治疗频率：（1.3±0.6）次/周（0.25～2 次/周）。初级预防治疗：7 例（11.5%）；次级预防治疗：26 例（42.6%）；三级预防治疗：7 例（11.5%）；阶段性预防治疗：21 例（34.4%）。结果预防治疗前后关节出血次数分别为（1.9±1.7）次/月、（0.8±1.2）次/月，两者比较，差异具有统计学意义（P＝0.000）。预防治疗后严重出血事件显著减少，差异具有统计学意义（χ^2＝5.536，P＝0.034）。预防治疗前后分别有 7 例（11.5%）、16 例（26.2%）患儿有血友病骨关节病，差异具有统计学意义（χ^2＝4.340，P＝0.037）。其中，次级预防治疗期间有 9 例患儿（34.6%）共 16 个关节发展为血友病骨关节病，骨关节病的发生与预防治疗期间关节出血情况明显相关（r＝－0.532，P＝0.005）。研究截止时间，阶段性预防治疗有 7 例患儿（33.3%）共 12 个关节发展为血友病骨关节病。44 例（72.1%）患儿进行了输血相关病毒检查，无 1 例感染相关病毒。38 例进行了抑制物筛查，7 例（18.4%）出现了抑制物。按需治疗和预防治疗每月所需费用分别为 131.1 元/kg、308.7 元/kg，预防治疗费用是按需治疗的 2.4 倍。结论四川省血友病 A 患儿实施预防治疗比例低、开始年龄晚、治疗维持时间短、药物剂量小、注射频率低，终止预防比例高。中小剂量的预防治疗（5～25 U/kg，1～2 次/周）能明显改善关节出血、减少严重出血事件及血友病骨关节病的发生，但次级预防治疗及阶段性预防治疗并不能阻止血友病骨关节病的发生。

【评述】 血友病 A 是一种伴随终身的出血性疾病，临床出血主要集中在重型和中间型患者，多在婴幼儿时期发病，反复的关节出血会导致关节畸形甚至残疾，重要部位（如颅内出血、消化道出血等）出血，甚至会威胁生命。按需治疗虽能避免危险出血、保证患儿的基本生活能力，但并不能满足血友病患儿追求正常人生活的需求，因此对于中、重型患者而言，需要规律的预防治疗才可以达到正常人生活的要求，但由于各国国情不同，预防治疗实施情况也各有差异。本研究结果显示：预防治疗前后关节出血次数分别为（1.9± 1.7）次/月、（0.8±1.2）次/月，两者比较，差异具有统计学意义。预防治疗期间关节出血情况比预防治疗前减少了 57.9%。同时该研究还发现预防治疗可以明显降低严重出血事件的发生，下降率为 68.9%，说明小剂量预防治疗可以明显减少关节出血及严重出血事件的发生。

（胡　豫　梅　恒　王雅丹）

文选 127

【题目】 儿童与成人重型血友病 A 患者低剂量预防治疗效果的比较

【来源】 广东医学，2016，37（16）：2406-2409

【文摘】 李志涛等评价儿童与成人重型血友病 A 患者低剂量预防治疗疗效差异。方法：回顾性分析血友病中心登记在册的重型血友病 A 患者 64 例。根据年龄和治疗方案划分为儿童按需组、儿童预防组、成人按需组、成人预防组，分别比较各组患者年出血次数、年关节出血次数、靶关节数目、FISH 评分、生活质量评分，以及儿童与成人预防治疗下出血情况和生活质量的改善率。结果儿童预防组年平均关节出血次数（9.2±8.4）显著低于儿童按需组（34.8±18.8），差异有统计学意义（$P=0.000$），在生活质量上两者差异无统计学意义（$P=0.928$）。成人预防组年平均关节出血次数（12.2±6.4）显著低于成人按需组（29.2±12.9），差异有统计学意义（$P=0.000$），且在生活质量上较成人按需组显著提高（$P=0.001$）。儿童按需组年均关节出血次数显著高于成人按需组，但儿童预防组与成人预防组间差异无统计学意义（$P>0.05$）。儿童预防组在年均关节出血次数的改善率方面优于成人预防组（73.6% *vs*. 58.2%）。儿童按需组 SF-36 评分显著高于成人按需组（$P<0.05$），但儿童预防组与成人预防组间差异无统计学意义（$P>0.05$）。成人预防组在生活质量改善率方面优于儿童预防组（5.0% *vs*. 48.9%）。结论：预防治疗对于儿童主要作用为减少关节出血，有利于保持长期关节功能。而对于关节稳定或关节损害已形成的成人而言，预防治疗的作用突出表现在其改善受损的关节功能，提高生活质量方面。

【评述】血友病 A 是一种 FⅧ缺乏导致的严重的、终身的出血性疾病。重型血友病患者主要表现为严重的反复的关节、肌肉、皮肤甚至危及生命的消化道和颅内出血。若未得到恰当的治疗，随着疾病的进展，容易致残甚至致死，也必将对患者的生活质量、心理健康产生重大影响。而在我国，由于经济、医保和疾病宣教等原因，血友病患者较发达国家存在更高的致残率、生活质量低、家庭经济负担重的情况。在按需治疗条件下，儿童患者的年平均关节出血次数（AJBR）均显著高于成人，这可能与成人关节发育较儿童成熟，关节结构相对稳定以及成人自我保护意识强，创伤较少有关；而在预防治疗下，两组患者的 AJBR 差异无统计学意义，表明成人预防治疗可以有效把出血频率降到与儿童预防治疗相当的水平，同时也提示儿童预防治疗在 AJBR 的改善率方面优于成人预防治疗（73.6% *vs*. 58.2%）。按需治疗下儿童患者关节出血次数较成人多，但两者靶关节数目无明显差异，主要是因为血友病患者关节出血大多集中于肘关节、膝关节和踝关节等活动较大的关节；但在预防治疗下儿童患者的靶关节数目显著低于成年患者，儿童预防治疗与成人预防靶关节数目降低率分别为 78.9%、36.3%，提示儿童预防治疗在保持关节功能，减少受累关节方面优于成人。预防治疗对于儿童主要作用为减少关节出血，保护关节，这与预防治疗最主要的目标相符。而对于关节稳定或关节损害已形成的成人而言，预防治疗的作用除了能有效降低出血频率、部分保持关节功能外还突出表现在其显著提高成年患者生活质量方面。但是本研究局限性在于单中心回顾性分析，病例较少，且观察时间有限（1 年），无法说明儿童与成年患者长期预防治疗在减少残疾作用的差异，有待于进一步扩大样本及随访时间。

（胡　豫　梅　恒　王雅丹）

文选 128

【题目】低剂量的三级预防治疗能够降低成年重型血友病 A 患者的总出血量及提高他们的日常活动能力：一项来自北京的单中心研究（Low-dose tertiary prophylactic therapy reduces total number of bleeds and improves the ability to perform activities of daily living in adults with severe haemophilia A：a single centre experience from Beijing）

【来源】Blood Coagul Fibrinolysis，2016，27：136-140

【文摘】Hua 等分析了自 2009 年至 2013 年在北京协和医院进行低剂量预防治疗（5～10 U/kg，2～3 次/周）的 33 例中重型血友病 A 患者的临床资料。这 33 例患者（年龄 18～60 岁，平均年龄 33.4 岁）进行预防治疗的时间是（20.8±9.9）个月［相比于按需治疗的时间：（20.0±11.0）7 个月］。结果表明，预防治疗使得年出血率显著降低［（11.8±7.6）*vs.*（41.5±20.7），下降 71.1%，$P<0.0001$］，并且血友病功能独立评分（functional independence score in haemophilia，FISH）有显著提高。放射学（pettersson）关节评分没有提高也没有下降。其中 10 例原本需要轮椅和长期卧床的患者开始行走且独立生活能力提高。结论认为，在中国，低剂量预防治疗成人重型血友病 A 患者是可行且有效的，尽管年出血率仍然很高，但是患者的自理能力和运动能力已显著提高。

【评述】低剂量的替代预防治疗不仅可以显著降低成人重型血友病的出血频率，而且提高患者生活质量和费用较少，但关节评分无明显改变，该种治疗剂量在目前国内具有一定可行性，值得推广。

（张　磊　杨仁池）

文选 129

【题目】利用 TALENickases 在血友病患者来源的 iPSCs 核糖体 DNA 多拷贝位点上靶向敲入 *F8* 基因（Targeting of the human *F8* at the multicopy rDNA locus in Hemophilia a patient-derived iPSCs using TALENickases）

【来源】Biochem Biophys Res Commun，2016，472：144-149

【文摘】Pang 等采集重型血友病 A（HA）患者尿液中脱落的肾小管上皮细胞诱导多能干细胞（HA-IPSCs），通过反向转变 PCR 确定该 HA 患者存在第 22 内含子倒位。然后利用 TALENickases 将靶向质粒 pHrnF8 转染至 HA-IPSCs 的 rDNA 多拷贝位点，并利用能结合到质粒反向 CMV 启动子附近的 Screen-rc 和 Screen-dn 引物来筛除非特异性结合的克隆，最终获得两个阳性靶克隆。并设计一系列检测方法，设计了一个基于序列杂交*F8* B 结构域的特异性引物，用反转录 PCR 的方法检测*F8* 转录（RT-PCR），设计了检测*F8* 第 7 外显子特异性引物，用定量 PCR 的方法与引物一起检测*F8* 总拷贝数，并收集上清液和细胞裂解物，检测外源性 FⅧ蛋白。结果：在基因修复后的 HA-IPSCs 中检测到了外源性 F8 mRNA 和 FⅧ蛋白，并且 HA-IPSCs 分化为内皮细胞后，依然可以检测到FⅧ蛋白。结论认为，多拷贝rDNA位点可以作为患者进行基于IPSCs的基因治疗的有效靶点，为HA以及其他单基因疾病的基因治疗提供了新的思路。

【评述】 目前基因治疗是血友病治疗进展的热点领域，本文利用TALENickases在血友病患者来源的iPSCs核糖体DNA多拷贝位点上靶向敲入*F8*基因，发现在基因修复后的HA-IPSCs中检测到了外源性F8 mRNA和FⅧ蛋白，并且HA-IPSCs分化为内皮细胞后，依然可以检测到FⅧ蛋白，这种多拷贝rDNA位点可以作为患者进行基于IPSCs的基因治疗的有效靶点，CRISP技术也可以作为一种基因编辑的技术应用到血友病基因治疗研究中。

（张　磊　杨仁池）

文选 130

【题目】 使用有针对性的高通量测序技术来鉴定血友病家庭*F8*和*F9*的基因突变（Identification of mutations in the *F8* and *F9* gene in families haemophilia using targeted high-throughput sequencing）

【来源】 Haemophilia，2016，22：e427-e434

【文摘】 Lyu等在29个血友病A家庭和11个血友病B家庭检测了*F8*和*F9*的基因突变。内含子1和22倒位采用长距离PCR与标准PCR方法检测，*F8*和*F9*的非倒位突变采用针对性的高通量测序技术鉴定，并且所有的突变均经Sanger测序。在8个血友病A家庭中检测到第22内含子倒位，在一个血友病A家庭中检测到第1内含子倒位，除倒位突变之外还检测到其他20个突变，包括17个已经发现的突变和3个新发现的突变c.5724G＞A（p.Trp1908*）、c.6116-1_6120delGAGTGTinsTCC（p.Lys2039Ilefs*13）和c.5220-2A＞C。并且在血友病A家庭中发现了一个复杂的重排：第1内含子倒位伴有第1外显子的缺失。在血友病B家庭中，检测到8个复发突变，其中包括6个错义突变和2个无义突变。结论认为，有针对性的高通量测序技术在检测*F8*和*F9*基因突变是非常有效的，尤其是在发现新的突变方面。该方法准确、省时，在发现大的缺失突变和区分野生型和杂合子的大缺失突变方面显示出很大的优势。

【评述】 高通量测序方便、快捷，同时由于技术进步，检测费用大大降低。因此该技术对于检测血友病突变具有很大优势和推广价值，可以用于血友病携带者筛查，降低血友病患儿的出生率。但该技术也有内含子倒位和大片片段缺失难以检测等缺点。

（张　磊　杨仁池）

文选 131

【题目】 不同年龄组血友病患儿关节健康状况及影响因素分析（Analyses of joint health and influencing factors in different age groups of Chinese children with haemophilia）

【来源】 Haemophilia，2016，22：e545-e548

【文摘】Liu 等采用血友病关节健康评分（the haemophilia joint health score，HJHS）评价不同年龄组血友病患儿关节健康状况。在所有 60 个血友病男孩中，膝关节 HJHS 显著高于肘关节和踝关节（$P<0.05$）。在 5～7 岁年龄组，膝关节的 HJHS（5.93）明显高于肘关节（2.14，$P<0.05$），但并不显著高于踝关节（3.57，$P>0.05$）。在 8～12 岁年龄组，膝、肘和踝关节的 HJHS 相似（$P>0.05$）。在 13～18 岁年龄组，膝关节的 HJHS（12.58）明显高于肘部（8.75）和踝关节（7.92，$P<0.05$），肘关节和踝关节的 HJHS 没有差别。HJHS 与患儿年龄呈正相关（$P<0.05$；Spearman 系数为 0.592），与平均凝血因子治疗剂量和合理水平运动量呈负相关（$P<0.05$；Spearman 系数分别为 0.258 和 0.379）。然而 HJHS 与疾病的严重程度，第 1 次出血年龄，过去 3 个月出血频率，肌肉出血，按需或者预防治疗的疗程和频率无关。结论认为，血友病患儿的关节健康状况随年龄增长而下降，应该给予患儿足够的替代治疗剂量及鼓励他们多进行适合自己关节状况的锻炼。

【评述】HJHS 是评价血友病患者关节健康的重要工具，本文采用该工具评价不同年龄组血友病患儿关节健康状况，研究发现在所有血友病男孩中，膝关节 HJHS 显著高于肘关节和踝关节。HJHS 与患儿年龄呈正相关，与平均凝血因子治疗剂量和合理水平运动量呈负相关。因此血友病患儿要保持较好的关节健康状况，足够的替代治疗剂量是必要，同时给予适当的运动和理疗也是必要的。

（张　磊　杨仁池）

文选 132

【题目】在血友病 A 患者特异性诱导多能干细胞内进行第 22 内含子倒位的*F8* 基因的原位基因矫正（In situ genetic correction of *F8* intron 22 inversion in hemophilia A patient-specific iPSCs）

【来源】Sci Rep，2016，6：18865

【文摘】Wu 等首次采用原位遗传矫正的方法来治疗第 22 内含子倒位的血友病 A 患者。首先收集一名 51 岁男性重症血友病 A 患者尿液中的尿路上皮细胞并诱导多能干细胞（induced pluripotent stem cells，IPSC），通过 22 内含子倒位诊断试验检测到该患者为第 22 内含子远端倒位并且排除第 22 内含子缺失的可能。构建含有外显子 23-26、SV40 polyA 信号和 PGK-Neo 盒编码序列的供体载体。通过同源重组的方法利用能精确识别第 22 内含子和外显子链接位点的转录激活物样效应物核酸酶（transcription activator-like effector nickases，TALENickases）和供体载体对 IPSCs 进行核转染。经过基因矫正后的 IPSCs 有正常的核型，并且利用 Cre-LoxP 系统将药物筛选盒去除。成功在 IPSCs 分化的内皮细胞和间充质干细胞中检测到*F8* 基因转录和Ⅷ因子的分泌。结论认为，原位基因矫正可用来治疗第 22 内含子倒位的血友病 A 患者，但仍需要进一步的实验来验证这种方法的有效性和安全性。

【评述】本文通过一例第 22 内含子倒位的血友病 A 患者获得特异性 IPSC，并使用 TALENickases 技术进行第 22 内含子倒位的*F8* 基因的原位基因矫正，并成功在 IPSCs 分化的内皮细胞和间充质干细胞中检测到*F8*基因转录和FⅧ的分泌。原位基因修复是目前基因修复的难点，本文通过一例第22内含子倒位的血友病A试图进行FⅧ基因原位修复，这是非常有一定实用意义的探讨研究，值得今后关注。

（张　磊　杨仁池）

文选 133

【题目】FⅧ多态性短串联重复序列标记在血友病A携带者诊断中的应用（Evaluation of factor Ⅷ polymorphic short tandem repeat markers in linkage analysis for carrier diagnosis of hemophilia A）

【来源】Biomedical Reports，2016，5：228-232

【文摘】Shrestha等利用短串联重复序列在一个血友病A家族中进行携带者的诊断。用6个基因外标记物，短串联重复序列（short tandem repeats，STRs）、DXS1073、DXS15、DXS8091、DXS1227、DXS991、DXS993和一个基因内标记物STR22进行快速多荧光聚合酶链式反应（Rapid multifluorescent polymerase chain reaction，PCR），对血友病A家族进行连锁分析。结果发现先证者与其母亲和妹妹的7个STR的单倍体型相同，其中又因STR22位于FⅧ基因内，而DXS1073和DXS15标记物与FⅧ基因非常接近，重组概率较低，所以STR22、DXS1073和DXS15标记物能提供最准确的解释分析，结果证明先证者的母亲和妹妹均为携带者。结论认为使用STR标记物和连锁分析的快速多荧光PCR可作为血友病A携带者诊断的简单方法。

【评述】血友病基因诊断和携带者诊断是目前基因诊断的热点，如何快速、准确并经济的诊断是该基因诊断技术急需解决的问题，本文利用短串联重复序列（short tandem repeats，STRs），DXS1073、DXS15、DXS8091、DXS1227、DXS991、DXS993和一个基因内标记物STR22进行快速多荧光聚合酶链式反应（rapid multifluorescent polymerase chain reaction，PCR），对一个血友病A家族进行连锁分析，得出该方法可作为血友病A携带者诊断的简单方法，可以在部分基础医院推广使用。

（张　磊　杨仁池）

文选 134

【题目】一种新型的CRISPR/Cas9介导的凝血因子Ⅸ基因突变的体细胞基因矫正来改善血友病小鼠体征（CRISPR/Cas9-mediated somatic correction of a novel coagulator factor Ⅸ gene mutation ameliorates hemophilia in mouse）

【来源】EMBO Mol Med，2016，8：477-488

【文摘】Guan等利用CRISPR/Cas9系统对凝血因子Ⅸ基因突变的小鼠进行体细胞基因矫正，以研究CRISPR/Cas9介导的原位基因编辑对血友病B的治疗效果。通过基因和氨基酸测序，发现一个血友病B家族先证者的*F9*基因出现新的无义突变Y371D，并在该家族其他5例患者中也检测出。利用 CRISPR/Cas9 系统将新发现的点突变 $F9Y^{381D}$ 和已经报告过的点突变 $F9Y^{381S}$ 和 $F9^{383STOP}$ 敲入小鼠的*F9* 基因，构造转基因血友病 B 小鼠模型，利用裸 DNA 结构将 Cas9 成分注入小鼠体内，检测小鼠止血功能的恢复状况，为了提高转导效率，研究者又利用腺病毒载体将 Cas9 成分导入小鼠体内并检测小鼠止血功能的恢复状况。转基因小鼠模型证实新发现的 Y371D 突变比以往发现的 Y371S 突变更能导致严重的血友病 B。接受裸 DNA 结构治疗后，小鼠的肝细胞中有超过 0.56%的*F9* 基因得到矫正，足以恢复止血，而腺病毒载体虽然表现出更高的矫正效率，但由于严重的肝毒性以致治疗无效。结论认为，CRISPR/Cas9 介导的原位基因组编辑对治疗人类遗传病是一种可行的治疗策略，但还需要更加有效并与临床结合的载体系统研究。

【评述】 CRISPR/Cas9 技术是目前进展最快、研究最热的基因编辑技术，本文利用 CRISPR/Cas9 系统对凝血因子Ⅸ基因突变的小鼠进行体细胞基因矫正，以研究 CRISPR/Cas9 介导的原位基因编辑对血友病 B 的治疗效果，结果发现该技术能够在血友病小鼠模型中改善止血功能。CRISPR/Cas9 介导的原位基因组编辑对治疗血友病来说可能是一种可行的治疗策略，值得关注和进一步研究。

（张　磊　杨仁池）

文选 135

【题目】 26 例血友病 A 伴抑制物患儿的危险因素分析及随访研究

【来源】 中华血液学杂志，2016，37（6）：474-477

【文摘】 为了探讨中国血友病 A 患儿 FⅧ抑制物发生的危险因素、治疗及转归及抑制物对血友病 A 患儿出血特征的影响。刘葳等回顾性分析 2010 年 1 月至 2014 年 12 月 445 例血友病 A 患儿的临床资料。采用病例对照研究方法分析抑制物发生的危险因素。在纳入研究的 445 例血友病 A 患儿中，重型患者 82 例（18.4%），中间型患者 269 例（60.5%），轻型患者 94 例（21.1%）。抑制物阳性 26 例（5.8%，失访 3 例），低滴度抑制物 9 例，高滴度抑制物 17 例，其中重型、中间型患者各 13 例。发现高强度替代治疗是抑制物产生的危险因素（$P = 0.030$，HR 4.435，95% CI 1.150～17.094）；抑制物产生后 2 例患者接受小剂量利妥昔单抗清除抗体治疗，其中 1 例联合免疫耐受治疗 3 个月。出血时 65.2%（15/23）的患者选择凝血酶原复合物治疗，8.7%（2/23）选择制动、冰敷、抬高患肢等保守治疗措施，26.1%（6/23）选择间断输注小剂量 FⅧ治疗。未接受抗体清除治疗的患者中，87.5%（7/8）低滴度抑制物转阴，抑制物中位持续时间为 3（1～3）个月。84.6%（11/13）的高滴度抑制物随时间呈下降趋势，在未进行抗体清除治疗的情况下持续 12～48 个月仍未转阴，7.7%（1/13）的高滴度抑制物 2 年后转阴。抑制物产生前后患儿关节年出血率、非关节年出血率、自发年出血率、创伤性年出血率差异无统计学意义。结论认为，高强度替代治疗是血友病 A 患儿抑制物产生的危险因素；抑制物并不能增加血友病 A 患儿出血频率。

【评述】 血友病 A 伴抑制物是目前血友病替代治疗的严重并发症，也是血友病替代治疗的难点和重点，本文探讨了26例血友病A伴抑制物患儿的危险因素，发现高强度替代治疗是血友病患儿抑制物产生的危险因素，而抑制物并不能增加血友病A患儿出血频率。由于样本较小，研究为回顾性研究，希望今后通过大规模的前瞻性跟踪研究，同时结合基因检测，能够明确中国血友病患者产生抑制物的因素。

（张　磊　杨仁池）

第六节　造血干细胞移植研究进展

文选 136

【题目】 强化预处理方案序贯预防性淋巴细胞输注降低难治性AML移植后复发率（Sequential intensified conditioning followed by prophylactic DLI could reduce relapse of refractory acute leukemia after allo-HSCT）

【来源】 Oncotarget，2016，7（22）：32579-32591

【文摘】 异基因造血干细胞移植后复发是难治性白血病的治疗瓶颈，增强挽救化疗强度序贯移植是一种有效的移植策略，但如何平衡疗效与毒性是策略中的核心问题。广州南方医院Xuan等报道采用氟达拉滨＋阿糖胞苷挽救化疗序贯TBI/CY/VP-16增强预处理方案移植治疗难治白血病取得良好疗效，5年OS和DFS分别为44.6%和38.2%，毒性可接受。尽管如此，3年复发率仍达33.3%。基于上述问题，该团队进一步调整策略在移植后实施早期干预，预防性供体淋巴细胞输注，试图降低复发、改善生存。通过对移植后第30天开始减撤免疫抑制药、第60天及第90天微小残留病检测和aGVHD发生情况评估，联合DLI干预，无供体淋巴细胞储备的患者作为对照观察。结果显示，在使用挽救化疗序贯增强预处理移植后，所有可评估患者早期植入后均获得完全缓解，移植后第60天存活的144例患者中，80例接受DLI，64例未进行DLI干预。DLI组患者复发率降低（22.7% *vs.* 33.9%，P=0.048），且5年OS、DFS均显著高于非DLI组（58.1% *vs.* 54.9%，P=0.043；57.2% *vs.* 47.3%，P=0.018）。两组之间NRM相似。5年总体OS、DFS分别为51.1%、49.2%，5年复发率和NRM分别为27.3%和29.7%，均优于历史对照。多变量分析显示移植第0天骨髓原始细胞数目减少、DLI和慢性移植物抗宿主病与更少的复发及更好的OS有关。

【评述】 该研究疗效主要归功于前期挽救化疗与清髓预处理，最大程度地降低了白血病肿瘤负荷，同时移植后实施早期干预策略包括尽早减撤免疫抑制药并联合DLI增强GVL效应。尽管这不是一项随机研究，存在患者选择及历史对照偏倚，但其结论仍支持采用序贯强化预处理和预防性DLI是难治性白血病治疗的重要选择。

（王　苓　胡　炯）

文选 137

【题目】 去甲氧柔红霉素强化 BUCY2 预处理提高高危急性髓系白血病异体造血干细胞移植疗效，对急性淋巴细胞白血病无显著意义（Idarubicin-intensified BUCY2 conditioning regimen improved survival in high-risk acute myeloid，but not lymphocytic leukemia patients undergoing allogeneic hematopoietic stem cell transplantation：A retrospective comparative study）

【来源】 Leukemia Research，2016，J46：61-68

【文摘】 Fang 等报道一项由华中科技大学同济医学院附属协和医院血液科团队进行的关于增加白血病移植预处理强度的系列研究报道。在传统 BUCY 预处理基础上增加不同的化疗药物以增强抗白血病效果，是改善急性白血病移植疗效的重要策略之一，该研究组曾在 2012 年将 IDA-BUCY2 强化预处理方案应用于高危 AML 移植疗效优于 BUCY2 的研究结果发表于 *BMT* 杂志上，强化方案因降低疾病复发的同时并未增加移植相关毒性，从而明显改善移植后长期生存。2016 年该团队扩大研究，回顾性纳入更多白血病患者包括高危 AML 和 ALL 进行比较，共计 140 例患者于 2007—2014 年接受 allo-HSCT，供体来源包括亲缘或非相关供者，近 2/3 疾病处于第一次缓解期。具体预处理方案强化组为：IDA 15mg/（m^2·d）（d-11～d-9，CIV）、BU 3.2mg/（kg·d）（d-6～d-4）、CY 1.8g/（m^2·d）（d-3～d-2）；对照组采用改良 BUCY2 方案：口服羟基脲 80mg/kg（d-9）、Ara-C 2g/m^2（d-8）、BU 3.2mg/（kg·d）（d-7～d-5）、CY 1.8g/（m^2·d）（d-4～d-3）、口服司莫司汀 250mg/m^2（d-2）。结果显示，AML 患者采用 IDA-BUCY2 强化方案移植后 3 年复发率显著低于 BUCY2（16.9% *vs.* 43.3%，P＝0.016），3 年 OS 和 DFS 分别为 69.2%、44.0%（P＝0.024），66.9%、38.2%（P＝0.01）。然而 ALL 患者采用这两种不同的预处理方案比较，移植结果并无差异。多因素分析发现，IDA-BUCY2 方案和（或）局限性 cGHVD 与 AML 患者移植后低复发、长生存有关，但方案的强化对 ALL 患者的移植结局并无改善。

【评述】 去甲氧柔红霉素在预处理治疗意义较少研究。本研究提示以去甲氧柔红霉素为强化预处理选择，提高抗 AML 作用，尤其对移植后复发率较高的高危 AML 能进一步降低复发率，提高生存率。但对高危 ALL 患者并未取得一致疗效。对临床高危移植患者的预处理方案优化具有重要指导意义。

（王　苓　胡　炯）

文选 138

【题目】 减低剂量预处理移植治疗白血病的长期疗效观察：中国减低剂量预处理移植协作组回顾性分析（The long-term outcome of reduced-intensity allogeneic stem cell transplantation from a matched related or unrelated donor，or haploidentical family donor in patients with leukemia：a retrospective analysis of data from the China RIC Cooperative Group）

【来源】 Ann Hematol，2017，96（2）：279-288

【文摘】Yu 等报道中国造血干细胞移植领域 RIC 协作组报一项中位随访时间长达 7 年的大型回顾性研究结果，观察对象均在 1998—2008 年间接受异基因造血干细胞移植，共计纳入 427 例急性白血病或慢性髓系白血病患者，供体来源包括 301 例 MRD（同胞全相合）、47 例 MUD（非血缘相合）及 79 例 HID（单倍体）。所有患者采取以氟达拉滨（30mg/m^2×5 天）、抗胸腺细胞球蛋白（5～8mg/kg）、环磷酰胺（80mg/kg）联合为主的 RIC 预处理方案，CML、AL 及单倍体移植患者分别增加 8mg/kg 白消安、3～4.5g/m^2 阿糖胞苷及 2Gy TBI 照射。GVHD 预防方案包括环孢素、酶酚酸酯，MUD 移植增加短程 MTX 预防，HID 移植增加 CD25 单抗联合移植 d0 骨髓内输注间充质干细胞预防 GVHD。结果显示，3 种不同的供体来源均实现了稳定的植入，Ⅱ～Ⅳ级 aGVHD 发生率 HID 组为 44.3%，明显高于 MRD（23.6%）和 MUD（19.1%），三组之间 cGVHD 发生率并无差异；1 年移植相关死亡率（TRM）分别为 44.3%、17.6%、21.3%，单倍体移植疗效仍受高 GVHD 和 TRM 发生率所限制。总体复发率为 17.6%，完全媲美于清髓方案，6 年 OS、EFS 高达 60.0%、55.7%，且受不同疾病阶段和移植模式影响，其中 AL-CR1 和 CML-CP 患者接受 MRD 或 MUD 移植后 EFS（AL 组 64.1% 和 66.7%，CML 组 55.6% 和 70.6%）显著高于同病种患者接受 HID 移植结果（45.8% 和 35.7%）。但在晚期白血病（难治或复发 AL、急变期 CML），三组不同移植模式的 6 年 EFS（约 30%）并无差异，尽管此组患者单倍体移植后复发率明显低于同胞相合移植组（19.5% *vs.* 37.5%，$P=0.05$），却被较高的 TRM 及 GVHD 负面影响而抵消，提示 HID 可能更有利于较晚疾病阶段的白血病治疗。

【评述】首次报道中国人群 RIC 移植的大样本长期随访资料，提示 RIC 移植治疗对恶性血液病行之有效。尽管暂未纳入遗传分子学数据进行分层研究，研究结果仍提示采用 RIC 移植模式，MRD/MUD 移植治疗标危白血病具有较好的疗效，而对于高危患者则更适合选择 HID 供体移植。

（王 苓 胡 炯）

文选 139

【题目】依据危险度分层的皮质类固醇预防单倍体移植后急性移植物抗宿主病的对照、随机、开放研究（Controlled，randomized，open-label trial of risk-stratified corticosteroid prevention of acute graft-versus-host disease after haploidentical transplantation）

【来源】J Clin Oncol，2016，34（16）：1855-1863

【文摘】Chang 等报道的此项以危险度分层的皮质类固醇激素预防单倍体移植后 aGVHD 的随机对照开放研究，纳入 228 例单倍体移植患者，并根据骨髓异基因移植物 CD4：CD8比值，将患者分为低危组（$n=83$；A 组）或高危组（$n=145$），高危患者随机分为接受（$n=72$；B 组）或不接受（$n=73$；C 组）低剂量皮质类固醇预防。结果显示，B 组的 aGVHD 发生率（21%）与 A 组（26%）相似，但明显低于 C 组（48%，$P<0.001$）；低剂量皮质类固醇预防可显著降低Ⅱ～Ⅳ级 aGVHD 的发病率，加速血小板恢复，减少股骨头坏死和高血压等不良事件，而不增加感染；同

时低剂量皮质类固醇预防可降低中到重度 cGVHD 的发生。

【评述】近年来 haplo-HSCT 的迅猛发展已使其成为常规治疗方式之一，黄晓军等首创的“北京方案”在国内及全世界得到广泛应用，但 aGVHD 仍为 haplo-HSCT 后最为常见和致死性的并发症之一。既往文献报道，糖皮质激素可降低 aGVHD 的发生，但明显增加移植后感染的发生率，同时缺乏根据危险度分层的 aGVHD 预防的循证医学证据。北京大学血液病研究所在全球首次开展危险度分层指导下的低剂量糖皮质激素预防单倍型移植后 aGVHD 的随机对照研究，旨在阐明低剂量糖皮质激素结果显示对 aGVHD 的预防效果。结果显示，低剂量糖皮质激素预防可显著降低Ⅱ～Ⅳ级 aGVHD 的发病率，加速血小板恢复，减少股骨头坏死和高血压等不良事件，而不增加感染。意义在于明确了单倍型移植需使用糖皮质激素预防 aGVHD 的患者人群，避免了糖皮质激素在所有患者盲目使用。创新性方面，该研究首次采用骨髓移植物中 CD4：CD8比值作为危险度分层的生物学标记，研究单倍型移植后低剂量糖皮质激素预防 aGVHD 的疗效，其研究设计方案为以后 aGVHD 的预防研究提供良好平台。

（范志平　刘启发）

文选 140

【题目】供者 KIR A 单体型*KIR2DS4* 基因及其变异体 KIR1D 与同胞全相合造血干细胞移植后 aGVHD、CMV 血症及总生存相关（*KIR2DS4* and its Variant KIR1D are associated with acute graft-versus-host disease，cytomegalovirus，and overall survival after sibling-related HLA-matched transplantation in patients with donors with KIR gene haplotype A）

【来源】Biol Blood Marrow Transplant，2016（2）：220-225

【文摘】Yao 等报道了供者 KIR A 单体型*KIR2DS4* 基因及其变异体 KIR1D 对同胞全相合造血干细胞移植（SMD-HSCT）预后的影响，结果表明：供者 *KIR* 基因型为 $2DS4^+/2DS4^+$、$2DS4^+/1D^+$ 和 $1D^+/1D^+$ 时，移植后 100d 内Ⅲ～Ⅳ级 aGVHD 的发生率分别为 28.94％、14.11％及 44.44％（$P=0.0159$），多因素分析显示 $1D^+/1D^+$ 单体型是Ⅲ～Ⅳ级 aGVHD 的独立危险因素（HR＝4.221，95％CI 1.470～12.124，$P=0.007$）。$2DS4^+/2DS4^+$、$2DS4^+/1D^+$ 和 $1D^+/1D^+$ 组的 OS 率分别为 83.60％、61.69％和 53.69％，$2DS4^+/2DS4^+$ 组的 OS 明显优于其他两组，差异有统计学意义（$P=0.036$）。在高危组患者中，3 年 DFS 分别为 51.06％、34.01％和 0％，差异有统计学意义（$P=0.031$）。因此，在同胞全相合供者选择时应检测供者 KIR 2DS4/1D 位点，避免选择 $1D^+/1D^+$ 供者。

【评述】KIR 基因家族包含的基因及其变异体种类复杂，根据个体携带等位基因的类型分为 A、B 两种单体型，A 单体型以抑制性 *KIR* 基因为主，2DS4 是 KIR A 单体型唯一的激活性受体，而 1D 是 2DS4 的变异体。该研究选取了遗传背景相对单一的 SMD-HSCT 患者作为研究对象，筛选出所有供者为 AA 单体型的 165 例患者，研究 KIR1D 对 SMD-HSCT 的 aGVHD、CMV 血症及长生存的影响，结果显示 $1D^+1D^+$ 组虽然缺乏有功能的激活性 *KIR*，但移植后 aGVHD 发生率最高，且是Ⅲ～Ⅳ级 aGVHD 的独立危险因素，同时在高危组患者，$1D^+1D^+$ 组的 DFS 为 0。KIR A 单体型是我国重要的单体型，50%以上的患者是 KIR A 单体型，该研究的意义在于应用大样本研究 KIR1D 对 SMD-HSCT 预后的影响，明确在 KIR A 单体型同胞全相合供者选择时应检测供者 KIR 2DS4/1D 位点，尽可能避免选择 $1D^+/1D^+$ 供者。

（范志平　刘启发）

文选 141

【题目】利妥昔单抗为基础序贯过继细胞免疫治疗异基因造血干细胞移植患者 EBV 相关移植后淋巴细胞增殖性疾病（Rituximab-based treatments followed by adoptive cellular immunotherapy for biopsy-proven EBV-associated post-transplant lymphoproliferative disease in recipients of allogeneic hematopoietic stem cell transplantation）

【来源】Oncoimmunology，2016，10，5（5）：e1139274

【文摘】南方医科大学南方医院联合北京大学人民医院的前瞻性多中心研究评估利妥昔单抗为基础的治疗序贯过继细胞免疫治疗［供者淋巴细胞输注（DLI）或 EBV 特异性细胞毒性 T 细胞（EBV-CTL）］对造血干细胞移植后淋巴细胞增殖性疾病（PTLD）的疗效。研究纳入 84 例经病理确诊为 EBV-PTLD 的患者，结果显示：2 个疗程利妥昔单抗为基础的治疗后总体有效率为 81%，CR 为 52%；序贯细胞治疗后总体有效率和 CR 分别为 95%和 91%；5 年 PTLD 复发率 4.5%，5 年总生存率为 70%。接受 DLI 和 EBV-CTL 的患者急慢性 GVHD 的发生率未见差异。

【评述】2016 年修订的 ECIL-6 指南推荐的 EBV-PTLD 一线治疗包括：利妥昔单抗（AⅡ）、减量免疫抑制药（如果可能）联合利妥昔单抗（AⅡ）及细胞治疗（CⅡ）。文献报道利妥昔单抗单药治疗 PTLD 的初始缓解率可达到 44%～69%，但存在 18%～32%的复发率；过继细胞治疗 PTLD 的缓解率可达到 50%～88%，极少患者复发，但存在细胞制备周期长和引起 GVHD 风险等问题。所以，作者单位开展了此项前瞻性多中心临床研究，旨在克服单一疗法的缺点，提高疗效，并评估细胞治疗的安全性。结果显示，序贯方案的总体有效率和 CR 率可达 90%以上，PTLD 复发率低。本研究的意义在于将利妥昔单抗治疗与过继细胞治疗联合，在提高疗效的同时克服了复发及治疗时效的问题。此前尚无利妥昔单抗和过继细胞免疫联合治疗 EBV-PTLD 的报道，本项前瞻性研究的结果提示两种治疗方法序贯的方案有助于提高 EBV-PTLD 的缓解率，使患者获得长期生存。

（林　韧　刘启发）

文选 142

【题目】 移植后早期 CMV 特异性 CD8$^+$ T 细胞中枢记忆亚群恢复不良与难治复发 CMV 再激活相关（Poor CMV-specific CD8$^+$ T central memory subset recovery at early stage post-HSCT associates with refractory and recurrent CMV reactivation）

【来源】 J Infect，2016，73（3）：261-270

【文摘】 为探讨 HSCT 后 CMV 特异性 CD8$^+$T 细胞尤其是中枢记忆性 T 细胞亚群（Tcm）重建情况与移植后 EBV 再激活的关系，北京大学人民医院前瞻性研究纳入 107 例 HSCT 患者，采用五聚体流式细胞学方法监测移植后 21 天、30 天、45 天、60 天、90 天和 180 天 CMV 特异性 CD8$^+$T 细胞水平。结果显示：移植后 30 天 CMV 特异性 CD8$^+$T 细胞 Tcm 亚群低水平和整体 CD8$^+$T 细胞重建缓慢增加了难治或复发 CMV 再激活的风险；多因素分析证实 Tcm 水平与移植后难治或复发 CMV 再激活相关。

【评述】 尽管抗病毒药物的应用有效降低了移植后 CMV 疾病的发生率，仍有部分患者发生难治/复发 CMV 再激活，本研究正是着眼于这部分可能需要过继免疫治疗的患者。T 细胞介导的免疫功能是控制 HSCT 患者移植后 CMV 再激活的关键，移植后病毒特异性 T 细胞重建作为过继免疫治疗的基础近年来受到广泛关注。一些研究已经证实移植后 CMV 特异性 T 细胞重建缓慢是 CMV 再激活的危险因素，但关于其中不同亚群与 CMV 再激活的研究较少。CD8$^+$记忆 T 细胞根据表型、生物学功能分为 Tcm 亚群和效应记忆 T 细胞亚群。文献报道在动物模型中 CMV 特异性 CD8$^+$T 细胞 Tcm 亚群在清除系统性 CMV 感染和长期抗病毒免疫的建立中起着重要作用。本研究在临床层面揭示了 Tcm 亚群与移植后 CMV 再激活的关系，为移植后个体化病毒特异性免疫功能重建监测提供了依据。

（林　韧　刘启发）

文选 143

【题目】 异基因造血干细胞移植相关血栓性微血管病 16 例报告并文献复习

【来源】 中华血液学杂志，2016，37（8），666-670

【文摘】 目的：分析 allo-HSCT 相关 TA-TMA 患者临床特征、疗效及转归。方法：回顾性分析 2013 年 1 月至 2015 年 6 月于苏州大学附属第一医院接受 allo-HSCT 后发生 TA-TMA 的 16 例患者临床资料。结果：纳入研究的 852 例 allo-HSCT 患者，16 例（1.9%）发生 TA-TMA，中位随访时间 14 个月，1 年累计发生率为（2.3%±0.6%）。16 例患者中，男 7 例，女 9 例，中位年龄 41（12～54）岁，中位发病时间为移植后 72（21～525）天，PLT 中位数为 20（11～36）×10^9/L，HGB 中位数为 74（56～99）g/L，LDH 中位水平为 762（309～1049）U/L，外周血破碎红细胞比例中位数为 3%（2%～13%），所有患者 ADAMTS13 活性均＞60%。10 例出现精神症状，7 例肌酐水平升高。TA-TMA 确诊后的主要治疗措施为钙调磷酸酶体抑制药的减停、激素及血浆置换疗法，8 例经治疗后病情得以控制，治疗有效；8 例患者治疗无效死亡。治疗无效组 8 例患者中 5 例合并急性肠道 GVHD，治疗有效组患者无 1 例合并肠道 GVHD；8 例治疗无效患者中 5 例外周血破碎红细胞比例＞5%，而治疗有效组破碎红比例最高为 4%；治疗无效患者 LDH 及肌酐中位水平均高于治疗有效组［826（674～1310）U/L *vs*. 636（309～941）U/L，127（70～215）μmol/L *vs*. 56（22～101）μmol/L］。结论：TA-TMA 是 allo-HSCT 后的一类严重并发症，可导致全身多器官功能损伤，即使采取治疗早期病死率仍较高，疗效与病情轻重及有无并发症有关。

【评述】异基因造血干细胞移植相关血栓性微血管病是造血干细胞移植后的严重并发症，一旦出现，死亡率极高。由于诊断标准的不统一，发病率各有差异，造成诊断治疗的困难，因此对于该病的研究非常重要。本文作者纳入了 16 例 TA-TMA 病例进行回顾性分析，总病例数在国内医院中相对较多，具有一定的临床意义。其分析发现 TA-TMA 患者 LDH、破碎红细胞比例及肌酐水平均有升高，预后差，与国外报道相符，为制定中国人群的 TA-TMA 诊断标准提供了参考价值。

（韩　伟　韩　悦　吴德沛）

文选 144

【题目】移植后血栓性微血管病的风险及预后影响因素：一项巢式病例对照研究（Risk and prognostic factors of transplantation-associated thrombotic microangiopathy in allogeneic haematopoietic stem cell transplantation：a nested case control study）

【来源】Hematol Oncol，2017，35（4）：821-827

【文摘】移植后血栓性微血管病（TA-TMA）是移植后的严重并发症。但是其临床及实验室检查指标对风险及预后的影响目前尚存争议。我们中心在 2006—2013 年期间开展了一项巢式病例对照研究，目的是探索 TA-TMA 的风险及预后影响因素。共计 654 例接受造血干细胞移植的患者被纳入本项研究。其中 26 例（0.4%）患者符合目前的 TA-TMA 病诊断标准。研究发现，与其他病例相比，TA-TMA 患者有着更高的 3 年非复发死亡率（65.4% *vs*. 15.4%，*P*＜0.0001）。Ⅱ～Ⅳ级 aGVHD 和巨细胞病毒血症是 TA-TMA 发病的独立危险因素；血清 LDH 水平＞500U/L 及高血压是 TA-TMA 发病的早期征象。肝功能不全和严重肠道出血是 TA-TMA 相关死亡的风险因素。与对照组相比，存在肝功能不全和严重肠道出血的 TA-TMA 患者有着更高的 3 年 TA-TMA 相关累计死亡率。我们通过这些发现可得出以下结论：接受造血干细胞移植的患者如果存在 aGVHD 和巨细胞病毒血症应当尽早监测 TA-TMA。肝功能不全和严重肠道出血是 TA-TMA 的预后不良因素。

【评述】TA-TMA 是移植后的少见而严重的并发症，其发病风险及预后影响因素在国内鲜有研究，且缺少统一的临床及实验室检查指标。本文作者回顾性纳入654例移植患者，其中有26例TA-TMA病例，整体的病例数目在该病的中国人群的调研中最多，对该病的深入研究具有一定的临床意义。作者通过巢式病例对照研究发现，Ⅱ～Ⅳ级急性移植物抗宿主病和巨细胞病毒血症是TA-TMA发病的独立危险因素；血清LDH水平＞500U/L及高血压是TA-TMA发病的早期征象。肝功能不全和严重肠道出血是TA-TMA相关死亡的风险因素。这些结论对我国TA-TMA患者的诊治提供了重要参考依据。

（叶逸山　韩　悦　吴德沛）

文选145

【题目】造血干细胞移植相关血栓性微血管病2例报道并文献复习

【来源】内科急危重杂志，2016，22（1）：74-80

【文摘】移植相关血栓性微血管病是骨髓移植术后严重而少见的并发症，如治疗不及时，病死率达80％～90％。现报道我院造血干细胞移植术后并发的2例TA-TMA并复习相关文献。［例1］移植后＋5天呕血，＋6天出现发热T 39.6℃，无畏寒及寒战。浓茶样小便，尿红细胞（＋），尿蛋白（－），尿白细胞（－），无尿频尿急尿痛；考虑出血性膀胱炎，给予水化、碱化及输注同型辐照血小板，丙种球蛋白，维持水电解质平衡，抗感染等综合治疗，但血小板输注无效，凝血功能正常，肝功能无异常，呕血停止，小便颜色清亮。＋10天查黄疸指数进行性升高，TBIL 71.7～83.2 mmol/L，DBIL 46.0～57.1 mmoL/L，肝酶正常，肾功能尿素氮和肌酐轻度增高；外周血涂片可见破碎红细胞；Coombs试验（－），LDH升高（354.0～572.0 U/L），CMV-DNA（可疑），考虑TA-TMA。立即停用环孢素，输注新鲜冰冻血浆10～15 ml/kg，每天1次或隔日1次；血浆置换每天1次或隔日1次；置换液2000 ml，共12次；甲泼尼龙1～2 mg/kg静脉滴注，长春新碱1 mg/d（1天），第5天黄疸开始逐渐消退。＋16 d血培养为热带念珠菌，先后给予伏立康唑、科塞斯等抗真菌治疗，体温逐渐得到控制。＋27天黄疸指数和肾功能恢复正常，外周血涂片未见破碎红细胞，LDH有下降趋势。＋43天无明显诱因出现头痛、头昏伴呕吐，呕吐物为胃内容物，视物不清，无黑朦，有光感，查看眼底有活动性出血。头颅CT示左侧小脑出血。给予脱水降低颅内压，营养脑神经及输注血小板制剂等对症支持治疗，出血面积扩大形成脑疝经抢救无效而死亡。［例2］＋17天出现发热T 39℃以上，无畏寒及寒战；肺部CT示左下肺舌叶，右肺中叶感染性病变；先后给予伊曲康唑、两性霉素B抗真菌治疗逐渐好转。＋25天，CMV-DNA（＋）考虑巨细胞病毒血症给予更昔洛韦抗病毒治疗后转阴。＋49天恶心、呕吐，纳差伴腹泻，开始为黄色稀便，后为便中带少许黏液血丝；少尿，尿素氮、肌酐轻度增高考虑急性肾衰竭；给予补液、输注血浆、适当利尿、维持水电解质平衡等对症治疗。＋57天皮肤巩膜中度黄染，双下肢皮肤瘀点瘀斑；肝酶正常，胆红素升高（TBIL 41.4～93.9 mmoL/L，DBIL 25.9～55.2 mmol/L），LDH升高（675.0～940.0 U/L），Hb 68.2 g/L，血小板下降为10×10^9/L，Ret 5.87％，Coombs

试验（一）；外周血细胞形态可见到泪滴形、靶形、盔甲形等不规则红细胞及红细胞碎片。考虑移植相关性 TMA，停用环孢素，应用甲泼尼龙 1～2 mg/kg，长春新碱 1 mg 静脉注射，输注新鲜冰冻血浆 10～15 ml/kg，补充静脉免疫球蛋白，行血浆置换，置换液 2000 ml 共 2 天。＋59 天腹胀，颜面及双下肢浮肿并出现心慌、胸闷，呼吸困难，咳粉红色泡沫痰，双肺可闻及干湿啰音等急性左心衰竭表现；给予强心、利尿、扩管、减少血浆用量，适量输注辐照红细胞和血小板制剂等。心力衰竭纠正，胆红素、肾功能、乳酸脱氢酶、血象逐渐恢复正常，好转出院。

【评述】本文作者汇报了 2 例移植后血栓性微血管病病例，并且做了相应的文献复习，将这些病例与国际上的其他病例报道进行比较分析。对于国内 TA-TMA 患者的诊治具有一定的参考价值。但本文作者未有明确的 TA-TMA 诊断标准，也未进行 ADAMTS13、补体等 TMA 相关指标的检测，且外周血破碎红细胞具体比例未交代，尚需要鉴别诊断。这也是国内 TA-TMA 诊断标准制定的迫切所在。

（廖艳华　韩　悦　吴德沛）

文选 146

【题目】基于微小残留病监测和移植物抗宿主病发生情况的多疗程化疗联合供者淋巴细胞输注治疗异基因造血干细胞移植后白血病复发（Minimal residual disease-and graft-vs.-host disease-guided multiple consolidation chemotherapy and donor lymphocyte infusion prevent second acute leukemia relapse after allotransplant）

【来源】J Hematol Oncol，2016，9：87

【文摘】Yan 等报道了一项对发生异基因造血干细胞移植后急性白血病复发的患者进行基于 MRD 监测和 GVHD 发生情况的多疗程化疗联合 DLI 治疗的临床研究结果。47 例在异基因造血干细胞移植后发生急性白血病复发，并经初次诱导化疗联合 DLI 治疗后达到完全缓解的患者纳入研究。后续根据患者 MRD 及是否发生急/慢性 GVHD，决定患者是否继续接受化疗＋DLI 输注的巩固性治疗。结果显示，相比较对照组，多疗程的化疗＋DLI 巩固性治疗使患者 1 年的复发率明显下降（22% *vs.* 56%，$P<0.0001$），获得更好的 LFS（71 % *vs.* 35 %，$P<0.0001$）和 OS（78 % *vs.* 44 %，$P<0.0001$）。进一步多因素分析显示治疗后无慢性 GVHD 发生和 MRD 持续阳性的患者具有更高的再次复发率。

【评述】DLI 能产生有效的移植物抗白血病效应，是目前治疗移植后白血病复发的最常用手段。在移植后出现明确白血病复发时开始 DLI 治疗，一方面由于白血病细胞负荷高，若仅仅单次 DLI 治疗疗效有限；另一方面 DLI 缺乏对肿瘤细胞的特异性杀伤作用，常不能彻底地根除恶性肿瘤。本文研究者建立了基于 MRD 监测和 GVHD 发生情况的多疗程化疗＋DLI 输注的巩固性治疗策略，对发生 allo-HSCT 后白血病复发患者在初次接受诱导化疗＋DLI 治疗后，若 MRD 持续阳性且无 GVHD 发生，则每月接受化疗＋DLI 输注的巩固性治疗直至 MRD 转阴性；若患者在初次诱导化疗＋DLI 治疗后 MRD 转为阴性，且无 GVHD 发生，则在第 3 个月、6 个月和 9 个月接受化疗＋DLI 输注的巩固性治疗。结果显示相比较不接受巩固性治疗的患者，多疗程的化疗＋DLI 巩固性治疗能使移植后复发患者获得更好的 LFS 和 OS。

（黄　河）

文选 147

【题目】利妥昔单抗联合过继性免疫细胞输注治疗异基因造血干细胞移植后 EBV 相关性淋巴细胞增殖性疾病（Rituximab-based treatments followed by adoptive cellular immunotherapy for biopsy-proven EBV-associated post-transplant lymphoproliferative disease in recipients of allogeneic hematopoietic stem cell transplantation）

【来源】Oncoimmunology，2016，5（5）：e1139274

【文摘】Jiang 等报道对 84 例发生异基因造血干细胞移植后 EBV 相关性淋巴细胞增殖性疾病（PTLD）患者，经过 2 个疗程利妥昔单抗治疗后，68 例（81%）患者出现治疗反应，52 例（62%）患者达到完全缓解。77 例患者进一步接受了 DLI 或自体 EBV 特异性细胞毒性 T 细胞（EBV-CTL）治疗后，其中 73 例（95%）患者出现治疗反应性，完全缓解率达到 91%。在 62 例平均接受 3 次 DLI 输注治疗的患者中，22 例患者发生急性 GVHD（Ⅰ级 5 例，Ⅱ度 13 例，Ⅲ度 4 例），13 例患者发生慢性 GVHD（局限型 7 例，广泛型 6 例）。DLI 与自体 EBV-CTL 输注后 GVHD 的发生率无明显差异。利妥昔单抗治疗并不影响 EBV-CTL 活性，EBV-CTL 的活性在输注后开始上升，在第 3 次 DLI 或 EBV-CTL 输注后 6 个月达到高峰。经上述治疗，PTLD 患者 5 年的复发率仅 4.5%，5 年的 OS 和 PFS 达到（70.7%±5.2%）和（68.9%±5.3%）。

【评述】移植后 EBV 相关性 PTLD 是一种特殊类型的 allo-HSCT 后肿瘤，是危及患者生命的移植并发症。随着利妥昔单抗应用于高危患者抢先性治疗和 PTLD 患者的特异性治疗，PTLD 的发病率和死亡率较前明显下降。但是，虽然利妥昔单抗可以使 90%以上的患者 EBV 病毒血症转为阴性，但治疗 PTLD 仍然只有 50%的缓解率，且部分患者会发生治疗后复发。本研究为改善移植后 PTLD 的预后，建立了以利妥昔单抗为主、DLI 或自体 EBV-CTL 输注的序贯治疗策略，使 PTLD 患者 5 年 OS 和 PFS 分别达到 70.7%和 68.9%。利妥昔单抗联合过继性细胞免疫治疗可提高 PTLD 的 CR，并减少治疗后的复发率。

（黄　河）

文选 148

【题目】异基因造血干细胞移植治疗第一次完全缓解期治疗相关性急性髓系白血病：与初治急性髓系白血病的比较（Allogeneic hematopoietic cell transplantation for adult patients with treatment-related acute myeloid leukemia during first remission：comparable to de novo acute myeloid leukemia）

【来源】Leuk Res，2016，47：8-15

【文摘】Tang等比较异基因造血干细胞移植治疗第一次完全缓解期治疗相关性急性髓系白血病及初治急性髓系白血病患者的疗效差异，该研究共纳入16例第一次完全缓解期的治疗相关性急性髓系白血病患者，80例初治急性髓系白血病患者被选入同期对照组。所有患者均获得中性粒细胞植入，除1例治疗相关性急髓系白血病及1例初治急性髓系白血病患者，余患者均获得完全血小板植入。两组患者异基因造血干细胞移植后3年OS达66%及79%（P=0.14），3年LFS分别为64%及77%（P=0.13），3年复发率分别为20%、13%（P=0.25），3年非复发死亡率分别为13%、9%（P=0.47）。

【评述】治疗相关性急性髓系白血病是恶性或非恶性血液病患者使用化疗、放疗或者放化疗联合治疗后一种晚期并发症，该类患者诱导缓解率低，复发率高。异基因造血干细胞移植是目前一种有效的治疗措施，但是尚缺乏与初治急性髓系白血病患者行异基因造血干细胞移植疗效差异的比较。该研究显示行异基因造血干细胞移植治疗后，治疗相关性急性髓系白血病可达到与初治白血病患者相当的结果，总体生存及预后较前明显改善。但是该研究为单中心回顾性研究，且纳入病例数目较少，多中心前瞻性研究有待于进一步开展。

（夏凌辉）

文选149

【题目】去甲氧柔红霉素强化BUCY2预处理可改善高危髓系白血病行异基因造血干细胞移植的疗效：回顾性比较研究（Idarubicin-intensified BUCY2 conditioning regimen improved survival in high-risk acute myeloid，but not lymphocytic leukemia patients undergoing allogeneic hematopoietic stem cell transplantation：a retrospective comparative study）

【来源】Leuk Res，2016，46：61-68

【文摘】高危急性髓系白血病复发率高，预后差。异基因造血干细胞移植是目前唯一有效的治疗手段，但传统的预处理方案移植后复发率高，长期生存差。该研究共纳入73例高危急性髓系白血病患者，67例高危急性淋巴细胞白血病患者作为对照，实验组与对照组分别采用去甲氧柔红霉素强化BUCY2预处理方案及传统预处理方案。该研究结果显示，对于高危急性髓系白血病患者而言，去甲氧柔红霉素强化BUCY2预处理方案与传统预处理方案移植后3年复发率分别为16.9%及43.3%（P=0.016），3年总体生存率分别为69.2%及44.0%（P=0.024），3年LFS分别为66.9%及38.2%（P=0.01）。且与对照组高危急性淋巴细胞白血病比较，去甲氧柔红霉素强化BUCY2预处理异基因造血干细胞移植可明显降低高危急性髓系白血病患者的复发率（16.9% *vs.* 39.8%，P=0.335），显著改善生存及长期预后（69.2% *vs.* 37.1%，P=0.024；66.9% *vs.* 37.1%，P=0.01）。

【评述】高危急性髓系白血病预后差，异基因造血干细胞移植是目前唯一可治愈该疾病的治疗手段。但是复发仍是限制传统预处理方案移植应用的最主要因素之一，且目前缺乏强化预处理与传统预处理异基因造血干细胞移植治疗高危急性髓系白血病疗效差异的比较，亦缺乏强化预处理异基因造血干细胞移植治疗高危急性髓系白血病与急性淋巴细胞白血病的比较。该研究结果显示去甲氧柔红霉素强化 BUCY2 异基因造血干细胞移植可明显降低高危急性髓系白血病移植后的复发率，显著改善此类高危者的生存及预后。但是该研究为单中心回顾性研究，且患者异质性较高，多中心前瞻性试验有待于进一步进行。

（夏凌辉）

文选 150

【题目】*EVI1* 高表达对于第一次完全缓解期的急性髓系白血病患者行清髓性异基因造血干细胞移植的预测价值（Predictive value of high *EVI1* expression in AML patients undergoing myeloablative allogeneic hematopoietic stem cell transplantation in first CR）

【来源】Bone Marrow Transplant，2016，51（7）：921-927

【文摘】*EVI1* 阳性的初治急性髓系白血病患者，预后不佳，生存率低。该研究共纳入 151 例患者，32 例患者为移植前*EVI1* 基因高表达（EVI1＋），119 例为*EVI1* 低表达（EVI1－）。结果显示，EVI1＋在高危组患者所占比率明显高于中危组患者，且*EVI1* 高表达组患者复发率显著高于*EVI1* 低表达组（39.5％ *vs*. 22.5％，$P=0.013$），2 年总体生存率分别为 52.8％、72.4％（$P=0.012$），2 年无病生存率分别为 52.6％、71.0％（$P=0.027$）。多因素分析亦显示*EVI1* 的表达水平是 2 年无病生存率的独立预测因素。

【评述】*EVI1* 基因是造血干细胞自我更新的转录调节器之一，8％的初治急性髓系白血病患者*EVI1* 基因阳性，其高表达与初治急性髓系白血病患者的不良预后密切相关，但关于*EVI1* 基因在第一次完全缓解期急性髓系白血病患者行清髓性异基因造血干细胞移植的预测价值尚不清楚。该研究通过纳入 2008 年 1 月至 2014 年 12 月的 151 例行异基因造血干细胞移植的初治急性髓系白血病患者，表明*EVI1* 高表达可能是第一次完全缓解期急性髓系白血病患者行清髓性异基因造血干细胞移植后复发及生存的重要预测因素之一，且是此类患者长期无病存活的独立预测因素。但该研究病例量较少，异质性高，且为单中心回顾性研究，多中心临床试验势在必行。

（夏凌辉）

文选 151

【题目】表观遗传调控因子突变参与急性淋巴细胞白血病异基因造血干细胞移植后复发的研究（Mutations in epigenetic regulators are involved in acute lymphoblastic leukemia relapse following allogeneic hematopoietic stem cell transplantation）

【来源】Oncotarget，2016，7（3）：2696-2708

【文摘】Xiao 等对 3 例异基因造血干细胞移植后复发的成人 Ph 染色体阴性 B 细胞急性淋巴细胞白血病患者进行了全基因组外显子测序分析，实验样本的收集来自三个不同的时间点：诊断时、完全缓解时及复发时。基于这些数据，又对 58 例接受异基因造血干细胞移植的成人 Ph 染色体阴性 B 细胞急性淋巴细胞白血病患者进行了 23 个选择基因的靶基因测序。在复发的患者中发现了大量的表观遗传调控因子突变，包括 SETD2、CREBBP、KDM6A 和 NR3C1 等体细胞突变，同时也发现了许多信号因子突变，包括 KRAS、PTPN21、MYC 和 USP54。首次提出异基因造血干细胞移植后急性淋巴细胞白血病复发的克隆演变模式。

【评述】成人急性淋巴细胞白血病化疗疗效差，即便进行异基因造血干细胞移植，复发仍是移植后死亡原因的首要因素。关于 Ph 染色体阴性的急性淋巴细胞白血病移植后复发的遗传发病机制目前尚不清楚。该研究通过应用最大的成人 Ph 染色体阴性 B 细胞急性淋巴细胞白血病的数据组，确定了移植后白血病复发的新的遗传学病因，提示表观遗传学修饰可能为急性淋巴细胞白血病移植后复发的治疗干预提供新的和有效的靶点。但该研究病例数尚少，有待进一步扩大样本量并进行临床验证，如能发现相应的靶向药物将具有更大的临床意义。

（徐雅靖）

文选 152

【题目】移植前状态对难治复发急性淋巴细胞白血病异基因造血干细胞移植预后的影响

【来源】第三军医大学学报，2016，38（12）：1374-1378

【文摘】曹晶等探讨了移植前缓解状态对难治复发急性淋巴细胞白血病异基因造血干细胞移植预后的影响。纳入非 CR1 状态下行 allo-HSCT 的难治复发 ALL 患者共 52 例，分为 NR 组（未缓解组）19 例和≥CR2 组（达到第 2 次及以上完全缓解组）33 例。所有患者均采用清髓性预处理方案。结果显示：除 1 例患者早期死亡外，其余 51 例均得以造血重建，NR 和≥CR2 患者 100 天内移植相关死亡为 10.5％和 12.1％（$P=1.000$）。移植后 aGVHD 发生率为 52.6％和 57.6％（$P=0.730$），cGVHD 发生率为 41.6％和 57.9％（$P=0.660$）。NR 与≥CR2 患者的预计 2 年总生存和无白血病生存分别为 42.6％、45.7％（$P=0.740$）和 46.3％、46.2％（$P=0.998$），累计复发率为 47.0％、34.3％（$P=0.425$）。影响预后的单因素和多因素分析显示，移植前疾病缓解状态与生存无关，影响 OS、LFS 的独立预后因素是移植后发生 cGVHD。

【评述】成人急性淋巴细胞白血病患者化疗效果差，有 15％～20％的患者通过诱导化疗无法获得完全缓解，即使通过大剂量强化疗或 CART 细胞治疗后获得缓解，也往往在短期内出现复发，再诱导化疗无效，生存率极低，异基因造血干细胞移植是目前唯一可能使这类患者长期生存的有效手段。一般认为，移植前高肿瘤负荷与移植后高复发率成正比，应尽可能降低移植前的肿瘤负荷，争取达到完全缓解甚至 MRD 阴性。然而，由于化疗药物耐药、多次大剂量化疗器官累计毒性大、CART 细胞治疗尚未广泛成熟开展等原因，许多患者在移植前无法达到 CR。目前尚缺乏未缓解状态下行挽救性移植和经挽救性治疗获得完全缓解后进行移植的患者疗效的比较。该研究结果显示：移植前 NR 患者与≥CR2 患者相比，移植预后无统计学差异，提示难治复发 ALL 患者 NR 状态下行 allo-HSCT 挽救性治疗是可行的。但该研究为单中心回顾性研究，有待于进一步多中心前瞻性试验进行验证。

（徐雅靖）

文选 153

【题目】伊马替尼与异基因造血干细胞移植治疗慢性粒细胞白血病（Imatinib mesylate versus allogeneic hematopoietic stem cell transplantation for patients with chronic myelogenous leukemia）

【来源】Asina Pac J Cancer Prev，2016，17（9）：4477-4481

【文摘】目的：比较伊马替尼与异基因造血干细胞移植治疗慢性白血病的疗效。材料与方法：队列研究，伊马替尼组 292 例，造血干细胞移植组 141 例。供者类型：96 例同胞相合移植，29 例 HLA 相合非血缘供者移植，15 例单倍体移植，1 例同卵双胞胎供者移植。结果显示：①278 例慢性期患者接受伊马替尼，120 例慢性期接受移植，前者疗效优于后者，EFS 分别为 88.5%和 70.0%（$P<0.05$），OS 分别为 93.2% 和 80.0%（$P<0.05$），5 年 EFS 分别为 84% 和 75.0%（$P<0.05$），5 年 OS 分别为 92%和 79.0%（$P<0.05$）。移植组中 94 例 EFS（CP 患者 84 例；AP/BP 10 例），截至随访期，108 例存活（CP96 例；AP/BP 12 例），33 例死亡（CP 24 例；AP/BP 9 例），死于 GVHD 23 例，肺炎 9 例，植入失败 1 例，原发病复发只有 1 例。移植相关死亡率 22.7%。②14 例加速或急变期患者接受了伊马替尼，21 例加速期或急变期患者接受了移植，两者疗效相似，EFS 分别为 42.9% 和 47.6%（$P>0.05$），OS 分别为 42.9% 和 57.1%（$P>0.05$）。结论：与移植相比，伊马替尼对 CP 患者有生存优势，但对于加速或急变期患者两者疗效相当。

【评述】CML 慢性期移植的决定很复杂而且观点不一。20 世纪 80 年代和 90 年代，HSCT 是 CML 患者的标准一线治疗。21 世纪，TKIs 成为 CML 的一线首选。必须看到，在 TKIs 改变了 CML 治疗策略的同时，移植技术也在改进，移植的疗效明显改进，根据 2010 年 CIBMTR 登记组的报告对于预后良好的患者 3 年 OS 超过 90%，100 天 TRM 在 CP 期移植的患者仅 8 %。本文摘中，CML-CP 移植后的 EFS 分别 70.0%，OS 为 80.0%，5 年 EFS 为 75.0%，5 年 OS 为 79.0%，而国内其他单位同胞相合移植治疗 CML-CP 期患者的 OS 达到 85%以上。本文的 CML 患者移植后死亡原因主要是非复发死亡，如果把同胞相合移植和单倍体移植治疗 CP 患者的分开分析，不知是否还是相同的结果？

事实上，伊马替尼作为一线治疗主要分子学反应约 60%，达沙替尼和尼洛替尼约 75%；由于失效或不耐受等原因导致的治疗终止率：8 年后 45%停用伊马替尼；治疗 4 年后 32%和 31%～

34%停达沙替尼和尼洛替尼，在停用伊马替尼改为使用二代 TKI 的患者，70%在 6 年后停用了首次选用的二代 TKI。本文纳入的患者伊马替尼组开始治疗时间为 2005 年 4 月至 2012 年 10 月，移植时间为 2011 年 3 月至 2012 年 10 月。两组的随访中位分别为伊马替尼 40 个月（范围 2～93 个月）；移植组 49 个月（范围 1～127 个月），可见伊马替尼组中有不少患者并不是一直在应用伊马替尼，作者没有展示伊马替尼组疗效不佳或不耐受及其挽救情况，有无疾病进展后进入移植的患者等。所以，本文得出“CP 期患者移植效果不如伊马替尼”的结论还需要设计进一步研究验证。

加速期患者异质性明显，需要再进行危险度分层。既往江倩的研究认为，根据预后因素将 AP 患者再分层后，建议低危患者移植与药物疗效一样好（6 年 OS：81% *vs.* 100%），高危患者如果不移植效果非常差（5 年 OS：18% *vs.* 100%）。既往研究认为急变期患者移植是唯一治愈的方法，优于 TKI。本文加速期或急变期患者例数不多，发病时在加速期伊马替尼组和移植组患者分别为 5 例和 9 例，急变期患者分别为 5 例和 16 例，况且移植组 25 例可能包含不同的移植类型和预处理方案，不同的突变情况和移植前状态（文章没有展示），病例的异质性很大，得出两组疗效相当的结论也有待扩大病例后进一步研究证实。把加速期和急变期分开分析也许得到不同的结果。

总之，异基因移植仍然是治愈 CML 的唯一方法，积极的早期评估识别对 TKI 失效的患者，并实现 TKI 间的多线转换，如果有可能，移植在疾病进展之前尤其是急变之前进行获益更多。

（许兰平　黄晓军）

文选 154

【题目】慢性髓系白血病急变期或急变期治疗后慢性期患者行单倍体造血干细胞移植疗效不差于同胞相合移植（Transplantation from haploidentical donor is not inferior to that from identical sibling donor for patients with chronic myeloid leukemia in blast crisis or chronic phase from blast crisis）

【来源】Clin Transplant，2016，30（9）：994-1001

【文摘】异基因造血干细胞移植是急变期患者唯一的治愈方法，单倍体供者对绝大部分患者是可得的也是及时可用的。研究采用队列分析比较单倍体造血干细胞移植和同胞相合造血干细胞移植的临床疗效。患者与方法：在北京大学人民医院接受移植的急变期 CML 患者连续病例 90 例进入队列分析研究，其中单倍体相合移植 67 例，同胞相合移植 23 例。结果：86 例植活。3 年 OS 和 RFS 具有可比性，单倍体移植和同胞相合移植组 OS 分别为 60.0%和 55.3%，$P=0.580$；RFS 分别为 51.1% 和 47.8%，$P=0.512$。3 年移植相关死亡率和复发率也无不同，复发率分别为 21.0%和 26.1%，$P=0.626$；TRM 分别为 27.9%和 26.1%，$P=0.937$。多因素分析发现既往化疗和移植前未达血液学完全缓解是 OS 的独立影响因素。1 年需要干预的累计发生率单倍体移植低于同胞相合移植，分别为 24.7% 和 56.5%（$P=0.002$）。在多因素分析中，移植前联合化疗和诊断 BC 时幼稚细胞≥40%是影响 TRM 的独立危险因素；2006 年以后的患者进行亚组分析获得了类似结果。(单倍体与相合移植，3 年 OS 分别为 60.6% 和 62.7%，P=0.978；3 年 RFS 分别为 50.7%和 58.8%，P=0.730)。结论：进展为急变期的患者，单倍体移植疗效不差于同胞相合移植，单倍体相同的供者可以作为常规供者。

【评述】CML 急变期患者，应用 TKI 后的中位存活时间由 3～4 个月延长到 7～11 个月，但 TKI 也只是使患者短期生存获益，HSCT 仍是急变期患者长期存活的唯一途径。许多患者没有配型相合的同胞，非血缘供者除了需要较长时间等待还有查询不到或悔捐等不确定因素，而单倍体供者广泛可得并即刻能用。本文首次应用比较大的样本量证明，采用“北京方案”进行单倍体移植治疗 CML-BC 患者，单倍体相合供者可以作为常规供者。

既往研究表明，再次回到慢性期的患者移植效果最好，直接急变期移植效果极差(存活不到 10%)。本文也显示达到 CPn 比未达到 CPn 的移植的预后好，完全血液学缓解是移植预后良好的因素。因进入急变期的患者获得 CPn 稳定期很短，移植治疗的时间窗很窄，更显示了单倍体供者的优势。单倍体移植与同胞相合移植 TRM 相似，分别为 27.9%和 26.1%；两组的复发率相似，分别为 21.0%和 26.1%。单倍体相合移植不但获得了和同胞相合移植相似的疗效，针对微小残留病的进行干预率比较显示单倍体患者较少需要干预，可能单倍体移植具有较强的移植物抗白血病效应。

文章结果告诉我们：急变期 CML 患者在回到慢性期后接受移植可以获得长期生存的机会，但已经不如慢性期和加速期患者移植的效果，尚有一些失去了移植时机的患者不能计入其中，所以采用 TKI 治疗的患者，规范监测及时发现病情进展，最晚在进展到急变期之前进行造血干细胞移植，患者可以最大获益，单倍体供者至少不比同胞相合供者差。

(许兰平　黄晓军)

文选 155

【题目】异基因造血干细胞移植治疗 T315I 型 BCR-ABL 突变型慢性粒细胞白血病(Allogeneic stem cell transplantation for patients with T315I BCR-ABL mutated chronic myeloid leukemia)

【来源】Biol Blood Marrow Transplant，2016，22 (6)：1080-1086

【文摘】异基因造血干细胞移植是发生 T315I 突变患者唯一的治愈方法。本文报道了 22 例 T315I 突变 CML 患者的移植结果，16 例单倍体移植，6 例同胞相合移植。检测到突变时，8 例处在慢性期，7 例处在加速期，7 例处在急变期。移植时 7 例在慢性期，8 例处在加速期或者从加速期回到了慢性期(AP/AP-CPn)，7 例处在急变期或者从急变期回到了慢性期(BP/BP-CPn)。结果：Ⅱ～Ⅳ级 aGVHD 为 9.1%。cGVHD 为 60.0%，重症 cGVHD 25.0%。4 例在移植后中位 16.3 个月死于移植相关合并症。CP、AP/AP-CPn 和 BP/BP-CPn 组患者 2 年 LFS 分别为 80.0%、72.9%和 0%。在随访 17.3 个月后，14 例存活，其中 13 例分子学缓解，1 例髓外复发。结论：单倍体移植为 T315ICML 患者带来治愈的机会，对于发生 T315I 突变的患者，在 CP 或 AP 期尽早移植获益，一旦进展到急变期，移植效果极差。

【评述】BCR-ABL T315I 突变在一代和二代 TKI 耐药突变中占 20%，多中心单臂Ⅱ期研究显示在 CML-CP 期、AP 期和 BC 期患者中三代 TKI（ponatinib）12 个月内主要细胞遗传学反应率分别为 70%、50%和 29%。Ponatinib 有动脉血栓的风险，在中国大陆也没有上市。在中国异基因造血干细胞移植治疗血液系统疾病专家共识中，将 HSCT 列为 T315I 突变患者的一线治疗。本文报道的移植后 22 例患者中 16 例为单倍体移植，6 例为同胞相合移植，移植后 13 例长期存活，5 例复发（其中 4 例死亡），4 例死于 TRM。1 年复发率在 CP、AP/AP-CPn 和 BP/BP-CPn 组分别为 0、12.5%和 28.6%，有明显统计学差异；三组患者的 TRM 没有统计学差异，单倍体移植和同胞相合移植的 TRM 也没有差异；CP 期移植效果最好，存活率达到 80%，加速期效果也不错，为 72.9%，一旦进入急变期，无论移植前疾病状态如何，患者长期存活率均极低，所以对于 T315I 突变患者，早期移植可以使患者获益。本文病例数有限，进一步研究可以扩大病例数或进行多中心研究，将第一次慢性期患者、进展后回到慢性期的患者（CPn）、移植前处于 AP 或 BC 的患者进行比较，以进一步获得关于移植时机推荐的证据。将单倍体移植和同胞相合移植分组比较，分析移植后干预和复发情况，确认单倍体移植在 T315I 突变 CML 患者移植中的优势。

（许兰平　黄晓军）

文选 156

【题目】单倍型造血干细胞移植治疗骨髓增生异常综合征（Haploidentical hematopoietic stem cell transplantation for myelodysplastic syndrome）

【来源】Biol Blood Marrow Transplant，2017，23：2143-2150

【文摘】Mo 等探讨了单倍型造血干细胞移植治疗 MDS 的疗效，验证国际血液和骨髓移植研究中心（CIBMTR）预后评分系统预测 MDS 患者接受单倍型相合供者造血干细胞移植的疗效，同时提出更合适的预后评分系统。该研究中共有 157 例 MDS 患者接受单倍型造血干细胞移植。CIBMTR 预后评分系统可以预测 2 年临床疗效，但不能预测移植后 100 天的临床疗效。该研究中的多变量模型确定了 2 个预测总体生存独立的预后因素：年龄和染色体单体核型（MK），年龄 50 岁、30 岁至 49 岁和 MK 的加权分数分别为 5 分、3 分和 2 分，根据评分分为低危（评分≤3 分）和高危（得分>3 分）。作者认为其精细预后评分系统可以预测单倍型干细胞移植后 100 天和 2 年后的临床疗效。研究结果表明，CIBMTR 预后评分系统可以预测 MDS 患者在单倍型造血干细胞移植后的疗效，并且 MDS 合并或不合并 MK 的老年患者应在单倍型干细胞移植后密切监测随访。

【评述】异基因造血干细胞移植术是目前唯一可能治愈 MDS 的方法，但是我国很多 MDS 患者无法获得同胞或非血缘关系的 HLA 全相合的供体，因此，单倍型造血干细胞移植的实施极大地改善我国 MDS 患者的生存现状。CIBMTR 预后评分系统是国际血液和骨髓移植研究中心预测恶性血液病移植疗效的评分系统，在全球广泛用来预测移植的预后并根据该评分系统的评分选择可能从移植获益的患者，该评分系统包括 5 个因素：年龄 30～49 岁、外周血原幼细胞比例>3%、细胞遗传学风险综合评分差或极差、Karnofsky 体能评分＜90％，以及血小板计数水平≤50×10^9/L，共5分，0～1分为低危，2～3分为中危，4～5分为高危。相比于 HCT-CI 评分，CIBMTR 评分对移植后 OS、DFS、TRM 和复发率有很高的预测价值。但是相较于 HLA 相合的造血干细胞移植，国外单倍型移植的相关研究较少，故该评分在国外 MDS 的 HSCT 研究中主要用于评价同胞全相合 HSCT 的预后，CIBMTR 预后评分系统是否适合预测 MDS 患者单倍型 HSCT 术后的预后尚待研究。该研究针对这一问题，完成验证并提出新的改良预后评分系统，有效的补充了 CIBMTR 的评分系统，可以预测移植后100天和2年后的临床疗效，并提出年龄和染色体单体核型是预测 MDS 患者总体生存的独立预后因素。由于研究病例数较少，今后需要进一步扩大病例研究以证实。

（唐晓文　吴德沛）

文选 157

【题目】祛铁治疗对伴铁过载骨髓增生异常综合征患者异基因造血干细胞移植的影响

【来源】中华血液学杂志，2016，37（3）：189-193

【文摘】顾彩红等探讨了祛铁治疗对 MDS 患者进行 allo-HSCT 治疗后造血重建及相关并发症的影响。该研究中回顾性地分析了57例伴铁过载的 allo-HSCT 治疗 MDS 患者的临床资料，根据血清铁蛋白（SF）水平分为有效祛铁组（移植前 SF＜1000 μg/L）和铁过载组（移植前 SF≥1000 μg/L）。探讨有效祛铁治疗对移植后造血重建及相关并发症的影响。结果：57例患者中30例在移植前行祛铁治疗，27例未行祛铁治疗。30例行祛铁治疗的患者中19例（63％）祛铁治疗有效，归入有效祛铁组（移植前 SF 中位数为561 μg/L），11例归入铁过载组（移植前 SF 中位数为1262 μg/L）。27例未行祛铁治疗患者移植前 SF 中位数为1540 μg/L，均归入铁过载组。有效祛铁组、铁过载组分别有19例（100％）、34例（89.5％）获得干细胞完全植入，粒系重建时间分别为12（10～18）天和12（11～30）天（P＝0.441），血小板重建时间分别为13（12～30）天和15（10～32）天（P＝0.579）。有效祛铁组感染发生率低于铁过载组（36.8％ *vs*. 8.4％，P＝0.002）。有效祛铁组 aGVHD 发生率低于铁过载组（26.3％ *vs*. 64.7％，P＝0.01）。且有效祛铁组发生的 aGVHD 均为Ⅰ/Ⅱ度，铁过载组Ⅰ/Ⅱ、Ⅲ/Ⅳ度患者分别为16例和6例。铁过载组6例患者移植后早期继续祛铁治疗，SF 由2870（2205～3580）μg/L 降至1270（1020～1650）μg/L，且耐受性良好。有效祛铁组中位无病生存时间与铁过载组比较。差异无统计学意义（28.9个月 *vs*. 21.2个月，χ^2＝3.751，P＝0.053）。结果提示铁过载显著增加 MDS 患者移植相关并发症；移植前有效的祛铁治疗可明显降低移植后感染及 aGVHD 发生率和严重程度。

【评述】目前 MDS 患者 allo-HSCT 术后死亡原因大部分为非复发死亡（NRM），提示移植相关并发症成为制约 MDS 患者移植成败的关键。MDS 患者因本病导致无效造血及长期输血依赖导致铁过载，目前，我国60％～80％的 MDS 合并铁过载。游离铁可以通过芬顿反应产生具有高度活性的羟自由基，引起蛋白质变性和脂质膜损害，此外，铁过载可以影响铁调素水平及诱导细胞凋亡等引起组织器官功能障碍，从而增加 allo-HSCT 的风险：包括感染、GVHD、肝静脉栓塞病等，增加 NRM，降低 OS。此外，铁过载 MDS 患者的 allo-HSCT 疗效差，祛铁治疗可能改善 allo-HSCT。目前认为检测血清铁蛋白水平是最方便及高效的方法，SF＞1000μg/L 往往提示较差的 OS，以及较高的 TRM。新的研究表明，磁共振成像（MRI）及超导量子干涉仪（SQUID）等新方法可以准确地测定心脏及肝脏的铁浓度，从而评估移植患者铁过载的程度及对移植预后的影响。目前，常用的祛铁药物有去铁胺和地拉罗司等。本文作者针对祛铁治疗对伴铁过载 MDS 患者 allo-HSCT 的影响进行了相关研究，验证了上述观点，提出 MDS 患者治疗前应监测 SF 水平并进行祛铁治疗。但是，祛铁治疗方案治疗周期较长，一些高危 MDS 患者往往因病情发展迅速而在移植前无法进行祛铁治疗，是否有新的祛铁治疗方案，目前国内外相关研究较少，需要多中心研究进一步证实。此外，一些新的评估铁过载的方法，与传统方法相比有哪些优势，需要今后进一步证实。

（唐晓文　吴德沛）

文选 158

【题目】 减低强度预处理的异基因造血干细胞移植治疗伴*p53* 基因异常的慢性淋巴细胞白血病

【来源】 中华血液学杂志，2016，37（4）：308-312

【文摘】 缪扣荣等回顾性分析 4 例同胞全相合造血干细胞移植（MSD-HSCT）治疗的伴*p53* 缺失 CLL 的临床资料。中位年龄为 56（49～61）岁，4 例患者均采用 RIC 的预处理方案，移植后获得快速的造血重建。期间并发轻度 aGVHD 和病毒感染，对症治疗后均好转，未发生移植相关死亡。3 例移植前 CR 患者呈供者完全植入，均无病生存，1 例 PR 在移植后很快疾病进展。研究表明 RIC 移植方案是治疗高危 CLL 的一种有效措施，耐受性好，值得临床推广。

【评述】 由于临床循证医学证据缺乏，allo-HSCT 在恶性淋巴瘤治疗中的地位和价值还存在争议。CLL 是一种惰性 NHL，多见于中老年患者，临床进展相对缓慢。随着新药的不断研发，我们需要明确适合移植的 CLL 患者和移植的最佳时机。*p53* 基因缺失、突变或功能状态异常是 CLL 的高危因素，往往疾病进展较快，常规治疗效果极差。该研究针对高危 CLL 的临床特点，开展了 MSD-HSCT 的治疗应用研究，采用 RIC 的预处理方案，取得较好的疗效和安全性。研究肯定了 allo-HSCT 在高危 CLL 中的治疗价值，有可能为部分患者争取缓解、长期生存乃至治愈的机会。研究还根据移植时疾病状态对移植预后的不良影响，提出最佳移植时机是在肿瘤负荷较低时和（或）骨髓衰竭前。

（杨　婷　胡建达）

文选 159

【题目】异基因造血干细胞移植治疗年轻多发性骨髓瘤患者的安全性及预后分析

【来源】中华医学杂志，2016，96（2）：118-120

【文摘】侯健等回顾性分析了32例年轻MM患者（中位年龄45岁）接受allo-HSCT的临床资料，根据患者对化疗药物的敏感性，分别应用氟达拉滨联合美法仑或氟达拉滨联合BUCY方案的非清髓性预处理（RIC）方案，其中4例在预处理中还联用了硼替佐米。移植方式多样，包括MSD-HSCT、URD-HSCT和haplo-HSCT。结果显示，allo-HSCT显著地提高了CR，由移植前的25.0%提高到82.1%。其中有近50%患者并发GVHD，但多为Ⅰ～Ⅱ级aGVHD和局限性cGVHD。1年的非复发死亡率（NRM）为21.9%，肺部感染是早期的主要死因，移植2年后NRM和移植相关死亡均显著减少。据此，RIC方案的allo-HSCT对于年轻高危MM是一个值得探索的治愈性手段，加强感染并发症防治工作是改善移植生存预后的重要保障。

【评述】allo-SCT是唯一可能治愈MM的方法。由于多数文献报道allo-HSCT具有较高的TRM，限制了allo-HSCT的临床应用。RIC预处理方案既可以保留GVM效应，提供更长更稳定存活的平台期，又可以减少移植相关并发症和降低移植相关死亡率，成为近年的研究热点。该研究应用RIC预处理方案治疗年轻高危MM，取得较好疗效，而且不良反应少，值得临床进一步探索。研究中尝试应用包括MSD-HSCT、URD-HSCT和haplo-HSCT的多种移植方式，为拓展移植供体来源提供了实践依据。

（杨 婷 胡建达）

文选 160

【题目】获得性重型再生障碍性贫血单倍型移植的多中心前瞻性研究（Haplo-identical transplantation for acquired severe aplastic anaemia in a multicentre prospective study）

【来源】Br J Haematol，2016，175（2）：265-274

【文摘】Xu等报道的一项前瞻性多中心研究，探讨单倍型移植作为SAA挽救性移植的可行性。自2012年6月至2015年10月，纳入101例SAA患者接受haplo-HSCT，所有存活超过28天的患者均发生粒系植入，粒系植入的中位时间是12天（9～25天），血小板植入中位时间为15天（7～101天），血小板累计植入率（94.1%±0.1%），中位随访18.3（2.7～43.6）个月，与同期48例接受HLA相合同胞供者移植相比，单倍型移植1年内Ⅱ～Ⅳ级急性及慢性GVHD发生率均高于前者（aGVHD 33.7% *vs*. 4.2%，$P<0.001$；cGVHD 22.4% *vs*. 6.6%，$P=0.014$），但Ⅲ～Ⅳ度aGVHD（7.9% *vs*. 2.1%，$P=0.157$）、预期3年总生存率（OS：89.0% *vs*. 91.0%，$P=0.555$）、无失败生存率（FFS：86.8% *vs*. 80.3%，$P=0.659$）均无显著性差异。

【评述】国内外已有多个单中心小样本报道亲缘单倍型移植治疗SAA，预处理方案及疗效各不相同，缺乏多中心、前瞻性、大规模临床观察。该研究由北京大学人民医院组织全国 11 个中心参与，选择 101 例 IST 无效 SAA 患者接受改良于白血病单倍体移植“北京方案”的 haplo-HSCT 挽救治疗，97 例获得植入，预计 3 年 OS 和 FFS 分别高达 89.1％和 86.8％，与同期 48 例接受 MSD-HSCT 相比，虽然急、cGVHD 均高于后者，但Ⅲ～Ⅳ级 aGVHD、3 年预期 OS 和 FFS 均无显著性差异，证明这一重型再障单倍型移植的“北京方案”具有非常好的疗效。这是全球再障单倍型移植的第一个前瞻性、多中心研究，尽管也存在一些问题：如年龄没有分层，没有前瞻性设计 MSD-HSCT 对照等，但结果已经证实亲缘单倍型移植的总体生存率、植入率等主要指标并不差于同胞相合移植，说明“北京方案”的 haplo-HSCT 作为 AD-HSCT 挽救治疗 IST 无效 SAA 有效可行。

（张玉平　王顺清）

文选 161

【题目】未处理的单倍型相合造血干细胞移植治疗儿童重型再生障碍性贫血（Unmanipulated haploidentical haematopoietic stem cell transplantation for children with severe aplastic anaemia）

【来源】Br J Haematol，2016，174（5）：799-805

【文摘】Zhu 等报道的一项来自上海儿童医学中心等 5 个移植中心的回顾性研究，自 2002 年 7 月至 2013 年 11 月共 36 例（38 次）接受 haplo-HSCT 的 SAA 患儿，其中 17 例为 5/6 HLA 相合（第 1 组）和 21 例为 4/6 或 3/6 HLA 相合（第 2 组）。尽管第 2 组患者的Ⅱ～Ⅳ级急性移植物抗宿主病的发生率较高（57.9％ *vs*. 5.9％，P＝0.001），但两组植入失败率（5.3％ *vs*. 5.9％，P＝0.742）和总生存率（80.8％ *vs*. 93.8％，P＝0.234）无显著性差异。体内去 T 的单倍体移植是一种有效的儿童 SAA 治疗方法，尤其是 5/6 HLA 相合。

【评述】儿童 SAA 的 MSD-HSCT 和 URD-HSCT 均被推荐为一线治疗选择，若无 HLA 相合供者其 IST 治疗 10 年 EFS 仅 40％，20％转化为骨髓增生异常综合征，IST 失败后二次 IST 的 EFS 不足 10％。儿童处于身体发育和学龄阶段，长时间的疾病状态严重影响患儿的学习及身体发育，因此儿童 SAA 更需要尽早进行造血干细胞移植治疗。该研究分析了 5 家移植中心采用 Flu＋CY＋ATG±TBI 为主要预处理方案的 haplo-HSCT，34/36 例 SAA 患儿获得造血细胞植入，预期 5 年 OS 86.1％，4/6 或 3/6 HLA 相合 haplo-HSCT 5 年 OS 及 cGVHD 与 5/6 HLA 相合者无显著性差异，haplo-HSCT 在儿童 SAA 中获得令人鼓舞的治疗效果，是无 MSD 和 URD 的 SAA 儿童患者可行、有效的治疗策略，尤其是在 IST 无效或合并难以控制的感染等危急状态。

（张玉平　王顺清）

文选 162

【题目】单倍型与同胞全相合造血干细胞移植治疗成人费城染色体（Ph 染色体）阴性的高危急性淋巴细胞性白血病患者的比较：生物随机 3 期研究（Haploidentical versus matched-sibling transplant in adults with philadelphia-negative high-risk acute lymphoblastic leukemia: a biologically phase 3 randomized study)

【来源】 Clin Cancer Res，2016，22（14）：3467-3476

【文摘】 Wang 等报道的此项疾病特异性的前瞻性多中心研究，纳入 186 例 Ph 染色体阴性的高危 ALL 患者，生物学上随机接受单倍型造血干细胞移植或同胞全相合造血干细胞移植。结果显示，单倍型移植与同胞全相合移植两组患者的 3 年 DFS（68% *vs*. 64%）、OS（75% *vs*. 69%）、累计复发率（18% *vs*. 24%）、非复发死亡率（13% *vs*. 11%）以及 28 天骨髓恢复率（99% *vs*. 99%）均无显著性差异。两组患者的严重急性和慢性 GVHD 发生率相似。

【评述】 当前国际上公认的观点是，高危 ALL 患者在化疗缓解后进行异基因移植的生存率高于单纯化疗。此观点基于的研究多采用同胞全相合移植方案。此前北京大学血液病研究所开展的一个单中心的回顾性研究显示，化疗缓解后进行单倍型造血干细胞移植的疗效优于单纯化疗，但单倍型造血干细胞移植能否取代同胞全相合造血干细胞移植作为高危 ALL 的巩固治疗方案还缺乏有力的循证证据。所以，作者单位开展了此项多中心的前瞻性临床研究，旨在比较单倍型造血干细胞移植与同胞全相合造血干细胞移植治疗高危 ALL 的疗效。结果显示，二者在复发率、非复发死亡率、生存率等方面无显著性差异。意义在于，对于高危 ALL 患者，在没有同胞全相合造血干细胞移植的条件下，单倍型造血干细胞移植是一个很好的替代选择。创新性方面，之前为了比较单倍型造血干细胞移植与同胞全相合造血干细胞移植的疗效，多是开展回顾性研究，且研究中纳入的病种比较多；而此项研究开展的是前瞻性、多中心研究，且只针对单病种——高危 ALL；该研究结果为确立单倍型造血干细胞移植在高危 ALL 缓解期的地位提供了强有力的证据，拓宽了高危 ALL 的治疗选择。

（王　昱　黄晓军）

文选 163

【题目】 单倍型与同胞全相合造血干细胞移植治疗骨髓增生异常综合征患者的基于登记组资料的比较（Haploidentical transplant for myelodysplastic syndrome: registry-based comparison with identical sibling transplant）

【来源】 Leukemia，2016，30（10）：2055-2063

【文摘】 Wang 等报道中国造血干细胞移植登记组的 10 年 MDS 资料，136 例 3/6 相合单倍体、90 例（4～5）/6 相合单倍体和 228 例同胞全相合移植 28 天粒细胞植入率分别为 95%、96%和 95%（P=0.52），4 年 DFS 分别为 58%、63% 和 71%（P=0.14），OS 分别为 58%、63% 和 73%（P=0.07），复发率（RR）分别为 6%、7% 和 10%（P=0.36），TRM 分别为 34%、29% 和 16%（P<0.01）。亚组分析显示，对于进展期 MDS，单倍型移植与同胞全合移植 TRM 及 OS 相当（P=0.10 和 0.22）；对于高龄转白患者，单倍体移植 RR 低于同胞相合移植（21% *vs*. 44%，P=0.06），说明单倍型造血干细胞移植较相合型造血干细胞移植有更强的抗白血病作

用；对于高龄 MDS 患者，单倍型子女供者移植 OS 与同胞全合移植相似，高于单倍型同胞供者移植（56%、57% 和 22%，$P<0.01$）。

【评述】我国的登记组资料与国外登记组的资料比对：国际骨髓移植登记处（CIBMTR）公布的 2003—2013 年接受同胞全合移植和非血缘移植的 MDS 患者各 2586 例和 3875 例，疾病早期和进展期移植后 3 年 OS 分别为 53%、44%和 49%、39%；明尼苏达报道 RIC 治疗 98 例 55 岁以上 AML/MDS，38 例同胞相合和 60 例脐带血移植 3 年 OS 分别为 37% 和 31%；欧洲骨髓移植登记组（EBMT）2017 年报道的 2007—2014 年接受单倍型移植的 MDS 患者 228 例，移植后环磷酰胺（PTCY）单倍型移植 3 年 OS 为 38%。以上结果表明，对于 MDS 患者，同胞全合供者仍是首选；没有同胞全合供者时，单倍型供者是一个非常理想的替代供者选择，且与非血缘移植疗效相当或更优。因此，在 2017 年 MDS 国际专家共识中明确提出随着单倍型移植治疗 MDS 的疗效提高，故将单倍型供者列为 MDS 异基因移植供者选择之一。尤其对于进展期 MDS 单倍型移植更是取得了与同胞全合移植相同的疗效，且对于高危患者还有潜在的更强的抗肿瘤效应；替代供者中尽可能选择年轻供者。今后的研究仍需进一步降低 TRM。

（王　昱　黄晓军）

文选 164

【题目】我们如何选择非体外去 T 的单倍型造血干细胞移植的最佳供者（How do we choose the best donor for T-cell-replete，HLA-haploidentical transplantation?）

【来源】J Hematol Oncol，2016，9：35

【文摘】Chang 等 4 位单倍型造血干细胞移植国际顶级专家编写了单倍型造血干细胞移植供者选择的国际共识，总结北京大学人民医院提出的被国际认可的通用的单倍型供者优化选择原则，即首选供者特异性抗体（DSA）阴性、年轻、男性、非遗传母系抗原不合供者，而基于白细胞抗原相合程度的传统选择理论不适于单倍型移植；通过单倍型造血干细胞移植供者的通用“优化选择法则”，可有效降低移植合并症发病率，提高患者生存率。

【评述】国内外研究表明根据 HLA 不合位点数选择供者的传统观点已经不再适合单倍型相合移植模式。因此，非 HLA 因素，如 DSA、供者性别、年龄及 NK 细胞同种反应性等在 haplo-HSCT 选择方面的作用越来越受到国内外学者的关注。鉴于国内移植中心普遍采用含 ATG 和 G-CSF 的 haplo-HSCT，建议可按照如下通用原则选择合适的供者：DSA 阴性、年轻、男性、非遗传母系抗原不合供者。另外，还需要考虑的是：①影响预后的因素因 haplo-HSCT 模式不同而异，选择供者时应考虑供者选择时的移植模式。②随着移植并发症处理及支持治疗等手段的不断改进，某些影响预后的供者特征可能会失去对移植预后影响的价值，国内外学者还会发现新的供者特征。因此，应用发展的眼光看待供者选择原则并不断更新。

（王　昱　黄晓军）

文选 165

【题目】 HLA 12/12 全合无关供者的异基因造血干细胞移植治疗血液恶性肿瘤过程中，动态监测抗人类白细胞抗原（HLA）抗体而非 HLA-DP 可用于预测急性移植物抗宿主疾病和总体存活率［Dynamic detection of anti-human leukocyte antigen（HLA）antibodies but not HLA-DP loci mismatches can predict acute graft-versus-host disease and overall survival in HLA 12/12-matched unrelated donor allogeneic hematopoietic stem cell transplantation for hematological malignancies］

【来源】 Biol Blood Marrow Transplant，2016，22（1）：86-95

【文摘】 Pan 等测试了 123 对患者和捐赠者的 HLA 基因分型，具体样本为移植前、移植后 1 月和 3 个月收集的 123、117 和 106 个抗 HLA 抗体血清样品。3 个时间点的抗 HLA 抗体存在率分别为 37.4％、40.2％、22.6％。移植后抗 HLA 抗体的持续存在与Ⅱ～Ⅳ级 aGVHD、cGVHD、TRM 正相关，与 OS 负相关。另外，该研究表明抗 HLA 抗体与 HLA-DP 位点不合是预测移植后结果的独立危险因素。因此得到结论：抗 HLA 抗体的动态变化独立预测 HSCT 的阴性结果，独立于 HLA-DP 基因座错配，应在 HSCT 前后进行抗 HLA 抗体动态的常规监测。

【评述】 异基因造血干细胞移植是治疗恶性血液病患者的重要手段。过去大量研究表明 HLA 的匹配程度及抗 HLA 抗体是影响非亲缘异基因造血干细胞移植成果的重要因素。美国国家骨髓捐献者计划（NMDP）及国际血液骨髓移植研究中心（CIBMTR）在 2012 年将 HLA-DP 位点匹配程度及抗 HLA 抗体纳入指南，作为非亲缘造血干细胞移植移植前的检测项目。该研究首次研究了抗 HLA 抗体的移植前后动态变化与移植预后的关系，同时也评估了 HLA-DP 位点匹配程度对 12/12 位点全合患者（HLA-A，-B，-C，-DRB1，-DQB1，-DQA1）的影响。该研究项目发现移植后抗 HLA 抗体的持续存在与重度急性移植物抗宿主病、慢性移植物抗宿主病、移植相关死亡率为正相关，与总生存率为负相关。另外，该研究表明抗 HLA 抗体与 HLA-DP 位点不合是预测移植后结果的独立危险因素。评者认为该研究项目着重于移植前后抗 HLA 抗体的动态监测，为今后移植后指标评估提供了新方法和新思路，具有创新性和临床应用价值。

（罗　依　黄　河）

文选 166

【题目】 针对标危白血病和骨髓增生异常综合征的非亲缘造血干细胞移植，供者的杀伤免疫球蛋白样受体 Bx1 为不利因素，着丝粒 B 特异基因基序为有利因素（Donor killer immunoglobulin-like receptor profile Bx1 Imparts a negative effect and centromeric B-specific gene motifs render a positive effect on standard-risk acute myeloid leukemia/myelodysplastic syndrome patient survival after unrelated donor hematopoietic stem cell transplantation）

【来源】 Biol Blood Marrow Transplant，2016，22（2）：232-239

【文摘】 Bao 等研究了 210 例无关供者病例，包括了 AML/MDS 患者。供体 *KIR* 谱 Bx 与总体生存率（OS，$P=0.026$）和无复发生存率（RFS，$P=0.021$）和非复发死亡率（NRM，$P=0.017$）降低显著相关。对于首次完全缓解患者中，Bx1 供体移植的存活率显著低于 Bx2、Bx3 和 Bx4 供体（$n=82$；OS：$P=0.024$；RFS：$P=0.021$）。在标危 AML/MDS 患者中，着丝粒 B 供者有高 OS（HR＝0.256；95%CI 0.084～0.774，$P=0.016$）和 RFS（HR＝0.252，95%CI 0.084～0.758，$P=0.014$）。然而，这种特殊的效应并没有随着更高数量的着丝粒 B 基序的增加而增加（着丝粒 B/B versus 着丝粒 A/B；OS：$P=0.755$；RFS：$P=0.768$）。

【评述】 自然杀伤细胞在早期对抗病毒及肿瘤中发挥重要作用。该细胞上的杀伤细胞免疫球蛋白样受体（*KIR*）在不同个体的基因层面具有多样性。过去研究表明，每个 *KIR* 基因单倍体都是着丝粒（*Cen*）和端粒（*Tel*）基因基序的组合。该研究项目着重于研究在中国人群中，供者 *KIR* 特征和 *Cen*/*Tel* 基因基序对移植预后的影响。该研究结果显示供者 *KIR* 为 Bx 亚组、着丝粒为 CenB/B 是最优的 *KIR* 基因选择。但该研究同时表明，Bx1 供者的生存率明显低于 Bx2-4 供者，因此要尽量避免选择 Bx1 供者。评者认为该研究为中国人群的非亲缘供者的选择提供了更优方案，具有较广阔的临床应用前景。

（罗　依　黄　河）

文选 167

【题目】 强化清髓不含 ATG 方案与清髓方案单份非血缘脐血移植治疗恶性血液病的对比观察

【来源】 中华医学杂志，2016，96（28）：2214-2219

【文摘】 孙自敏等回顾性对比研究了强化清髓不含 ATG 方案与非强化清髓两种预处理方案在单份非血缘脐带血移植治疗恶性血液病中的临床疗效和耐受性。研究对象为 2000 年 4 月至 2013 年 12 月接受单份非血缘脐带血造血干细胞移植 190 例患者，其中男性 125 例，女性 65 例。脐血与受者 HLA 低分辨 4/6 个位点相合 54 例，5/6 相合 110 例，6/6 相合 26 例。清髓组 34 例患者预处理采用经典 BU/CY 和 TBI/CY 方案，而强化清髓组 156 例患者在此基础上加用氟达拉滨或大剂量阿糖胞苷。强化清髓组患者移植时中位年龄、中位体重均明显高于清髓组；强化清髓组回输的有核细胞中位数及 $CD34^+$ 细胞数均低于清髓组（3.87×10^7/kg *vs*. 4.99×10^7/kg，$P=0.002$；2.00×10^5/kg *vs*. 3.17×10^5/kg，$P=0.000$）。移植后 42 天髓系累计植入率及 120 天血小板累计植入率，强化清髓组均显著高于清髓组（96.33% *vs*. 82.30%，$P=0.000$；86.44% *vs*. 51.17%，$P=0.002$）。两组Ⅱ～Ⅳ级、Ⅲ～Ⅳ级 aGVHD 及 2 年 cGVHD 发生率差异均无统计学意义。植入前综合征发生率，强化清髓组显著高于清髓组（82.70% *vs*. 47.06%，$P=0.000$）。移植后 180 天内移植相关死亡率，强化清髓组明显低于清髓组（20.50% *vs*. 42.20%，$P=0.004$）。随访至 2015 年 10 月 31 日，中位随访时间 44.2 个月，3 年总生存率及无病生存率、强化清髓组均优于清髓组（62.90% *vs*. 34.10%，$P=0.000$；58.60% *vs*. 34.10%，$P=0.001$）。

【评述】 预处理方案和预防 GVHD 方案是决定植活、移植疗效和受者生活质量的重要因素。在目前基础研究尚不能突破细胞数量的限制而改善植入的前提下，如何克服非血缘脐血移植（unrelated cord blood transplantation，UCBT）植入延迟和植入失败对于提高 UCBT 的疗效具有重要意义。尽管有很多因素对 UCBT 植入有影响，如细胞数量、HLA 相合程度、移植前的治疗、疾病状态和移植后的免疫抑制等，但在患者和脐血已经选定的情况下，预处理方案是决定植入的最重要的因素。本文采用的强化清髓不含 ATG 技术体系，增强了预处理强度，在 TBI/CY 或 BU/CY 的基础上加用氟达拉滨或阿糖胞苷，获得 96.33％的植入率，中性粒细胞和血小板植入率明显高于清髓组。而且具有很好的耐受性，降低了移植早期死亡率，清除肿瘤细胞的同时，进一步摧毁了患者自身免疫系统，促进了干细胞的植入。

（汤宝林　孙自敏）

文选 168

【题目】 非血缘脐血干细胞移植治疗 X 连锁慢性肉芽肿 7 例

【来源】 中国小儿血液与肿瘤杂志，2016，21（5）：231-236

【文摘】 唐湘凤等采用非血缘脐血干细胞移植治疗 7 例 X 连锁隐性慢性肉芽肿（X-chronic granulomatous disease，X-CGD）患者。患者中位年龄 1.4（1.0～6.9）岁，均为男性。其中 1 例为双份脐血移植，其余 6 例为单份脐血移植。输注脐血有核细胞中位数为 8.51（5.26～15.3）$\times 10^7$/kg，$CD34^+$ 细胞的中位数为 3.81（2.19～9.80）$\times 10^5$/kg。所有患者均采用清髓性预处理方案：以白消安 BU/CY/ATG 为主，另 6 例在此基础上加用氟达拉滨。采用环孢素 A（CsA）或吗替麦考酚酯（MMF）预防 GVHD。中性粒细胞植入的中位天数是＋14（＋9～＋24）天，植入率为 100％（7/7）。血小板植入的中位天数是＋30（＋14～＋58）天，植入率为 100％（7/7）。通过直接或间接方法检测 ECGD 酶活力均于移植后 1 个月恢复正常。2 例患者 *CYBB* 基因移植后未检测到致病基因突变。6 例在伴随感染状态进行移植，未见心脏毒性、肾毒性和感染性休克出现，4 例出现谷丙转氨酶增高，未超过 150 U/L，未见胆红素增高，经过保肝治疗均降至正常。无 1 例发生 VOD。7 例均出现 CMV 病毒血症，5 例出现 EBV 病毒血症，对症治疗后控制。随访至 2015 年 11 月，随访中位时间 10（5～101）个月，1 例于移植后 3 个月死于心功能衰竭，现存活 6 例 ECGD 酶活性均恢复正常，为无病存活。

【评述】 X-CGD 是一种少见的吞噬细胞功能障碍的原发性免疫缺陷性疾病。患儿幼年起病，表现为长期不愈或反复发作的慢性感染及炎症反应失调所致肉芽肿形成。由于非血缘脐血移植 cGVHD 较非血缘骨髓和（或）外周干细胞移植发生率低，治疗儿童或青少年非恶性血液疾病可获得较好的生存质量。为了降低移植相关死亡率，有些学者采用减低强度的非清髓预处理方案对 X-CGD 进行移植，但由于 X-CGD 为非恶性疾病，容易出现植入失败，因此清髓预处理方案仍是首选。对于 X-CGD，一旦明确诊断，应尽快寻找合适供者，其中非血缘脐血是一种很好的造血干细胞来源，尽量在感染未造成严重器官功能障碍时及早进行移植治疗。

（汤宝林　孙自敏）

文选 169

【题目】 HLA 不相合微移植与 HLA 全相合非清髓移植治疗 CR1 期中危组 AML 的疗效对比：二者疗效相当但微移植可避免 GVHD 的发生（HLA-mismatched microtransplantation vs HLA-matched nonmyeloablative transplantation for acute myeloid leukemia in intermediate-risk：comparable survival but avoids of GVHD）

【来源】 Blood，2015，126：156

【文摘】 Guo 等比较了 HLA 不相合微移植与 HLA 全相合非清髓移植治疗 CR1 期中危组 AML 的疗效。57 例有 HLA 相合亲缘供者的 AML 患者选择了非清髓移植并给予了 GVHD 预防，99 例无相合供者的患者接受了微移植而且未予 GVHD 预防。微移植组与非清髓移植组的 OS 和 DFS 相似，分别为 70.7%、61.4% 和 59.6%、57.9%。非清髓移植组获得了更高的供者细胞嵌合率（96.5%），但 GVHD 发生率也较高（33.3%）；微移植组的复发率较高（32.3% *vs.* 22.8%）但非复发相关死亡率明显降低（6.9% *vs.* 19.3%，$P=0.021$）而且未发生 GVHD。在微移植条件下中，$WT1^{+}$ $CD8^{+}$ T 细胞增多患者的 LFS 与未增多者相比显著提高（92.0% *vs.* 40.0%，$P=0.003$），而复发率显著降低（8.0% *vs.* 50%，$P=0.009$）。此研究结果显示：微移植与非清髓移植相比疗效相当，但具有移植相关死亡率低、无 GVHD 发生等优点，并在一定程度上克服了 HLA 免疫屏障的限制。对于中危组、尤其是无 HLA 相合供者的 AML-CR1 患者是一种安全和有效的治疗选择。

【评述】 AML 是一组高度异质性疾病，不同患者之间预后差异极大。对于缓解期 AML，造血干细胞移植是一种有效的巩固治疗方法。如何选择适合移植的患者和合适的干细胞供者是进一步提高疗效的关键。

根据美国 NCCN 指南和欧洲 ELN 指南，可以将 AML 患者分为预后良好、中等和不良组。对于 CR1 的预后中等组 AML 接受移植还是化疗作为巩固治疗移植存在争议。接受大剂量化疗的复发率约 50%，与化疗相比，allo-HSCT 具有独特的移植物抗白血病效应，可以将复发率较少到 20%，但相对较高的移植相关死亡率使其疗效受到影响。本文作者采用微移植治疗预后中等组 AML，虽然复发率较高（32.3%）但非复发相关死亡率明显降低（6.9%）而且未发生 GVHD，因此获得了较好的 OS。因此微移植对于中危组、尤其是无 HLA 相合供者的 AML-CR1 患者也可以作为一种治疗选择。另外，中国医学科学院血液病医院的数据显示，第一个巩固化疗后 MRD 下降的程度也可以作为治疗选择的依据。对于第一个巩固化疗后 MRD 转阴的中危患者，auto-HSCT 后 3 年 OS 近 100%，因此应选择 auto-HSCT 作为巩固治疗；而 MRD 阳性患者 auto-HSCT 后复发率大于 90%，而 allo-HSCT 的复发率约 30%，因此应该将 allo-HSCT 作为首选治疗方案。

（姜尔烈　韩明哲）

文选 170

【题目】PAD 方案治疗 56 例初治多发性骨髓瘤患者的疗效与预后分析

【来源】中华血液学杂志，2016，37（6）：520-522

【文摘】颜霜等回顾了 56 例接受 PAD 诱导治疗的初发骨髓瘤（multiple myeloma，MM）患者，其中 23 例患者接受自体外周血造血干细胞移植（autogenetic peripheral blood stem cells transplantation，APBSCT），未接受 APBSCT 者 33 例。23 例患者接受 APBSCT 后，≥VGPR 率、CR/sCR 分别由 69.6％、34.8％提升至 91.3％、65.2％。9 例患者接受巩固化疗，≥VGPR 率、CR/sCR 分别由 44.4％、0 提升至 77.8％、22.2％。另外，将中位随访 6 个月以上的 46 例患者分为移植组和非移植组，随访至 63 个月时，移植组 OS 高于非移植组（57.1％ 、31.1％）。将 APBSCT 作为巩固治疗方案，分析新药诱导序贯自体造血干细胞移植（autologous stem cell transplantation，ASCT）的作用，发现移植后患者疗效显著提高。

【评述】ASCT 是年轻 MM 患者的一线治疗选择，全球多个临床随机对照试验已经证实，ASCT 能改善患者生存、延长 PFS。新药诱导治疗后序贯 ASCT 的多项临床研究提示 CR 为 33％～61％，3 年 PFS 为 50～69 个月，3 年 OS 可达 72～85 个月。加入新药的诱导及维持再以 ASCT 为巩固治疗的 MM 患者中有更高的 CR，并显著延长 PFS 及 OS。因此，目前联合化疗后的 ASCT 仍为 MM 治疗的最佳策略。另外有研究显示，ASCT 作为一线治疗选择，不仅可显著延长患者的 PFS 期和 OS 期，而且，那些接受一线 ASCT 治疗的患者，在疾病进展接受二线治疗后，再次进展和死亡的风险明显低于未接受 ASCT 治疗的患者，同时也低于将 ASCT 作为挽救治疗的患者。

（刘　佳　侯　健）

文选 171

【题目】诱导治疗序贯自体外周血造血干细胞移植后 201 例多发性骨髓瘤患者的疗效及预后影响因素

【来源】中华血液学杂志，2016（1）：14-19

【文摘】金丽娜等回顾了 1998 年 1 月至 2015 年 5 月接受诱导治疗序贯 APBSCT 的 201 例 MM 患者。201 例患者中 3 例未植活，198 例植活患者的粒细胞中位植活时间为 10（7～27）天，血小板中位植活时间为 12（7～30）天，PFS 为 22.87 个月，OS 为 69.63 个月，5 年 PFS、OS 分别为 17％、49％。ISSⅠ、Ⅱ、Ⅲ期 MM 者 APBSCT 后的中位 OS 期分别为 99.47（59.58～139.36）个月、66.77（52.17～81.37）个月、53.97（28.71～79.23）个月（P＝0.001），ISS Ⅱ、Ⅲ期患

者发生死亡的风险分别是Ⅰ期患者的2.16、3.40倍。ISS分期系统，Ⅰ、Ⅱ、Ⅲ期中位生存时间分别为62个月、45个月和29个月。研究中ISSⅠ、Ⅱ、Ⅲ期三组患者的OS期较上述研究明显延长，证实诱导治疗序贯APBSCT使MM患者的预后得到了改善。IgD、IgG及其他类型MM患者中位PFS期分别为11.70（10.27～13.13）个月、35.43（22.69～48.17）个月、27.67（21.32～34.02）个月（P＝0.007），中位OS期分别为30.83（0.24～61.42）个月、70.70（53.52～87.88）个月、71.03（53.09～88.97）个月（P＝0.039）。IgD型MM发生疾病进展的风险分别是IgG及其他类型组的2.47和3.08倍（P＝0.001）。IgD型MM患者发生死亡的风险是其他类型患者的2.48倍。APBSCT后达CR组（112例）与未达CR组（89例）的中位PFS期分别为32.93（21.03～44.83）个月、18.13（14.46～21.80）个月，5年PFS分别为23%和10%（P＜0.001），中位OS期分别为96.77（71.79～121.75）个月、54.70（49.53～59.87）个月，5年OS分别为59%和37%（P＝0.004）。诱导治疗联合APBSCT达CR组发生疾病进展的风险（HR＝0.48，P＜0.001）和死亡的风险（HR＝0.52，P＝0.005）均低于未达CR组。研究结果证实，诱导治疗序贯APBSCT治疗MM患者，不仅提高了患者治疗反应的深度，而且延长了患者的PFS和OS期，同时ISS分期、诱导治疗方案、治疗反应的深度，以及MM类型对MM患者的生存均有影响。

【评述】MM是一种恶性浆细胞克隆增殖性疾病。大剂量化疗联合ASCT显著改善了MM的临床疗效，已经成为65岁以下无移植禁忌MM患者的一线标准治疗。近年来，随着对MM分子机制及遗传学预后分层的认识不断深入，以蛋白酶体抑制药及免疫调节药为代表的新药在临床广泛应用，MM患者的生存得到了极大改善，文章为ASCT治疗MM患者提供了宝贵的随访数据，提出新药诱导方案可在移植前获得更深程度的缓解，进而改善PFS和OS。研究中分析了IgD型MM，较国外报道比例为多、发病年龄轻，且疾病更易进展、生存期短，不论细胞遗传学是否属于高危，均推荐诱导治疗序贯APBSCT。

（刘　佳　侯　健）

文选 172

【题目】含硼替佐米方案的诱导治疗序贯自体造血干细胞移植治疗初诊时合并髓外病变的多发性骨髓瘤的疗效分析

【来源】临床血液学杂志，2016，29（1）：24-28

【文摘】邝丽芬等回顾244例初诊MM患者的数据，其中合并髓外病变（extra medullary disease，EMD）者66例，按治疗方案分为3组：传统化疗组、持续新药治疗组、新药序贯ASCT组。传统化疗组中伴有EMD患者的中位PFS显著低于不伴EMD患者，持续新药治疗组和含硼替佐米的诱导治疗序贯ASCT组中伴有EMD患者的中位PFS与不伴EMD者比较，差异均无统计学意义，传统化疗组中伴有EMD患者的中位OS显著低于不伴EMD患者，持续新药治疗组中伴有 EMD 患者的中位 OS 显著低于不伴 EMD 患者，而在含硼替佐米的诱导治疗序贯 ASCT 组中伴有 EMD 与不伴 EMD 患者间 OS 比较，差异无统计学意义。含硼替佐米诱导治疗序贯 ASCT 的治疗方案可显著提高初诊伴 EMD 的 MM 患者的生存，克服 EMD 的不良预后影响。

【评述】MM 合并 EMD 者对治疗的反应较差，预后不良。初诊时伴 EMD 的患者接受常规治疗往往有很差的预后。MM 并发 EMD 的确切机制尚不清楚，可能与瘤细胞免疫表型异常改变、趋化因子的异常表达有关，最终导致瘤细胞不再局限于骨髓和骨，不再依赖骨髓微环境生长而归巢到其他组织。而且，形成 EMD 时往往是多部位浸润。多个研究结果表明新药诱导治疗序贯 ASCT 并以新药维持治疗，在 MM 患者中有更高的 CR，并显著延长 PFS 及 OS。本文将此策略应用于 MM 合并 EMD 患者，以含硼替佐米的方案诱导治疗序贯 ASCT，得到了较常规治疗明显的获益，值得推荐为首选方案。

（刘　佳　侯　健）

文选 173

【题目】自体外周血造血干细胞移植治疗 55 例急性髓系白血病患者的疗效及预后分析

【来源】中华血液学杂志，2016，37（6）：464-468

【文摘】韩明哲等对接受 APBSCT 治疗的全部 55 例 AML 患者的临床资料进行了回顾性研究，研究患者 OS、DFS、RR，并对影响预后的因素进行分析。结果全部 55 例患者中，男 35 例，女 20 例，移植时中位年龄 28（12～51）岁。移植后中位随访 1091（20～3024）天，3 年 OS、DFS 分别为 77.1%（95% CI 71.2%～83.8%）、73.7%（95% CI 67.2%～80.3%）。对于影响预后因素分析表明移植前 MRD 转阴＜200 天组患者（27 例）的 DFS 明显高于≥200 天转阴组患者（8 例）（88.9% *vs*. 46.9%，*P*＝0.042）；移植前 MRD 持续阴性患者 3 年 DFS 高达 90.0%，而 MRD 非持续阴性组仅 61.1%，但差异无统计学意义（*P*＝0.090）。从确诊到 MRD 转阴时间为影响 AML 患者 CR 期行 APBSCT 预后的独立因素（RR＝0.022，95% CI 0.001～0.604，*P*＝0.024）。结果表明 APBSCT 是 CR1 期 AML 患者的有效治疗方法。移植前监测 MRD 水平有助于判断 APBSCT 预后。

【评述】近年国内外研究均表明 AHSCT 对于 AML CR1 标危及中危组患者仍然是一种重要的缓解后治疗手段。韩国学者对 240 例 CR1 AML AHSCT 结果分析表明预计移植后 5 年 OS、DFS、RR、TRM 分别为 58.4%、55.3%、38.8%、5.9%，说明 AHSCT 治疗 CR1 AML 患者疗效显著。此外，众多研究表明 CR1 AML 患者无论是与同胞全相合 allo-HSCT，还是半倍体、无关供者 allo-HSCT 均可达到同等疗效，虽然 AHSCT 治疗 AML CR1 患者 RR 高于 allo-HSCT，但其 TRM 通常低于 allo-HSCT，最终 AML CR1 患者 AHSCT 后 OS 及 DFS 与 allo-HSCT 无明显差异。众多研究表明，移植前 MRD 状态是确定 CR1 AML 患者 AHSCT 能否成功的关键性因素，特别是获得 CR 后 MRD 转阴并能在移植前持续阴性，移植物 MRD 亦阴性者 AHSCT 可以取得较好疗效，移植前 MRD 阳性或 MRD 阴性后再转阳性者建议进行 allo-HSCT 治疗。

（冯四洲　韩明哲）

文选 174

【题目】成人急性淋巴细胞白血病自体造血干细胞移植疗效及移植前残留病意义：中国单中心资料分析（Outcomes of adults with acute lymphoblastic leukemia after autologous hematopoietic stem cell transplantation and the significance of pretransplantation minimal residual disease：analysis from a single center of china）

【来源】Chinese Medical Journal，2015，128（15）：2065-2071

【文摘】Han 等对 1994 年 1 月到 2014 年 2 月期间进行 APBSCT 的 135 例成人 ALL 患者结果进行回顾分析，5 年 OS 与 DFS 分别为（59.1%±4.5%）、（59.0%±4.4%），5 年累计 TRM 与 RR 分别为（4.5%±0.03%）、（36.6%±0.19%）. 针对 OS 及 DFS 进行单变量分析发现 T-ALL、诊断时 LDH 高、诱导化疗第 15 天原始细胞≥5%、移植前存在髓外浸润是不良预后因素，此外，年龄≥35 岁也是 DFS 不良预后因素，而 T-ALL 与初诊时高 LDH 水平是 ALL 患者 AHSCT 后 OS 与 DFS 独立预后因素。对 44 例患者移植前 MRD 结果分析表明：MRD 阳性（MRD≥0.01%）患者预示 OS（$P=0.044$）及 DFS（$P=0.008$）较差，而标危组患者移植前 MRD 阴性（MRD<0.01%）疗效较好，18 个月 OS 达（90.0%±9.5%），而阳性者仅（50.0%±35.4%），$P=0.003$；MRD 阴性者 18 个月 DFS 达（90.0%±9.5%），而阳性者为 0，$P<0.001$。作者认为 AHSCT 联合移植后维持化疗是成人 ALL 有效的治疗手段，移植前 MRD 状态对于指导成人 ALL 治疗可以起到关键性作用。

【评述】应用 AHSCT 作为成人 ALL CR1 患者缓解后治疗的医疗中心较 AML 患者明显较少，但文献资料显示 AHSCT 仍然是成人 ALL CR1 患者重要的缓解后治疗方法。文献资料显示与 allo-HSCT 相比较，标危组 ALL 患者 5 年 OS 及 DFS 无明显差异，而高危组患者 5 年 OS 及 DFS 均较 allo-HSCT 差，因此高危组患者宜选择 allo-HSCT 治疗。与 AML 患者相一致，ALL CR1 患者移植前 MRD 状态也是决定 AHSCT 成败的关键性因素，特别是 ALL 患者获得 CR 后 MRD 较快转阴，在移植前持续阴性，且移植物 MRD 亦阴性者疗效较好，而对于 ALL 患者 MRD 转阴后再转阳性者或移植前移植物 MRD 阳性者建议行 allo-HSCT 治疗。ALL 患者 AHSCT 后维持化疗 1～2 年对于提高疗效有一定作用。

（冯四洲　韩明哲）